编委会

主　编：向子云　潘军平　曾庆思

副主编：成官迅　吴　婧　徐勋华　廖梅香　陈　淮

主　审：罗良平

编　者（按姓氏笔画排序）

丁　啸　　江苏省无锡市第五人民医院
王兆宇　　上海市衡道医学病理诊断中心
王　红　　广东省大宝山矿业有限公司医院
王秀仙　　黑龙江省东宁市第二人民医院
王崇军　　山西省运城市第二医院
王　潇　　湖北省武汉市华润武钢总医院
毛勤香　　广西壮族自治区柳州市龙潭医院
方　军　　江苏省昆山市第一人民医院（江苏大学附属昆山医院）
尹发友　　四川省达州市通川区红十字医院
尹辉明　　湖南省怀化市湖南医药学院第一附属医院
孔淑凤　　江西省南昌市肿瘤医院
邓灵波　　广东省深圳市北大深圳医院
叶坤林　　广东省广州市暨南大学附属第一医院
印　惠　　湖南省常德市湘雅常德医院
冯连彩　　山东省日照市结核病防治所
成官迅　　广东省深圳市北大深圳医院
朱宇辉　　广东省深圳市龙岗区人民医院［香港中文大学（深圳）附属第三医院（筹）］
向子云　　广东省深圳市龙岗区人民医院［香港中文大学（深圳）附属第三医院（筹）］

刘艳萍　　广西壮族自治区柳州市龙潭医院
刘　琴　　广东省广州市广州医科大学附属第一医院
纪风颖　　黑龙江省哈尔滨市哈尔滨医科大学附属第一医院
李　宇　　北京市首都医科大学附属北京安贞医院
李运健　　江苏省盐城市第三人民医院
李建英　　陕西省西安市中心医院
李艳秋　　云南省瑞丽市人民医院
李　娴　　广东省广州市广州医科大学附属第一医院
杨　丽　　黑龙江省佳木斯市中心医院
杨宏刚　　陕西省宝鸡市第二中医医院
杨战坤　　广东省韶关市曲江区人民医院
杨俊文　　澳门特别行政区仁伯爵综合医院
肖泽宇　　浙江省宁波市第一医院
吴　婧　　江苏省南京市南京医科大学附属南京医院
何　勇　　广东省韶关市曲江区人民医院
余　钷　　广东省韶关市第三人民医院
余惠丽　　湖北省武汉市华润武钢总医院
张　玉　　云南省临沧市中医医院
张　捷　　江西省南昌市中国人民解放军联勤保障部队第908医院
张　硕　　天津市海河医院
陈正林　　湖北省荆门市五三医院
陈　刚　　湖北省武汉市华润武钢总医院
陈任政　　广东省阳江市人民医院
陈江超　　湖南省常德市湘雅常德医院
陈振松　　广东省韶关市粤北人民医院
陈　淮　　广东省广州市广州医科大学附属第一医院
易文中　　湖南省怀化市第一人民医院
罗冬楚　　湖南省湘乡市第二人民医院
周小勇　　广东省广州市华南师范大学医院
周永生　　广东省深圳市宝安区人民医院
周　洁　　广东省深圳市龙岗区人民医院［香港中文大学（深圳）附属第三医院（筹）］
周凌燕　　湖北省武汉市武汉钢铁（集团）公司第二职工医院
周　雯　　广东省深圳市北大深圳医院

周舒畅　湖北省武汉市华中科技大学同济医学院附属同济医院
於　雄　江西省九江市第一人民医院
冼新源　广西壮族自治区贵港市中西医结合骨科医院
赵双全　广东省深圳市宝安区人民医院
赵永兵　内蒙古自治区巴彦淖尔市临河区妇幼保健院
秦艳磊　湖北省武汉市华润武钢总医院
徐永超　河北省邯郸市曲周县医院
徐勋华　湖北省武汉市华润武钢总医院
徐　晓　四川省峨眉山市人民医院
郭遵明　湖南省永州市中心医院
黄永新　广东省韶关市曲江区人民医院
黄晓露　湖北省武汉市华润武钢总医院
黄景峰　浙江省宁波市第一医院
傅昌瑜　广西壮族自治区贺州市人民医院
曾庆思　广东省广州市广州医科大学附属第一医院
强　军　河南省洛阳市河南科技大学第一附属医院
蓝博文　广东省惠州市中心人民医院
赖晓宇　广东省广州市结核病控制中心
甄德强　黑龙江省绥化市庆安县人民医院
蔡汉寿　广东省深圳市龙岗区人民医院［香港中文大学（深圳）附属第三医院（筹）］
蔡笑燕　重庆市莱佛士医院
蔡　磊　宁夏回族自治区银川市中医医院
廖梅香　广东省湛江市廉江塘蓬医院
滕　达　黑龙江省佳木斯市传染病院
潘军平　广东省韶关市曲江区人民医院
潘零星　湖南省岳阳市平江县第一人民医院
魏　军　陕西省西安市西安大兴医院
魏贤英　江苏省邳州市人民医院

新冠肺炎
影像诊断与鉴别诊断

向子云　潘军平　曾庆思　主编

暨南大学出版社
JINAN UNIVERSITY PRESS

中国·广州

图书在版编目（CIP）数据

新冠肺炎影像诊断与鉴别诊断/向子云，潘军平，曾庆思主编．—广州：暨南大学出版社，2020.4
ISBN 978－7－5668－2888－0

Ⅰ.①新… Ⅱ.①向…②潘…③曾… Ⅲ.①日冕形病毒—病毒病—肺炎—影像诊断 Ⅳ.①R563.104

中国版本图书馆 CIP 数据核字（2020）第 057694 号

新冠肺炎影像诊断与鉴别诊断
XINGUAN FEIYAN YINGXIANG ZHENDUAN YU JIANBIE ZHENDUAN
主 编：向子云 潘军平 曾庆思

出 版 人：张晋升
策 划：晏礼庆
责任编辑：周玉宏 高 婷 康 蕊 王莎莎
责任校对：刘舜怡 苏 洁 孙劭贤
责任印制：汤慧君 周一丹

出版发行：暨南大学出版社（510630）
电 话：总编室（8620）85221601
营销部（8620）85225284 85228291 85228292（邮购）
传 真：（8620）85221583（办公室） 85223774（营销部）
网 址：http：//www.jnupress.com
排 版：广州良弓广告有限公司
印 刷：深圳市新联美术印刷有限公司
开 本：787mm×1092mm 1/16
印 张：21.75
字 数：415 千
版 次：2020 年 4 月第 1 版
印 次：2020 年 4 月第 1 次
定 价：128.00 元

序

2019 年底突然出现的新型冠状病毒（COVID－19 或 SARS－CoV－2）引起的急性呼吸系统疾病，其传染性较 2003 年的 SARS 更强，并迅速在全球暴发流行。目前患者超过 150 万人，已演变成最高级别的“全球性大流行病”。在对该疾病进行诊治的过程中，肺部影像联盟及广东省胸部疾病学会胸部影像专业委员会的医生在自己的网络群里，对各医院上传的大量病例进行了详细的会诊分析和充分的讨论，对每一个病例的影像征象进行了仔细的解读和鉴别，其中也有广大基层医院医生的积极参与，由此对这一新疾病的影像改变有了更广泛且深入的认识，提升了各级医院新冠肺炎的诊断水平。

向子云、潘军平、曾庆思等医生从来自我国 21 个省、市、自治区及澳门特别行政区的 48 家医院在网络上展示的 1 000 余例新冠肺炎资料中，选出了具有代表性的 118 个病例进行整理和更进一步的分析及综合，并撰写了本书。本书最主要的特点是对疾病的影像特征（包括早期及中晚期）进行了详细的解读，同时列举 10 种需要与新冠肺炎进行鉴别诊断的病例，这对放射科医生及临床医生而言都具有较好的参考价值。

疫情尚未结束，在这么短的时间内撰写完成的本书，凝聚了广大医务人员，特别是影像医务工作者日夜加班的辛勤汗水。编者对这及时的、珍贵的、完整的新冠肺炎影像资料的精心总结，是医务工作者在新网络时代对新疾病的知识进行更快、更广泛传播并快速集成的典范。在此，对本书的顺利出版表示衷心的祝贺，并对编者的辛勤劳动致以深深的敬意！

中国工程院医药卫生学部院士

钟南山

2020 年 4 月 9 日

前 言

当前，新冠肺炎在全球多点爆发，扩散很快，严重危害人民生命安全和身体健康。这种急性呼吸道传染病的影像学诊断，国内外都没有现成的经验可借鉴。为了迅速掌握这一疾病的影像特点并对该病做出准确诊断，众多的医学影像工作者不辞辛苦，深入开展了对这一疾病的影像学研究并取得了不少研究成果，其中肺部影像联盟及广东省胸部疾病学会胸部影像专业委员会就是这支研究队伍中的生力军。

在疫情爆发初期，肺部影像联盟创始人潘军平医生就发动全联盟数十位影像医生及部分放射界专家成立了新冠肺炎影像研究组，对全国各地数十家医院传来的上千例相关病例进行会诊和分析，最终经过新型冠状病毒核酸检测确诊的病例就有1 000多例。在研究中，他们结合解剖、生理及病理对新冠肺炎发生、发展及转归的影像改变进行了大胆推测，不少推测在后来的新冠肺炎患者尸体解剖中得到了证实。

为了能及时将团队的诊断经验介绍给同行，肺部影像联盟及广东省胸部疾病学会胸部影像专业委员会联手从所研究的上千例确诊的新冠肺炎病例中精选出118例临床资料完整、图像质量良好的病例，将它们的资料编撰成书，从影像上对新冠肺炎病变情况做出深入、细致的分析。在本书策划过程中，肺部影像联盟得到了丁香园优秀达人、全国医学影像专家抗击新冠肺炎群的向子云主任医生的响应及加盟。向子云主任是国内早期开展新冠肺炎研究的影像学专家之一，他创作的《新冠肺炎影像诊断快速记忆歌诀》已被国内外多家专业网站转发，文章阅读量已达十万。同时，本书也有幸邀请到国家新型冠状病毒联防联控工作机制科研攻关组钟南山院士团队的首席放射学家、广州医科大学第一附属医院放射科主任曾庆思教授加盟担任主编，暨南大学医学部主任兼党工委书记、全国胸部放射学领域资深专家、《新型冠状病毒感染的肺炎放射诊断》专家组顾问罗良平教授担任此书的主审，这为本书增色不少。

我们虽然已尽力对新冠肺炎的影像学表现做出细致的分析，但新冠肺炎的早中期病理变化至今有待更多解剖证实，因此有些病理机制方面的分析我们也仅仅是一种初发认识，加上时间仓促，书中或许还存在着错漏之处，恳请读者批评指正。

编　者

2020年3月

CONTENTS

目录

第一章

疫情概况介绍及临床基础

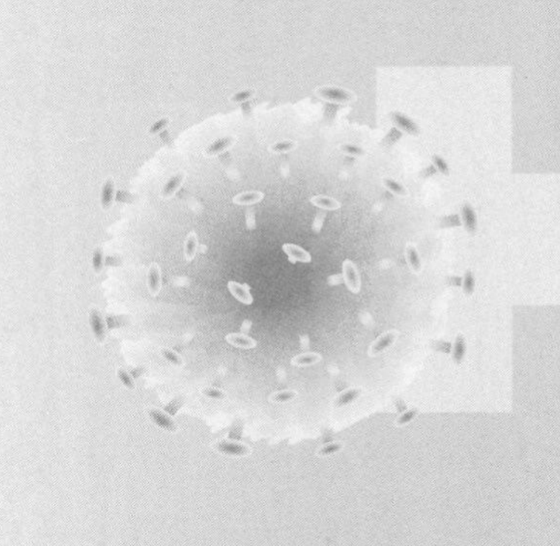

一、 疫情概况

新冠肺炎疫情是新中国成立以来在我国发生的传播速度最快、感染范围最广、防控难度最大的一次突发公共卫生事件。2020 年 1 月 12 日，世界卫生组织（WHO）将患者体内分离的新毒株命名为 2019 新型冠状病毒（2019 - novel coronavirus，2019 - nCoV）。2020 年 2 月 8 日，国家卫生健康委员会将新型冠状病毒感染引起的肺炎暂命名为“新型冠状病毒肺炎”，简称“新冠肺炎”，英文为“novel coronavirus pneumonia”（NCP）。2020 年 2 月 11 日，国际病毒分类委员会（International Committee on Taxonomy of Viruses，ICTV）将新型冠状病毒正式命名为“严重急性呼吸综合征冠状病毒 2”（severe acute respiratory syndrome coronavirus 2，SARS - CoV - 2）。WHO 同日宣布由这一病毒导致的疾病正式命名为 COVID - 19。其中，“CO”代表“Corona”（冠状），“VI”代表“Virus”（病毒），D 代表“Disease”（疾病），“19”代表疾病发现的年份为 2019 年。

二、 病毒特征

经科学家电镜观察、分离培养及基因测序，发现此次肺炎与严重急性呼吸综合征（severe acute respiratory syndrome，SARS）和中东呼吸综合征（Middle East respiratory syndrome，MERS）的致病病毒都属于冠状病毒 β 属，它们有着高度的遗传相似性。冠状病毒属于正链 RNA 病毒，可分为四个属：α、β、γ、δ，其中 β 属冠状病毒又可分为四个独立的亚群：A 群、B 群、C 群和 D 群。感染人类下呼吸道引起冠状病毒肺炎的，目前为人类所知的主要为 SARS、MERS 和 COVID - 19 三种。新型冠状病毒与 SARS 病毒都属于 SARS - CoV 亚群，故将其命名为 SARS - CoV - 2。但其临床症状、流行病学、传播力、致死率及影像等均有较大差异，故需要将两种病毒区别对待。

三、流行病学特点及致病机制

SARS 病毒和 SARS-CoV-2 具有某些氨基酸同源性，其病毒表面刺突 S 蛋白都可与血管紧张素转化酶 2（angiotensin converting enzyme-2，ACE2）受体结合，造成感染和传播。ACE2 在人体各器官中普遍存在，在人体的肺部及小肠组织表达最丰富，在口腔黏膜、眼结膜及血管内皮细胞也有表达，因此新型冠状病毒可通过体表黏膜进入人体，后可进入血液循环播散。

（一）传染源

目前所见传染源主要是被新型冠状病毒感染的患者。无症状感染者也可能成为传染源。

（二）传播途径

经呼吸道飞沫传播和接触传播是主要的传播途径。在相对封闭的环境中长时间暴露于高浓度气溶胶情况下，存在经气溶胶传播的可能。由于在粪便及尿液中能够分离出新型冠状病毒，应注意粪便及尿液对环境造成的气溶胶污染或接触传播。

（三）易感人群

人群普遍易感，男性患者多于女性，儿童一般症状较轻，有基础疾病者或老年人是危重症及死亡的高危人群。

四、病理改变

根据目前有限的尸检和穿刺组织，病理观察结果总结如下：

（一）肺脏

肺脏呈不同程度的实变。

肺泡腔内见浆液、纤维蛋白性渗出物及透明膜形成；渗出细胞主要为单核细胞和巨噬细胞，易见多核巨细胞。Ⅱ型肺泡中，上皮细胞显著增生，部分细胞脱落，上皮细胞和巨噬细胞内可见包涵体。肺泡隔血管充血、水肿，可见单核细胞和淋巴细胞浸润及血管内透明血栓形成。肺组织呈灶性出血、坏死，可形成出血性梗死。部分肺泡腔渗出物机化和肺间质纤维化。

肺内支气管黏膜部分上皮脱落，腔内可见黏液及黏液栓形成。少数肺泡过度充气、肺泡隔断裂或囊腔形成。

电镜下支气管黏膜上皮和Ⅱ型肺泡的上皮细胞胞质内可见冠状病毒颗粒。免疫组化染色显示部分肺泡的上皮细胞和巨噬细胞呈新型冠状病毒抗原阳性，RT－PCR检测新型冠状病毒核酸阳性。

（二）脾脏、肺门淋巴结和骨髓

脾脏明显缩小。淋巴细胞数量明显减少，灶性出血和坏死，脾脏内巨噬细胞增生并可见吞噬现象；淋巴结的淋巴细胞数量较少，可见坏死。免疫组化染色显示脾脏和淋巴结内 CD4＋T 和 CD8＋T 细胞均减少。骨髓三系细胞数量减少。

（三）心脏和血管

心肌细胞可见变性、坏死，间质内可见少数单核细胞、淋巴细胞和/或中性粒细胞浸润。部分血管内皮脱落、内膜炎症及血栓形成。

（四）肝脏和胆囊

肝脏和胆囊体积增大，呈暗红色。肝细胞变性、灶性坏死伴中性粒细胞浸润；肝血窦充血，汇管区见淋巴细胞和单核细胞浸润，微血栓形成。胆囊高度充盈。

（五）肾脏

肾小球球囊腔内见蛋白性渗出物，肾小管上皮变性、脱落，可见透明管型。间质充血，可见微血栓和灶性纤维化。

（六）其他器官

脑组织充血、水肿，部分神经元变性。肾上腺见灶性坏死。食管、胃和肠管黏膜上皮出现不同程度的变性、坏死、脱落。

五、 临床表现

基于目前的流行病学调查：该病潜伏期为1～14天，多为3～7天，有报道最长可达24天。临床症状是非特异性的，中国—世界卫生组织新型冠状病毒肺炎联合专家考察报告中统计的55 924例确诊患者，以发热（87.9%）、干咳（67.7%）、乏力（38.1%）为主要表现，伴或不伴上呼吸道症状（鼻塞、流涕、咽痛）及胃肠道症状（轻度纳差、恶心呕吐、腹泻）等。

重型患者多在发病1周后出现呼吸困难和/或低氧血症，严重者可快速进展为急性呼吸窘迫综合征、脓毒症休克、难以纠正的代谢性酸中毒和出凝血功能障碍。值得注意的是重型、危重型患者病程中可为中低热，甚至无明显发热。

轻型患者仅表现为低热、轻微乏力等，无肺炎表现。

部分儿童及新生儿病例症状不典型，表现为呕吐、腹泻等消化道症状或仅表现为精神差、呼吸急促。

从目前收治的病例情况看，多数患者预后良好，少数患者病情危重。老年人和有慢性基础疾病者预后较差。孕产妇感染后临床过程与同龄患者相似。儿童病例症状相对较轻。

有一部分患者合并神经系统症状，目前已观察到的神经系统症状有：突发吐词不清、肢体瘫痪等急性脑血管病症状；头痛、癫痫、意识障碍等颅内感染症状；四肢酸痛、无力等肌肉损害症状。少数患者伴有神经痛、感觉异常、大小便障碍等症状。

六、 实验室检查

（一）一般检查

发病早期外周血白细胞总数正常或减少，淋巴细胞计数减少，部分患者可出现肝酶、乳酸脱氢酶（lactate dehydrogenase，LDH）、肌酶和肌红蛋白增高。部分危重型患者可见肌钙蛋白增高。多数患者C－反应蛋白（C－reactive protein，CRP）和血沉升高，降钙素原正常。严重者D－二聚体升高、外周血淋巴细胞进行性减少。重型、危重型患者常伴有炎症因子升高。

（二）病原学检查

采用 RT－PCR 和/或 NGS 方法在鼻咽拭子、痰和其他下呼吸道分泌物、血液、粪便等标本中可检测出新型冠状病毒核酸。检测下呼吸道分泌物（痰或气道抽取物、肺泡灌洗液），结果更加准确。多次、多种标本和多种检测试剂盒检出阳性，这对病原学诊断有重要支持意义。标本采集后应尽快送检。

（三）血清学检查

机体受病毒感染后，免疫系统进行免疫防御，对病毒产生特异性抗体。其中新型冠状病毒特异性免疫球蛋白 M（immunoglobulin M，IgM）抗体多在发病 3～5 天后开始出现阳性，是机体感染后早期产生的抗体，可提示现行感染或新近感染，新型冠状病毒特异性免疫球蛋白 G（immunoglobulin G），IgG 抗体是再次免疫应答产生的主要抗体，提示病情进入修复期或存在既往感染。

可采用全自动化学发光免疫分析技术对血清的新型冠状病毒特异性 IgM 和 IgG 抗体进行检测，具有较高的检出率，是核酸检测漏检的良好互补。因此新型冠状病毒特异性 IgM 和 IgG 抗体联合检测不仅可以对新冠肺炎进行早期诊断，而且能在治疗监测及病程转归方面提供更多临床数据，有助于对机体感染阶段的评估。但要注意在特定情况下存在假阳性和假阴性的问题，如由于患者自身类风湿因子呈阳性等引起的 IgM 假阳性情况。

七、影像检查

（一）DR 检查

新冠肺炎 X 线平片（DR）检查漏诊率高，病变初期多无异常发现，不推荐用于首诊影像学检查，但可作为危重型患者及确诊病例的随访和复查。患者早期影像呈现多发小斑片状影及间质性改变，以肺外带为明显。随病情进展，可表现为双肺多发磨玻璃影、浸润影，严重者可出现实变影，重型患者可以表现为“白肺”，临床上则有严重的低氧血症。

（二）CT 检查

目前国内外影像学专家已针对新冠肺炎达成共识，即胸部高分辨率 CT

(HRCT)和薄层重建(重建层厚≤1mm,采用多平面重建)是当前筛查与诊断新冠肺炎的主要手段之一,突出了胸部CT作为临床循证诊断新冠肺炎指标的重要性(《新型冠状病毒肺炎影像学诊断指南》)。CT有利于病灶早期检出,评估病变性质和范围,发现DR不易观察的细微变化。

因患者年龄、免疫力、扫描时所处的病程阶段、基础疾病及药物干预而异,其影像学表现病灶的主要分布(胸膜下、小叶核心区域分布为主)、数量(多见3个及以上多发病灶,偶有单发或双病灶)、形状(斑片状、大片状、结节状、团状、蜂窝状或网格状、条索状等)、密度(多不均匀,呈磨玻璃密度影、小叶间隔增厚混杂碎石路征、实变影及支气管壁增厚等)及伴发征象(空气支气管征,极少数病例出现少量胸腔积液和纵隔淋巴结肿大等)各异。婴幼儿、儿童和青少年、孕妇、老人及合并基础疾病者影像学表现有其自身特点。

目前CT影像分期因发病时间及机体对病毒反应而有多种分法,笔者赞同将其分为4期。

(1)超早期:通常指曾暴露于病毒污染环境中(与患者接触史,处于家庭、单位或医务人员聚集性发病环境内)1~2周内,可能无临床症状、血常规检查阴性,咽拭子检测新型冠状病毒核酸阳性。主要影像学表现为单发、双发或散在数个局灶性磨玻璃密度影、小叶中心结节状及周围环绕斑片状磨玻璃密度影、斑片状实变影及其内见空气支气管征等,以双肺中下叶胸膜下为著。

(2)早期:指出现临床症状(发热、咳嗽、干咳等)后1~3天,此期病理学机制为肺泡间隔的毛细血管扩张充血、肺泡腔内液体渗出和小叶间隔间质水肿。表现为单发或散在多发斑片状或团状磨玻璃密度影,被蜂窝状或网格状增厚的小叶间隔分隔。

(3)进展期:出现临床症状后第3~7天,此期病理学机制为肺泡腔内聚集大量富含细胞的渗出液、间质内血管扩张渗出,二者均导致肺泡及间质水肿进一步加重,纤维素样渗出,经肺泡间隔将每个肺泡联通起来形成融合态势。CT表现为融合成片的实变影,其内可见空气支气管征。

(4)修复期:出现临床症状2~3周内,病变范围进一步缩小。CT表现为斑片状实变影或条索影,随着时间延长,可见网格状增厚小叶间隔、支气管牵拉扭曲、散在斑片状实变影及条索影。

放射学检查作为新冠肺炎诊断的主要手段之一,其价值在于病变检出、判断病变性质、评估疾病严重程度,以利于临床进行分型。需要强调的是放射学诊断不是确诊方法。新型冠状病毒核酸检测阳性是确诊新冠肺炎的金标准。

八、核酸检测

（一）实时荧光定量 RT－PCR

RT－PCR 检测速度快、操作流程简单、成本较低，适用于大规模的筛查以快速获得新型冠状病毒核酸是否为阳性的初步证据。该检测方法成熟可靠，已经在常规检验和科研实验中被广泛应用。该方法通过将标本中的特定核酸序列片段如 ORF1ab 与 N 基因等进行扩增，使之呈指数型增长，并足够通过荧光灯常规方法检测出。其检测流程包括核酸提取、扩增、数据处理及报告，整个流程需 4 小时或更长时间。但 RT－PCR 的检出率受很多因素影响，包括患者的病程与病情、标本采集部位及方法、标本运输及保存，以及核酸可能存在扩增区域的突变等。

结果报告方式分为“检出”“未检出”和“可疑”3 种，其判读条件如下：

（1）判读为“检出”的条件：

需满足以下任一条：①ORF1ab 和 N 基因同时呈阳性时，判定为阳性；②若仅 ORF1ab 或 N 基因其中之一为阳性，需重新提取原标本的核酸进行复查，复查后 ORF1ab 或 N 基因仍为阳性时，判定为阳性。

（2）判读为“可疑”结果的处理：

当出现以下两种情况时判读为“可疑”：① 2 个位点的 Ct 值位于阳性 Ct 值和阴性 Ct 值之间或其中 1 个位点判读为阳性，另 1 个位点的 Ct 值位于阳性 Ct 值和阴性 Ct 值之间（具体请参考试剂盒说明书）；② 2 个位点中的 1 个位点为阴性，另 1 个位点的 Ct 值位于阳性 Ct 值和阴性 Ct 值之间。对于“可疑”阳性结果，建议对标本重新进行一次核酸提取，并与该标本前一次提取的核酸同时扩增检测，结合两次检验，2 个位点可判断为“阳性”则可报告“检出”，否则应报告“可疑”。当报告为“可疑”时，实验室应考虑以下措施：①更换不同厂家的试剂盒重复实验或采用敏感度更高的方法（如数字 PCR）进一步确定；②建议临床重新采集标本或更换部位采集标本再次检测。

（3）判读为“未检出”结果的处理：

当两个位点扩增结果无反应，可报告“未检出”，并对结果进行解释，此情况可能是病毒载量低于检出限，应结合临床分析。当临床体征及其他检查高度怀疑新型冠状病毒感染时，建议重新采集标本或更换部位采集标本再次检测。

（二）病毒基因组测序 NGS

NGS 的检测流程可大致分为 5 个步骤：核酸提取、文库构建、上机测序、生信分析与报告解读，整个过程耗时约 5 天。对于不同的临床样本，核酸提取前需要进行不同的前处理，比如痰液液化、破壁、去宿主等以提高病原体检出率。文库构建的目的在于给未知序列的核酸片段两端加上已知序列信息的接头以便于测序，单样本文库构建完成后需要经历 PCR 扩增，再将多个文库样本混合后进行测序。测序完成后，数据会自动进入搭建好的病原体自动分析流程，该流程包括去除人源宿主序列的低质量序列，以及微生物数据库比对注释等步骤。最后，解读专家根据自动化系统产生的初步结果，再结合部分临床指标、样本类型、病原体种类等因素进行综合分析解读。

RT－PCR 试剂主要靶向核酸的某一片段，而 NGS 则覆盖病毒基因组的大部分区域，一方面可以防止 RT－PCR 靶标区域突变导致的“假阳性”，另一方面也有助于获取更多序列信息，甚至组装出全基因组序列信息用于溯源进化分析，帮助预测病毒的传播模式，发现和分析突变位点等。

但 NGS 检测周期较长，流程复杂且缺乏标准化，同时对于部分病原体载量较低的样本需增加测序深度，这导致检测成本的升高和检测时间的延长，限制了其在新型冠状病毒检测中的推广。

九、 诊断标准

（一）疑似病例

结合下述流行病学史和临床表现综合分析。

1. 流行病学史。

（1）发病前 14 天内有湖北省武汉市及周边地区，或其他有病例报告社区的旅行史或居住史。

（2）发病前 14 天内有与新型冠状病毒感染者（新型冠状病毒核酸检测阳性者）接触史。

（3）发病前 14 天内曾接触过来自湖北省武汉市及周边地区，或来自有病例报告社区的发热或有呼吸道症状的患者。

（4）聚集性发病（2 周内在小范围如家庭、办公室、学校班级等场所，出现

2 例及以上发热和/或呼吸道症状的病例）。

2. 临床表现。

（1） 发热和/或呼吸道症状。

（2） 具有新冠肺炎影像学特征。

（3） 发病早期白细胞计数正常或降低，淋巴细胞计数正常或减少。

有流行病学史中的任何 1 条，且符合临床表现中任意 2 条；无明显流行病学史的，符合临床表现中的 3 条，均为疑似病例。

（二） 确诊病例

疑似病例同时具备以下病原学或血清学证据之一者为确诊病例：

（1） RT－PCR 检测新型冠状病毒核酸阳性。

（2） 对病毒基因测序，结果与已知的新型冠状病毒高度同源。

（3） 血清的新型冠状病毒特异性 IgM 和 IgG 抗体呈阳性；血清的新型冠状病毒特异性 IgG 抗体由阴性转为阳性或修复期较急性期 4 倍及以上升高。

确诊病例根据临床症状、血液指标、肺功能及影像学表现等，分为轻型、普通型、重型、危重型。诊断时需注意与其他病毒或支原体引起的呼吸道感染相鉴别，还要与非感染性疾病如血管炎、皮肌炎和机化性肺炎等鉴别。

（吴 婧 赖晓宇 向子云 潘军平）

第二章

影像总论

一、新冠肺炎相关的解剖及分布特征

（一）肺小叶、肺皮质与肺髓质的概念

次级肺小叶（简称肺小叶）是由 3～5 个终末细支气管及其远端肺组织组成的解剖结构的基本单位，大小为 1～2.5cm。新型冠状病毒影像学改变以肺小叶为基本单位，故肺小叶解剖十分重要（见图 2－1）。根据肺小叶解剖上的差异，Heitzman 最早提出肺可以分为皮质和髓质区。皮质靠近胸膜及叶间裂，厚度为 3～4cm，形状为圆锥形或扇形（见图 2－2）。

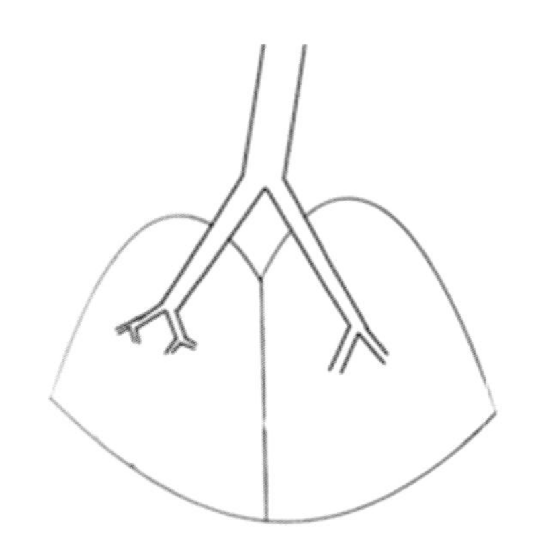

图 2－1　肺小叶结构

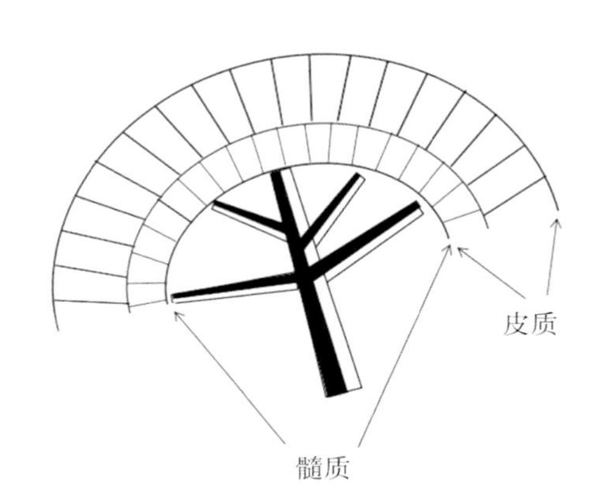

图 2－2　肺皮质与髓质

（二）肺皮质区与髓质区解剖及免疫特点

肺皮质区体积大，肺小叶发育比髓质区良好，相应的淋巴、血液分布更多，免疫能力更强，新型冠状病毒经气道进入肺部，主要位于皮质区（胸膜下 3～4cm 以内）；细支气管缺乏杯状细胞、腺体、软骨，而且壁薄，相应防御能力薄弱，新型冠状病毒容易侵犯，所以其主要侵犯细支气管及防御能力更弱的肺组织；新型冠状病毒侵犯细支气管，引起细支气管炎、细支气管周围炎，侵犯附近的肺血管，引起血管炎性病变；并朝周围肺泡蔓延，病灶所在区域以间质为主，实质也受累；新型冠状病毒也可以直接侵犯肺泡壁，引起炎性反应。

（三）肺间质解剖与新冠肺炎分布特征

肺间质包括中轴间质、周围间质、小叶内间质。中轴间质包括支气管血管周围

间质和小叶中心间质；周围间质包括胸膜下间质和小叶间隔；小叶内间质是沿肺泡壁分布的纤维结缔组织，是位于小叶核心区域的小叶核心间质与位于次级肺小叶周围区域的小叶间隔与胸膜下间质之间的桥梁。病毒性肺炎主要累及的间质为小叶核心间质及小叶内间质。因此影像学主要表现为以下三种（见图 2－3）：①小叶核心区域分布：当病毒在小叶核心区域引起炎性反应，易形成结节状磨玻璃影（超早期），并迅速朝周围弥漫，形成全小叶分布的斑片状磨玻璃影（早期），后期可向周围扩大并融合成大片状（进展期），可见于全肺任何地方的肺小叶，外带（皮质区）为主，内带（髓质区）为罕见。这是典型的新冠肺炎分布模式之一。②胸膜下分布：因外围胸膜下区域肺小叶发育更良好，血流、淋巴丰富，相应小叶周围间质炎性反应更明显，故分布以胸膜下为主。这也是典型的分布模式之一。③弥漫型：小叶核心区域及胸膜下两种分布方式可交叠，二者同时进行，相互融合，可累及全肺大部分区域，即弥漫型。

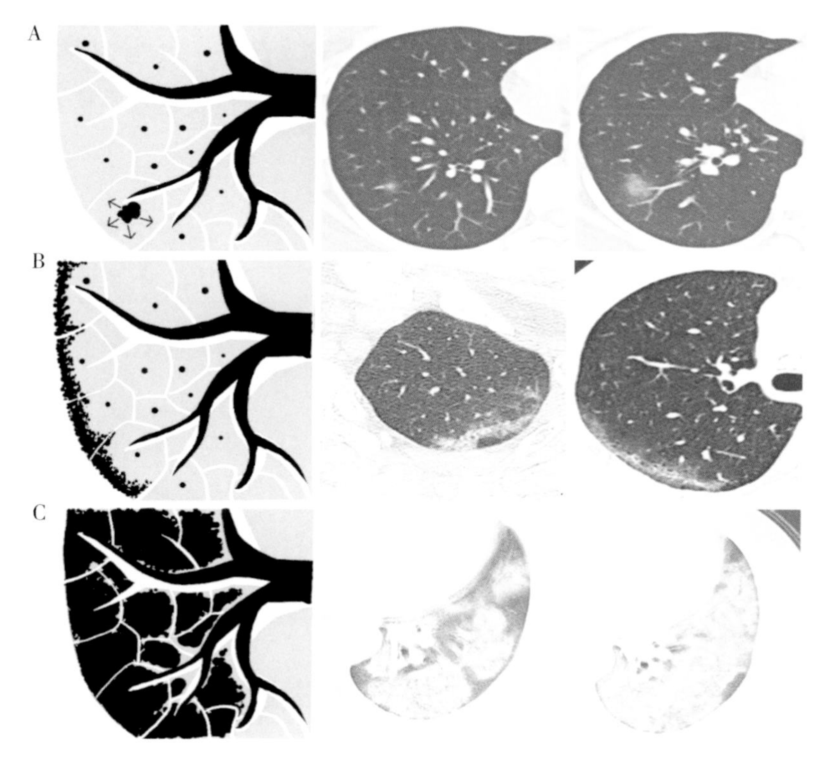

图 2－3　新冠肺炎三种分布方式（A 为小叶核心区域分布：病毒在小叶核心区域引起炎症反应，易形成结节状磨玻璃影，朝周围弥漫，形成更大结节状磨玻璃影或小叶分布的斑片状磨玻璃影。B 为胸膜下分布：病毒在小叶周围间质发生炎症，被胸膜阻挡并向两侧扩散融合形成胸膜下平行的条索状磨玻璃影。C 为弥漫型：小叶核心及胸膜下分布，两者可融合成大片状实变影）

二、 新冠肺炎各阶段影像特点及预判

（一）超早期影像学表现

超早期影像学表现是指病变局限于肺小叶内，具有以下特点：①形态：类似小叶核心结节或肺小叶；②密度：磨玻璃影/结节状实变影伴磨玻璃影，密度较低，边界模糊；③位置：大多在肺皮质区；④数目：单发多见，部分病例多发，多发的各病灶独立；⑤大小：稍小于肺小叶。超早期病变以肺小叶动脉为中心，提示病灶侵犯以肺小叶为单位。根据侵犯部位分两种类型：

1. 小叶核心为主型（侵犯细支气管为主）。

①中央血管增粗征：病灶中央血管增粗，边界稍模糊，提示肺小叶核心动脉受侵犯，引起炎性反应，并朝周围蔓延（见图 2－4）。

②晕征：病灶的中心，相当于小叶核心区域高密度影，边界稍模糊，周围磨玻璃影，边界模糊，提示小叶核心细支气管炎、细支气管周围炎、血管炎并存，并连在一起，朝周围肺组织蔓延（见图 2－5）。

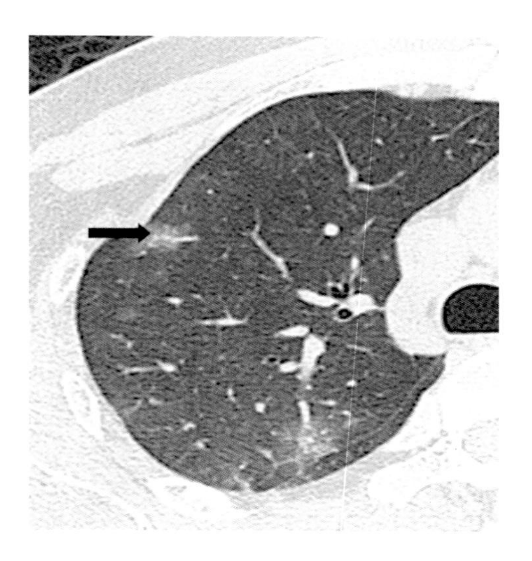

图 2－4　多发片状病灶，小叶核心区域分布（箭头为“中央血管增粗征”）

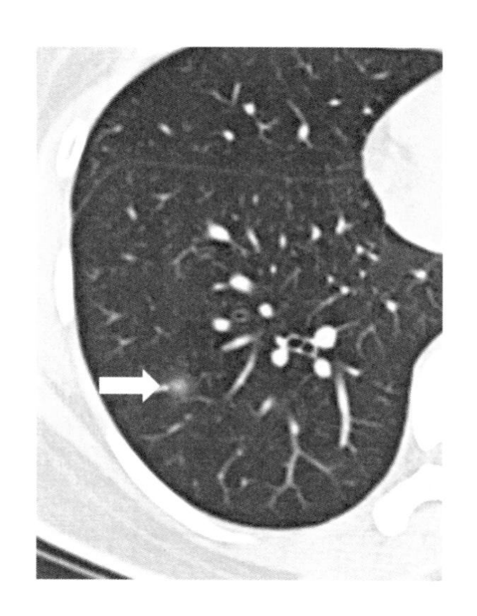

图 2－5　晕征

2. 胸膜下为主型（侵犯肺泡为主）。

胸膜下磨玻璃影紧贴胸膜，大小、形态与肺小叶类似，密度低且均匀，边界模糊；内部血管影稍增粗，边界清楚；提示病灶是以病毒侵犯肺泡为主，引起小叶内肺泡炎性渗出；影像学表现为在小叶分布的磨玻璃影，密度低、边界模糊；肺动脉增粗，但边界偏清。

超早期病变一般时间短，而且不会吸收，且继续进展到早期（见图2－6）。

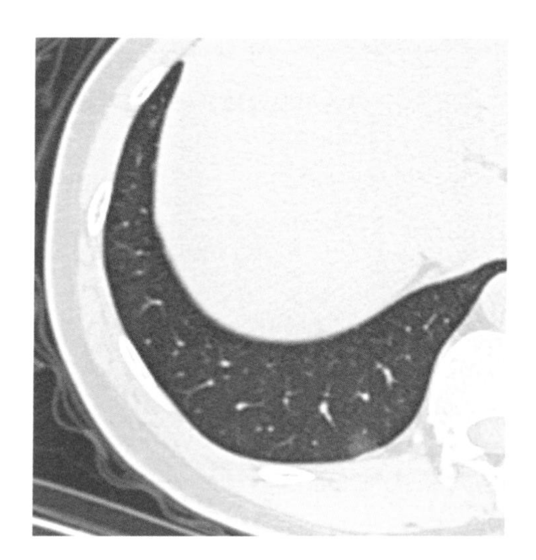
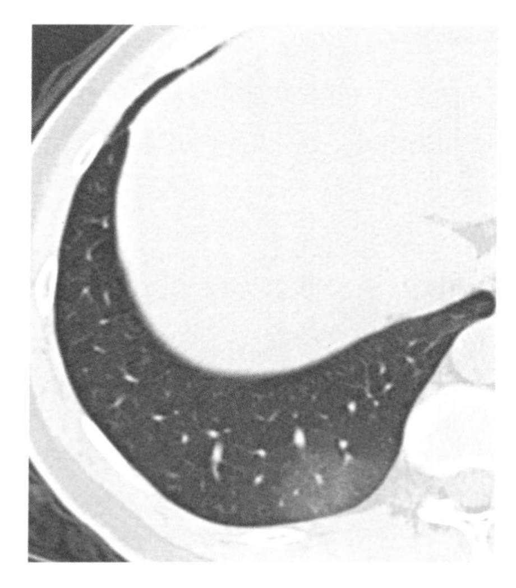

图2－6　超早期—早期演变（左图为超早期病变，单发磨玻璃影，胸膜下分布，大小不超过肺小叶。右图为3天后，范围扩大，超过肺小叶大小，符合早期改变）

（二）早期影像学表现

早期影像学表现是指病变范围累及全肺小叶及超过肺小叶。与超早期对比，范围增大，密度稍增高，边界模糊或清楚。部分长1～1.5cm、边界偏清楚的平直线样影，提示小叶间隔阻挡（见图2－7），多条小叶间隔可相连；肺泡间隔内血管网增粗、炎性细胞浸润，导致肺泡间隔增厚，较肺泡腔密度更高，薄层CT上呈网格状改变，称为细网格征（见图2－8）。中轴间质不增厚，无树芽征，整体密度无重力分布趋势，无胸腔积液。

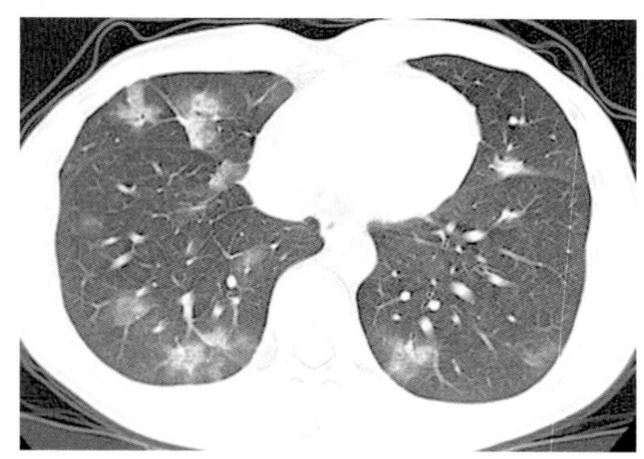

图2－7　多发病变符合肺小叶分布，大小类似肺小叶，边界见小叶间隔阻挡，边界清楚

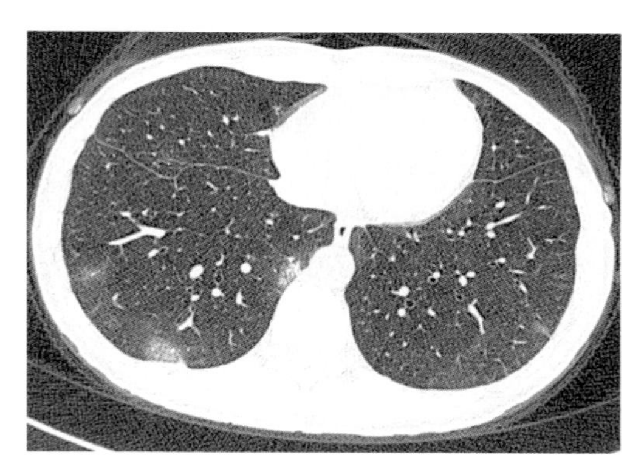

图2－8　符合早期改变，内见细网格征

（三）进展期影像学表现

早期病变少数可直接吸收，绝大部分进一步发展为进展期。进展期即在早期基础上，出现肺小叶的融合，邻近病灶相互融合成片。长轴与胸膜平行，呈胸膜平行征（见图2－9）；少数可与支气管走行一致；其他部位出现新发病灶。胸膜平行征需满足两个条件，第一是胸膜下分布；第二是病灶长轴与胸膜平行。其形成机制推测为：病变以小叶为单位，向胸膜侧及两侧小叶间隔弥散，远端受胸膜限制，再加上胸膜下病灶的相互融合，导致病灶长轴与胸膜平行。进展期病灶常为多发胸膜下分布，部分单叶胸膜下分布，罕见孤立结节。

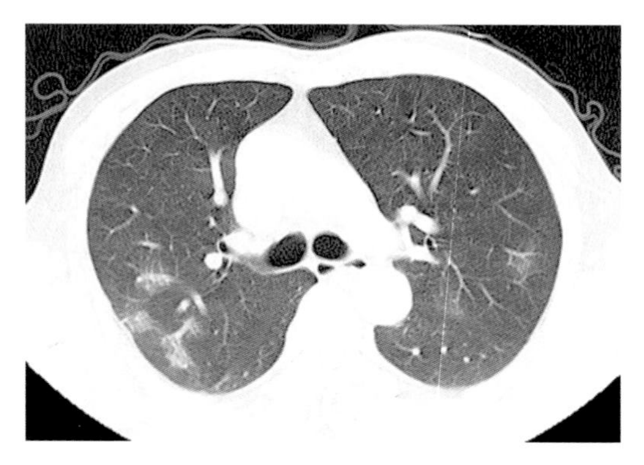

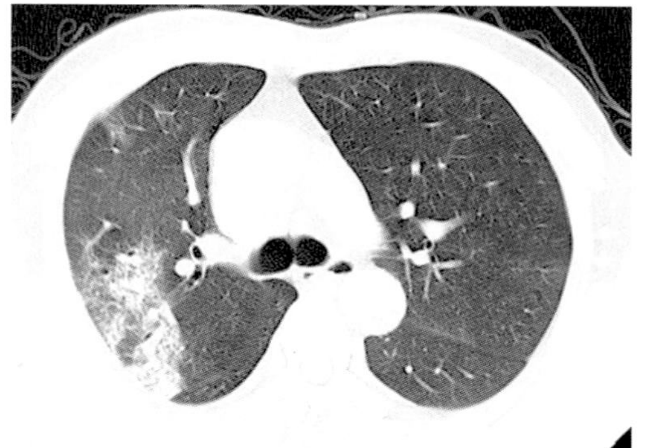

图2－9　早期—进展期演变（左图为早期改变，多发病变以小叶核心区域分布，大小类似肺小叶；3天后演变为进展期改变，即邻近小叶融合成片，长轴与胸膜平行，呈条索影）

进展期影像有三个发展方向：

（1）进展期病变吸收、好转：病变范围缩小，无新发病变。

（2）进展期朝恶化发展：继续进展，病灶朝内中带（髓质区）蔓延，密度增高，部分出现少量胸腔积液、中轴间质轻微增厚；伴随碎石路征，发展成重型（见图2－10）。病灶密度增高不明显，范围明显增大，边界模糊，新增病灶增多，无明显炎性修复迹象。

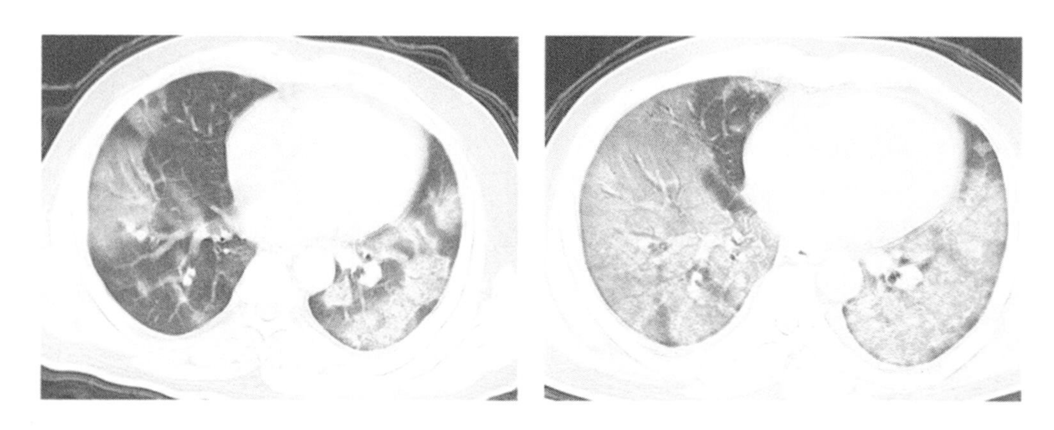

图2－10　进展期（2天后演变为重型，见右图，病灶朝内中带蔓延）

（3）进展期朝修复期发展，即病灶伴机化性改变或呈现“此起彼伏”的改变。

（四）修复期影像学表现

修复期是指病变处于没有进展为重型改变，也没有范围缩小及密度减低，而是出现机化性改变，或呈现“此起彼伏”的改变（部分病灶好转，但又出现新发病灶）的状态。这种状态代表机体的修复，预示着好转趋势，影像学表现如下：

（1）磨玻璃影密度增高，朝实变发展，或内部出现实变，边界平直、稍凹陷；实变中支气管稍扩张或不显示；小叶间隔增厚，并可见多发磨玻璃影，边界因小叶间隔的阻挡显得清楚，呈碎石路征（见图2－11）。

（2）边缘出现条索状高密度影，呈反晕征（见图2－12），系中央为更低密度磨玻璃影，外周环绕稍高密度影。

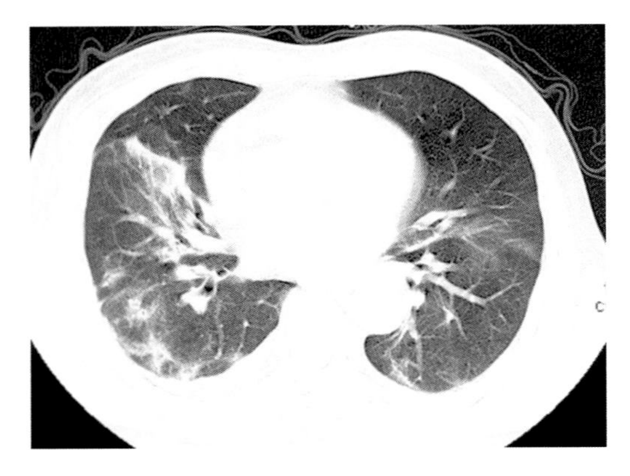

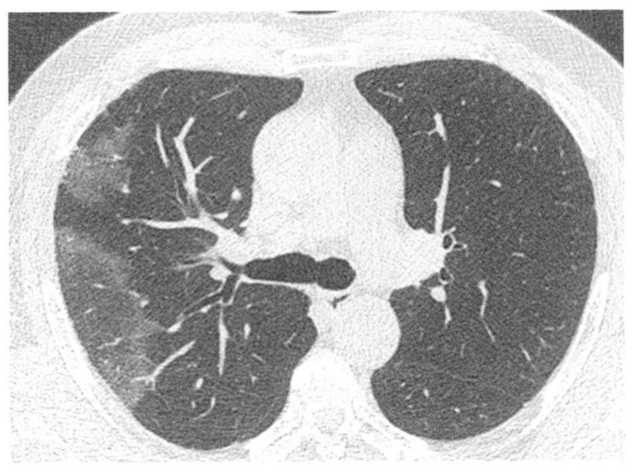

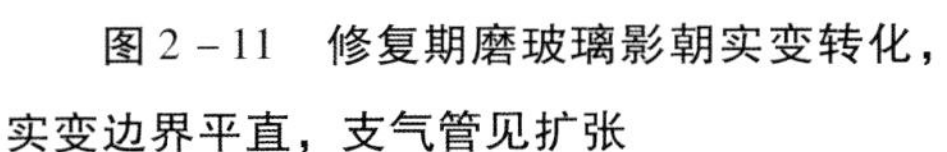

图 2－11　修复期磨玻璃影朝实变转化，实变边界平直，支气管见扩张

图 2－12　反晕征

（3）出现“此起彼伏”的影像改变，即病变区域部分好转，同时出现新的磨玻璃病灶，边界模糊，或以小叶间隔为边界，边界清晰（见图 2－13）。

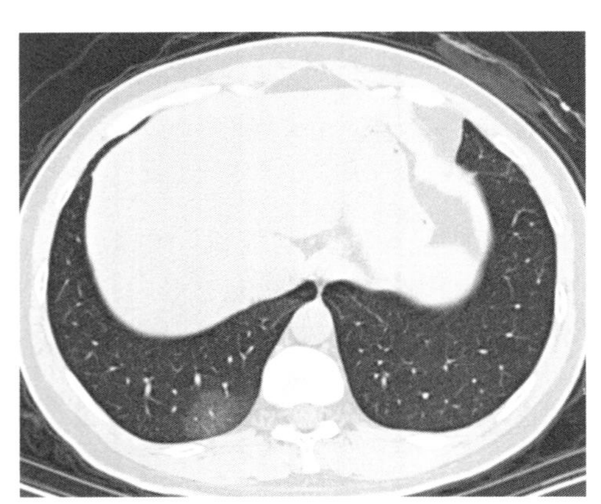

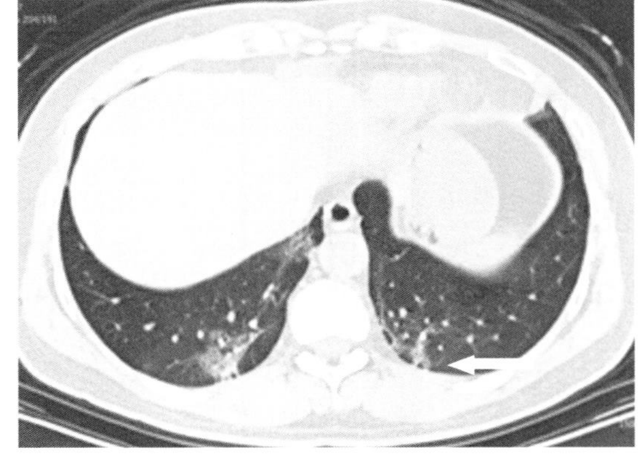

图 2－13　“此起彼伏”改变（图为胸膜下磨玻璃病变，右图为 5 天后，病变出现实变，边缘收缩，符合修复期改变，出现机化。箭头为新发磨玻璃病变，边界模糊，新旧病灶呈“此起彼伏”改变。预示病变将朝好转发展）

新冠肺炎目前没有特效抗病毒药物，主要是靠患者自身产生特异性抗体，以此对抗病毒。病灶修复时，影像上呈增生、机化、纤维化改变，一旦出现这样的表现，提示炎性修复较明显，高度提示身体免疫力发挥作用，预示好转。观察病变的变化主要是了解其是否有修复的迹象，以及“此起彼伏”的特点。通过对比分析多个复查病例发现，新发的病灶发展的方向、轨迹与首次出现的病变转归一致，所以我们可以通过第一次病灶的变化预判后面新发病灶的走势；提示影像分析不用过于关注后面新发的病变，重点在首次出现的病灶的变化，如果原有病灶有修复好转，肺部其他区域出现新病灶，也就是病灶“此起彼伏”，提示病灶好转。我们推断迟发的病灶可能与肺部各部分免疫的差异或者病毒量有关，后来新发的考虑迟发的病变在CT上显示滞后于临床。

上述均为普通型患者的转归特点，而且普通型患者几乎不继发其他的感染。

（五）重型患者影像表现

早期、进展期患者如果病灶进一步恶化，或者一开始就大范围出现病变，同时临床指标达到重型标准，即为重型患者，其影像特点与普通型患者有不同之处：

（1）病灶密度：以磨玻璃影为主，伴或不伴少量实变影；大量实变影。

（2）分布范围：累及肺髓质（内中带）超过两叶。

（3）碎石路征，伴或不伴少量纤维条索影。

（4）中轴间质轻微增厚。

（5）部分患者可伴随少量胸腔积液。

（6）小叶闲置征：磨玻璃影或实变影中残留少许正常肺组织，形态、大小类似肺小叶，或小于正常肺小叶，边界张力低。

（7）由内朝外分布多发纤维条索影，内可伴随多发小囊状低密度影，张力低，形态不规则。

（8）无明显树芽征、无明显空洞征。

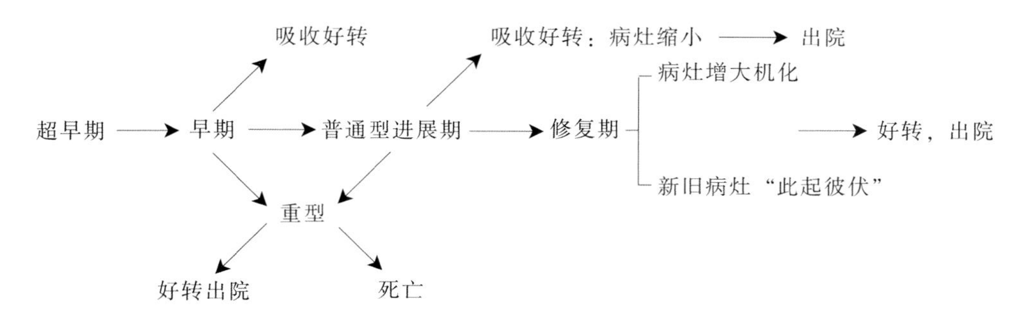

图2－14　新冠肺炎各阶段CT演变图

三、 新冠肺炎影像综合分析思路

符合新冠肺炎的影像学诊断标准：①胸膜分布下、小叶核心区域或小叶分布、弥漫分布；②密度：磨玻璃影伴细网格征、实变影；③与胸膜关系：长轴与胸膜平行；④主要征象：细网格征、晕征、反晕征、血管增粗征、碎石路征、支气管扩张征等；⑤结合临床症状、实验室检查、流行病学史，考虑新冠肺炎疑似病例；新型冠状病毒核酸检测阳性者则确诊。

不支持新冠肺炎的影像学特点：①轻型患者病灶以内中带为主；②病灶长轴与支气管走行一致；③以磨玻璃影表现为主，无明显修复表现时出现支气管壁增厚；④树芽征；⑤病灶内有空洞征；⑥磨玻璃影分布有重力趋势；⑦病程早期存在胸腔积液。有上述征象或分布特点任意一条的，确诊新冠肺炎可能性小，如果多条出现基本可以排除新冠肺炎。

重型影像演变：①弥漫性磨玻璃影或实变累及肺髓质区超过两叶，警惕重型；②实变影的特点不符合轻型患者的思路，出现明显大片状实变影高度警惕病情恶化；③小斑片状实变影伴随纤维条索影提示机化性改变可能，考虑好转趋势；④出现弥漫性内中带纤维条索影和多发小囊，提示纤维化明显，肺功能严重受损。

（潘军平　廖梅香　徐勋华　徐　晓　成官迅）

第三章

新冠肺炎病例影像读片分析

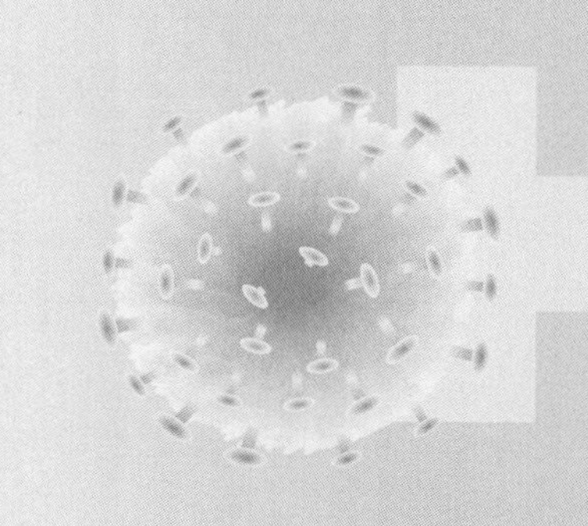

一、超早期CT征象分析

病例1

临床资料

患者女，38岁。咳嗽、咳痰4天，畏寒、发热3天，最高体温38.2℃。有疫区生活史。血常规：白细胞计数$2.60\times10^9/L$，淋巴细胞计数$0.65\times10^9/L$。新型冠状病毒核酸检测阳性。

影像资料

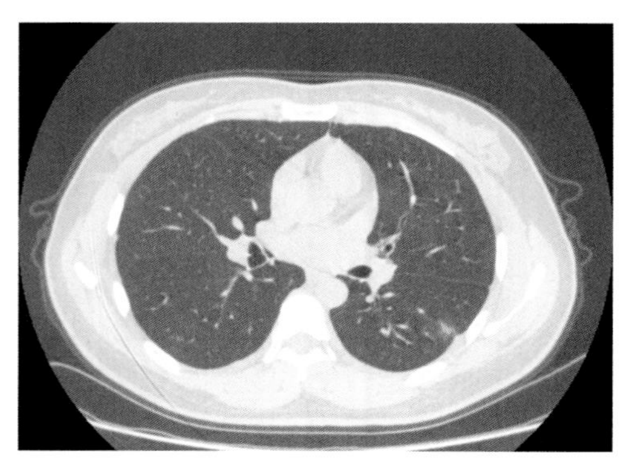

图A　左肺下叶胸膜下小片状磨玻璃影

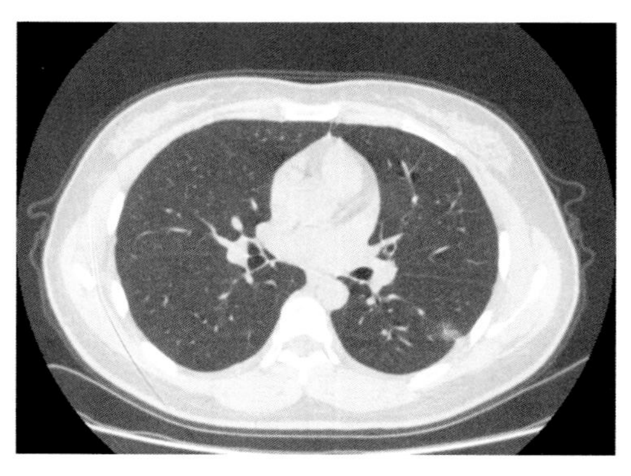

图B　左肺下叶磨玻璃影边界模糊

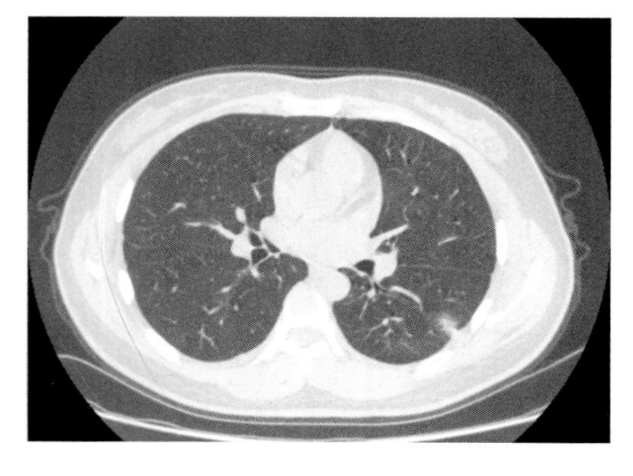

图C　左肺下叶磨玻璃影边界模糊，密度朝实变影发展

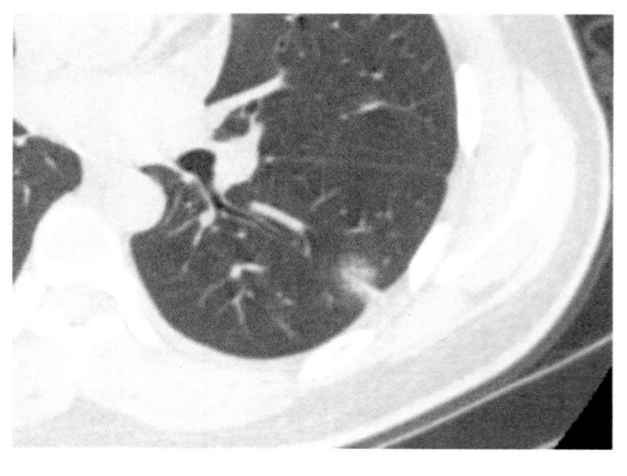

图D　细网格征、晕征、增粗血管影

影像所见

左肺下叶背段胸膜下可见一小片状磨玻璃影，边界见晕征，晕内可见细网格征、血管增粗征，周围磨玻璃影部分边界模糊，邻近胸膜处轻度牵拉。

病例分析

1. 分布：胸膜下。
2. 密度：磨玻璃影，朝实变发展，细网格征、晕征。
3. 数目及形状：单发，小片状。
4. 支气管及血管：可见增粗血管影，未见支气管壁增厚及堵塞。
5. 阴性征象：未见树芽征、胸腔积液、空洞征。
6. 综合分析：左肺下叶胸膜下单发稍高密度磨玻璃影，见细网格征、晕征，符合间质为主病变，患者有发热及呼吸道症状，血常规检查白细胞计数及淋巴细胞计数减少，首先考虑病毒性肺炎。结合患者流行病学史、病灶单发、范围局限，符合新冠肺炎超早期影像学表现。

【病例来源】 江西省九江市第一人民医院於雄提供

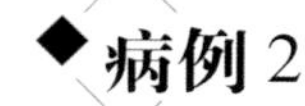

病例 2

临床资料

患者男，28 岁。发热、畏寒 3 天，最高体温 39℃。今日呕吐一次，呕吐物为黄色胃内容物。5 天前有与新冠肺炎患者接触史。血常规检查：白细胞计数 $6.52\times10^9/L$，淋巴细胞百分比 18.7%。新型冠状病毒核酸检测阳性。

影像资料

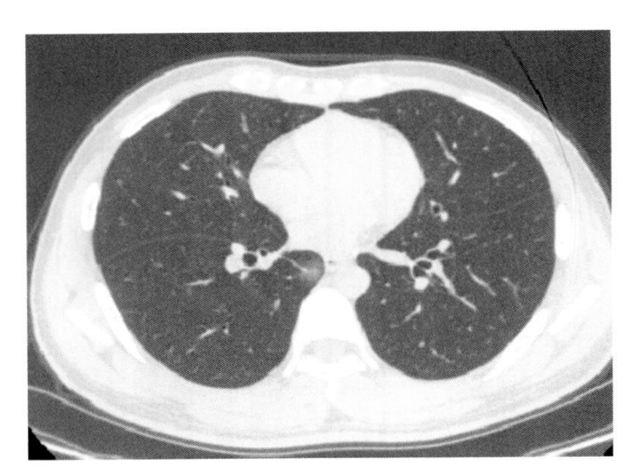

图 A　右肺下叶内基底段胸膜下小叶大小磨玻璃影，边界模糊，可见血管增粗征

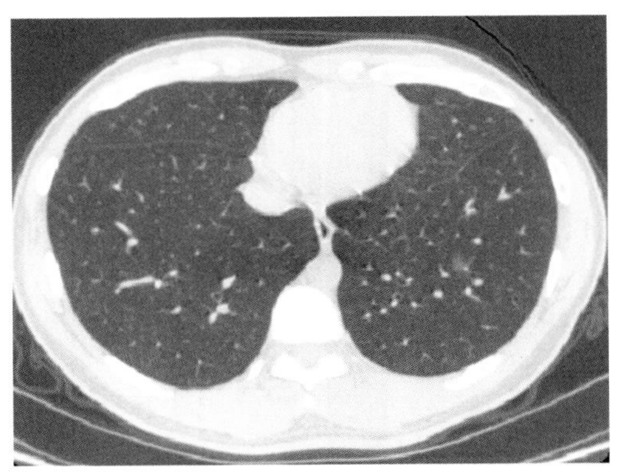

图 B　左肺下叶外基底段小叶核心区域小斑片状磨玻璃影，边界模糊

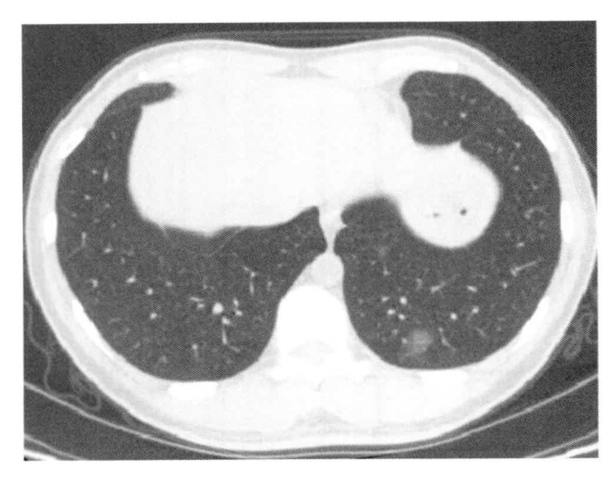

图 C　左肺下叶后基底段小叶核心区域小斑片状磨玻璃影，边界模糊

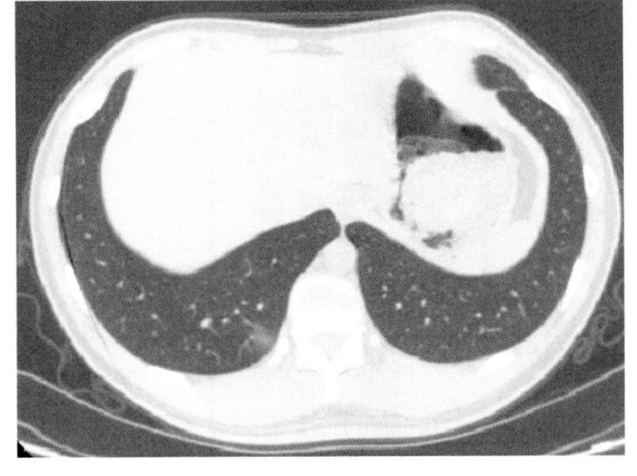

图 D　右肺下叶后基底段胸膜下小斑片状磨玻璃影，边界模糊，可见血管增粗征

影像所见

双肺见多发性小叶大小斑片状磨玻璃影，以胸膜下及小叶核心区域分布为主，密度均匀，边界模糊，可见血管增粗征。

病例分析

1. 分布：胸膜下、小叶核心区域分布。

2. 密度：磨玻璃影。

3. 数目及形状：多发，小斑片状。

4. 支气管及血管：未见支气管壁增厚及堵塞，可见增粗血管影。

5. 阴性征象：未见树芽征、胸腔积液、空洞征，未见晕征及反晕征。

6. 综合分析：胸膜下及小叶核心区域分布，多发斑片状磨玻璃影，非叶段性分布，符合间质性分布，支持病毒性肺炎。磨玻璃影小叶大小，内部密度均匀、浅淡，边界模糊，未见实变影及纤维条索影，结合临床及流行病学史，符合新冠肺炎超早期影像学表现。

【病例来源】江西省九江市第一人民医院於雄提供

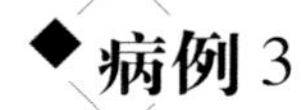

病例 3

临床资料

患者男，69 岁。间断发热 3 天。有疫区居住史。血常规：白细胞计数 $3.35 \times 10^9/L$，中性粒细胞百分比 49.6%，C－反应蛋白正常。新型冠状病毒核酸检测阳性。

影像资料

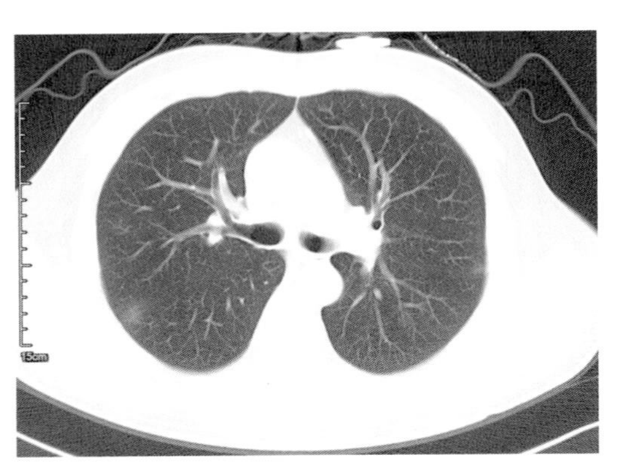

图 A　小叶核心结节状磨玻璃影，边界模糊

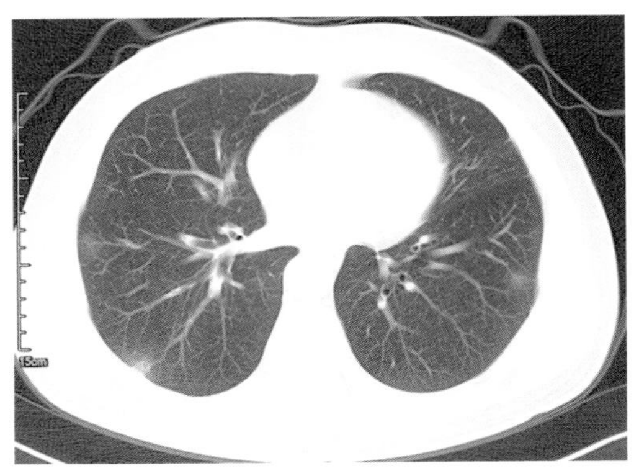

图 B　胸膜下、小叶核心结节状磨玻璃影

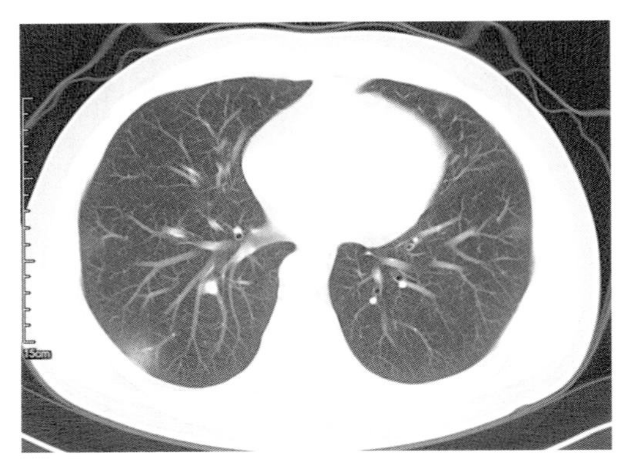

图 C　结节状磨玻璃影内可见增粗血管影

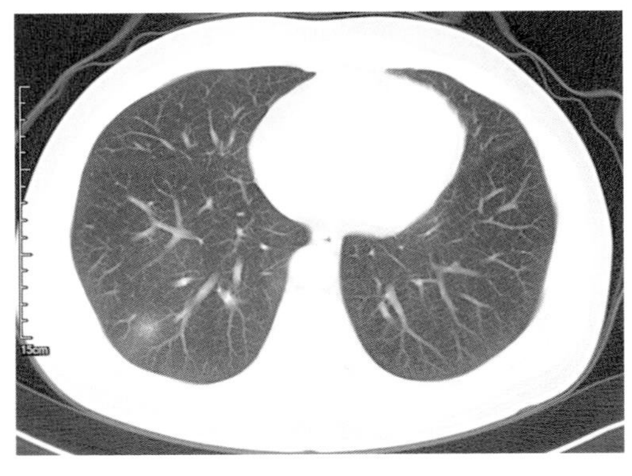

图 D　磨玻璃影大小与小叶类似

影像所见

双肺见多发性结节状磨玻璃影，大小与肺小叶类似，以胸膜下分布为主，密度均匀，边界模糊，内可见增粗血管影。

病例分析

1. 分布：胸膜下、小叶核心区域分布。

2. 密度：磨玻璃影。

3. 数目及形状：多发，结节状。

4. 支气管及血管：与支气管分布无关，未见支气管壁增厚及堵塞，可见增粗血管影。

5. 阴性征象：未见树芽征、胸腔积液、空洞征及反晕征。

6. 综合分析：病变为多发性磨玻璃影，胸膜下及小叶核心区域分布，部分病灶见增粗血管影，符合间质性分布，病变未见次级肺小叶的融合成片及实变影，无支气管扩张及纤维条索影，结合临床及流行病学史，符合新冠肺炎超早期影像学表现。

【病例来源】 湖北省武汉市华润武钢总医院余惠丽提供

病例 4

临床资料

患者女，41 岁。咳嗽 4 天、发热 2 天，最高体温 38℃。有与新冠肺炎患者接触史。血常规：白细胞计数 $4.33\times10^9/L$，淋巴细胞计数 $0.61\times10^9/L$，淋巴细胞百分比 14.1%。新型冠状病毒核酸检测阳性。

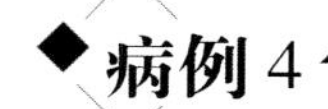

影像资料

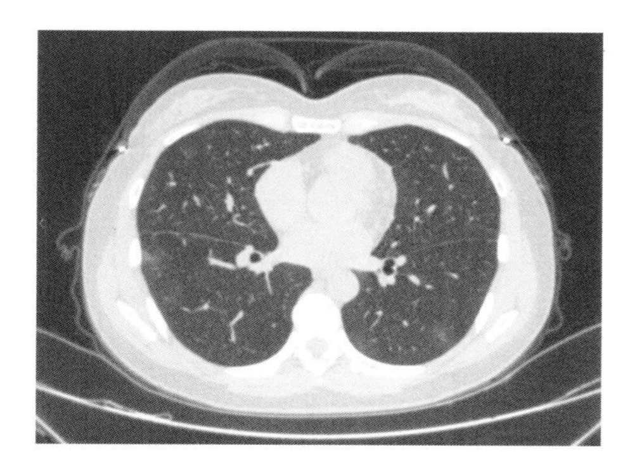

图 A　双肺多发性片状磨玻璃影，边界不清，胸膜下或小叶核心区域分布

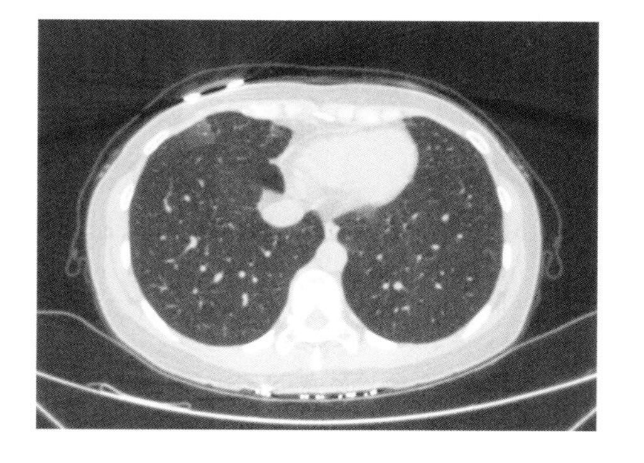

图 B　右肺多发性片状磨玻璃影，边界清，胸膜下分布

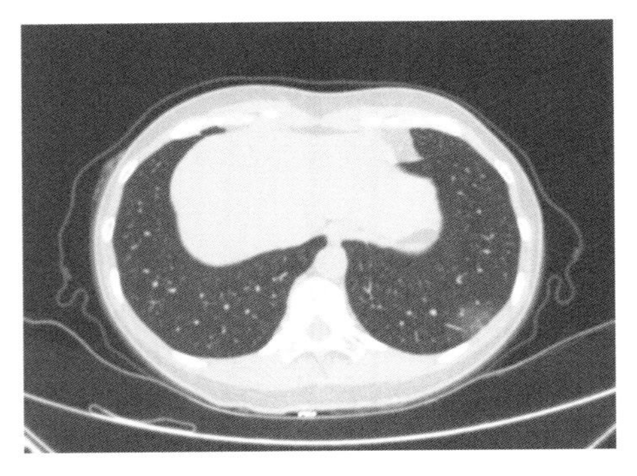

图 C　磨玻璃影内可见增粗血管影

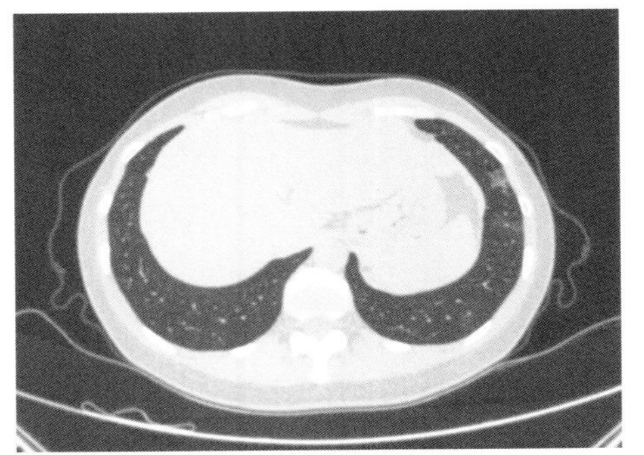

图 D　部分磨玻璃影边界清

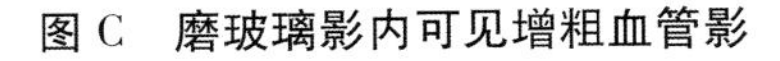

病例分析

1. 分布：胸膜下、小叶核心区域分布为主。

2. 密度：磨玻璃影，部分病灶边界清，密度较均匀。

3. 数目及形状：双肺多发，不规则小斑片状。

4. 支气管及血管：与支气管分布无关，未见支气管壁增厚及堵塞，可见增粗血管影。

5. 阴性征象：未见胸腔积液，双肺病灶未见树芽征、空洞征、晕征及反晕征。

6. 综合分析：发热，病程短。实验室指标不符合普通细菌性肺炎。影像上双肺多发性片状磨玻璃影，以胸膜下及小叶核心区域分布为主，可见增粗血管影，支持以间质为主病变，符合病毒性肺炎影像学改变。磨玻璃影内部密度均匀、浅淡，部分边界模糊，结合临床及流行病学史，符合新冠肺炎超早期影像学表现。

【病例来源】 江西省九江市第一人民医院於雄提供

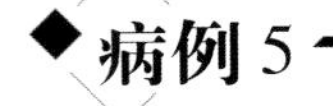

病例 5

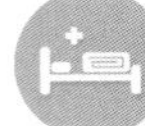

临床资料

患者男，35 岁。5 天前从疫区返回，发热 2 天，最高体温 38. 1℃。血常规：白细胞计数 5.35×10^9/L，淋巴细胞百分比 39.2%。新型冠状病毒核酸检测阳性。

影像资料

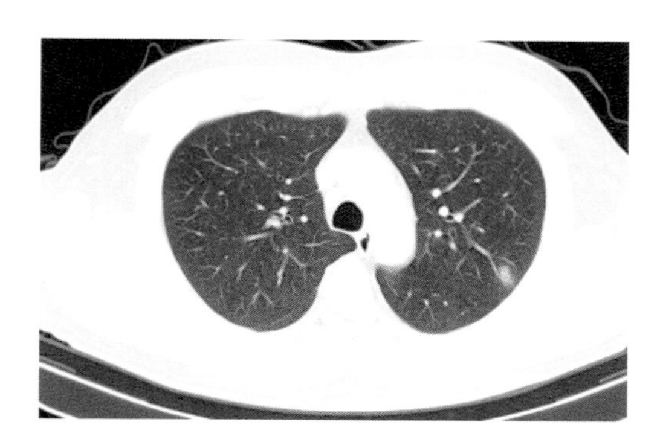

图 A　左上肺结节状磨玻璃影，小叶核心区域分布

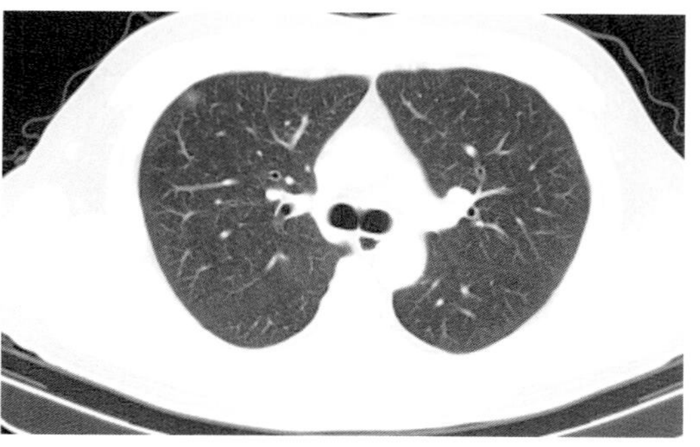

图 B　右上肺结节状磨玻璃影，小叶核心区域分布

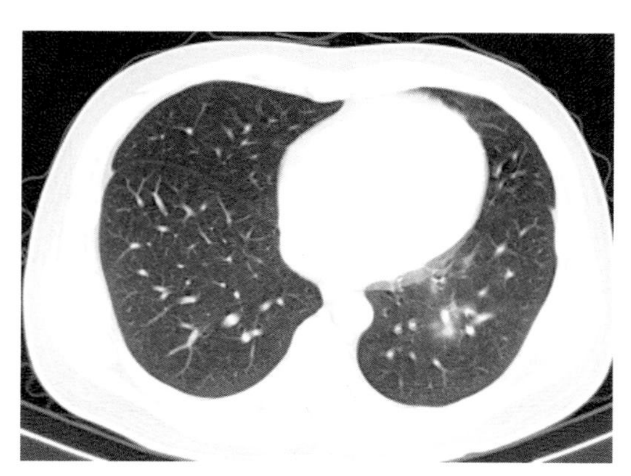

图 C　斑片状磨玻璃影

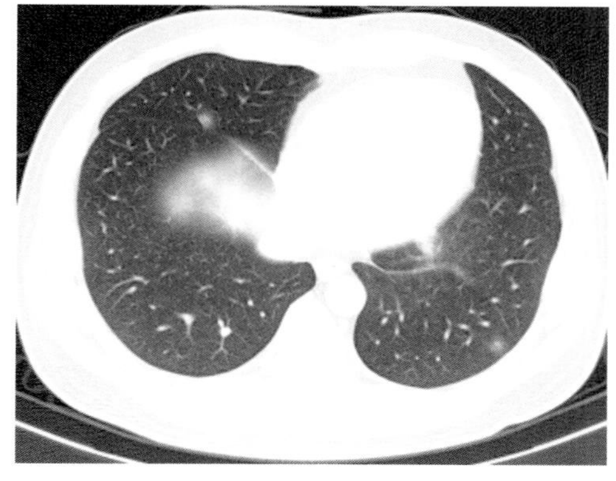

图 D　右中叶及左下叶结节状磨玻璃影，小叶核心区域分布

影像所见

双肺散在多发性结节状及斑片状磨玻璃影，均符合小叶核心区域分布。形态不规则，密度不均匀，边界模糊，部分病变边界见增粗的小血管影。

病例分析

1. 分布：以胸膜下分布为主，小叶核心区域分布。

2. 密度：磨玻璃影。

3. 数目及形状：多发，结节状及斑片状。

4. 支气管及血管：支气管未见明显扩张，支气管壁未见明显增厚，病变边界见增粗血管影。

5. 阴性征象：未见树芽征、胸腔积液、空洞征。

6. 综合分析：患者自疫区返回，临床上有发热，血常规检查白细胞计数及淋巴细胞计数正常，影像学表现为双肺胸膜下多发性磨玻璃影，符合新冠肺炎疑似病例，后经过核酸检测确诊为新冠肺炎。影像学主要表现为胸膜下的磨玻璃影，未见实变影，病变未融合，无纤维条索影，符合新冠肺炎超早期影像学表现。

【病例来源】 广东省阳江市人民医院陈任政提供

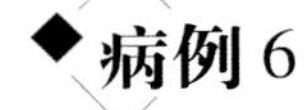

病例 6

临床资料

患者女，65 岁。4 天前从疫区返回，有家属发热。咳嗽 3 天。血常规：白细胞计数 $3.97\times10^{9}/L$，淋巴细胞百分比 37.8%；C－反应蛋白正常。新型冠状病毒核酸检测阳性。

影像资料

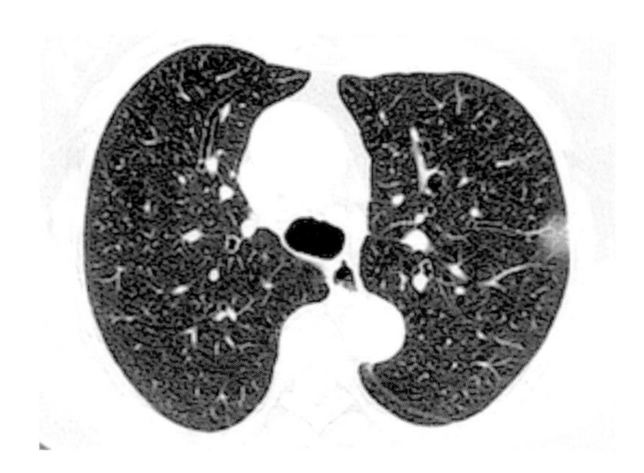

图 A　左肺胸膜下小片状磨玻璃影

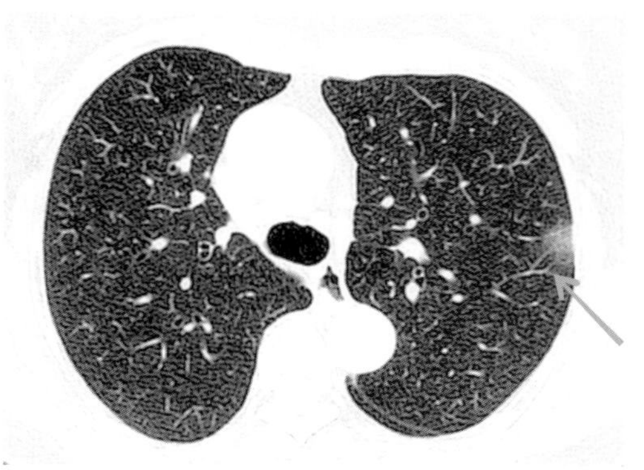

图 B　呈小叶形态

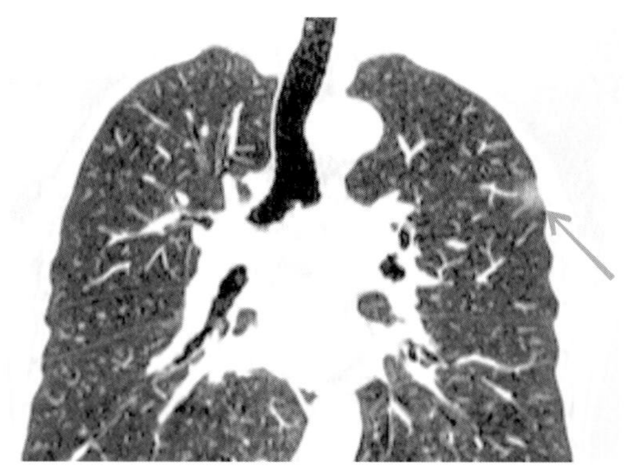

图 C　增粗血管影

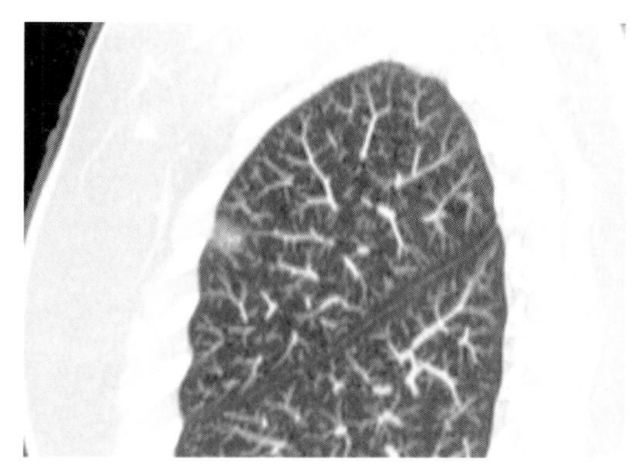

图 D　病灶三维重建

影像所见

左肺上叶胸膜下见楔形片状磨玻璃影（图 B 箭头所指），位于胸膜下，边界欠清，内见细网格征，其边界见增粗血管影（图 C 箭头所指），未见空洞征，支气管壁未见增厚。

病例分析

1. 分布：外围胸膜下分布。

2. 密度：磨玻璃影为主，内见细网格征。

3. 数目及形状：单发，楔形片状。

4. 支气管及血管：未见支气管壁增厚及堵塞，病灶边界血管增粗，边界较清。

5. 阴性征象：未见树芽征、胸腔积液、空洞征，未见分叶征及胸膜凹陷征。

6. 综合分析：左肺上叶胸膜下单发磨玻璃影，边界欠清，可见细网格征及增粗血管影，未见实变影及纤维条索影，未见支气管壁增厚、空洞征及树芽征，未见分叶征及胸膜凹陷征，符合间质性分布，支持病毒性肺炎表现。患者自疫区返回，且家属出现发热，患者有咳嗽症状，白细胞及淋巴细胞计数正常。该患者临床症状较轻，影像学上病变范围较小，呈磨玻璃影，符合新冠肺炎超早期影像学表现。

【病例来源】广东省深圳市北大深圳医院邓灵波、周雯提供

（潘军平　成官迅　徐勋华　向子云　曾庆思）

二、早期 CT 征象分析

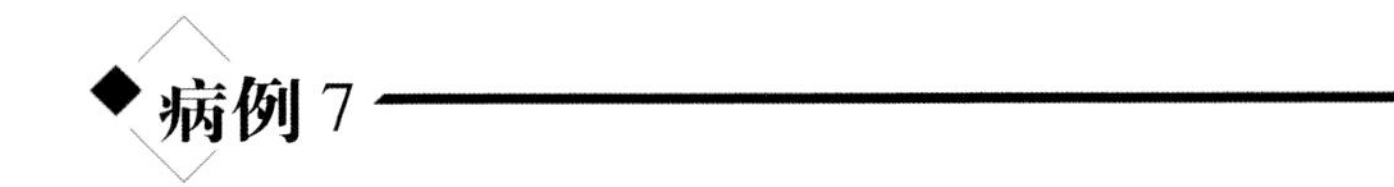

病例 7

临床资料

患者女，50 岁。发热、咳嗽、咳痰 1 天，最高体温 37.5℃。有与新冠肺炎患者接触史。血常规：白细胞计数 $4.34\times10^9/L$，淋巴细胞计数 $1.25\times10^9/L$。新型冠状病毒核酸检测阳性。

影像资料

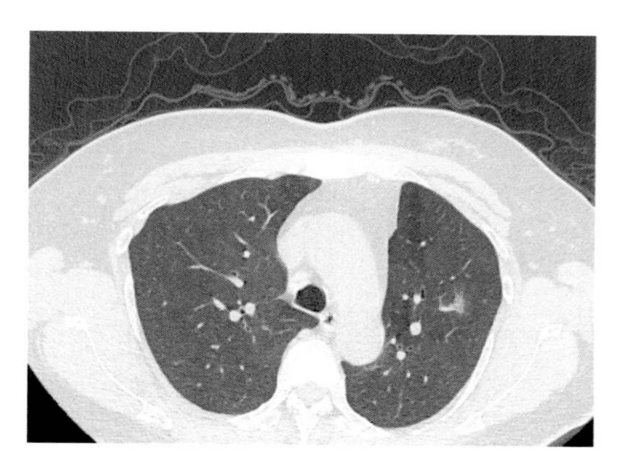

图 A　左肺上叶小叶核心区域分布小片状磨玻璃影

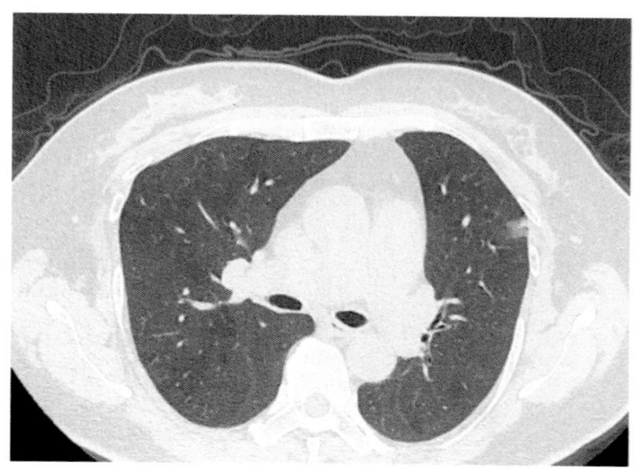

图 B　小叶大小磨玻璃影，边界平直、清楚

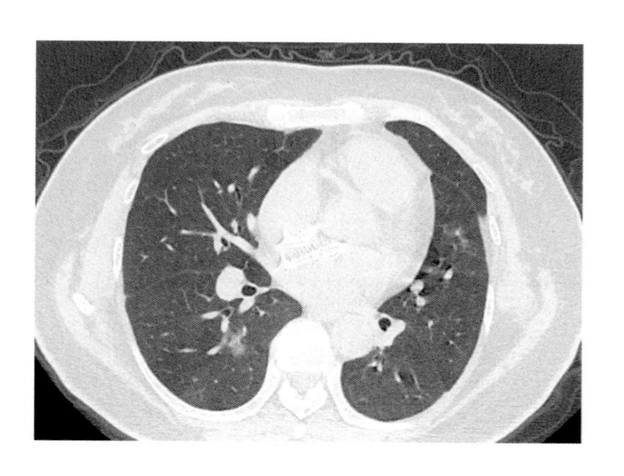

图 C　右肺下叶小叶核心区域分布小片状磨玻璃影

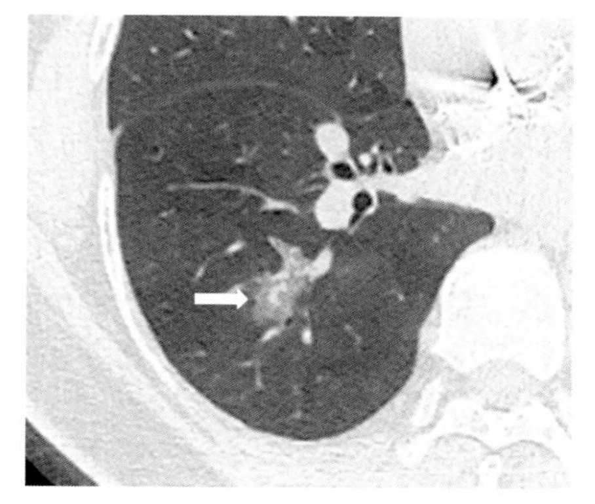

图 D　磨玻璃影边界尚清楚，内见增粗血管影、细网格征

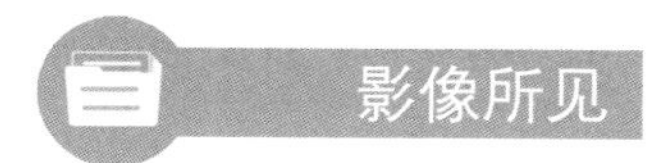

影像所见

双肺皮质区分布为主，见多发小片状磨玻璃影，呈小叶核心区域分布、胸膜下分布，边界清楚，可见细网格征，部分病灶内见增粗血管影。

病例分析

1. 分布：胸膜下、小叶核心区域分布。

2. 密度：磨玻璃影。

3. 数目及形状：多发，小片状、斑片状。

4. 支气管及血管：未见支气管壁增厚及堵塞，病灶内见增粗血管影。

5. 阴性征象：未见树芽征、胸腔积液、空洞征。

6. 综合分析：胸膜下及小叶核心区域分布多发磨玻璃影，伴随细网格征，非叶段分布，符合间质性分布，结合临床及流行病学史支持新冠肺炎表现。磨玻璃病灶范围局限，内部密度均匀，未见明显实变影及纤维条索影，符合新冠肺炎早期影像学表现。

【病例来源】 江西省九江市第一人民医院於雄提供

◆病例 8

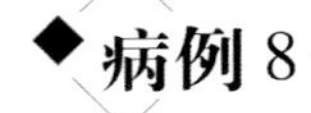

临床资料

患者男，43 岁。发热、乏力 1 天。自疫区返回深圳 4 天后出现发热，最高体温 38℃。血常规：白细胞计数 6.1×10^9/L，淋巴细胞百分比 11.6%。新型冠状病毒核酸检测阳性。

影像资料

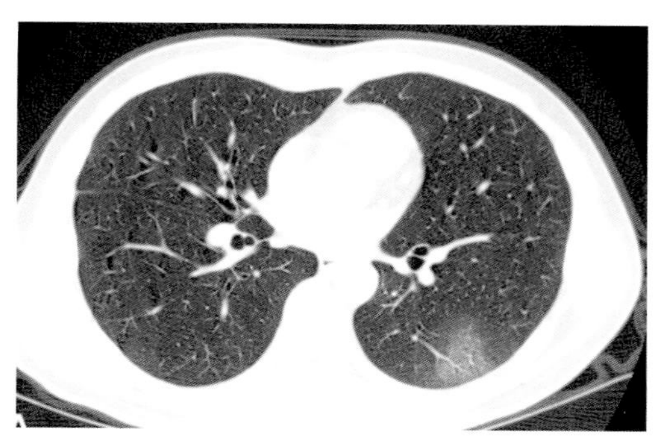

图 A　左肺下叶胸膜下磨玻璃影，增粗血管影

图 B　小叶核心区域分布磨玻璃影

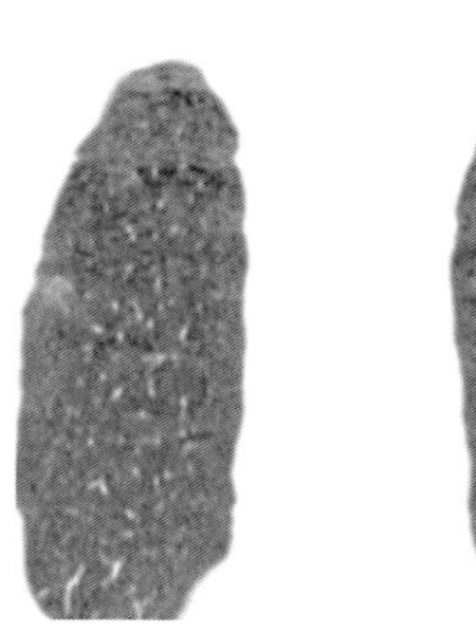
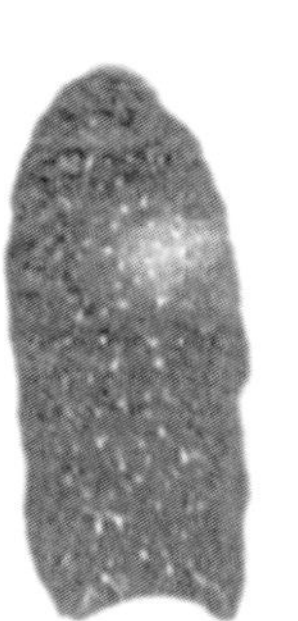

图 C　冠状位胸膜下磨玻璃影内可见增粗血管影

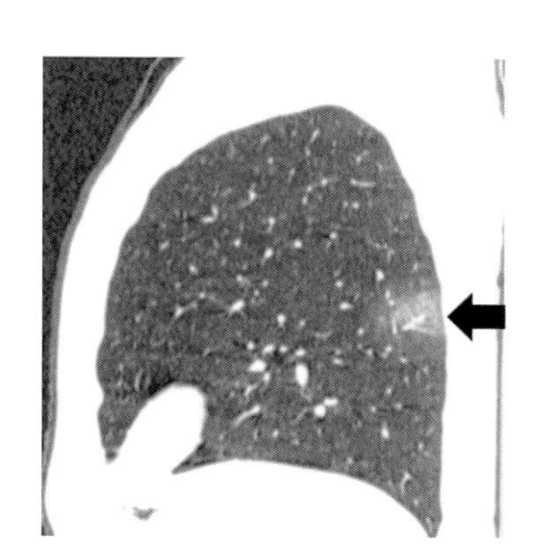

图 D　矢状位胸膜下磨玻璃影内见细网格征

影像所见

双肺下叶外带见沿小叶核心区域分布及胸膜下分布的斑片状磨玻璃影，内有细网格征、增粗血管影。病灶三维重建显示双肺下叶背段磨玻璃影边界模糊。

病例分析

1. 分布：胸膜下、小叶核心区域分布。
2. 密度：磨玻璃影。

3. 数目及形状：多发，结节状、斑片状。

4. 支气管及血管：与支气管分布无关，未见支气管壁增厚及堵塞，见增粗血管影。

5. 阴性征象：未见树芽征、胸腔积液、反晕征。

6. 综合分析：病变沿胸膜下及小叶核心区域分布，多发病灶及磨玻璃影内有细网格征，均符合病毒性肺炎特点。结合临床及流行病学史，符合新冠肺炎典型表现。病变未见次级肺小叶的融合成片及实变影，未见支气管扩张或纤维条索影，胸膜下分布，符合新冠肺炎早期影像学表现，不符合修复期及重型表现。

【病例来源】 广东省深圳市龙岗区人民医院［香港中文大学（深圳）附属第三医院（筹）］周洁、蔡汉寿提供

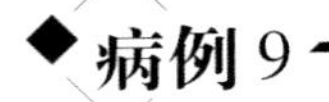

病例 9

临床资料

患者男，43 岁。因“间断发热 5 天”入院。有疫区居住史。血常规：白细胞计数 5.31×10^9/L，中性粒细胞百分比 68.0%，淋巴细胞百分比 20.5%；C－反应蛋白 9.67mg/L。新型冠状病毒核酸检测阳性。

影像资料

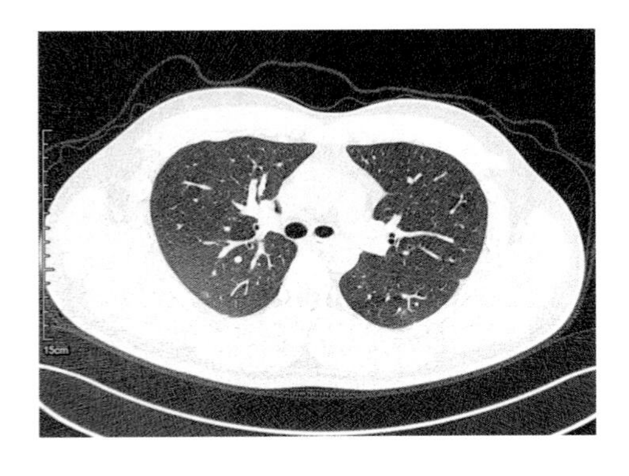

图 A　双肺皮质区见磨玻璃影

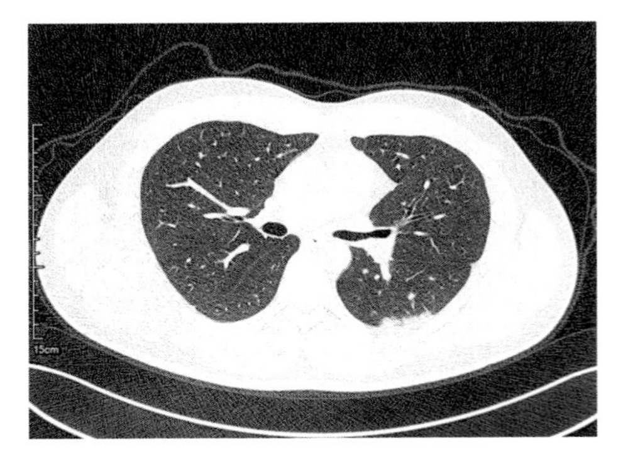

图 B　胸膜下病灶长轴与胸膜平行

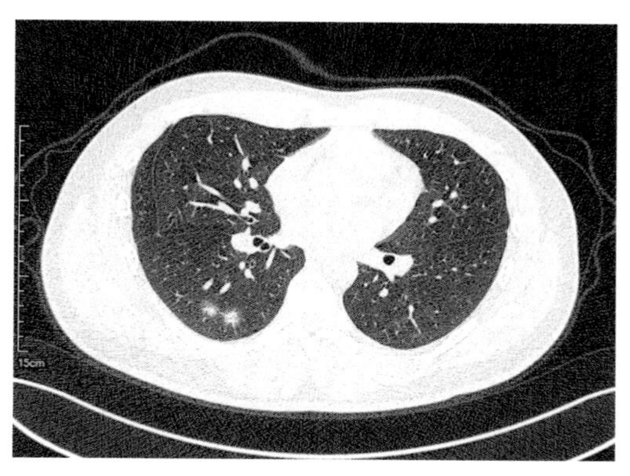

图 C　右肺下叶病变呈结节状，见晕征

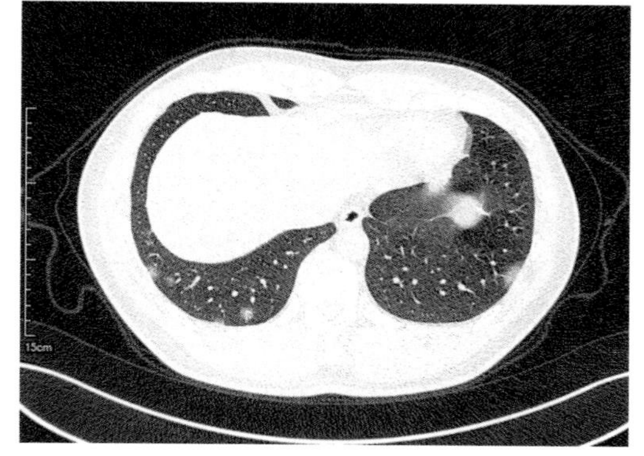

图 D　胸膜下多发小叶核心区域分布结节，边界尚清，见细网格征、增粗血管影

影像所见

图 A：右肺上叶后段和左肺下叶背段胸膜下小叶核心区域分布结节状磨玻璃影，密度较低，边界不清；图 B：左肺下叶背段胸膜下多发小片状磨玻璃影融合，长轴与胸膜平行；图 C：右肺下叶小叶核心区域分布结节状磨玻璃影，边界模糊，见晕征，内部有血管进入；图 D：双肺下叶胸膜下多发结节状磨玻璃影，符合小叶核心区域分布。

病例分析

1. 分布：胸膜下、小叶核心区域分布。

2. 密度：磨玻璃影，部分边界不清，部分病灶长轴与胸膜平行，内可见细网格征。

3. 数目及形状：多发，结节状及小斑片状，部分有融合趋势或已融合。

4. 支气管及血管：与支气管分布无关，未见支气管壁增厚及堵塞，见增粗血管影。

5. 阴性征象：未见树芽征、空洞征、反晕征及胸腔积液等。

6. 综合分析：多发磨玻璃影，胸膜下及小叶核心区域分布，部分病灶长轴与胸膜平行，伴随细网格征，符合病毒性肺炎特点。结合临床及流行病学史，符合新冠肺炎典型表现。影像可见小叶核心区域分布，部分病灶融合，部分见细网格征及胸膜平行征，未见中轴间质分布，未见支气管扩张及纤维条索影，不符合修复期及重型新冠肺炎表现，符合新冠肺炎早期影像学表现。

【病例来源】 湖北省武汉市华润武钢总医院黄晓露提供

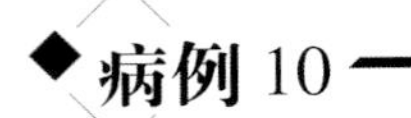

病例 10

临床资料

患者女，27 岁。有疫区生活史。因“咳嗽、咳痰，伴畏寒发热 3 天”入院，最高体温 38.2℃。血常规：白细胞计数 $7.54 \times 10^9/L$，淋巴细胞计数 $0.46 \times 10^9/L$，淋巴细胞百分比 6.1%。新型冠状病毒核酸检测阳性。

影像资料

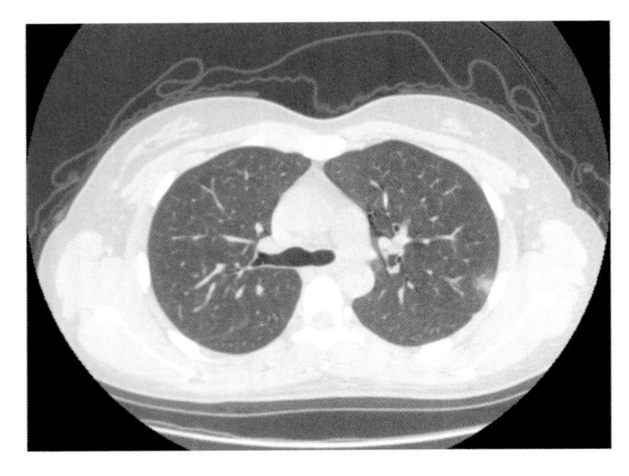

图 A 胸膜下斑片状磨玻璃影，边界模糊，可见增粗血管影、细网格征

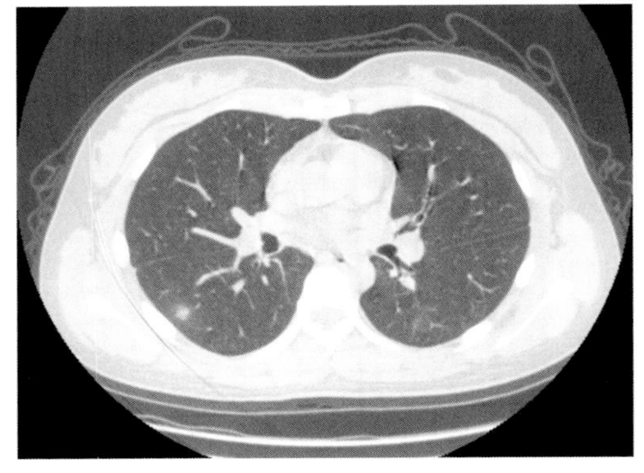

图 B 小叶核心区域结节伴晕征

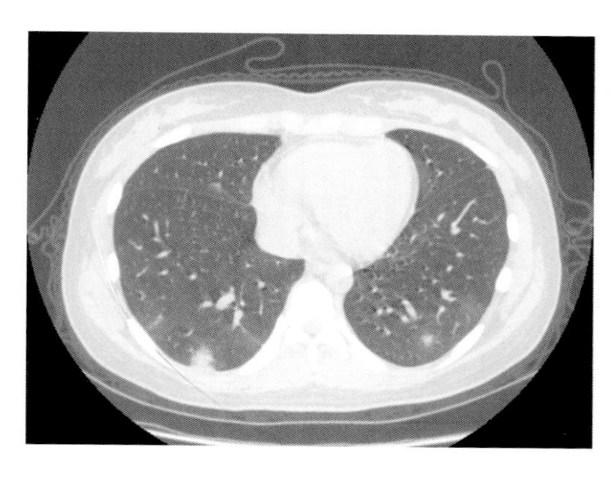

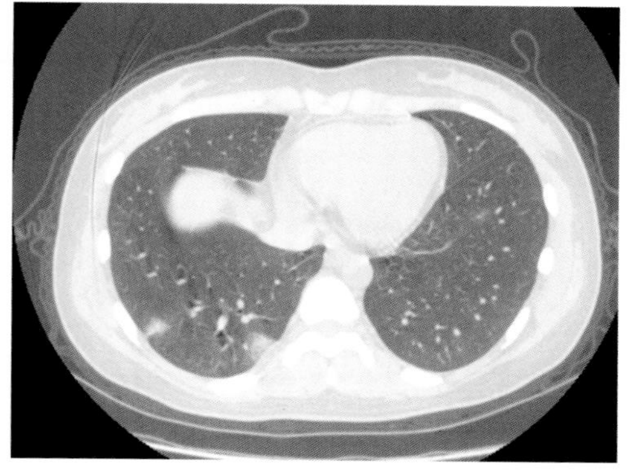

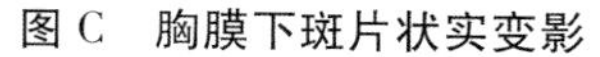
图C　胸膜下斑片状实变影

图D　内中带、肺野均未累及

影像所见

双肺散在多发结节、斑片状磨玻璃影，部分实变，部分边界模糊，密度欠均匀，主要分布在双肺胸膜下及小叶核心区域，伴有晕征、细网格征、增粗血管影。

病例分析

1. 分布：胸膜下、小叶核心区域分布。
2. 密度：实变影、磨玻璃影，伴有晕征、细网格征。
3. 数目及形状：多发，结节状斑片状。
4. 支气管及血管：未见支气管壁增厚及堵塞，病灶内见增粗血管影。
5. 阴性征象：未见树芽征、胸腔积液、空洞征。
6. 综合分析：双肺散在多发结节状、斑片状磨玻璃影及实变影，主要分布于胸膜下及小叶核心区域，部分病灶边缘可见晕征；病灶见增粗血管影，未见支气管壁增厚、空洞征及树芽征，未见胸腔积液，结合患者流行病学史、急性起病、发热及呼吸道症状，符合病毒性肺炎表现。病灶散在多发，但未累及内中带，符合新冠肺炎早期影像学表现。

【病例来源】 江西省九江市第一人民医院於雄提供

病例 11

临床资料

患者女，60 岁。有疫区生活史，因“发现左乳包块 4 天”入院。血常规：白细胞计数 5.65 × 10^9/L，中性粒细胞百分比 86.8%，淋巴细胞计数 0.30 × 10^9/L，淋巴细胞百分比 5.3%；C－反应蛋白 5.79mg/L。新型冠状病毒核酸检测阳性。

影像资料

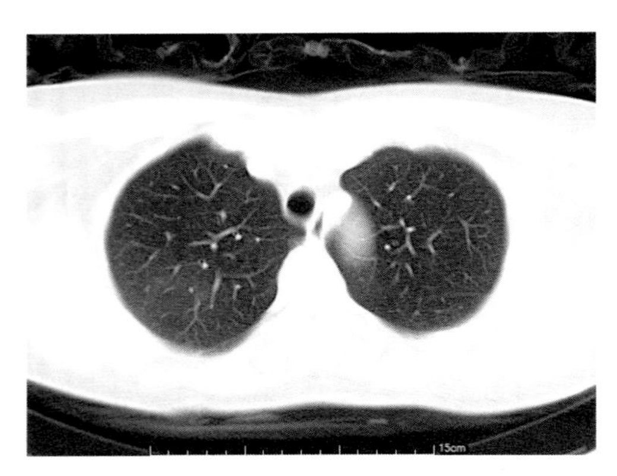

图 A　右肺上叶小叶核心区域片状磨玻璃影

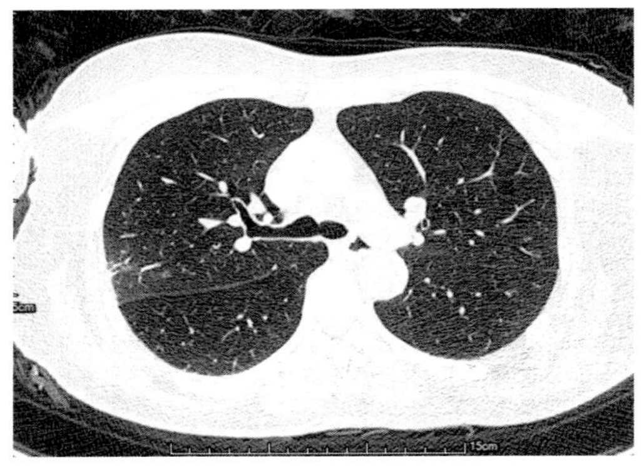

图 B　增粗血管影

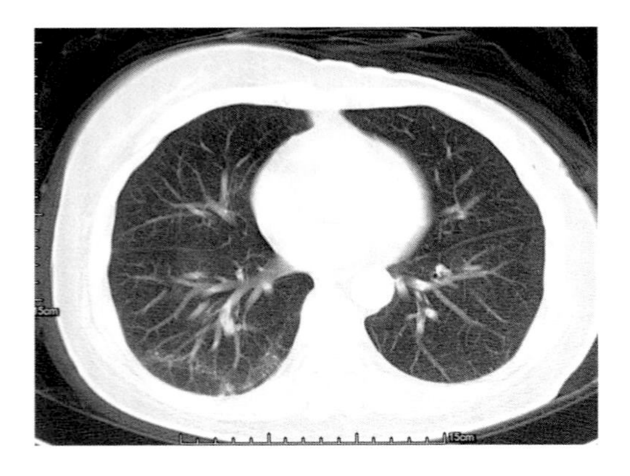

图 C　胸膜下分布磨玻璃影，见细网格征

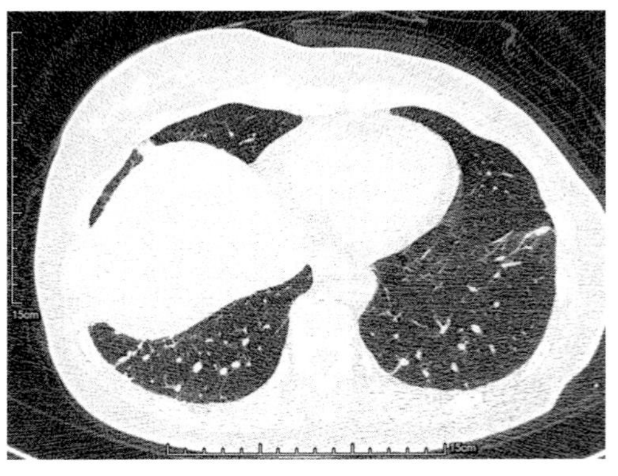

图 D　双肺下叶胸膜下条索影

影像所见

双肺散在多发片状磨玻璃影，主要分布于胸膜下及小叶核心区域，边界模糊，部分病灶内可见细网格征及增粗血管影，双肺下叶胸膜下见少许条索影。

病例分析

1. 分布：胸膜下、小叶核心区域分布。

2. 密度：磨玻璃影，边界不清，密度较均匀。

3. 数目及形状：多发，片状，见细网格征。

4. 支气管及血管：支气管壁未见增厚及堵塞，病灶内见增粗血管影。

5. 阴性征象：未见明显实变影及树芽征，未见空洞征及反晕征，未见胸腔积液。

6. 综合分析：缺乏呼吸系统症状表现，血常规检查指标不符合普通细菌性肺炎表现。影像上双肺多发磨玻璃影，以胸膜下及小叶核心区域分布为主，见细网格征，提示小叶内间质增厚，考虑病灶间质分布为主，符合病毒性肺炎影像学改变。结合临床及流行病学史，符合新冠肺炎早期影像学表现。

【病例来源】湖北省武汉市华润武钢总医院余惠丽提供

◆病例 12

临床资料

患者女，50 岁。有疫区生活史，因“干咳、纳差、乏力伴间断性发热 6 天”入院，最高体温 38.5℃。门诊血常规检查白细胞计数偏高，口服左氧氟沙星片 5 天，咳嗽较前加重，体温 37.8℃，乏力、纳差较前加重。复查血常规：白细胞计数略低，淋巴细胞计数下降。新型冠状病毒核酸检测阳性。

影像资料

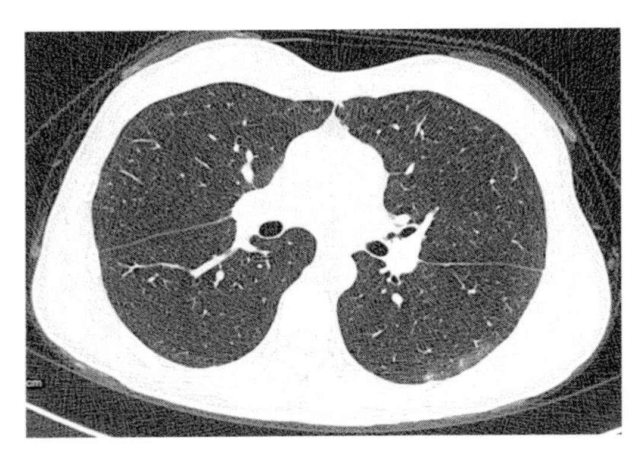

图 A　左肺下叶胸膜下片状磨玻璃影

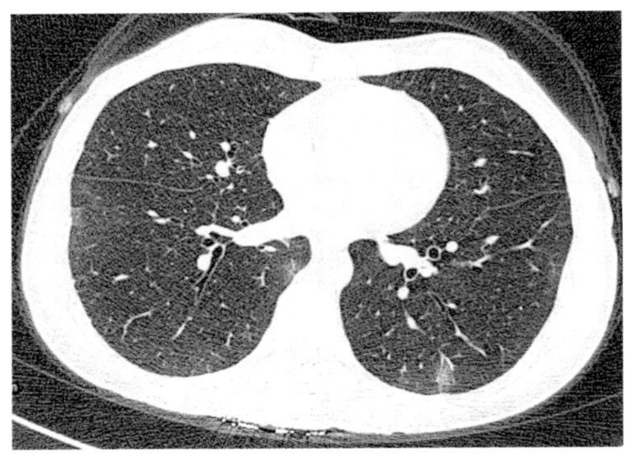

图 B　左肺下叶胸膜下病灶见增粗血管影

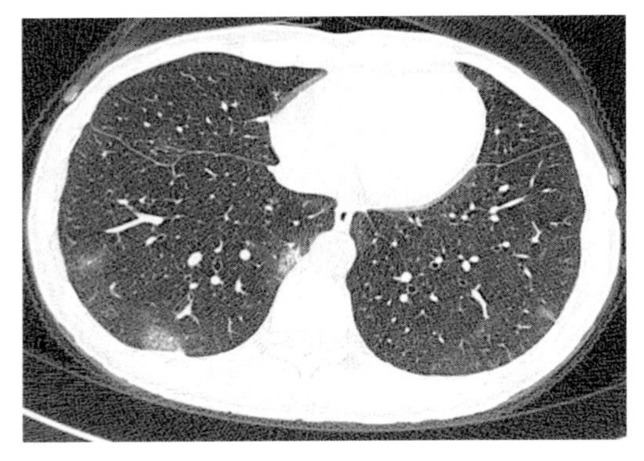

图 C　右肺下叶磨玻璃影见细网格征

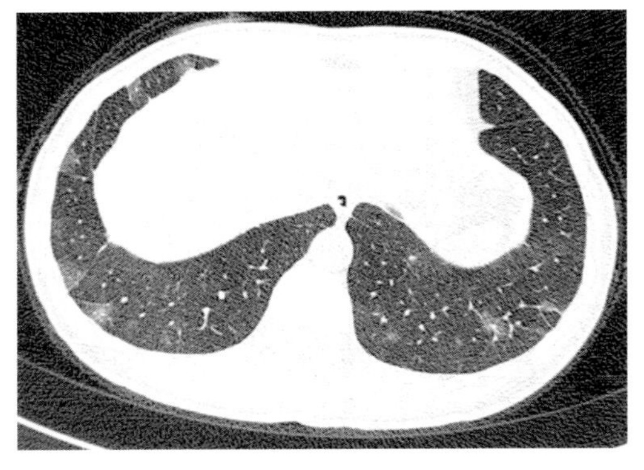

图 D　小叶核心区域分布

影像所见

双肺散在多发斑片状、片状磨玻璃影，胸膜下及小叶核心区域分布，边界模糊，内见细网格征及增粗血管影。

病例分析

1. 分布：胸膜下、小叶核心区域分布为主。
2. 密度：磨玻璃影，边界不清，密度较均匀，可见细网格征。

3. 数目及形状：多发，片状、斑片状，部分有胸膜下融合趋势。

4. 支气管及血管：未见支气管壁增厚及堵塞，病灶内见增粗血管影。

5. 阴性征象：未见明显实变影及树芽征，未见空洞征及反晕征，未见胸腔积液。

6. 综合分析：患者发热、干咳、乏力，病程短，实验室指标不符合普通细菌性肺炎表现；影像上双肺多发磨玻璃影，以胸膜下分布为主，伴细网格征，符合病毒性肺炎影像学改变；结合临床及流行病学史，符合新冠肺炎早期影像学表现。

【病例来源】 湖北省武汉市华润武钢总医院余惠丽提供

病例 13

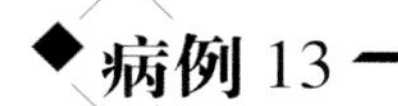

临床资料

患者女，32 岁。自疫区返回。既往有肾炎病史。血常规：白细胞计数 $2.62 \times 10^9/L$，淋巴细胞计数 $1.33 \times 10^9/L$，淋巴细胞百分比 50.8%。新型冠状病毒核酸检测阳性。

影像资料

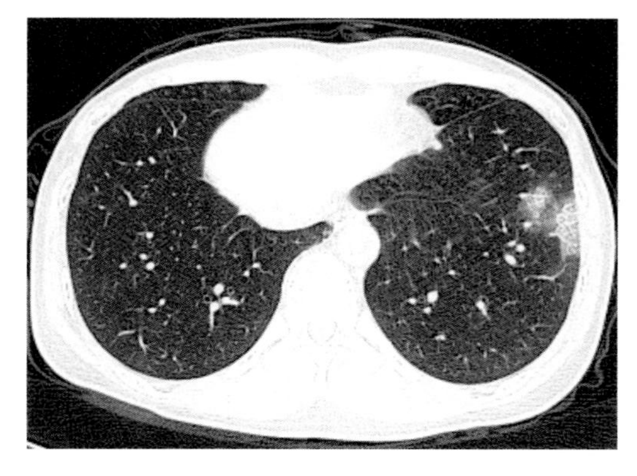

图 A 左肺下叶胸膜下磨玻璃影

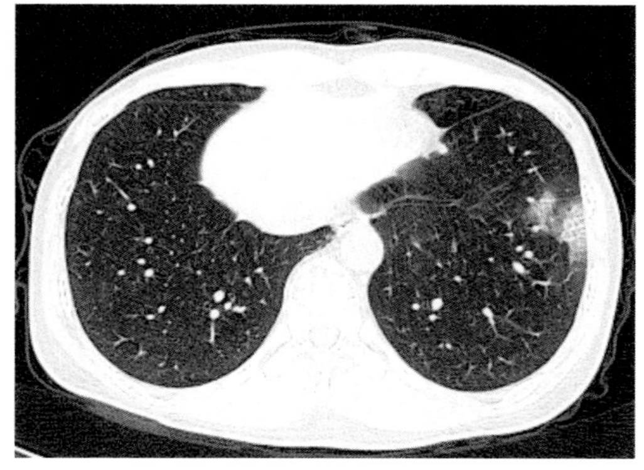

图 B 病灶内细网格征

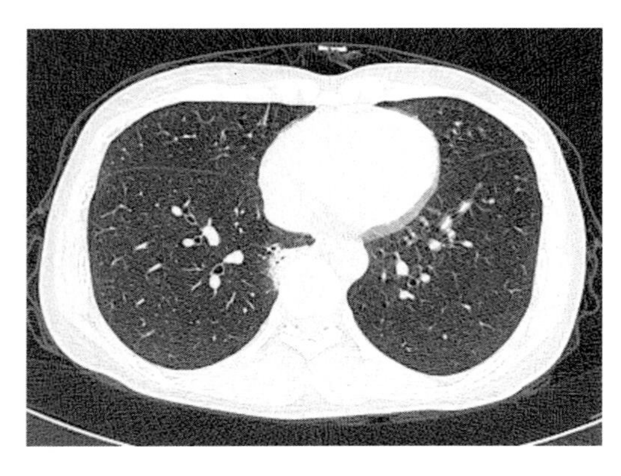

图 C　右肺下叶脊柱旁斑片状实变影

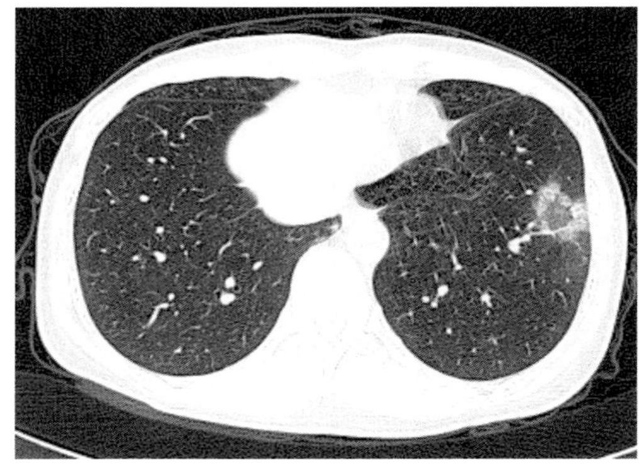

图 D　反晕征

影像所见

双肺胸膜下散在多发斑片状磨玻璃影及实变影，以磨玻璃影为主，边界清楚，有细网格征及反晕征，病灶内见增粗血管影。

病例分析

1. 分布：胸膜下分布为主。

2. 密度：磨玻璃影为主，少许实变，见细网格征及反晕征。

3. 数目及形状：多发，斑片状、片状。

4. 支气管及血管：与支气管分布无关，支气管壁无增厚，病灶内有增粗血管影。

5. 阴性征象：未见树芽征、晕征、空洞征及胸腔积液。

6. 综合分析：患者自疫区返回；影像上多发斑片状磨玻璃影伴少许实变影，以胸膜下分布为主，与支气管分布无关，非大叶性分布，亦非小叶性分布（支气管分布），有细网格征、反晕征，符合典型间质性分布特点，符合病毒性肺炎影像学表现。结合临床及流行病学史，符合新冠肺炎早期影像学表现。

【病例来源】 江苏省昆山市第一人民医院（江苏大学附属昆山医院）方军提供

病例 14

临床资料

患者男，43 岁。10 天前自疫区返回。2 天前出现发热，伴畏寒、干咳，最高体温 38℃。血常规：白细胞计数 $3.29 \times 10^9/L$，淋巴细胞计数 $0.27 \times 10^9/L$，淋巴细胞百分比 8.3%。新型冠状病毒核酸检测阳性。

影像资料

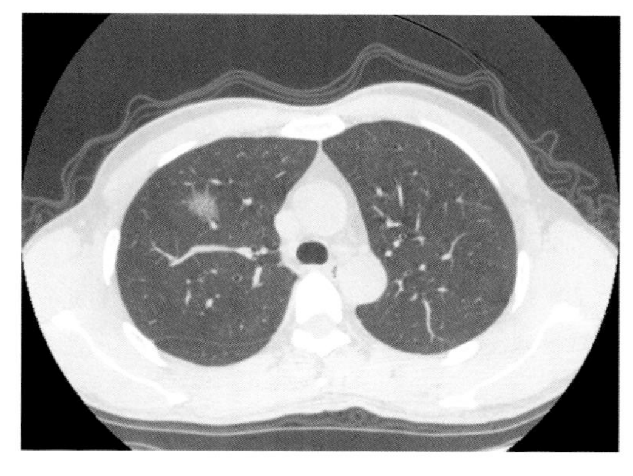

图 A　小叶核心区域分布斑片状磨玻璃影，细网格征

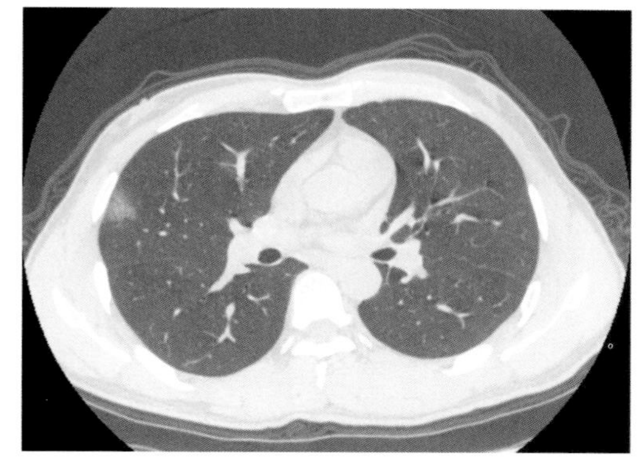

图 B　胸膜下斑片状磨玻璃影，肺小叶大小

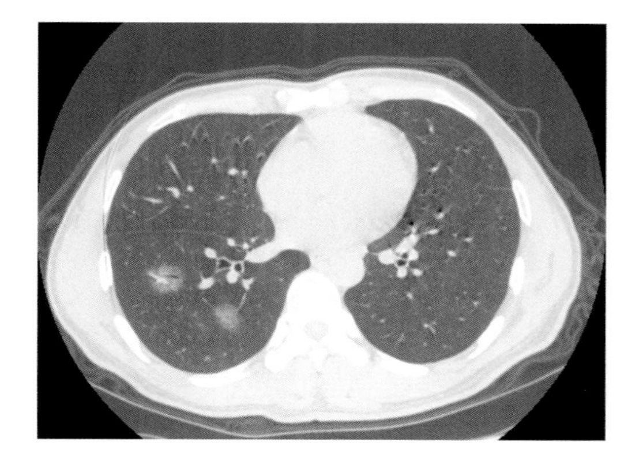

图 C　小叶核心区域分布磨玻璃影，空气支气管征，其内见增粗血管影

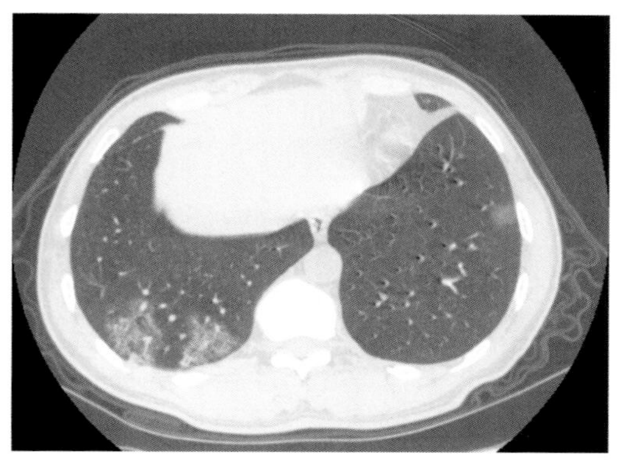

图 D　胸膜下斑片状磨玻璃影

影像所见

右肺上叶及双肺下叶基底段可见多发斑片状及结节状磨玻璃影，主要分布于胸膜下及小叶核心区域，边界清楚，可见空气支气管征、细网格征及增粗血管影。

病例分析

1. 分布：胸膜下、小叶核心区域分布。
2. 密度：磨玻璃影，见细网格征。
3. 数目及形状：多发，斑片状及结节状。
4. 支气管及血管：未见支气管壁增厚及堵塞，见空气支气管征及增粗血管影。
5. 阴性征象：未见树芽征、胸腔积液及空洞征。
6. 综合分析：双肺散在多发斑片状磨玻璃影，以胸膜下及小叶核心区域分布为主，内见细网格征，提示小叶内间质增厚，符合间质性分布，支持病毒性肺炎；病灶密度尚均匀，边界清晰，范围局限，未累及内中带，结合流行病学史、临床症状及影像表现，符合新冠肺炎早期影像学表现。

【病例来源】 江西省九江市第一人民医院於雄提供

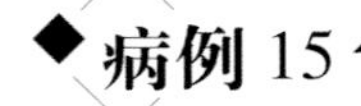

病例 15

临床资料

患者女，44 岁。有疫区生活史。因“间断发热 4 天”入院。血常规：白细胞计数 $3.69\times10^9/L$，淋巴细胞计数 $1\times10^9/L$；C－反应蛋白 10.87mg/L。新型冠状病毒核酸检测阳性。

影像资料

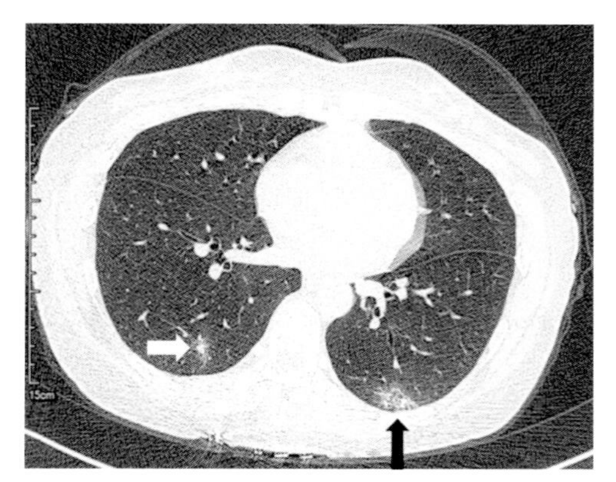

图 A　右肺小叶核心区域分布的结节伴晕征

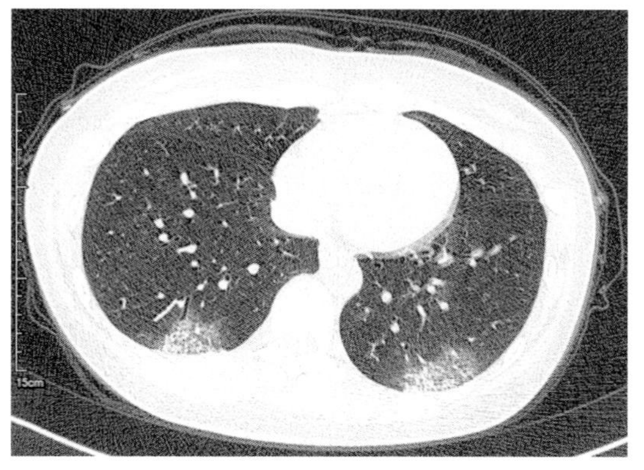

图 B　胸膜下分布的斑片状影见细网格征

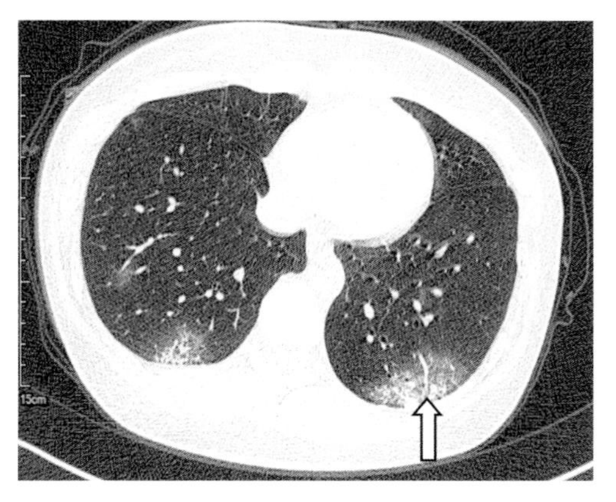

图 C　磨玻璃病灶中的增粗血管影

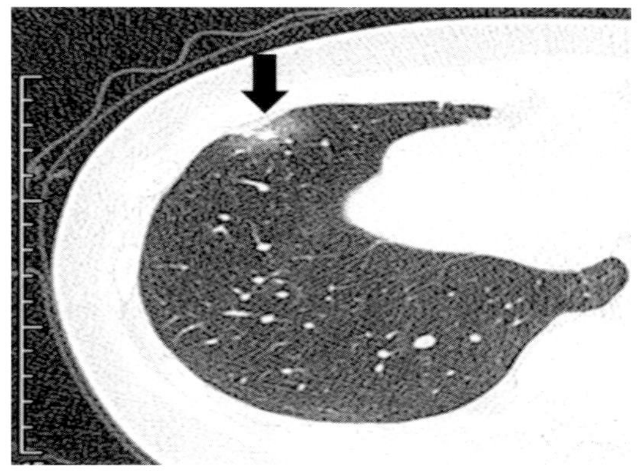

图 D　晕征

影像所见

双肺下叶见小叶核心区域分布及胸膜下分布的结节状及斑片状影，以磨玻璃影为主，伴少许实变影，病灶主要以胸膜下分布为主，内有细网格征，边界清楚，内可见增粗血管影，部分病灶见晕征；支气管壁未见增厚。

病例分析

1. 分布：胸膜下、小叶核心区域分布。

2. 密度：磨玻璃影，内可见细网格征，伴少许实变影。

3. 数目及形状：多发，结节状及斑片状。

4. 支气管及血管：未见支气管壁增厚及堵塞，病灶内见增粗血管影。

5. 阴性征象：未见树芽征、胸腔积液、空洞征。

6. 综合分析：患者急性起病，白细胞和淋巴细胞计数降低。影像上胸膜下多发磨玻璃影，细网格征提示小叶内间质增厚，符合间质性分布，支持病毒性肺炎；患者有流行病学史，典型的影像特点，符合新冠肺炎的典型表现；病变以外周分布为主，未累及内中带，符合新冠肺炎早期影像学表现。

【病例来源】 湖北省武汉市华润武钢总医院王潇提供

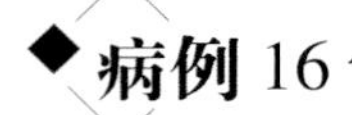

病例 16

临床资料

患者男，28 岁。半个月前自疫区返回。于 10 天前出现发热，体温最高 37.8℃，无其他伴随症状。血常规：白细胞计数 $5.85\times10^{9}/L$，淋巴细胞百分比 32.5%。新型冠状病毒核酸检测阳性。

影像资料

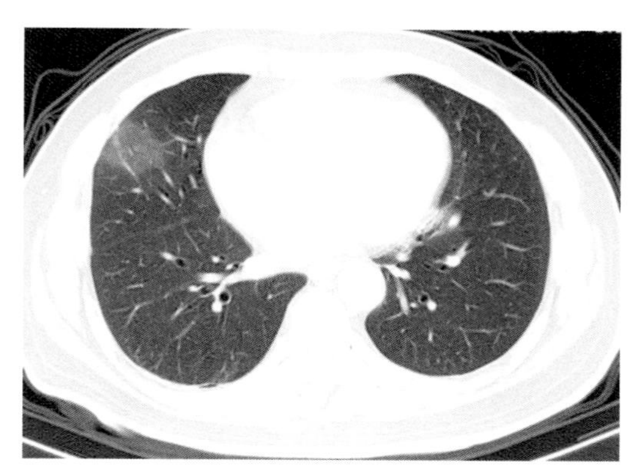

图 A　磨玻璃影内见增粗血管影

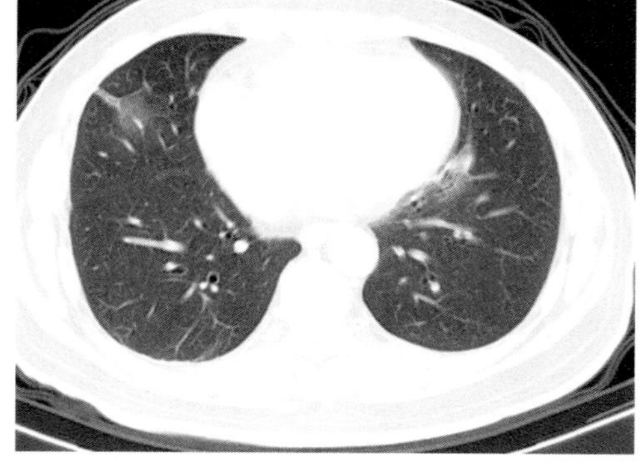

图 B　双肺斑片状磨玻璃影，肺小叶分布

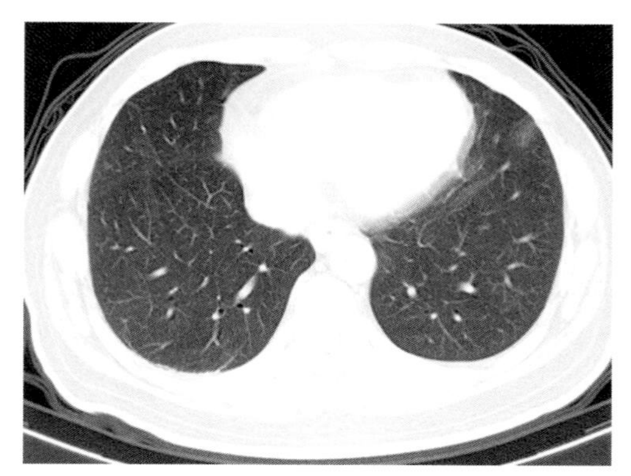

图 C　左肺胸膜下片状磨玻璃影

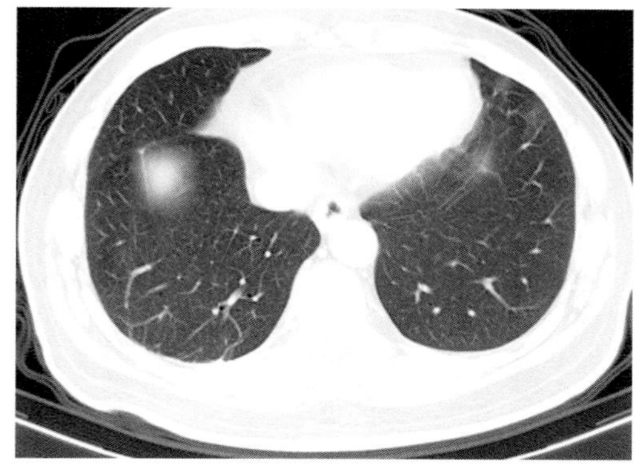

图 D　右下肺条索影

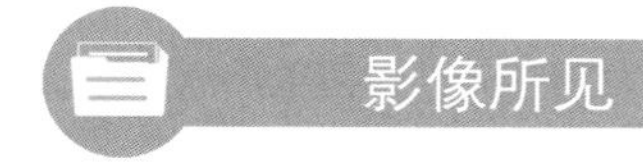

影像所见

右肺中叶及左肺胸膜下见多发散在斑片状磨玻璃影，形态不规则，边界模糊，磨玻璃影内见空气支气管征及增粗血管影，右肺下叶见少许条索影，局部胸膜增厚。

病例分析

1. 分布：胸膜下分布。

2. 密度：磨玻璃影。

3. 数目及形状：多发，斑片状。

4. 支气管及血管：病变内见空气支气管征和增粗血管影，支气管壁未见明显增厚。

5. 阴性征象：未见树芽征、胸腔积液、空洞征。

6. 综合分析：患者自疫区返回，临床上有发热，血常规检查白细胞及淋巴细胞计数正常，影像上病变主要表现为胸膜下的磨玻璃影，未见实变影，符合新冠肺炎早期影像学表现。

【病例来源】 广东省阳江市人民医院陈任政提供

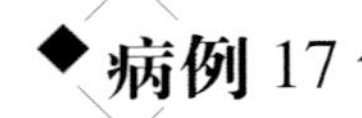

病例 17

临床资料

患者男，35 岁。2020 年 1 月 19 日自疫区返回。发热 1 天。血常规：白细胞计数 $5.67\times10^{9}/L$，淋巴细胞计数 $0.48\times10^{9}/L$，淋巴细胞百分比 27.3%；C－反应蛋白 7.4mg/L。新型冠状病毒核酸检测阳性。

影像资料

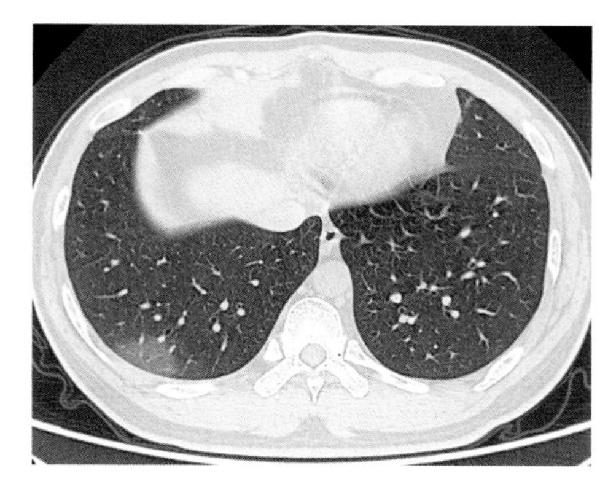

图 A　右肺胸膜下斑片状磨玻璃影

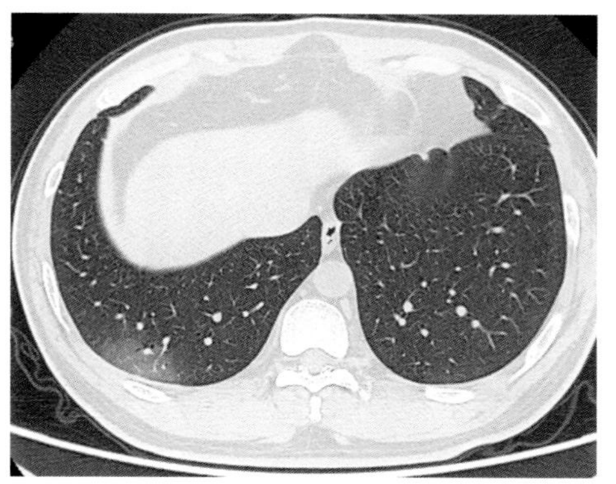

图 B　增粗血管影穿行

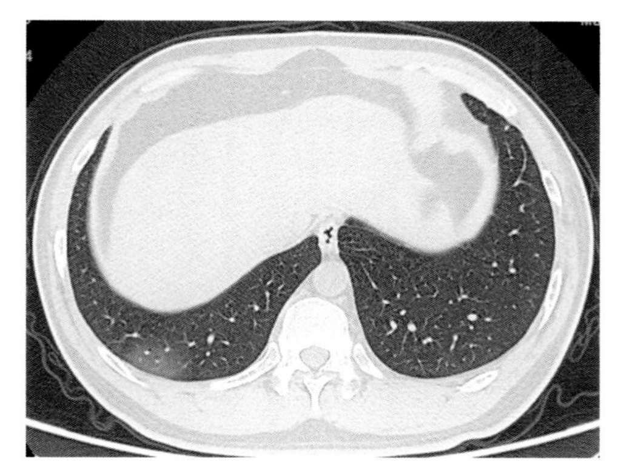

图 C　病灶边缘模糊，邻近胸膜无增厚

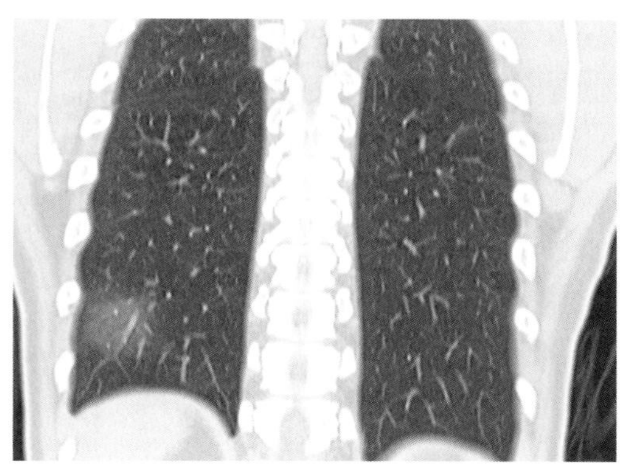

图 D　冠状位示：增粗血管影

影像所见

右肺下叶后基底段胸膜下单发斑片状磨玻璃影，边界模糊，病灶近端血管稍增粗；冠状位显示病灶内血管增粗及穿行。病灶邻近胸膜未见增厚、牵拉；未见胸腔积液。

病例分析

1. 分布：胸膜下分布。

2. 密度：磨玻璃影。

3. 数目及形状：单发，斑片状。

4. 支气管及血管：未见支气管扩张、管壁增厚及堵塞，见增粗血管影。

5. 阴性征象：未见树芽征、胸腔积液、空洞征，纵隔未见肿大淋巴结。

6. 综合分析：患者低热，白细胞计数正常，不符合普通细菌性肺炎的临床表现。影像表现为胸膜下单发磨玻璃病变，非叶段分布，分布区域与小叶核心有关，边界模糊，符合间质性分布，支持病毒性肺炎。未见支气管扩张、管壁增厚，未见空洞征及树芽征，未见实变影及纤维条索影。结合临床及流行病学史，符合新冠肺炎早期影像学表现。

【病例来源】 广东省深圳市宝安区人民医院赵双全、周永生提供

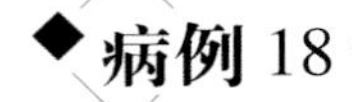

病例 18

临床资料

患者男，49 岁。2020 年 1 月 20 日自疫区返回。无不适。血常规：白细胞计数 $3.71\times10^9/L$，淋巴细胞计数 $0.73\times10^9/L$，淋巴细胞百分比 19.7%；C－反应蛋白小于 5mg，超敏 C－反应蛋白 5.0mg/L。新型冠状病毒核酸检测阳性。

影像资料

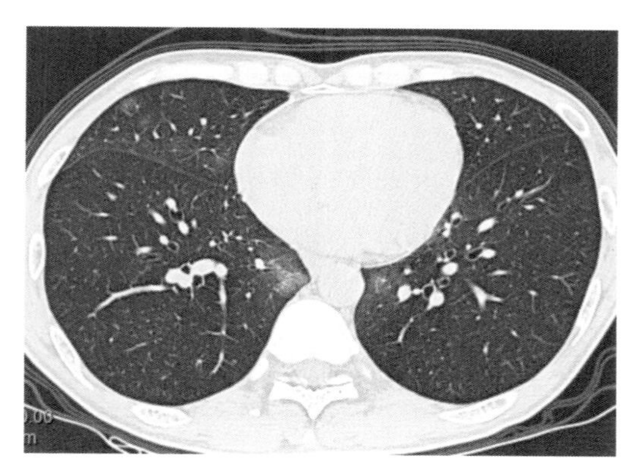

图 A　双肺斑片状磨玻璃影

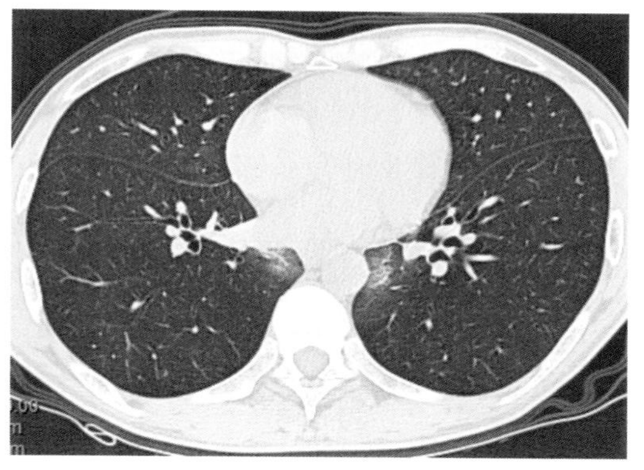

图 B　胸膜下分布，见增粗血管影

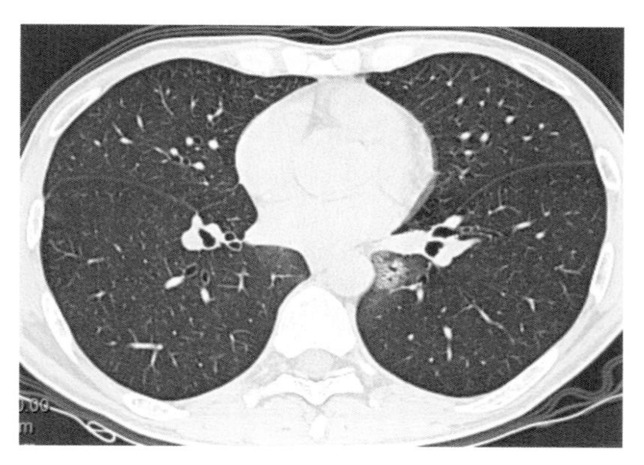

图 C　磨玻璃影内空气支气管征

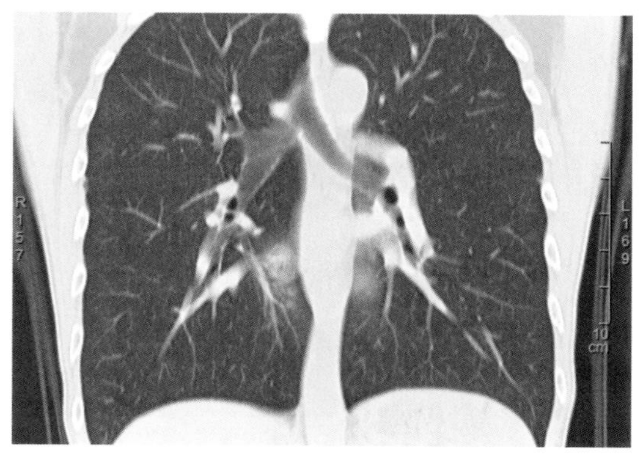

图 D　冠状位示斑片状磨玻璃影

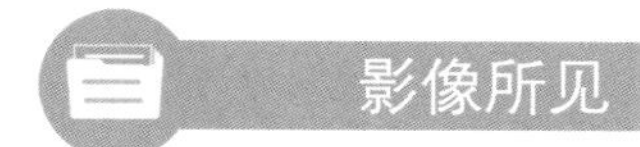

影像所见

双肺下叶胸膜下、右肺中叶见多发小斑片状磨玻璃影，胸膜下病变内见细网格征；左肺下叶病灶内见空气支气管征；冠状位重建显示双肺下叶胸膜下斑片状磨玻璃影，长轴与胸膜平行。

病例分析

1. 分布：胸膜下、小叶核心区域分布。

2. 密度：磨玻璃影。

3. 数目及形状：多发，斑片状。

4. 支气管及血管：部分病灶内见空气支气管征，未见支气管堵塞，见增粗血管影。

5. 阴性征象：未见树芽征、胸腔积液、空洞征，纵隔未见肿大淋巴结。

6. 综合分析：患者发热，白细胞计数正常，不支持普通细菌性肺炎的临床表现；影像表现为双肺多发斑片状影，磨玻璃病变为主，主要分布在双肺下叶及右肺中叶胸膜下区域，非叶段分布，分布区域与小叶核心有关，部分病变内部见细网格征，符合间质性病变，支持病毒性肺炎；结合临床及流行病学史，符合新冠肺炎早期影像学表现。

【病例来源】 广东省深圳市宝安区人民医院赵双全、周永生提供

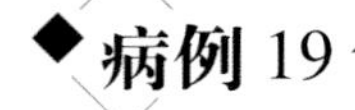

病例 19

临床资料

患者男，54 岁。2020 年 1 月 26 日自疫区返回。发热伴咳嗽 3 天。血常规：白细胞计数 5.83×10^9/L，淋巴细胞计数 1.49×10^9/L，淋巴细胞百分比 25.6%；C－反应蛋白 19.5mg/L。新型冠状病毒核酸检测阳性。

影像资料

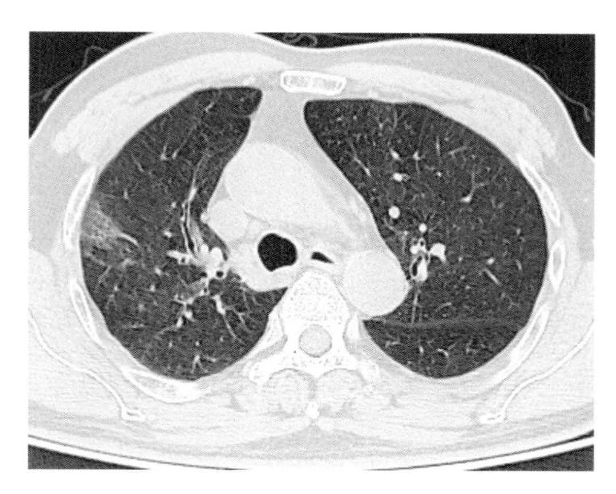

图 A　右肺胸膜下斑片状磨玻璃影，见细网格征

图 B　胸膜下磨玻璃影

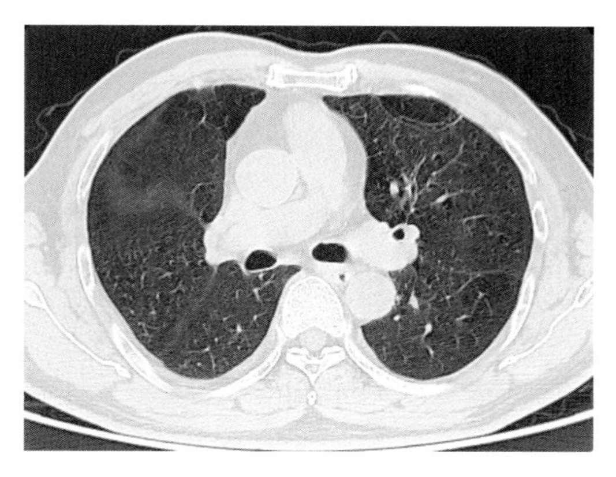

图 C　左上肺舌段见囊状透亮影

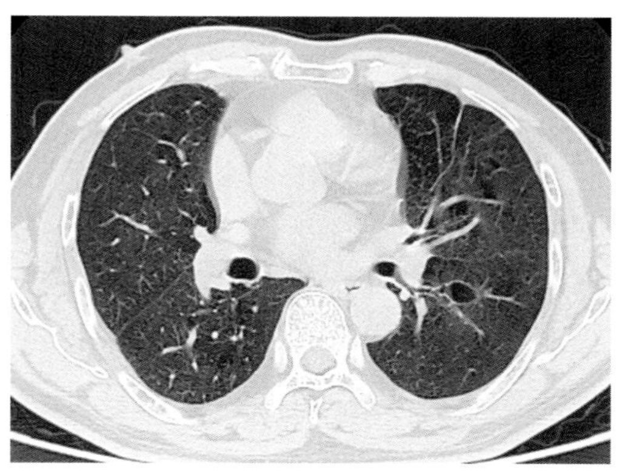

图 D　左下叶背段见支气管扩张

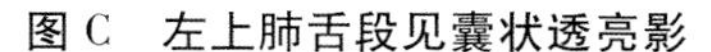

影像所见

右肺上叶外侧胸膜下见一尖端朝向肺门的楔形磨玻璃影，边界模糊，邻近胸膜未见增厚牵拉；右肺下叶后基底段胸膜下见一斑片状磨玻璃影，胸膜侧较宽，邻近胸膜未见明显增厚牵拉；左肺下舌段前胸膜下见囊状无肺纹理透亮影，周围见条索状间质性病变；左肺下叶背段支气管见局限性囊状扩张。

病例分析

1. 分布：胸膜下、小叶核心区域分布。

2. 密度：磨玻璃影。

3. 数目及形状：多发，斑片状，形态不规则。

4. 支气管及血管：未见空气支气管征、支气管堵塞，左肺可见肺大泡及周围的间质改变，局限性的支气管囊状扩张。

5. 阴性征象：未见树芽征、胸腔积液、空洞征，纵隔未见肿大淋巴结，胸膜无增厚牵拉。

6. 综合分析：患者发热，白细胞计数正常，不支持普通细菌性肺炎的临床表现。影像表现为右肺多发斑片状磨玻璃影，分布区域位于胸膜下，胸膜未见增厚和牵拉凹陷等，符合间质性病变，支持病毒性肺炎。结合临床及流行病学史，符合新冠肺炎早期影像学表现。左肺肺大泡和支气管囊状扩张，考虑为肺气肿等导致的慢性肺间质病变。

【病例来源】 广东省深圳市宝安区人民医院赵双全、周永生提供

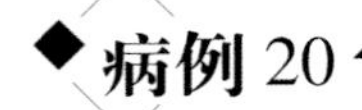

病例 20

临床资料

患者男，45 岁。10 天前自疫区返回。发热伴咳嗽、腹泻 3 天。血常规：白细胞计数 $3.38\times10^9/L$，淋巴细胞百分比 25.4%。新型冠状病毒核酸检测阳性。

影像资料

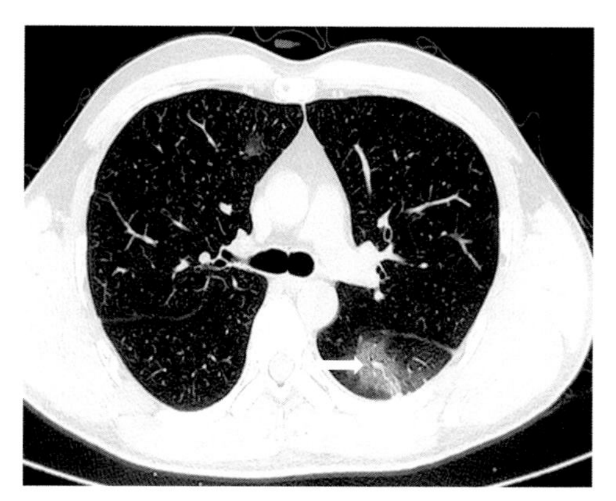

图 A　胸膜下磨玻璃影，见细网格征，内见增粗血管

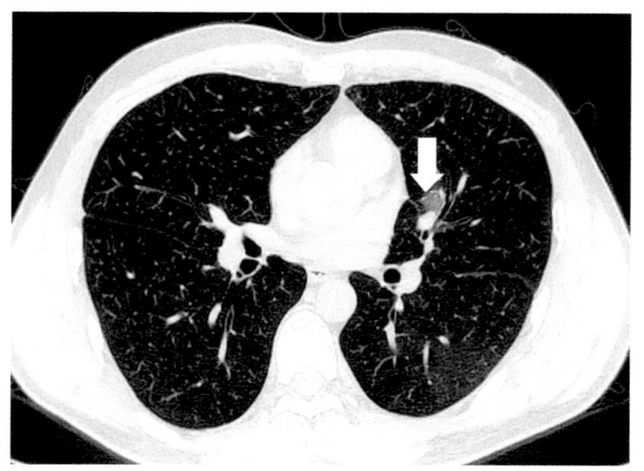

图 B　左肺磨玻璃影小叶核心区域分布

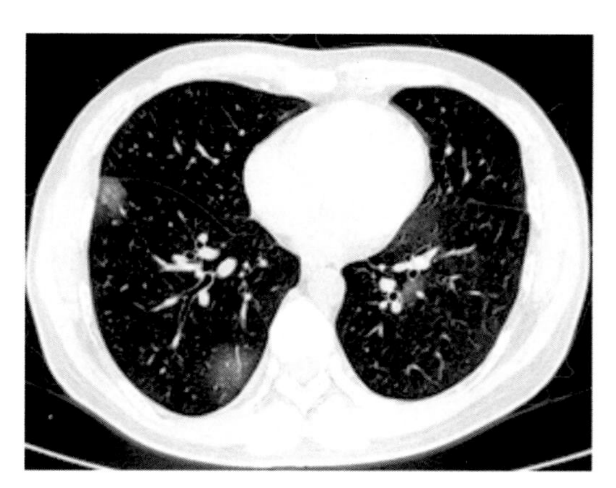

图 C　胸膜下多发磨玻璃影，小叶分布

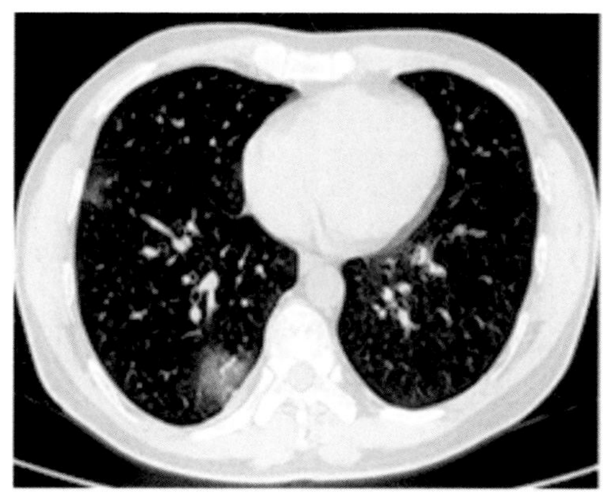

图 D　磨玻璃影内见增粗血管影

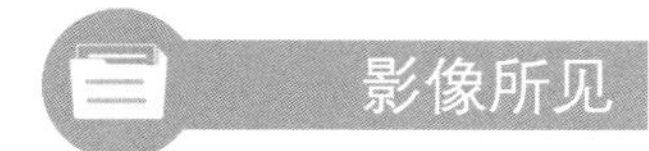

影像所见

双肺见多发大小不等斑片状、结节状磨玻璃影，病变大部分位于胸膜下，病变内见增粗血管影，大部分病变边界清楚，左肺下叶背段病变边界欠清，相应叶间胸膜增厚；病变内未见支气管扩张。

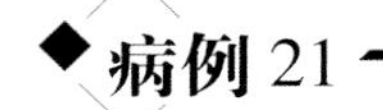

病例分析

1. 分布：胸膜下、小叶核心区域分布。
2. 密度：磨玻璃影。
3. 数目及形状：多发，结节状及斑片状。
4. 支气管及血管：支气管壁未见明显增厚，见增粗血管影。
5. 阴性征象：未见树芽征、胸腔积液、晕征及反晕征。

6. 综合分析：患者自疫区返回，出现发热，血常规检查白细胞计数减低，不符合细菌性肺炎的临床表现，影像上表现为多发磨玻璃影，病变胸膜下及小叶核心区域分布，符合病毒性肺炎。结合临床及流行病学史，符合新冠肺炎早期影像学表现。

【病例来源】 广东省深圳市北大深圳医院邓灵波、周雯提供

◆病例 21

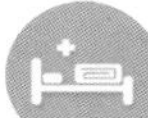

临床资料

患者男，25 岁。10 天前自疫区返回。发热 2 天。血常规：白细胞计数 3.93 × 10^9/L，淋巴细胞百分比 28.2%。新型冠状病毒核酸检测阳性。

影像资料

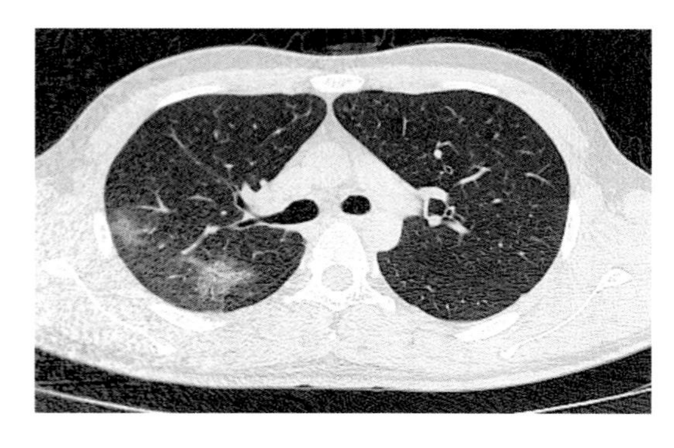

图 A　小叶核心区域分布磨玻璃影

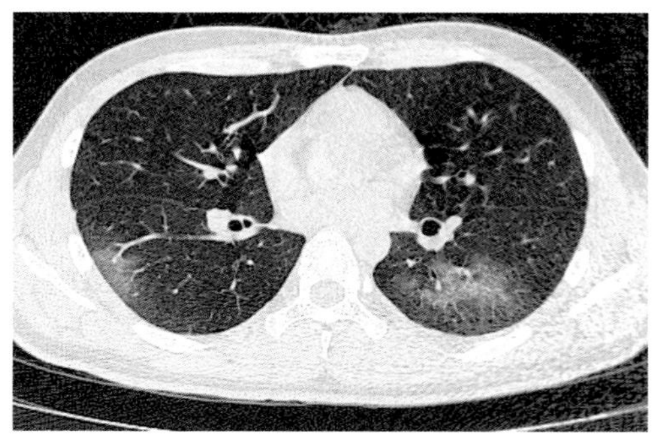

图 B　细网格征

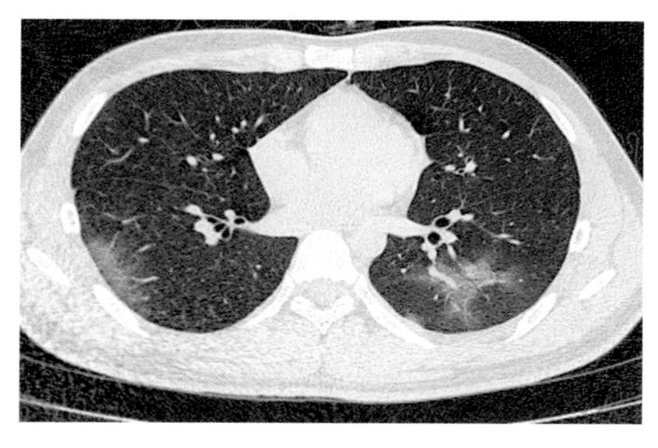

图 C　右肺胸膜平行征，左肺增粗血管影

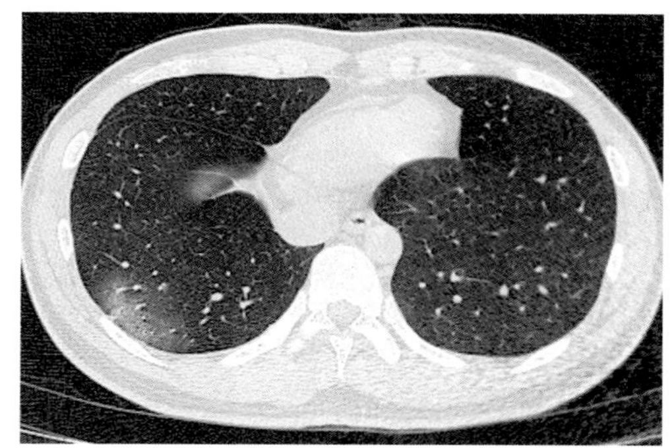

图 D　胸膜平行征

影像所见

右肺上叶及双肺下叶见大片状磨玻璃影，部分融合，病变位于胸膜下，内有网格样影，部分呈细网格征改变，病变内见增粗的血管伸入病灶内，边界模糊；病变内见空气支气管征，支气管壁未见增厚。

病例分析

1. 分布：胸膜下、小叶核心区域分布。
2. 密度：磨玻璃影。
3. 数目及形状：多发，斑片状。
4. 支气管及血管：与支气管分布无关，未见支气管壁增厚及堵塞，见增粗血管影。
5. 阴性征象：未见树芽征、胸腔积液及反晕征。
6. 综合分析：患者出现发热，白细胞及淋巴细胞计数正常，影像上表现为多发磨玻璃影，病变以胸膜下及小叶核心区域分布为主，长轴与胸膜平行，伴随细网格征，符合病毒性肺炎表现。结合临床及流行病学史，符合新冠肺炎早期影像学表现。

【病例来源】 广东省深圳市北大深圳医院邓灵波、周雯提供

病例 22

临床资料

患者男，50 岁。自疫区返回。发热伴咳嗽、咳痰 1 周。血常规：白细胞计数 $3.71\times10^{9}/L$，淋巴细胞百分比 31.3%。新型冠状病毒核酸检测阳性。

影像资料

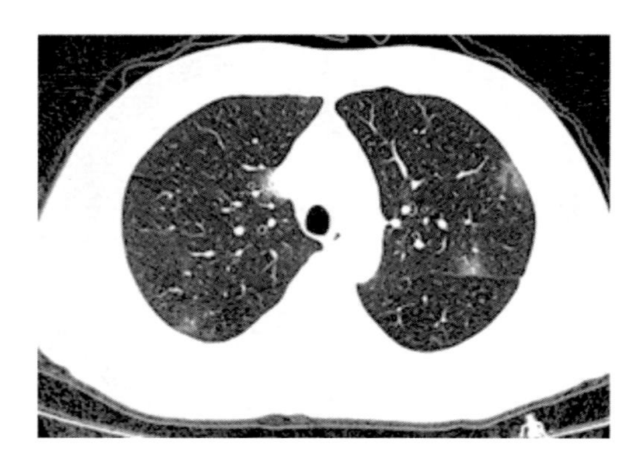

图 A　双上肺胸膜下小斑片状磨玻璃影

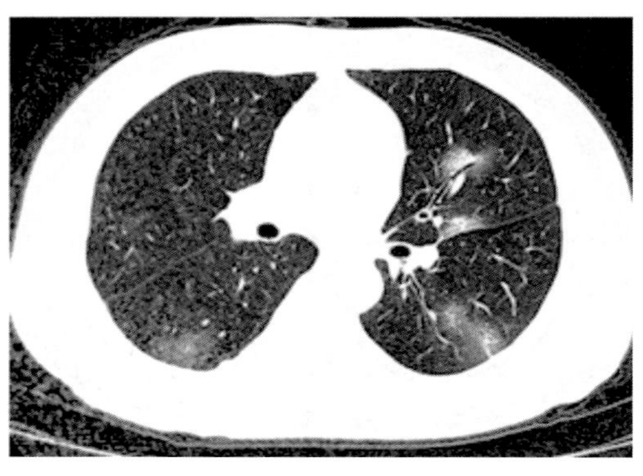

图 B　左上肺舌段内空气支气管征

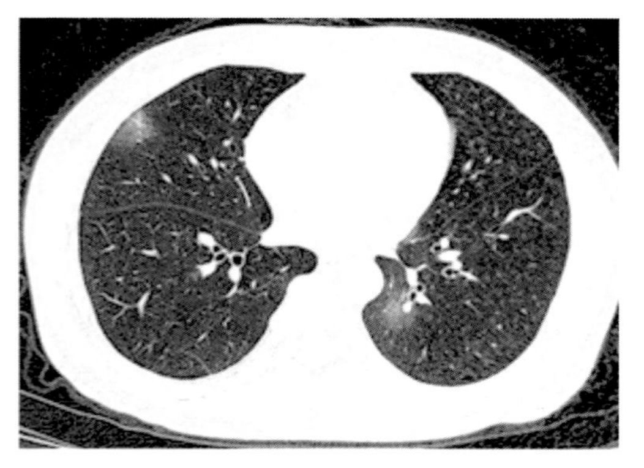

图 C　左中叶及左下叶病变内见增粗的血管

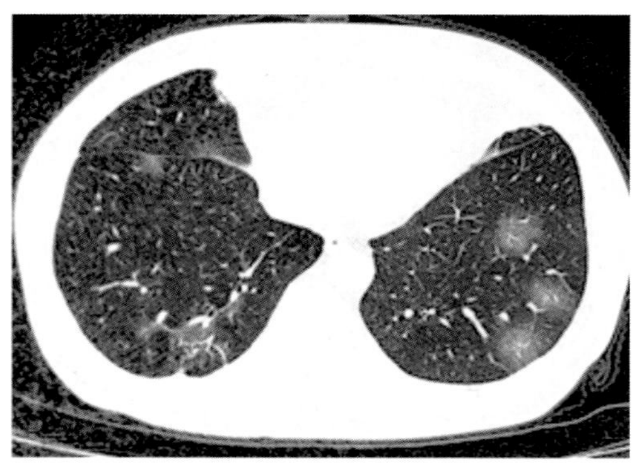

图 D　右下肺病变内出现纤维条索影

影像所见

双肺见多发大小不等斑片状、结节状磨玻璃影为主病变，部分位于胸膜下，其中部分位于叶间胸膜下，部分病变位于支气管周围，见空气支气管征，大部分病变边界清楚，右肺下叶后基底段磨玻璃影内见多发条索影，相应处支气管受牵拉略扩张；支气管壁未见增厚；未见胸腔积液。

病例分析

1. 分布：外周带胸膜下及小叶核心区域分布。
2. 密度：磨玻璃影为主，部分病灶内见实变影。
3. 数目及形状：多发，结节状及斑片状。
4. 支气管及血管：未见支气管壁增厚及管腔狭窄、闭塞，内见增粗血管影。
5. 阴性征象：未见树芽征、胸腔积液、空洞征，未见纵隔淋巴结肿大。
6. 综合分析：外周带胸膜下及小叶核心区域分布多发结节状及斑片状病灶，病灶以磨玻璃影为主，夹以斑片状条索状实变影，病灶非叶段分布，部分与小叶核心有关，病灶内可见增粗血管影，符合间质性分布，未见支气管壁增厚，未见空洞征及树芽征，未见胸腔积液。结合临床及流行病学史，符合新冠肺炎早期影像学表现，影像上该患者病变大部分呈磨玻璃影，但右肺下叶后基底段磨玻璃影内见多发条索影，相应处支气管受牵拉略扩张，说明新冠肺炎可以同时存在不同时期的病变。

【病例来源】 广东省深圳市北大深圳医院邓灵波、周雯提供

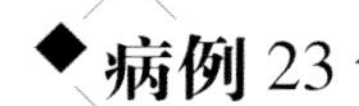

病例 23

临床资料

患者女，38 岁。有与新冠肺炎患者密切接触史。于 2020 年 1 月 21 日出现发热、畏寒，伴咳嗽、咳痰、咽痛。体温最高 38.2℃。血常规：白细胞计数 4.2×10^9/L，淋

巴细胞百分比 30%，淋巴细胞计数 $1.4\times10^{9}/L$。新型冠状病毒核酸检测阳性。

影像资料

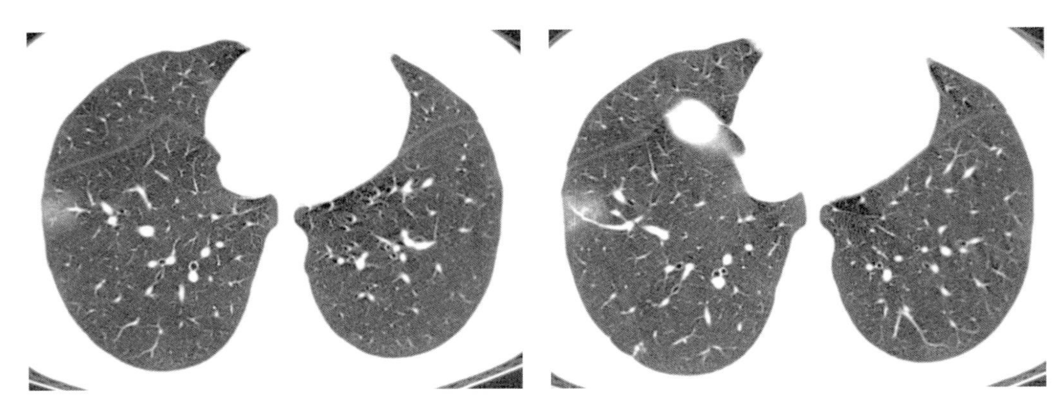

图 A　小叶核心区域磨玻璃影　　图 B　增粗血管影

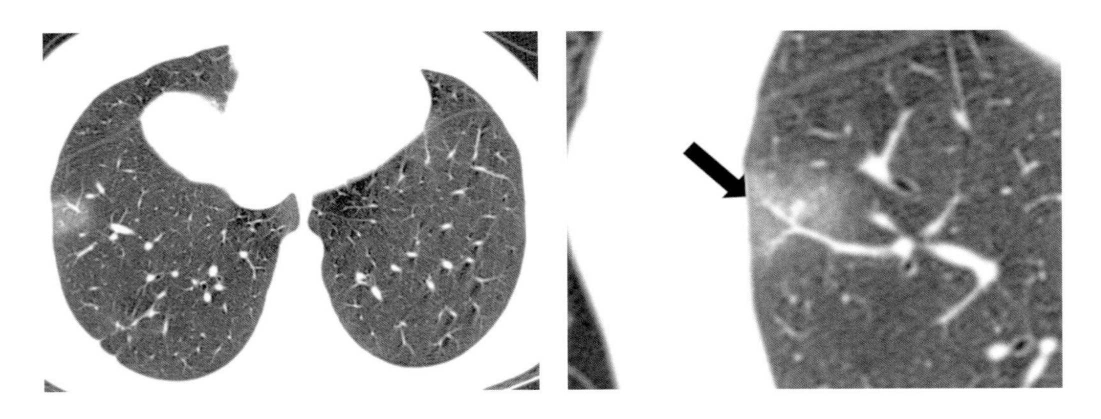

图 C　增粗血管影伴网格样影　　图 D　增粗血管影（局部放大图像）

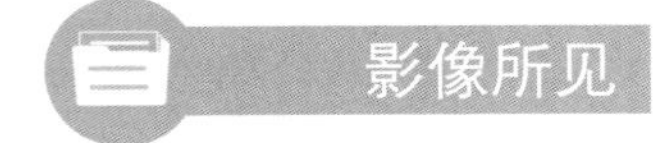

影像所见

右肺下叶前基底段胸膜下见楔形片状磨玻璃影，边界欠清，病变以较宽基底与胸膜相接，内有增粗血管影，见血管增粗征（图 D 箭头所指），支气管壁未见增厚。

病例分析

1. 分布：胸膜下分布。

2. 密度：磨玻璃影。

3. 数目及形状：单发，楔形片状。

4. 支气管及血管：未见支气管壁增厚及堵塞，见增粗血管影。

5. 阴性征象：未见树芽征、胸腔积液、空洞征，未见分叶征及胸膜凹陷征。

6. 综合分析：该患者有新冠肺炎患者密切接触史，有发热、咳嗽等症状，白细胞及淋巴细胞计数正常，影像上表现为右肺下叶前基底段单发的磨玻璃影，位于胸膜下，该患者影像学上病变范围较小，呈磨玻璃影，符合新冠肺炎早期影像学表现，需与周围型腺癌鉴别。

【病例来源】 广东省深圳市龙岗区人民医院［香港中文大学（深圳）附属第三医院（筹）］朱宇辉、周洁提供

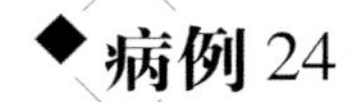

病例 24

临床资料

患者男，64 岁。自疫区返回。因“急性冠脉综合征”入院，行急诊胸部 CT 检查，肺部未发现明显急性期炎症改变。2020 年 1 月 26 日患者出现干咳，次日中午出现低热，27 号复查胸部 CT 显示双肺外带感染性病变。2020 年 1 月 22 日血常规：白细胞计数 4.77×10^9/L，淋巴细胞计数 0.69×10^9/L，淋巴细胞百分比 14.5%。新型冠状病毒核酸检测阳性。

影像资料

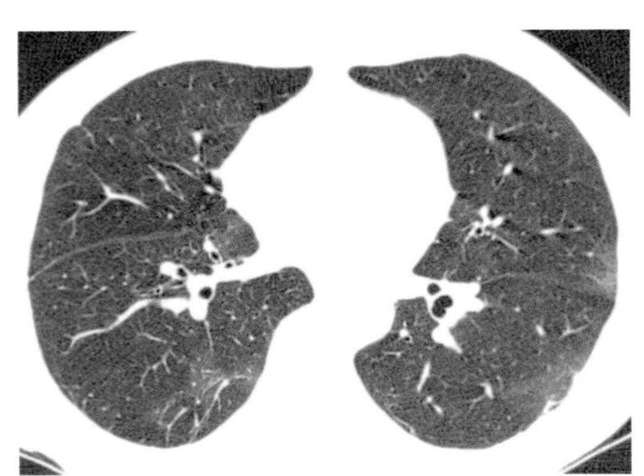

图 A　胸膜下分布磨玻璃影

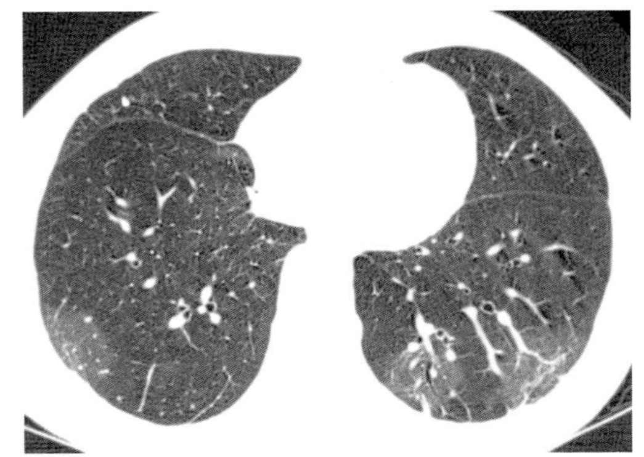

图 B　胸膜下及小叶分布磨玻璃影，可见增粗血管影

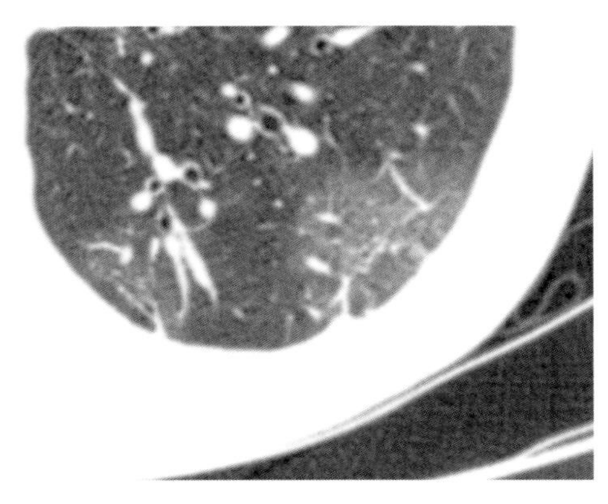

图 C　细网格征，伴条索影

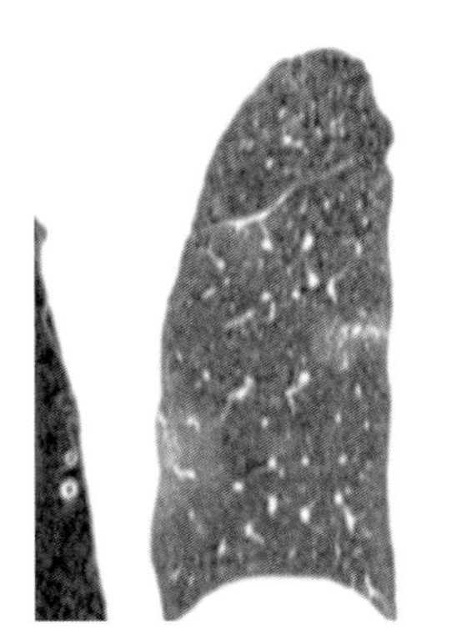

图 D　胸膜下分布为主

影像所见

双肺胸膜下见多发斑片状磨玻璃影，边界欠清，内见少许条索状高密度影，病变长轴与胸膜平行，内有细网格征，可见增粗血管伸入病灶内，血管边界清楚，并可见条索影与增粗的血管相连；支气管壁未见增厚。

病例分析

1. 分布：外围胸膜下分布，小叶分布。

2. 密度：磨玻璃影为主夹杂条索影。

3. 数目及形状：多发，斑片状，长轴与胸膜平行。

4. 支气管及血管：未见支气管壁增厚及管腔狭窄、闭塞，病灶内及边界血管增粗，边界清晰，见增粗血管影。

5. 阴性征象：未见树芽征、空洞征、胸腔积液。

6. 综合分析：外围多发磨玻璃病变，边界欠清，长轴与胸膜平行，非叶段性分布，可见细网格征、条索影及增粗血管影，符合间质性病变为主，支持病毒性肺炎。未见支气管壁增厚、树芽征及空洞征，符合新冠肺炎早期影像学表现，主要与其他病毒性肺炎如流感病毒肺炎相鉴别。

【病例来源】 广东省深圳市龙岗区人民医院［香港中文大学（深圳）附属第三医院（筹）］朱宇辉、叶坤林提供

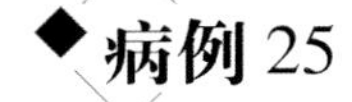

病例 25

临床资料

患者男，38 岁。自疫区返回。发热 4 天，头痛 2 天，体温最高 38℃，全身乏力、酸痛。血常规：白细胞计数 3.8×10^9/L，淋巴细胞百分比 26.9%；超敏 C－反应蛋白 26.33mg/L。新型冠状病毒核酸检测阳性。

影像资料

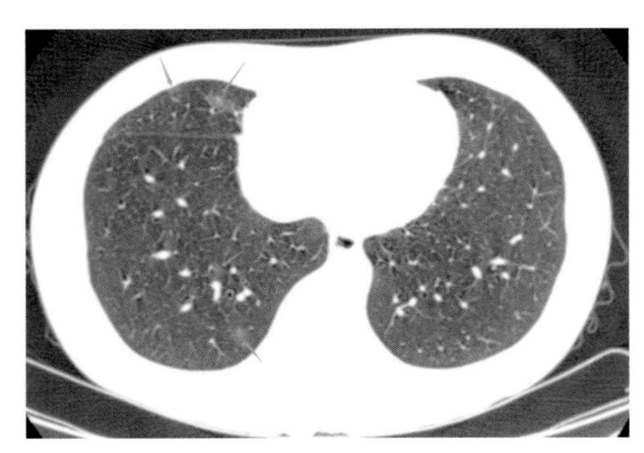

图 A　多发小叶核心区域磨玻璃影

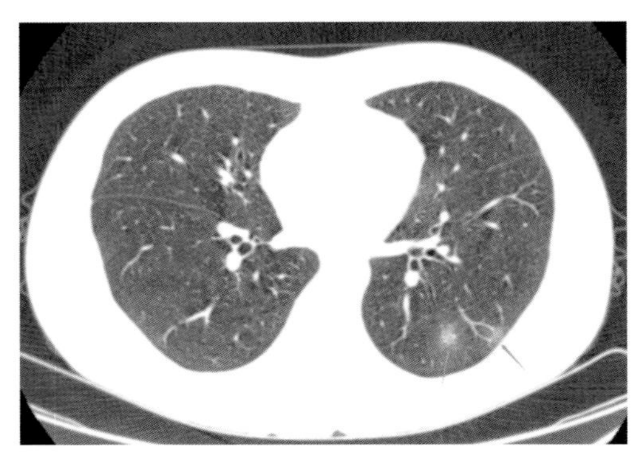

图 B　结节伴晕征，增粗血管影

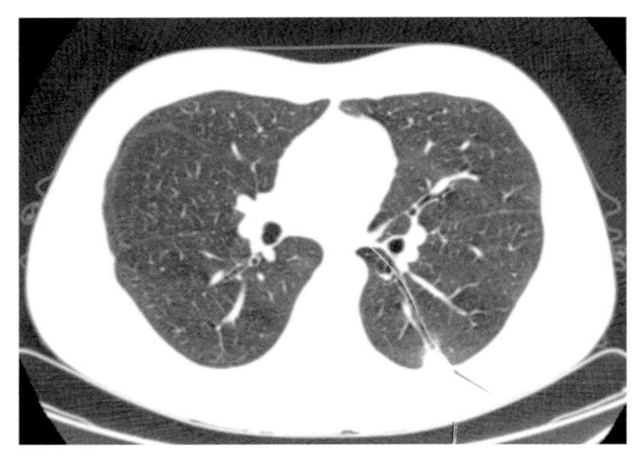

图 C　胸膜下实性结节

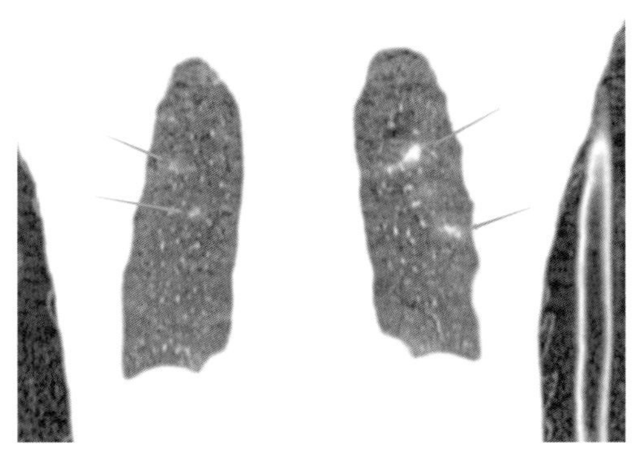

图 D　晕征

影像所见

双肺下叶、右肺中叶胸膜下多发结节状磨玻璃影，内有细网格征，可见增粗血管影，部分边界清楚；左肺下叶病灶内实变，周围呈晕征。

病例分析

1. 分布：胸膜下分布。
2. 密度：磨玻璃影，部分伴实变。

3. 数目及形状：多发，结节状及斑片状。

4. 支气管及血管：未见支气管壁增厚或扩张，见增粗血管影。

5. 阴性征象：未见树芽征、胸腔积液、空洞征。

6. 综合分析：患者出现发热，血常规检查白细胞计数正常，不符合细菌性肺炎的临床表现。影像上表现为多发磨玻璃影，胸膜下分布为主，符合病毒性肺炎，且患者自疫区返回，影像上，该患者的病变大部分呈磨玻璃影伴晕征，提示新冠肺炎早期病变，但左肺下叶病变呈实变影，说明新冠肺炎可同时存在不同时期的病变。

【病例来源】 广东省深圳市龙岗区人民医院［香港中文大学（深圳）附属第三医院（筹）］蔡汉寿、周洁提供

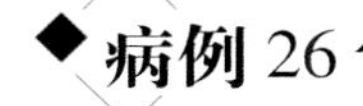

病例 26

临床资料

患者男，34 岁。常住深圳龙岗，无与疫区发热患者接触史，无聚集性病例接触史。咳嗽、发热 12 天，于 2020 年 1 月 30 日就诊，体温最高 38.5℃。血常规：白细胞计数 7.10×10^{9}/L，淋巴细胞百分比 21.2%；超敏 C－反应蛋白 1.69 mg/L。新型冠状病毒核酸检测阳性。

影像资料

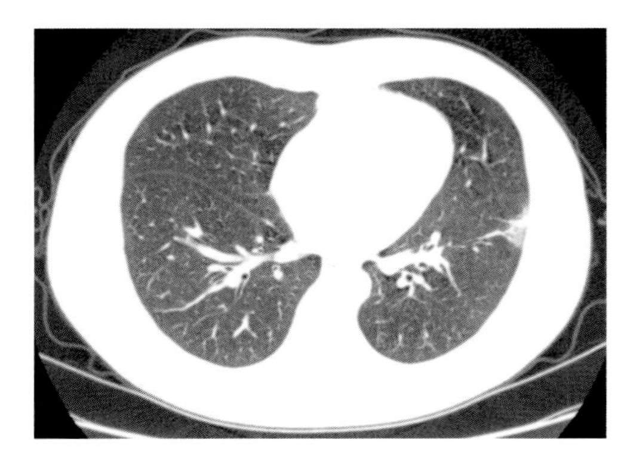

图 A　胸膜下分布

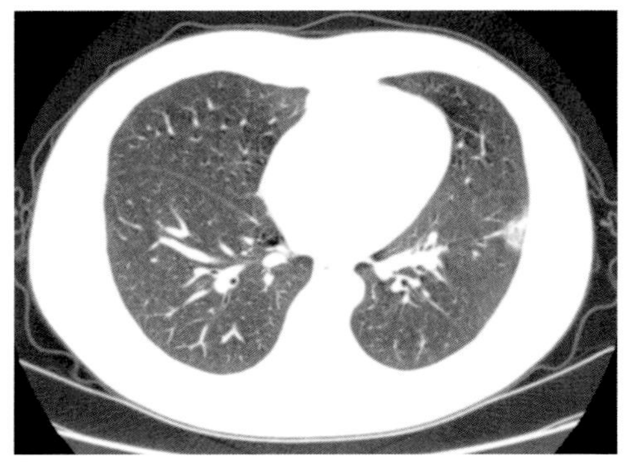

图 B　胸膜下分布磨玻璃影，部分实变

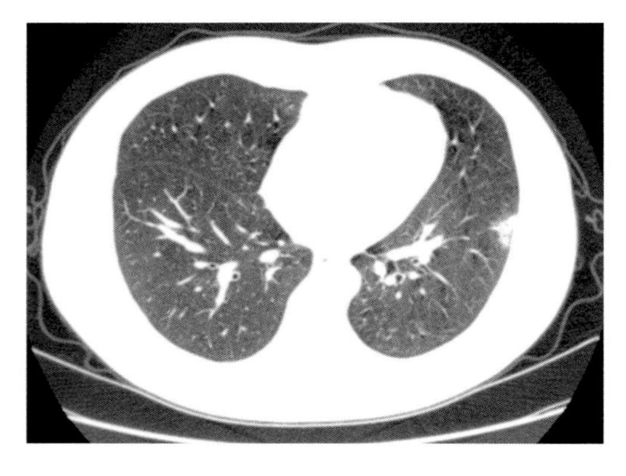

图 C　实变影边界平直

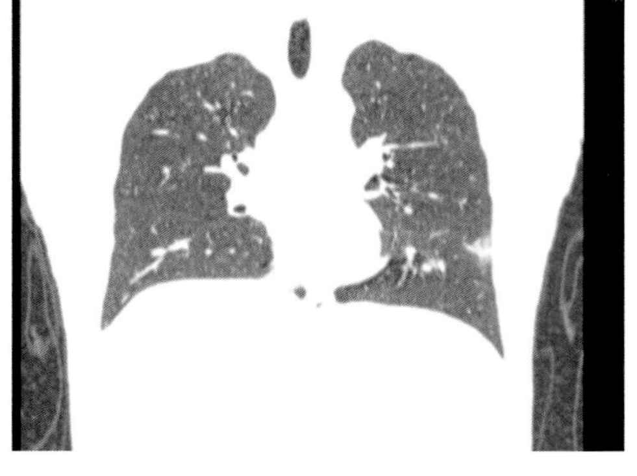

图 D　增粗血管影

影像所见

左肺下叶前内基底段胸膜下见斑片状影，密度不均匀，呈磨玻璃和实变的混杂密度影，可见血管伸入病灶内，呈增粗血管影，边界清楚。

病例分析

1. 分布：胸膜下分布。
2. 密度：磨玻璃和实变的混杂密度。
3. 数目及形状：单发，斑片状。
4. 支气管及血管：未见支气管壁增厚及堵塞，见增粗血管影。
5. 阴性征象：未见树芽征、胸腔积液、空洞征。
6. 综合分析：患者无明确的流行病学接触史，出现发热、咳嗽，白细胞及淋巴细胞计数正常，影像上表现为左肺下叶斑片状影，符合典型的病毒性肺炎表现，经新型冠状病毒核酸检测为阳性，符合新冠肺炎早期影像学表现。

【病例来源】 广东省深圳市龙岗区人民医院［香港中文大学（深圳）附属第三医院（筹）］蔡汉寿提供

病例 27

临床资料

患者女，29 岁。有与新冠肺炎患者接触史。发热、咳嗽 1 天。血常规：白细胞计数 $7.3\times10^9/L$，淋巴细胞计数 $2.2\times10^9/L$，淋巴细胞百分比 30.1%。新型冠状病毒核酸检测阳性。

影像资料

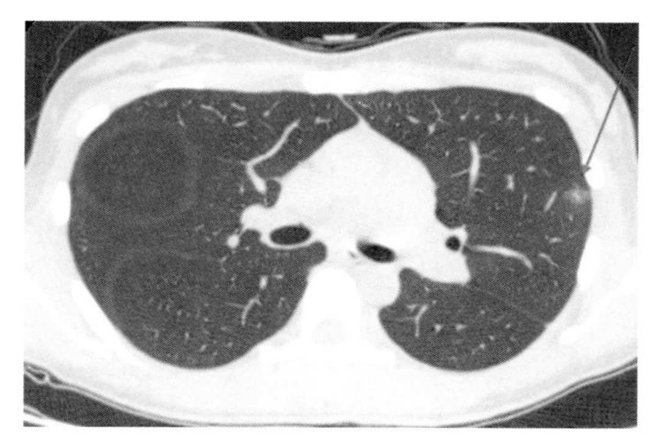

图 A　左肺上叶结节状磨玻璃影，胸膜下分布，边界清楚，内见增粗血管影

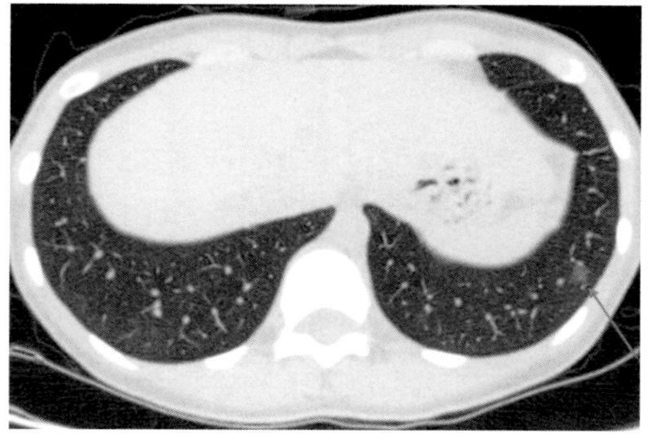

图 B　左肺下叶结节状磨玻璃影，小叶核心区域分布

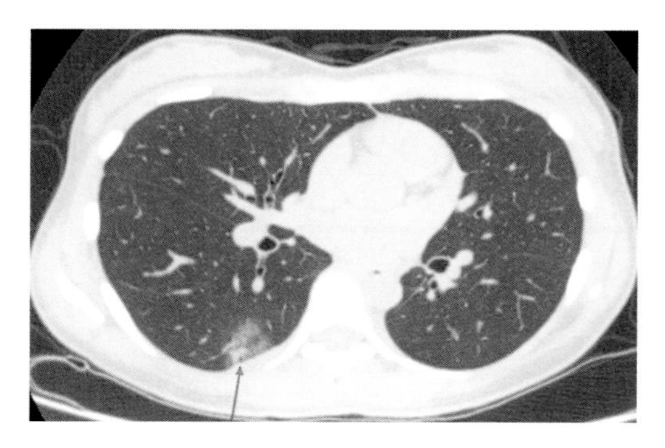

图 C　右肺下叶胸膜下片状磨玻璃影，边界清楚，其内少许实变，边缘平直、收缩

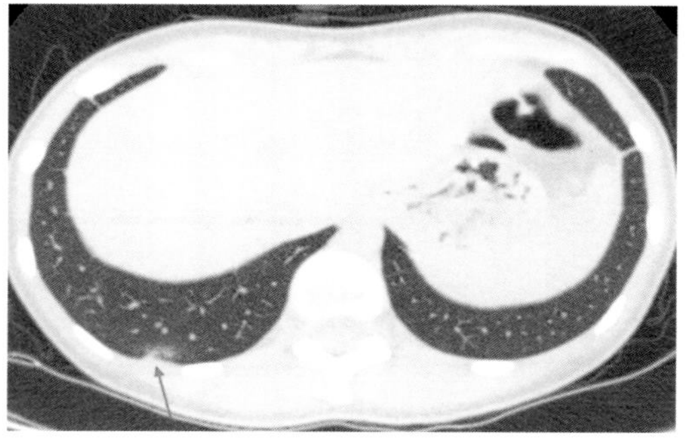

图 D　右肺下叶胸膜下分布磨玻璃影

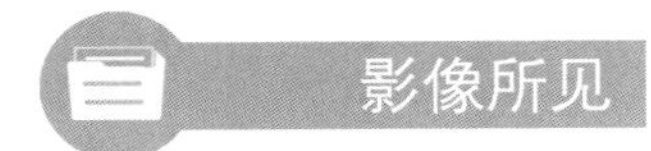

影像所见

左肺及右肺下叶多发斑片状磨玻璃影，以胸膜下分布为主，边界清楚，最大直径病变位于右肺下叶，大小为1.5cm×1.3cm，其内少许实变，边缘平直、收缩；部分磨玻璃影内见增粗血管影，支气管壁未见增厚，无局部气体潴留，无叶间裂凹陷。未见树芽征、胸腔积液及空洞征。

病例分析

1. 分布：胸膜下、小叶核心区域分布。
2. 密度：磨玻璃影、少许实变。
3. 数目及形状：多发，不规则斑片状。
4. 支气管及血管：与支气管分布无关，未见支气管壁增厚及堵塞，见增粗血管影。
5. 阴性征象：未见空洞征、树芽征、胸腔积液、反晕征，未见纵隔淋巴结肿大。
6. 综合分析：患者急性起病，以发热、咳嗽为首发症状，白细胞计数不高，不符合普通细菌性肺炎的临床表现；影像表现为多发病变，与支气管分布无关，亦非大叶性分布，未见支气管壁增厚及树芽征，不符合细菌性肺炎的影像表现；病灶多发，胸膜下及小叶核心区域分布，磨玻璃影为主，内见增粗血管，均符合病毒性肺炎影像表现。结合临床及流行病学史，符合新冠肺炎典型表现；病变未见次级肺小叶的融合成片及实变影，未见支气管扩张或纤维条索影，分布以胸膜下为主，符合新冠肺炎早期影像学表现。

【病例来源】 澳门特别行政区仁伯爵综合医院杨俊文提供

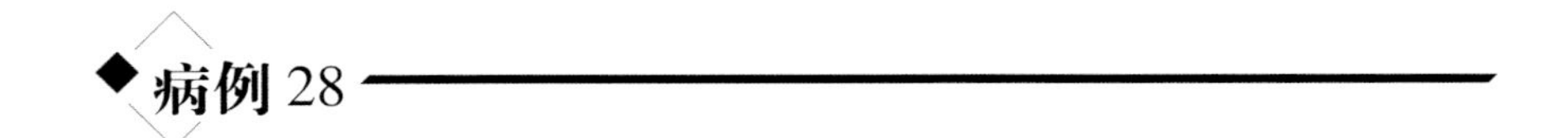

病例 28

临床资料

患者女，36岁。自疫区返回。咳嗽4天，发热1天。血常规：白细胞计数

6.3 $\times 10^9$/L，淋巴细胞百分比 20.6%。新型冠状病毒核酸检测阳性。

影像资料

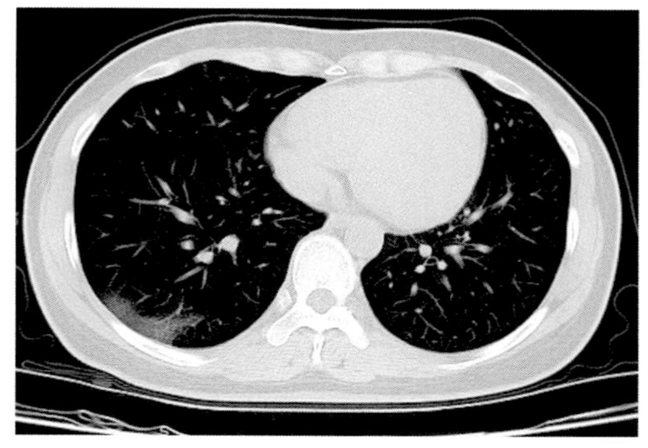

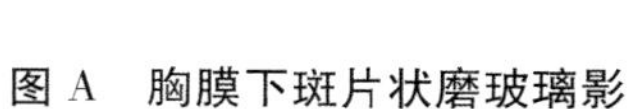

图 A　胸膜下斑片状磨玻璃影

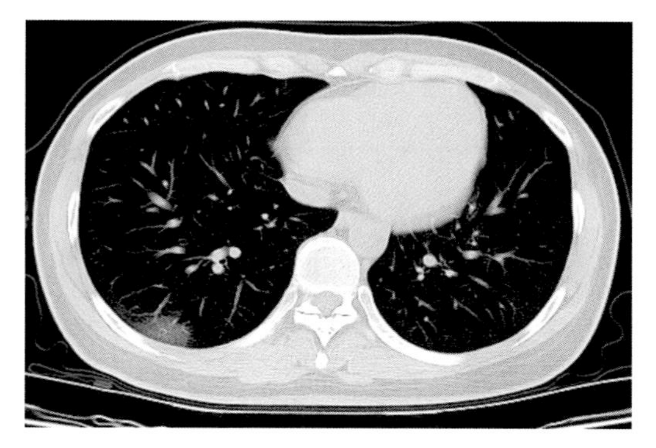

图 B　细网格征

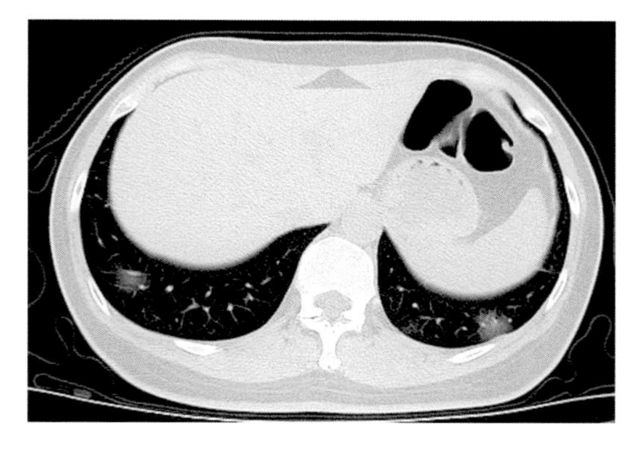

图 C　小叶核心区域片状磨玻璃影

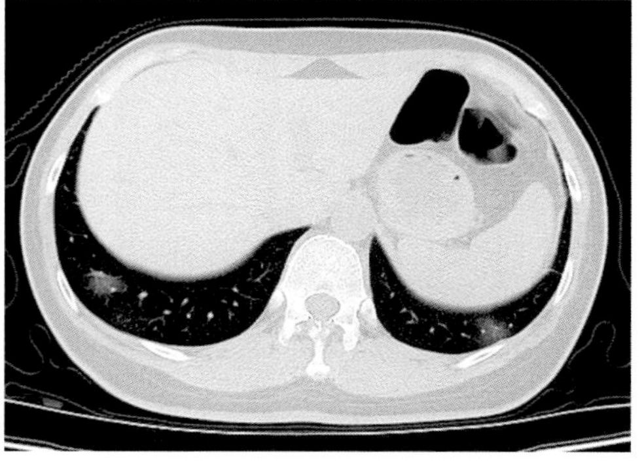

图 D　增粗血管影

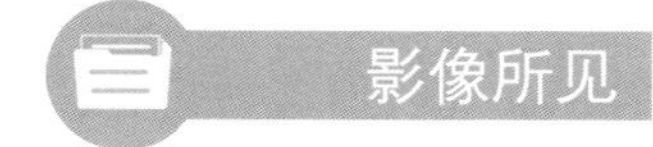

影像所见

双肺散在多发胸膜下及小叶核心区域斑片状磨玻璃影，以胸膜下分布为主，边界模糊，部分融合，长轴与胸膜平行，内见细网格征，可见增粗血管影。

病例分析

1. 分布：胸膜下、小叶核心区域分布，以胸膜下分布为主。

2. 密度：磨玻璃影，内见细网格征。

3. 数目及形状：多发，斑片状。

4. 支气管及血管：未见支气管壁增厚及堵塞，病灶内见增粗血管影。

5. 阴性征象：未见树芽征、胸腔积液、空洞征。

6. 综合分析：患者急性起病，有发热及咳嗽的呼吸道症状，白细胞计数正常，淋巴细胞计数降低；影像上胸膜下及小叶核心区域多发斑片状磨玻璃影，非叶段分布，细网格征提示小叶内间质增厚，符合间质性分布，支持病毒性肺炎。患者有流行病学史，典型的影像特点，符合新冠肺炎的典型表现。病变以外围分布为主，未累及内中带，未见实变影及纤维条索影，符合新冠肺炎早期影像学表现。

【病例来源】 广东省惠州市中心人民医院蓝博文提供

病例 29

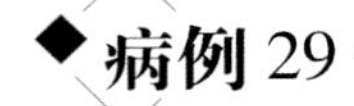

临床资料

患者男，56 岁。自疫区返回。反复发热 1 周，体温最高 38. 2℃，自行服用退热药后体温可下降，但仍反复发热。血常规：白细胞计数 6. 4 $\times 10^9$/L，淋巴细胞百分比 24. 8%。新型冠状病毒核酸检测阳性。

影像资料

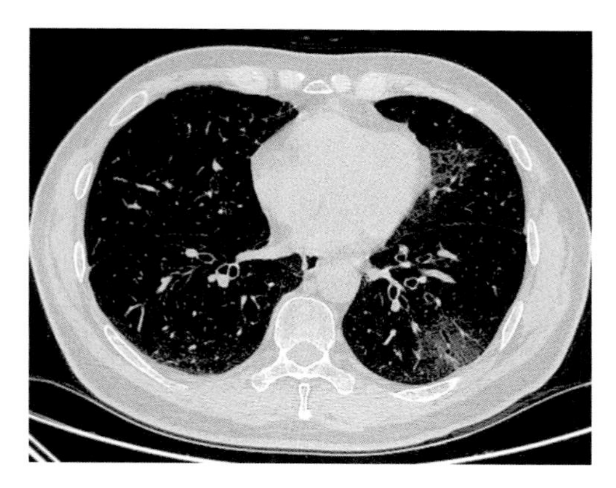

图 A　左肺胸膜下磨玻璃影，边界不清

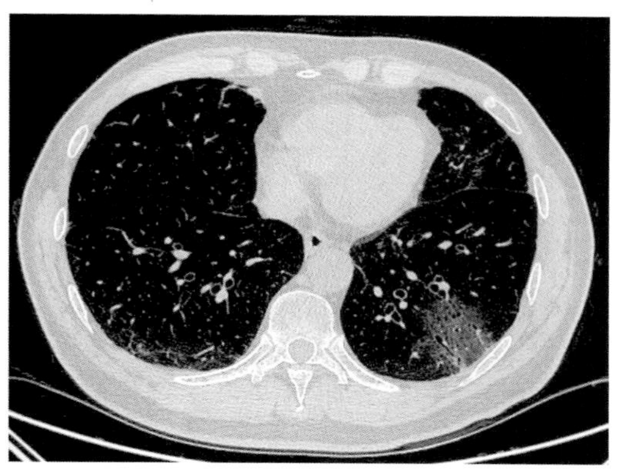

图 B　磨玻璃影内空气支气管征

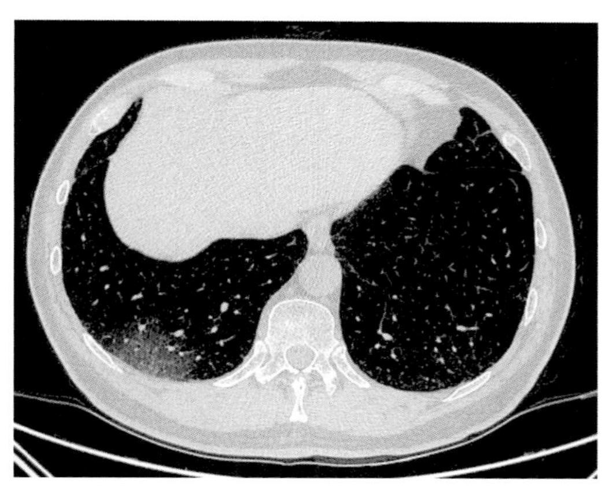

图 C　右下肺胸膜下磨玻璃影，细网格征

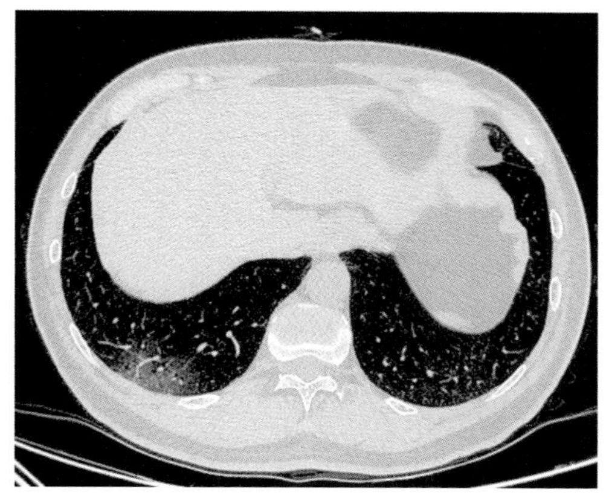

图 D　磨玻璃影内增粗血管影

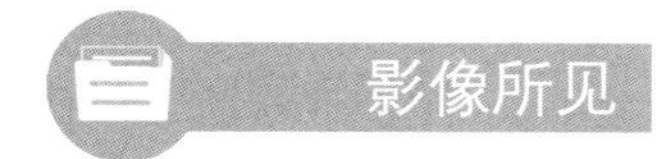

影像所见

双肺下叶胸膜下及左肺上叶舌段见多发斑片状磨玻璃影，部分长轴与胸膜平行，见细网格征及增粗血管影，边界清楚；可见支气管轻度扩张，管壁未见增厚。

病例分析

1. 分布：胸膜下、小叶核心区域分布。

2. 密度：磨玻璃影。

3. 数目及形状：多发，斑片状。

4. 支气管及血管：未见支气管壁增厚及堵塞，见增粗血管影。

5. 阴性征象：未见树芽征、胸腔积液、空洞征。

6. 综合分析：双肺外围多发磨玻璃病变，非叶段分布，分布区域与小叶核心有关，符合间质性分布，支持病毒性肺炎。未见支气管壁增厚、空洞征及树芽征，结合病史及实验室检查，符合新冠肺炎典型影像表现。胸膜下病灶部分有融合趋势，未见实变影及纤维条索影，未累及内中带，符合新冠肺炎早期影像学表现。

【病例来源】 广东省惠州市中心人民医院蓝博文提供

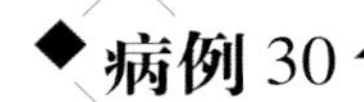

病例 30

临床资料

患者女，50 岁。自疫区返回。咳嗽 16 天，发热 5 天。血常规：白细胞计数 $3.62\times10^{9}/L$，淋巴细胞百分比 22.9%。新型冠状病毒核酸检测阳性。

影像资料

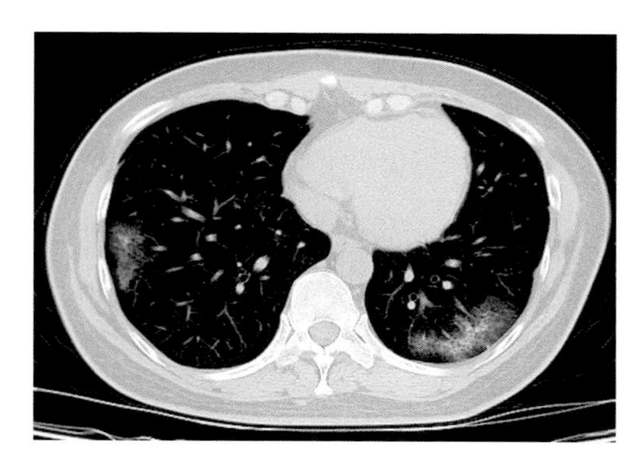

图 A　双肺下叶胸膜下斑片状磨玻璃影，长轴与胸膜平行，可见增粗血管影

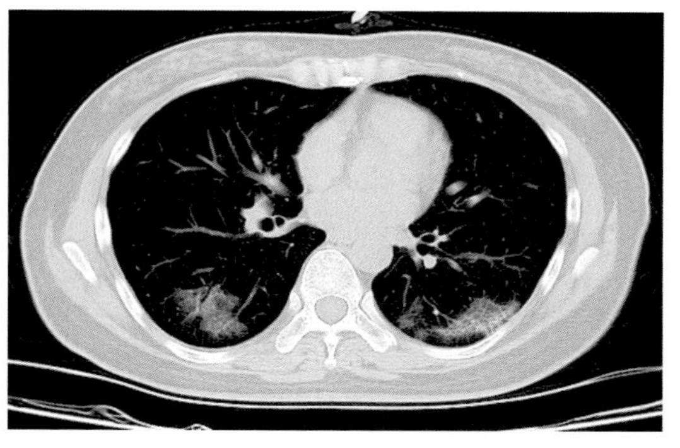

图 B　双肺下叶斑片状磨玻璃影，边界清晰，可见细网格征和稍增粗血管影

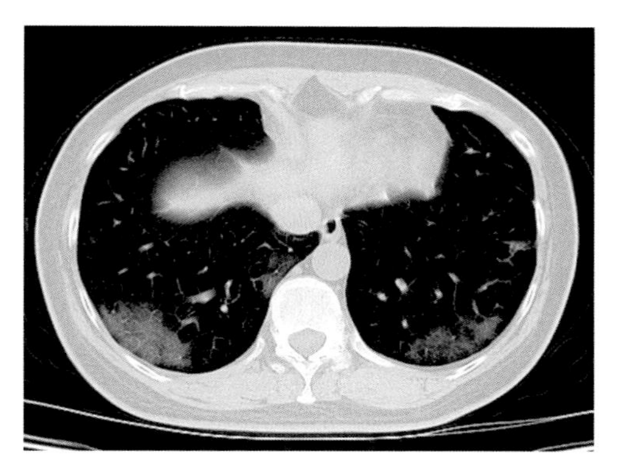

图 C　双肺下叶多发斑片状磨玻璃影，边界清晰

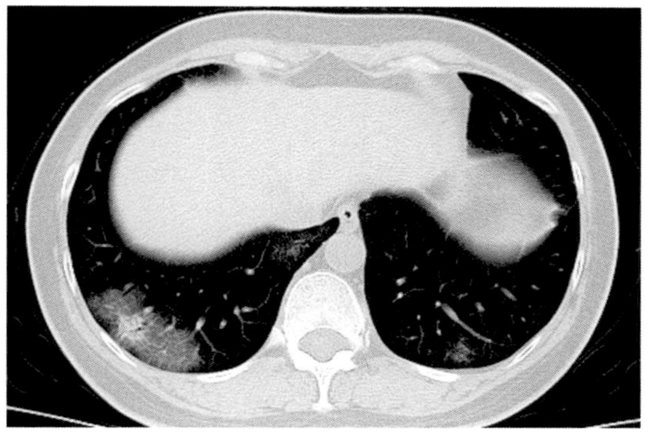

图 D　双肺下叶多发磨玻璃影，少许实变，可见细网格征和空气支气管征，支气管稍扩张

影像所见

双肺下叶胸膜下多发斑片状磨玻璃影，部分融合，右肺下叶部分病灶内少许实变，长轴与胸膜平行，边界清晰，内见细网格征、增粗血管影及空气支气管征，支气管稍扩张。

病例分析

1. 分布：胸膜下分布为主。

2. 密度：磨玻璃影为主，少许实变，边界清晰。

3. 数目及形状：双肺下叶多发，不规则斑片状影，部分有融合趋势。

4. 支气管及血管：空气支气管征，部分稍扩张，见增粗血管影。

5. 阴性征象：未见胸腔积液，双肺病灶未见树芽征、空洞征及反晕征。

6. 综合分析：患者发热、咳嗽，实验室指标不符合普通细菌性肺炎表现。影像上双肺多发片状磨玻璃影，胸膜下分布为主，小叶内间质增厚，少许实变，可见空气支气管征并稍扩张，符合病毒性肺炎影像学改变。结合临床及流行病学史，符合新冠肺炎早期影像学表现。

【病例来源】 广东省惠州市中心人民医院蓝博文提供

（向子云　徐勋华　廖梅香　成官迅　曾庆思）

三、 进展期 CT 征象分析

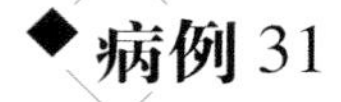

病例 31

临床资料

患者女，63 岁。间断发热 5 天。5 天前在泰国旅游时出现发热，体温 38℃左右，伴肢体酸痛、乏力，双侧季肋区疼痛不适，发热前无畏寒、寒战，自服退热药后体温降至正常。回国后仍有间断发热，未予重视，体温 38. 1℃。血常规：白细胞计数 $5.36\times10^9/L$，中粒性细胞百分比 44. 8%，血红蛋白 144g/L，血小板计数 $161\times10^9/L$。新型冠状病毒核酸检测阳性。

影像资料

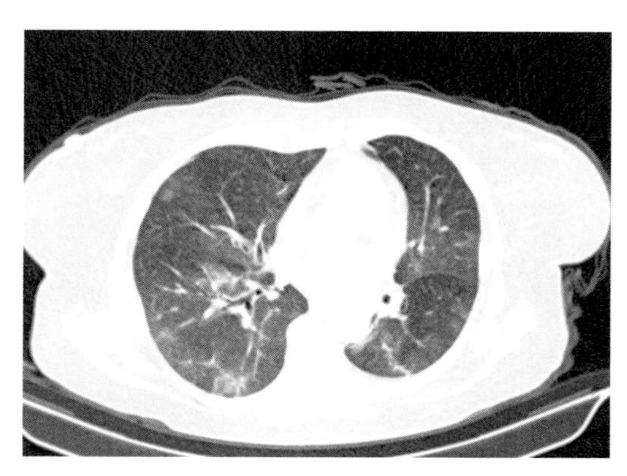

图 A　双肺多发结节状、斑片状磨玻璃影

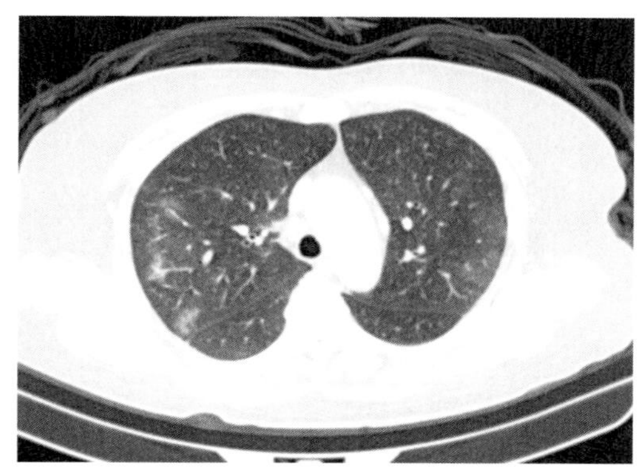

图 B　右肺上叶病灶内血管影增粗

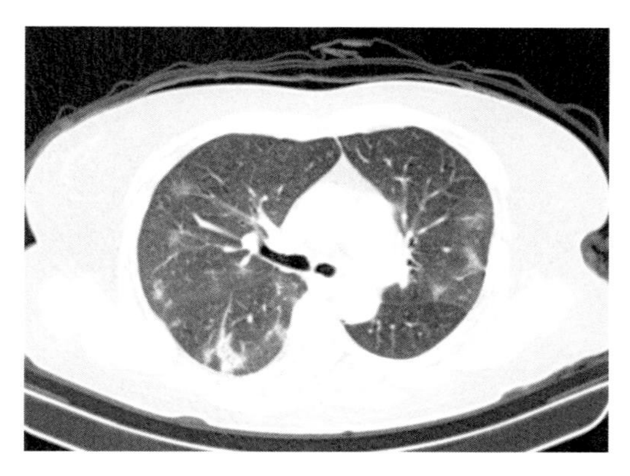

图 C　部分磨玻璃病灶边界清楚、凹陷

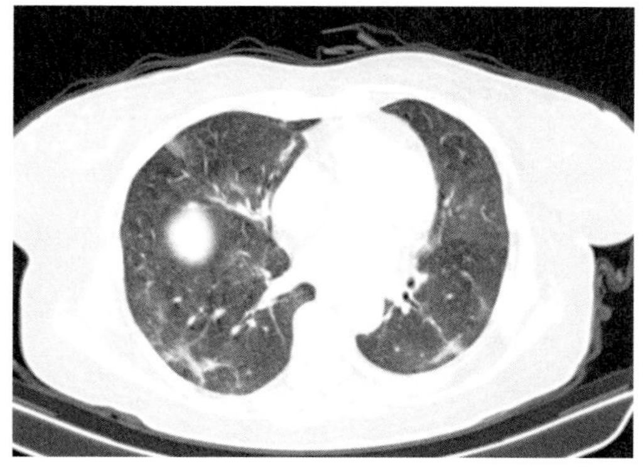

图 D　双肺下叶部分病灶实变，边界平直收缩，与胸膜平行

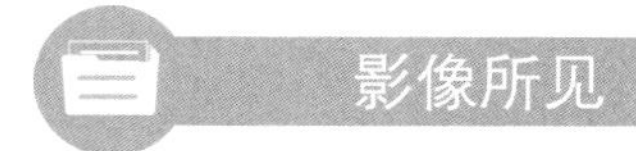

影像所见

双肺多发斑片状、结节状磨玻璃影，部分边界模糊，并见多发条索影；以胸膜下及小叶核心区域分布为主，多发病灶长轴与胸膜平行，病灶内血管影增粗；中轴间质稍增厚，支气管未见扩张，无明显堵塞，双侧胸腔未见积液。

病例分析

1. 分布：胸膜下、小叶核心区域分布为主。

2. 数目及形状：多发，结节状、斑片状。

3. 密度：磨玻璃影、少许实变及条索影。

4. 支气管及血管：与支气管分布无关，中轴间质稍增厚，见血管增粗征。

5. 阴性征象：未见树芽征、晕征、反晕征、空洞征及胸腔积液。

6. 综合分析：患者急性发热，伴肢体酸痛、乏力，实验室检查指标及临床表现不符合普通细菌性感染表现。影像上多发磨玻璃影，少许实变影及条索影，以胸膜下及小叶核心区域分布为主，非大叶性分布，亦非小叶性分布（支气管分布），符合病毒性肺炎影像学表现。结合临床及流行病学史，符合新冠肺炎进展期表现。影像学显示多发病变既有磨玻璃影，又有边界清楚、平直、收缩实变影伴条索影，提示病变有机化性改变，朝好转方向演变。

【病例来源】 江苏省昆山市第一人民医院（江苏大学附属昆山医院）方军提供

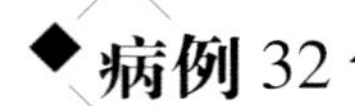

病例 32

临床资料

患者女，46 岁。发热伴乏力、全身酸痛、胸闷 12 天。常居江西九江，于 15 天前曾到湖北黄石出差，同事昨日确诊为新冠肺炎。血常规：白细胞计数 $5.76\times10^9/L$，淋巴细胞计数 $0.8\times10^9/L$。新型冠状病毒核酸检测阳性。

影像资料

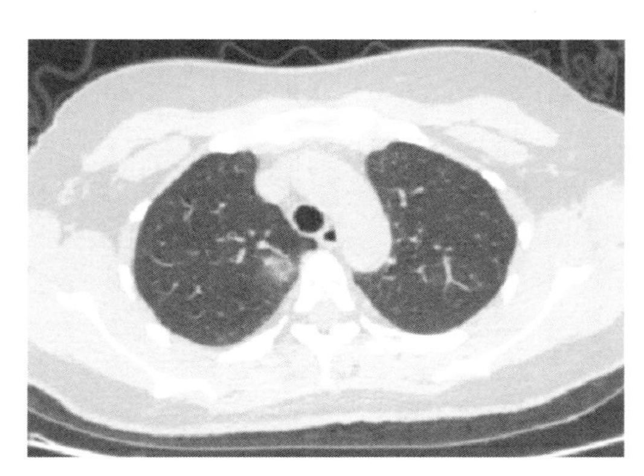

图 A　小叶核心区域分布磨玻璃影

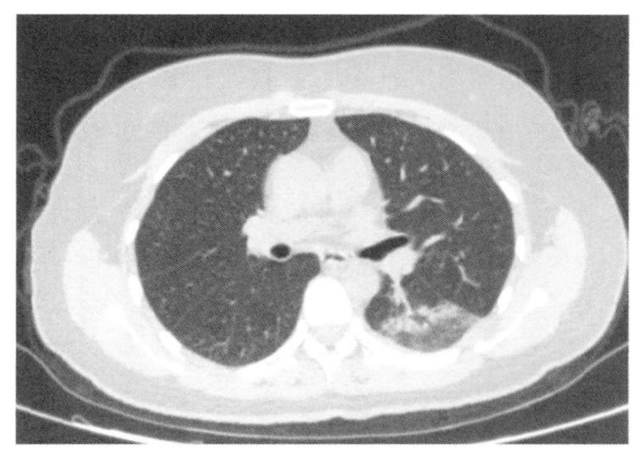

图 B　胸膜下分布磨玻璃影，边界偏清

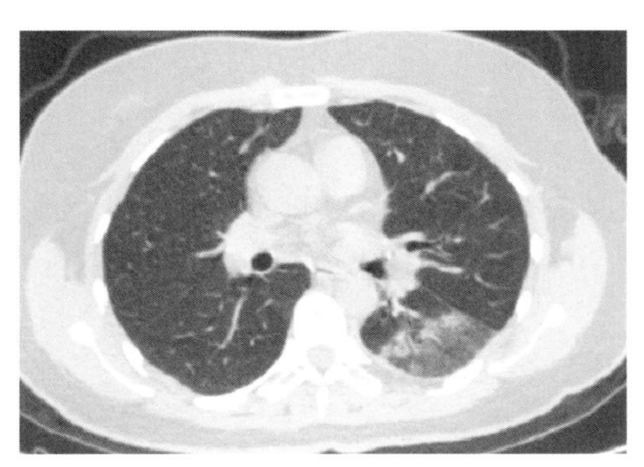

图 C　增粗血管影，空气支气管征

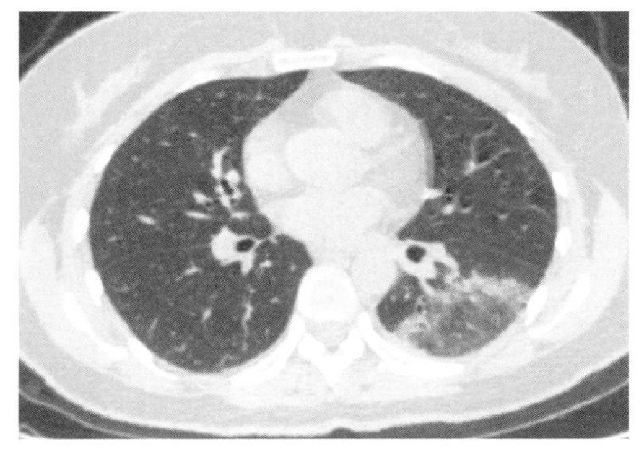

图 D　反晕征

影像所见

右肺上叶尖段及左肺下叶背段、基底段可见多发斑片状磨玻璃影，部分病灶密度朝实变发展，分布于胸膜下及小叶核心区域，边界清楚，左肺下叶病灶见反晕征。

病例分析

1. 分布：胸膜下、小叶核心区域分布。
2. 密度：磨玻璃影，部分病灶密度朝实变发展。

3. 数目及形状：多发，斑片状。

4. 支气管及血管：未见支气管壁增厚及堵塞，病灶内见增粗血管影。

5. 阴性征象：未见树芽征、胸腔积液及空洞征。

6. 综合分析：双肺胸膜下及小叶核心区域分布多发磨玻璃密度病变，部分病灶密度朝实变发展；见反晕征；病变长轴与胸膜平行，以胸膜下分布为主，未见明显纤维化改变，符合新冠肺炎进展期影像学表现。

【**病例来源**】江西省九江市第一人民医院於雄提供

病例 33

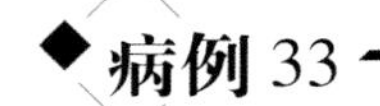

临床资料

患者女，53 岁。发热、干咳 3 天，呕吐 1 天。有疫区生活史。血常规：白细胞计数 5.7×10^9/L，淋巴细胞百分比 34.2%；C－反应蛋白 18.85mg/L。新型冠状病毒核酸检测阳性。

影像资料

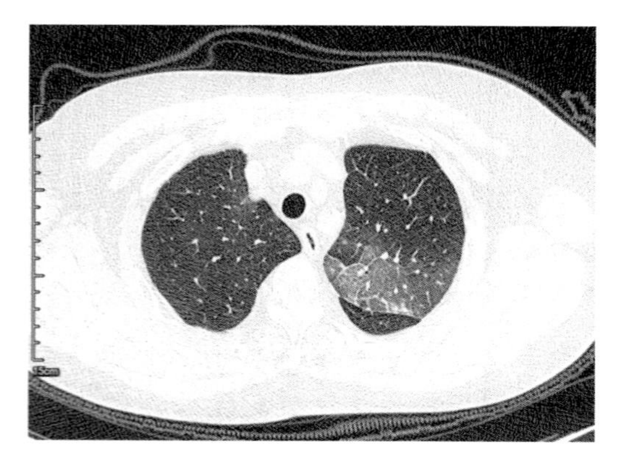

图 A　左肺上叶叶间胸膜下片状磨玻璃影

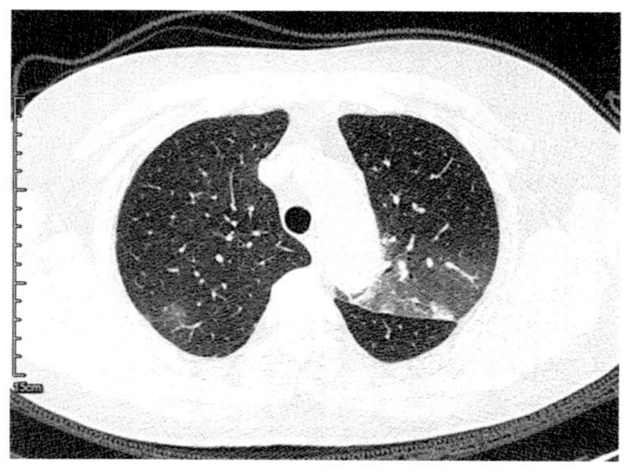

图 B　左肺上叶磨玻璃影内血管影增粗，边界模糊

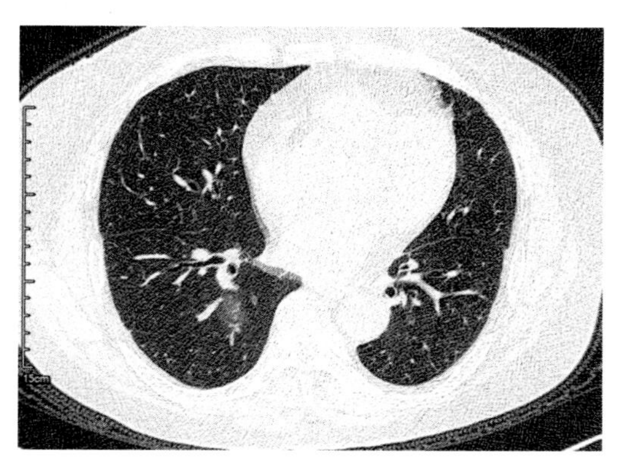

图 C　右肺下叶磨玻璃影，边界模糊

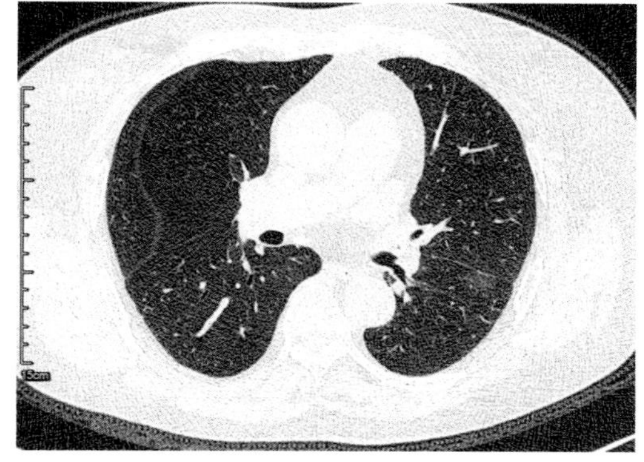

图 D　小叶核心区域分布磨玻璃影

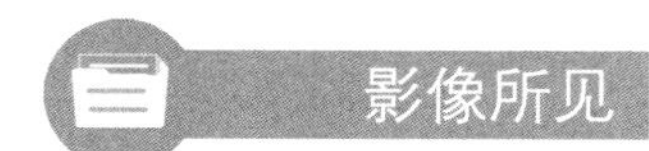

影像所见

双肺多发磨玻璃影，边界模糊，分布于胸膜下及小叶核心区域，形状为结节状及斑片状，可见增粗血管影，部分病灶长轴与胸膜平行。

病例分析

1. 分布：胸膜下、小叶核心区域分布。

2. 密度：磨玻璃影。

3. 数目及形状：多发，结节状及斑片状。

4. 支气管及血管：与支气管分布无关，未见支气管壁增厚及堵塞，见增粗血管影。

5. 阴性征象：未见树芽征、胸腔积液、空洞征、反晕征。

6. 综合分析：患者急性起病，发热 3 天，白细胞、淋巴细胞计数不高，C－反应蛋白升高，不符合普通细菌性肺炎的临床表现。多发磨玻璃影病变，分布于胸膜下，符合病毒性肺炎表现。结合临床及流行病学史，符合新冠肺炎典型表现。病变未见明显实变影，亦未见支气管扩张或纤维条索影，以胸膜下分布为主，未见内带分布，符合新冠肺炎进展期影像学表现。

【病例来源】 湖北省武汉市华润武钢总医院秦艳磊提供

病例 34

临床资料

患者男，39 岁。咳嗽、咳痰伴发热 5 天，最高体温 38℃。于 10 天前从湖北武汉回江西九江。血常规：白细胞计数 $6.59\times10^9/L$，淋巴细胞计数 $0.96\times10^9/L$。新型冠状病毒核酸检测阳性。

影像资料

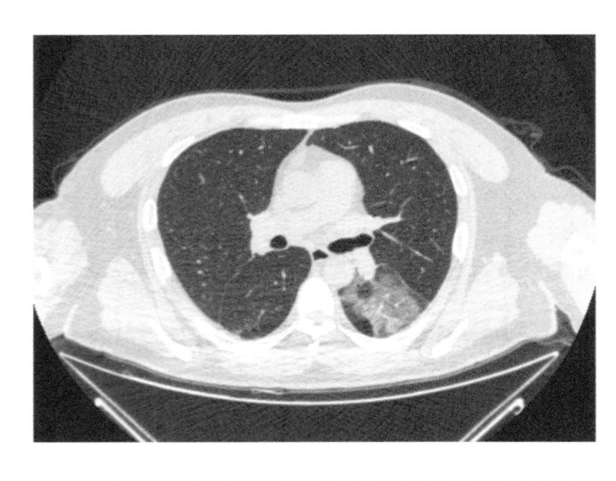

图 A　左肺下叶片状磨玻璃影，边界清楚，伴细网格征、增粗血管影

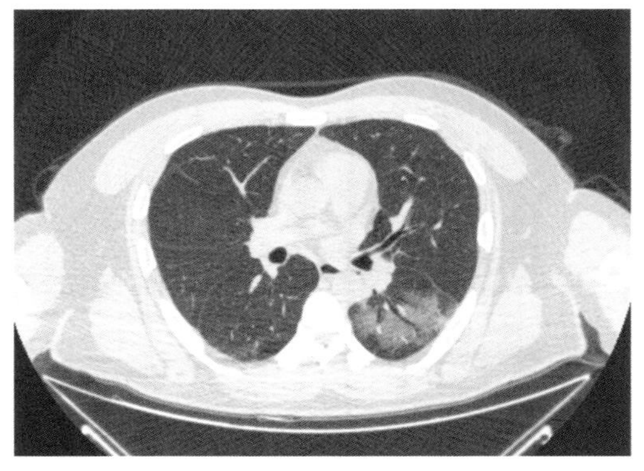

图 B　磨玻璃影边界清楚，空气支气管征明显

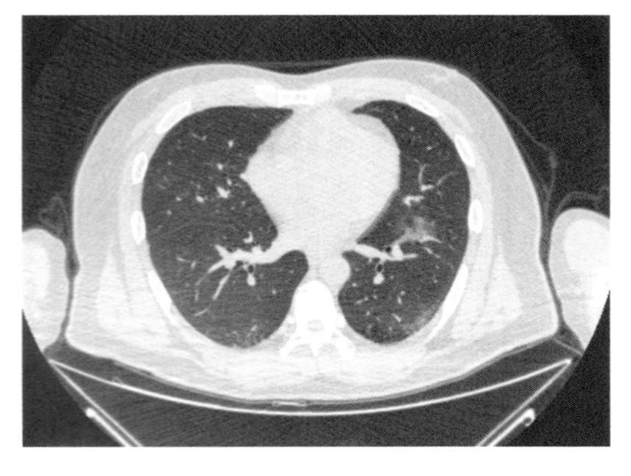

图 C　磨玻璃影以胸膜下分布为主，边界不清，长轴与胸膜平行

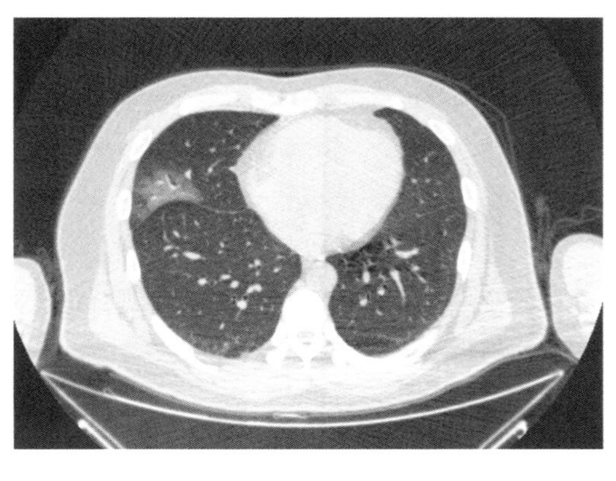

图 D　病灶内见空气支气管征、血管增粗征

影像所见

双肺多发斑片状磨玻璃影，边界部分清楚，以胸膜下分布为主。可见增粗血管影、细网格征及空气支气管征。

病例分析

1. 分布：胸膜下分布为主，胸膜平行征。
2. 密度：磨玻璃影，部分边界不清，密度较均匀，伴细网格征。
3. 数目及形状：双肺多发，大小不等斑片状，部分有融合趋势。
4. 支气管及血管：病灶内见空气支气管征、增粗血管影。
5. 阴性征象：未见胸腔积液，双肺病灶未见树芽征、空洞征、晕征及反晕征。
6. 综合分析：患者发热，病程短，实验室指标不符合普通细菌性肺炎。影像上双肺多发片状磨玻璃影，以胸膜下分布为主，伴细网格征，空气支气管征明显，符合病毒性肺炎影像学改变。病灶密度低，无实变，部分边界模糊，结合临床及流行病学史，符合新冠肺炎进展期影像学表现。

【病例来源】 江西省九江市第一人民医院於雄提供

病例 35

临床资料

患者女，68 岁。因“头痛、头晕伴咳嗽、发热 3 天”入院，有疫区生活史。血常规：白细胞计数 $3.56\times10^{9}/L$，淋巴细胞百分比 10.2%。新型冠状病毒核酸检测阳性。

影像资料

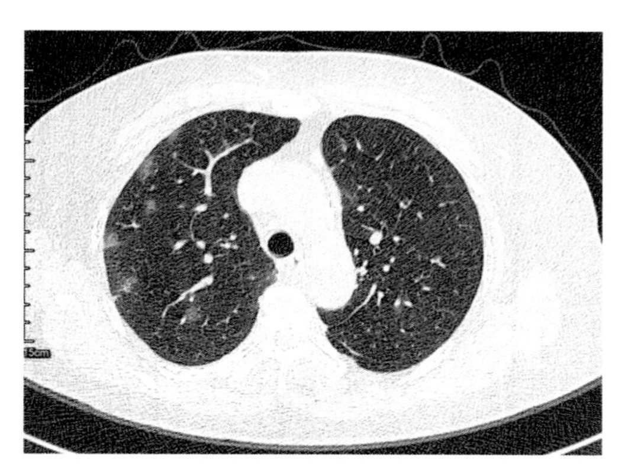

图 A　右肺上叶小叶核心区域多发磨玻璃影

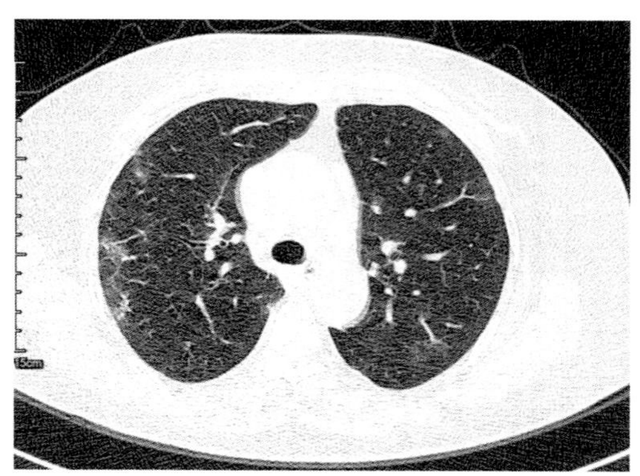

图 B　双肺上叶胸膜下多发边界模糊磨玻璃影

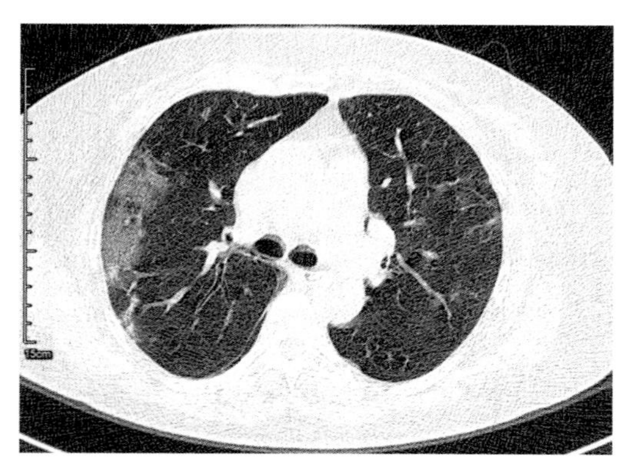

图 C　右肺上叶多发磨玻璃影融合成片，内见细网格征，长轴与胸膜平行

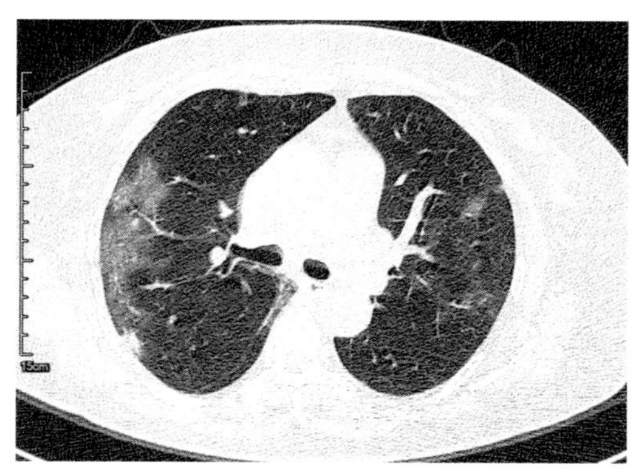

图 D　磨玻璃影内见血管增粗征

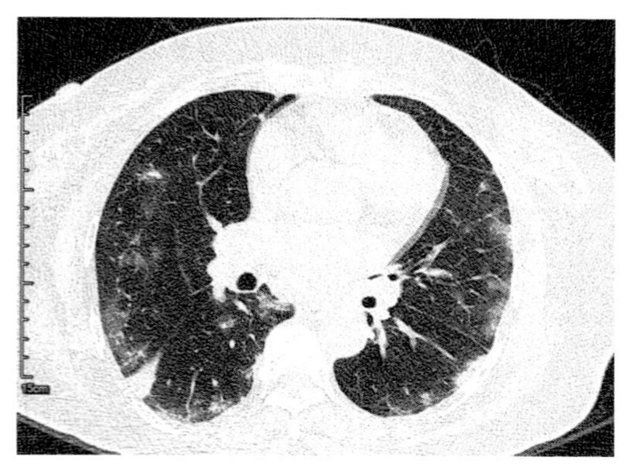

图 E　双肺胸膜下少许边界平直实变影

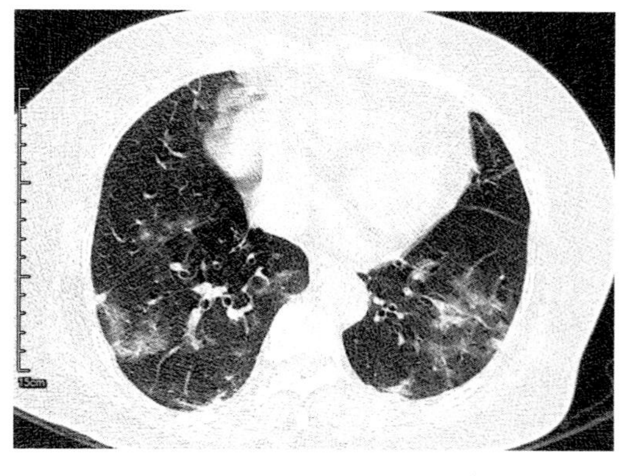

图 F　双肺下叶条索影，局部机化性改变

影像所见

双肺多发斑片状、结节状磨玻璃影，边界部分清楚、部分模糊，可见增粗血管影、细网格征、胸膜平行征；病变以外带胸膜下分布多见，部分呈小叶核心区域分布；双肺下叶有少许边界平直实变影及条索影。

病例分析

1. 分布：胸膜下分布为主，部分小叶核心区域分布。

2. 密度：磨玻璃影为主，局部融合呈大片状，内见细网格征，少许实变影及条索影。

3. 数目及形态：多发，结节状、斑片状、带状。

4. 支气管及血管：与支气管分布无关，未见支气管壁增厚及堵塞，病灶内见增粗血管影。

5. 阴性征象：未见树芽征、胸腔积液、晕征及反晕征。

6. 综合分析：患者急性起病，发热，白细胞计数不高，淋巴细胞计数偏低，影像上多发病灶分布于胸膜下及小叶核心区域，磨玻璃密度影为主，典型的细网格征及胸膜平行征，均符合病毒性肺炎表现。结合临床及流行病学史，符合新冠肺炎典型影像学表现。本例病变有次级肺小叶分布融合成片，并有实变影及纤维条索影，以胸膜下分布为主，有新冠肺炎修复期表现，总体符合新冠肺炎进展期影像学表现，预判向好转方向发展。

【病例来源】 湖北省武汉市华润武钢总医院王潇提供

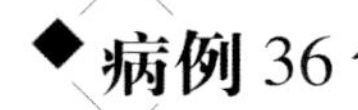

病例 36

临床资料

患者男，67 岁。因“咳嗽、咳痰、发热 10 天”入院，有疫区生活史。白细胞计数、淋巴细胞计数及淋巴细胞百分比均正常。新型冠状病毒核酸检测阳性。

影像资料

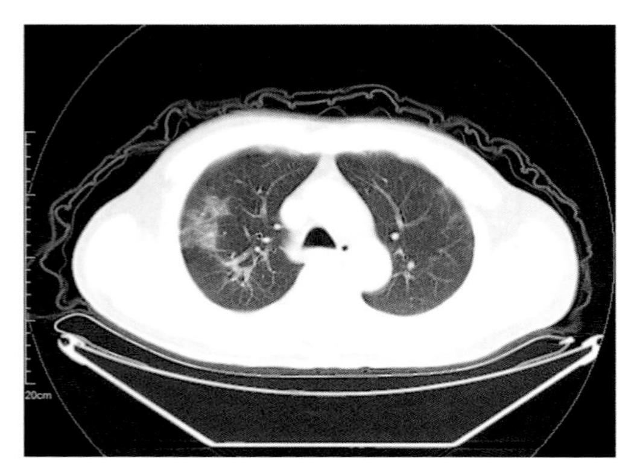

图 A　胸膜下多发斑片状磨玻璃影，边界清

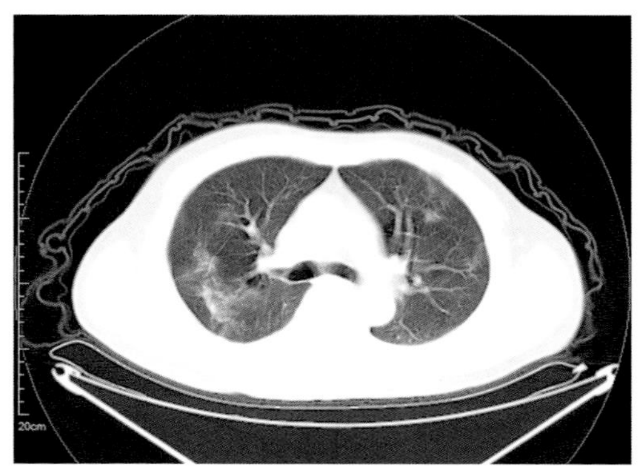

图 B　小叶核心区域磨玻璃影，相互融合

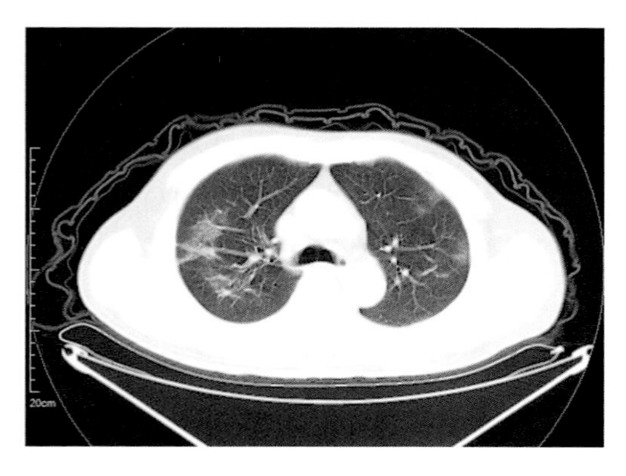

图 C　磨玻璃病灶内见细网格征

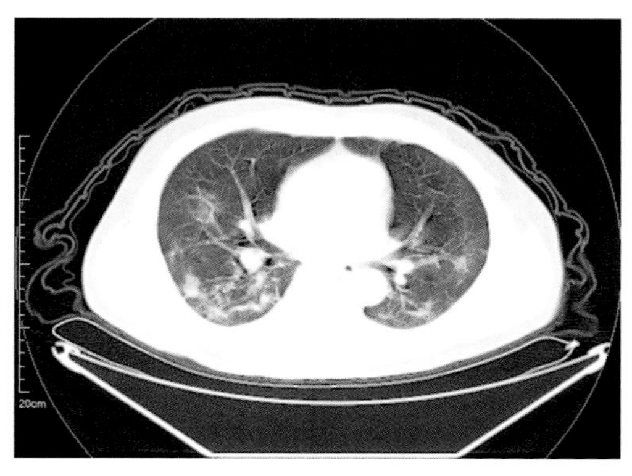

图 D　右下肺病灶融合，长轴与胸膜平行

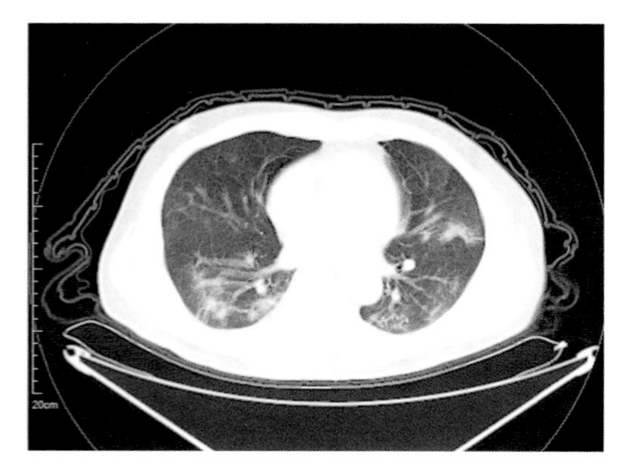

图 E　病灶实变区边界平直、收缩

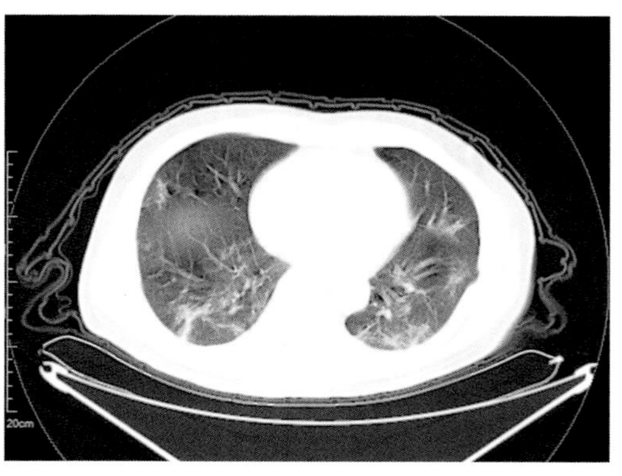

图 F　双下肺见条索影

影像所见

双肺多发斑片状磨玻璃影及少许实变影，以胸膜下及小叶核心区域分布为主，有融合趋势，长轴与胸膜平行；边界部分清楚、部分模糊，磨玻璃病灶内可见细网格征、血管增粗征；实变区病灶边界清楚，呈平直、收缩表现，并于双肺下叶见条索影。

病例分析

1. 分布：胸膜下、小叶核心区域分布。

2. 密度：磨玻璃影和实变影。

3. 数目及形状：多发，结节状及斑片状。

4. 支气管及血管：与支气管分布无关，未见支气管壁增厚及堵塞，见增粗血管影。

5. 阴性征象：未见树芽征、胸腔积液、晕征及反晕征。

6. 综合分析：胸膜下及小叶核心区域分布的磨玻璃影，长轴与胸膜平行，病灶内有细网格征，提示病灶间质性分布为主，结合临床及流行病学史，符合新冠肺炎典型影像学表现。本例病灶实变区有平直、收缩改变，双肺下叶出现纤维条索影，符合新冠肺炎进展期影像学表现。

【病例来源】 湖北省武汉市华润武钢总医院秦艳磊提供

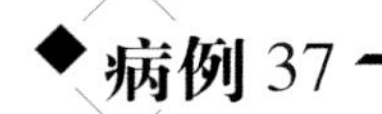

病例 37

临床资料

患者男，68 岁。有疫区生活史，10 天前（2020 年 1 月 19 日）从疫区回到江西九江。既往有糖尿病病史 20 年。此次因“发热、畏寒 8 天”入院，最高体温 39℃ 。血常规：白细胞计数 3.86×10^9/L，淋巴细胞计数 1.11×10^9/L。新型冠状病毒核酸检测阳性。

影像资料

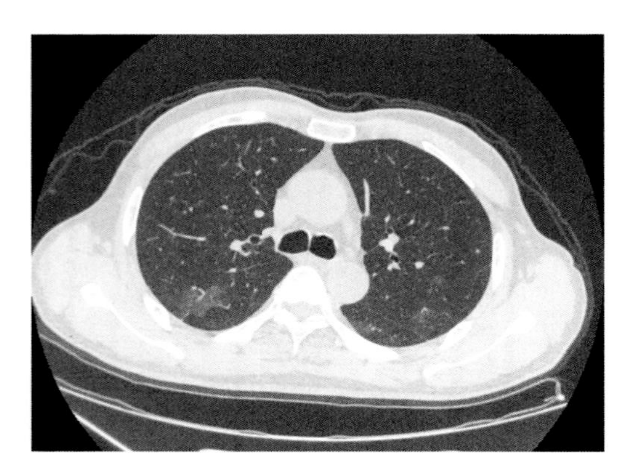

图 A　双肺多发斑片状及结节状磨玻璃影，小叶核心区域分布，增粗血管影

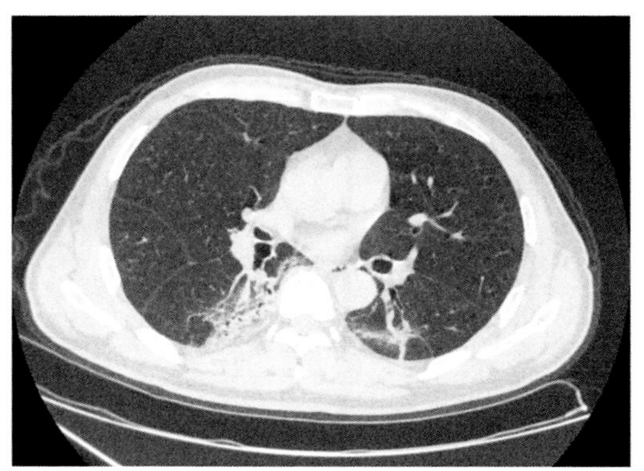

图 B　双肺下叶片状实变影，边缘收缩、平直，其内空气支气管稍扩张

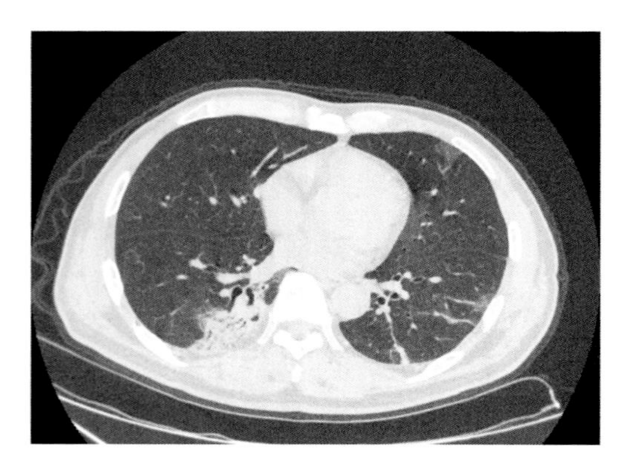

图 C　左肺上叶片状磨玻璃影，小叶核心区域分布，边界清楚

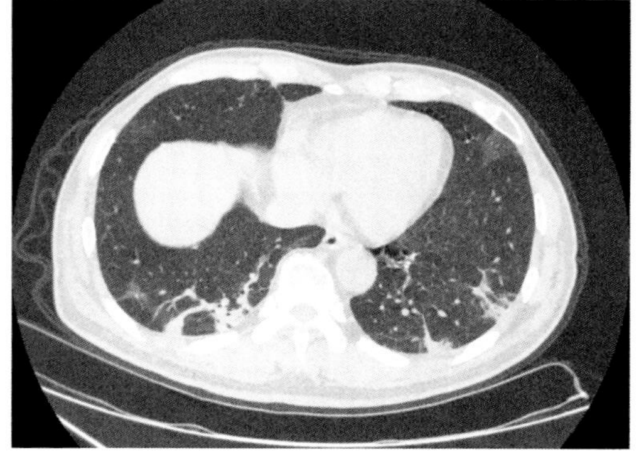

图 D　双肺下叶条索影，边缘收缩平直，边界清晰，其内空气支气管稍扩张

影像所见

双肺上叶、下叶见多发斑片状及结节状磨玻璃影，沿胸膜下及小叶核心区域分布，边界清晰，伴细网格征、增粗血管影。双肺下叶见条索状、条带状实变影，边缘收缩、平直，其内空气支气管稍扩张。

病例分析

1. 分布：胸膜下、小叶核心区域分布。

2. 密度：磨玻璃影伴细网格征，部分实变。

3. 数目及形状：多发，结节状、斑片状、条索状。

4. 支气管及血管：实变区支气管轻度扩张，未见支气管壁增厚及堵塞，磨玻璃病灶内见血管增粗征。

5. 阴性征象：未见树芽征、胸腔积液、空洞征。

6. 综合分析：双肺多发磨玻璃影，胸膜下及小叶核心区域分布，伴细网格征，边界清晰，符合病毒性肺炎影像学表现。双肺下叶多发条索影，支气管轻度牵拉性扩张，实性部分边缘收缩、平直，边界清晰，提示病变趋于好转及处于修复阶段。结合临床及流行病学史，符合新冠肺炎进展期影像学表现。

【病例来源】 江西省九江市第一人民医院於雄提供

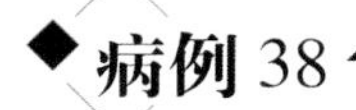

病例 38

临床资料

患者男，24 岁。于 9 天前无诱因出现发热，当时测体温 37.8℃，少许咳嗽，无咳痰，四肢稍乏力。有接触发热患者史。血常规：白细胞计数 $6.03\times10^{9}/L$，淋巴细胞百分比 14.6%。新型冠状病毒核酸检测阳性。

影像资料

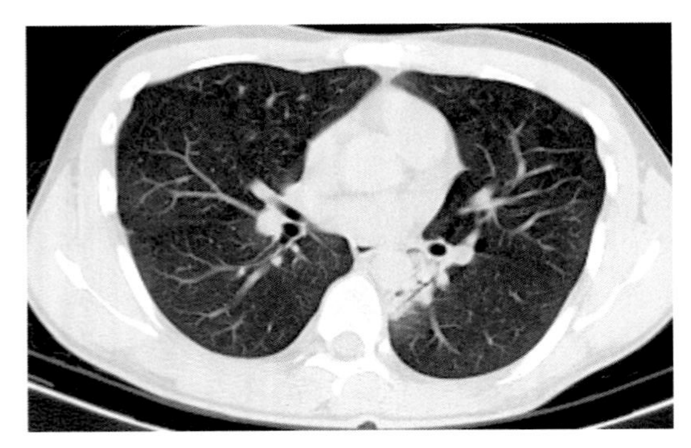

图 A　左肺下叶实变

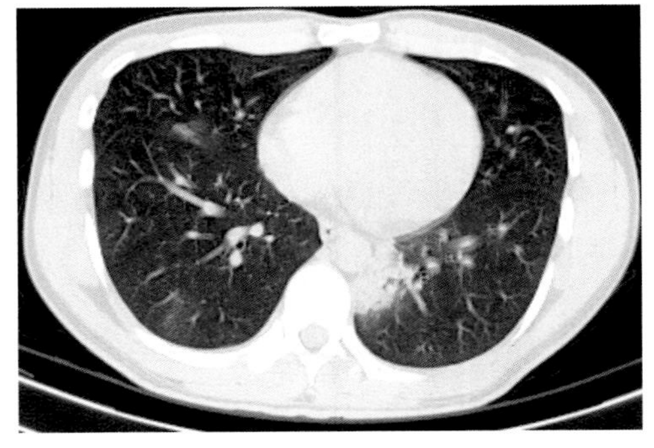

图 B　右肺多发斑片状磨玻璃影

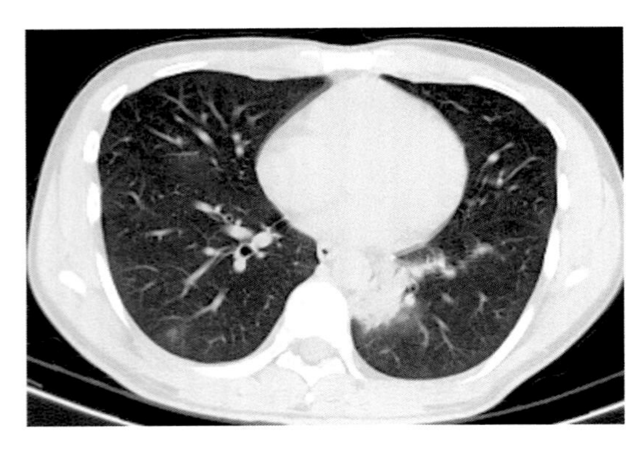

图 C　右肺下叶小叶核心区域分布磨玻璃影

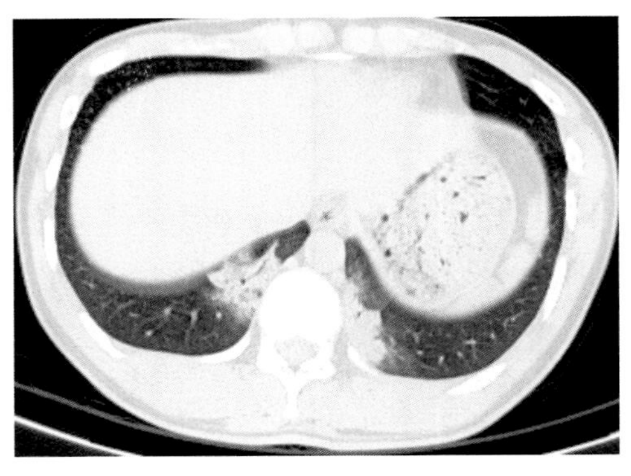

图 D　实变边缘平直，空气支气管征

影像所见

双肺胸膜下见斑片状实变影及磨玻璃影。实变影分布于胸膜下，内见空气支气管征，边界清楚。磨玻璃影边界模糊伴晕征，符合小叶核心区域分布。

病例分析

1. 分布：胸膜下、小叶核心区域分布。
2. 密度：实变影、磨玻璃影。

3. 数目及形状：多发，斑片状及结节状。

4. 支气管及血管：病变内见空气支气管征，未见明显增粗血管影。

5. 阴性征象：未见树芽征、胸腔积液、空洞征。

6. 综合分析：患者急性起病，血常规检查白细胞计数正常，淋巴细胞计数减低，不符合普通细菌性肺炎的临床表现。影像上表现为双肺下叶胸膜下实变影，右肺中叶及下叶胸膜下少许磨玻璃影，符合病毒性肺炎影像特征。患者无武汉地区旅居史，但是曾接触发热患者，新型冠状病毒核酸检测阳性，胸部 CT 显示肺部存在炎症，符合新冠肺炎表现。肺部病变主要为实变影，未见支气管扩张或纤维条索影，以胸膜下分布为主，未见中央肺分布，符合新冠肺炎进展期影像学表现。

【病例来源】 广东省阳江市人民医院陈任政提供

病例 39

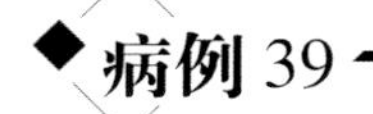

临床资料

患者女，60 岁。于 2 天前出现发热，偶有咳嗽、咳痰，伴乏力。有接触发热患者史。血常规：白细胞计数 $4.2\times10^9/L$，淋巴细胞百分比 14.5%。新型冠状病毒核酸检测阳性。

影像资料

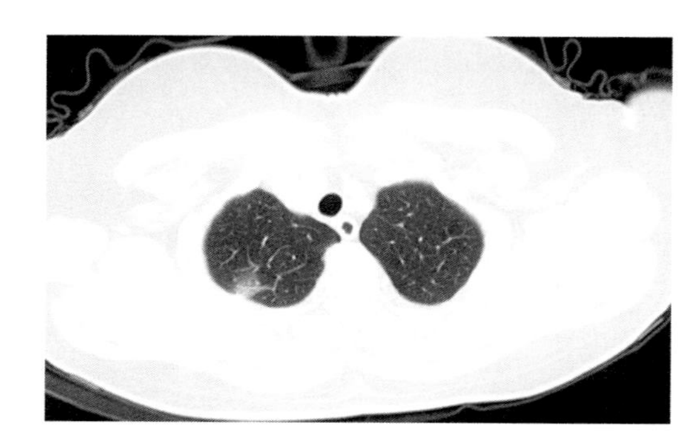

图 A　右肺上叶斑片状磨玻璃影

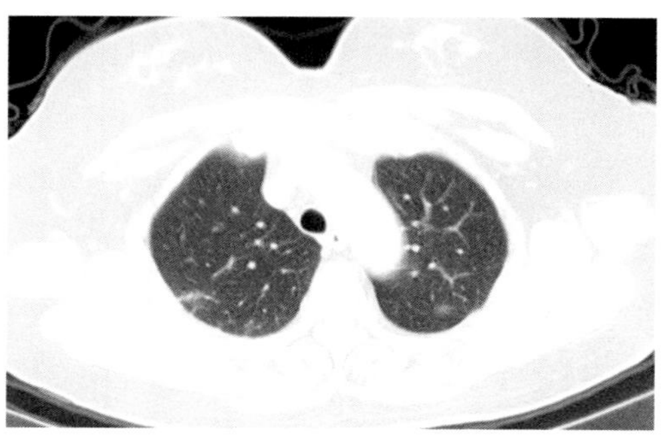

图 B　左肺上叶结节状磨玻璃影

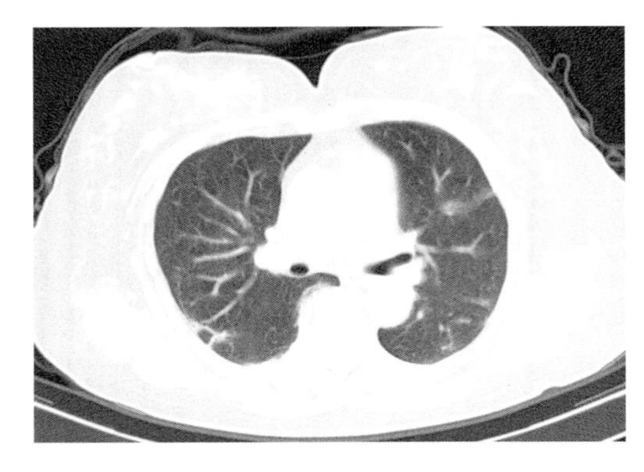

图 C　双肺条索影

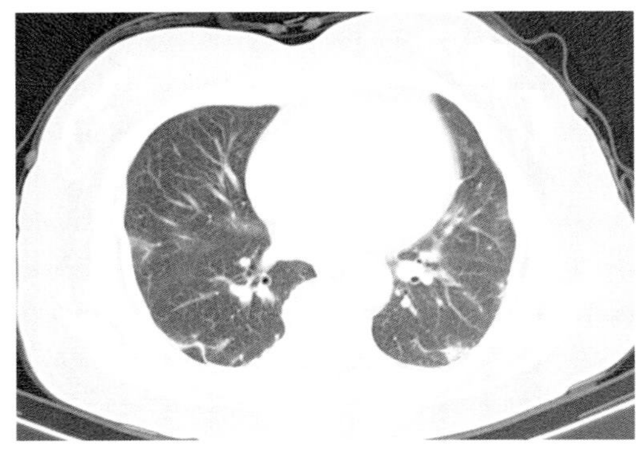

图 D　实变边缘收缩平直

影像所见

双肺胸膜下见多发斑片状及结节状磨玻璃影，边界模糊，未见明显融合；双肺见条索影，形态不规则，部分长轴与胸膜平行，边缘收缩平直。

病例分析

1. 分布：胸膜下、小叶核心区域分布。

2. 密度：实变影、磨玻璃影。

3. 数目及形状：多发，斑片状、条索状。

4. 支气管及血管：未见支气管扩张，未见支气管壁增厚及堵塞，未见明显增粗血管影。

5. 阴性征象：未见树芽征、胸腔积液、空洞征。

6. 综合分析：患者有流行病学史，临床上有发热、咳嗽，血常规检查白细胞计数正常，淋巴细胞计数减低，影像上表现为双肺胸膜下实变影及条索影，双侧胸膜增厚，新型冠状病毒核酸检测阳性，符合新冠肺炎表现。肺部病变主要为实变影及条索影，以胸膜下分布为主，未见中央肺分布，符合新冠肺炎进展期影像学表现。

【病例来源】 广东省阳江市人民医院陈任政提供

病例 40

临床资料

患者女，56 岁。于 2 天前出现发热，最高体温 38.1℃，无畏寒，偶有咳嗽、咳痰，咳少许绿色痰，伴乏力，无呼吸困难。半个月内到过疫区。血常规：白细胞计数 3.85×10^9/L，淋巴细胞百分比 23.9%。新型冠状病毒核酸检测阳性。

影像资料

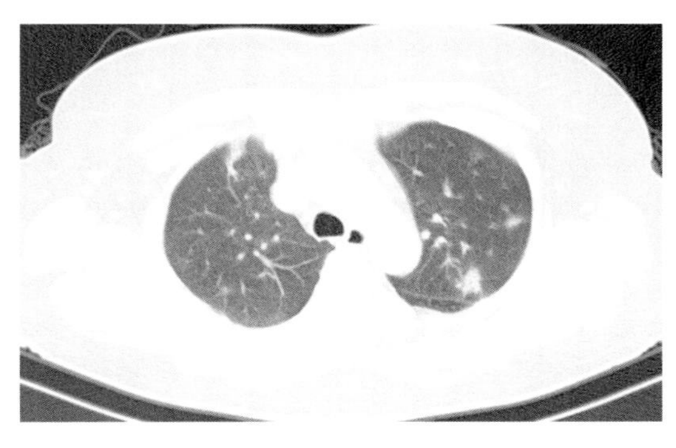

图 A　双肺多发病变符合小叶核心区域分布

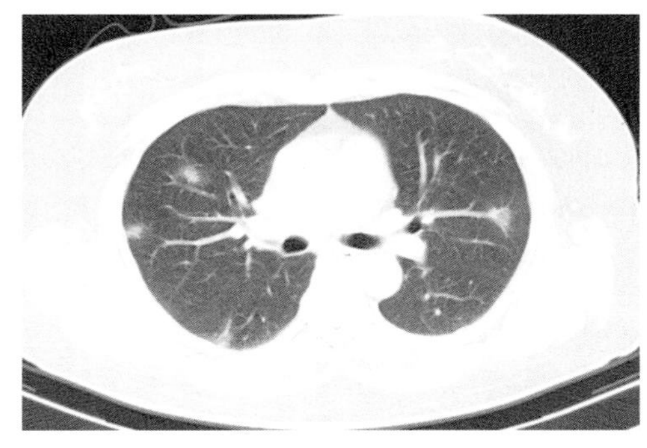

图 B　小叶核心区域分布磨玻璃影，伴晕征

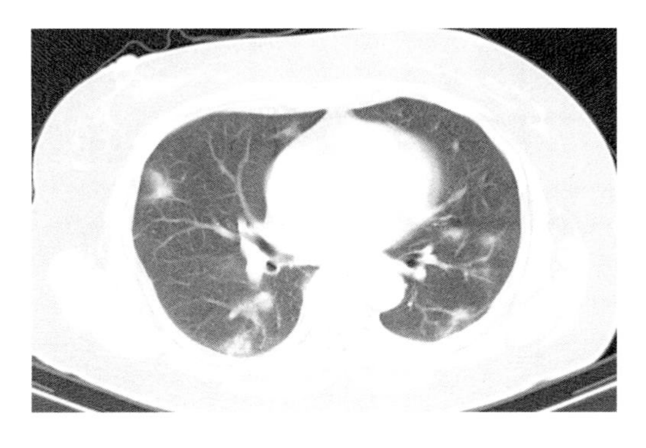

图 C　左下肺实变影，与胸膜平行

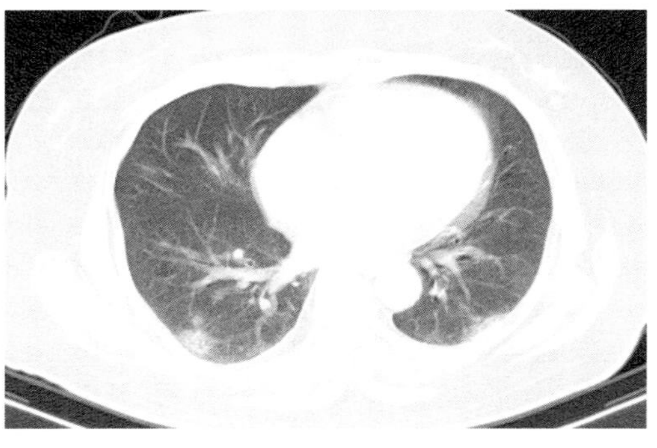

图 D　右下肺病变内见细网格征

影像所见

双肺散在多发斑片状、结节状磨玻璃影，并少许条索影，形态不规则，多位于胸膜下，符合小叶核心区域分布，边缘模糊，见晕征，部分见小血管进入其中，病变未见明显融合。

病例分析

1. 分布：胸膜下、小叶核心区域分布。
2. 密度：磨玻璃影，部分病灶密度朝实变发展。
3. 数目及形状：多发，斑片状、结节状、条索状。
4. 支气管及血管：未见支气管扩张，未见支气管壁增厚及堵塞，未见明显增粗血管影。
5. 阴性征象：未见树芽征、胸腔积液、空洞征。
6. 综合分析：患者有武汉地区接触史，临床上有发热、咳嗽症状，血常规检查白细胞及淋巴细胞计数正常，影像上表现为双肺散在、多发的斑片状影及结节状影，位于胸膜下及小叶核心区域，新型冠状病毒核酸检测阳性，符合新冠肺炎表现。肺部病变主要为斑片状影及结节状影，部分病灶密度朝实变发展，符合新冠肺炎进展期影像学表现。

【病例来源】 广东省阳江市人民医院陈任政提供

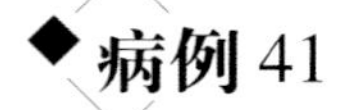

病例 41

临床资料

患者男，57 岁。畏寒发热伴肌肉酸痛 2 天。患者自述受凉后出现发热，以低热为主，无明显规律，体温最高 37. 6℃，发热时伴有畏寒及肌肉酸痛，自服感冒药后症状可减轻。偶感胸闷心悸，无咳嗽、咳痰、纳差、盗汗等不适。患者无疫区旅居史，2020 年 1 月 21 日与武汉返程家人聚餐，后聚餐者中出现确诊病例。血常规：白细胞计数 5.2 × 10^9/L，淋巴细胞百分比 17.4%；C－反应蛋白 190.87mg/L。新型冠状病毒核酸检测阳性。

影像资料

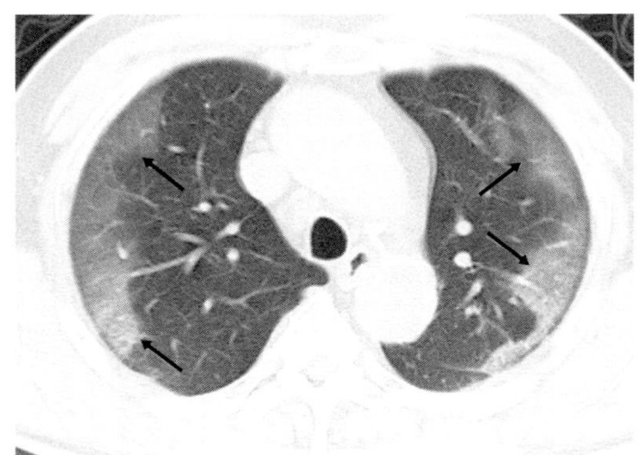

图 A　胸膜平行征

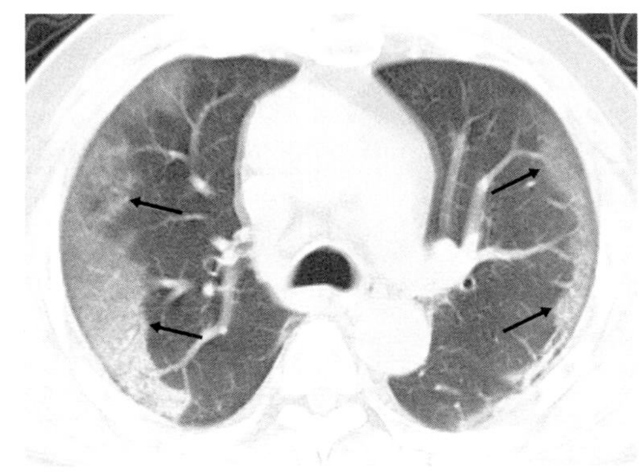

图 B　血管增粗征

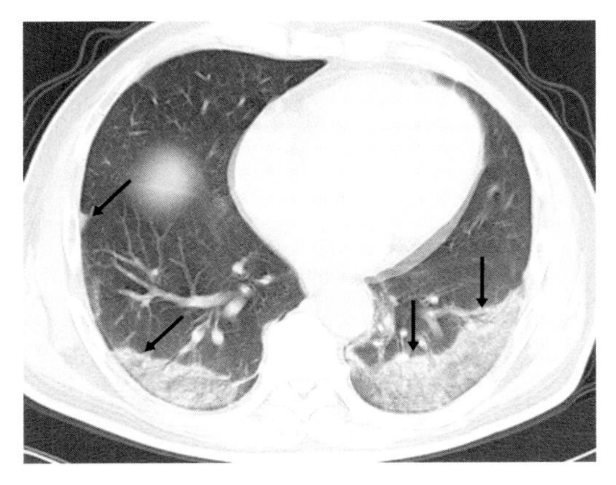

图 C　边界平直

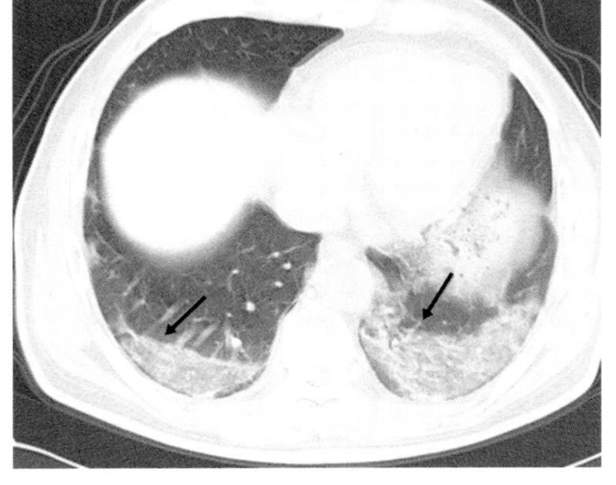

图 D　病变内见网格样影

影像所见

双肺胸膜下多发斑片状磨玻璃影，大部分融合，长轴与胸膜平行，内见细网格征，可见增厚的小叶内间质及支气管扩张，支气管壁未见明显增厚；局部气体潴留。

病例分析

1. 分布：胸膜下、小叶核心区域分布，双侧对称。

2. 密度：磨玻璃影。

3. 数目及形状：多发，斑片状。

4. 支气管及血管：病灶内小叶内间质增厚，肺门侧支气管充气，未见支气管壁增厚及堵塞。

5. 阴性征象：未见树芽征、胸腔积液、空洞征。

6. 综合分析：外围胸膜下多发磨玻璃病变，非叶段分布，分布区域与小叶核心有关，符合间质性分布，支持病毒性肺炎。未见支气管壁增厚、空洞征及树芽征；胸膜下病灶部分融合成片，未见实变影及纤维条索影，以胸膜下分布为主，见胸膜平行征，未见中轴性分布，符合新冠肺炎进展期影像学表现。

【病例来源】 浙江省宁波市第一医院黄景峰、肖泽宇提供

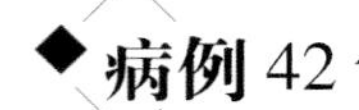

病例 42

临床资料

患者女，31 岁。2 天前出现咳嗽、咽痛症状，无发热、咳痰、呕吐、腹泻、乏力、胸闷胸痛、心悸气促、纳差、盗汗等不适。2020 年 1 月 23 日自湖北老家返回深圳，接触者中无发热患者。3 天前其丈夫被诊断为新冠肺炎疑似患者。血常规：白细胞计数 $8.75\times10^{9}/L$，淋巴细胞计数 $1.33\times10^{9}/L$，淋巴细胞百分比 15.1%；C－反应蛋白 21.74mg/L。新型冠状病毒核酸检测阳性。

影像资料

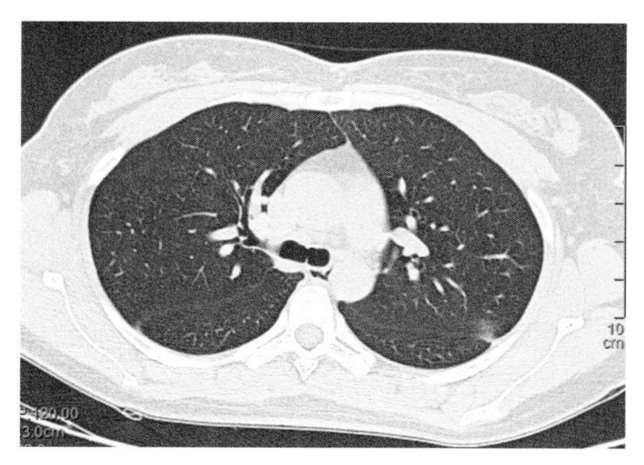

图 A　叶间胸膜下磨玻璃影

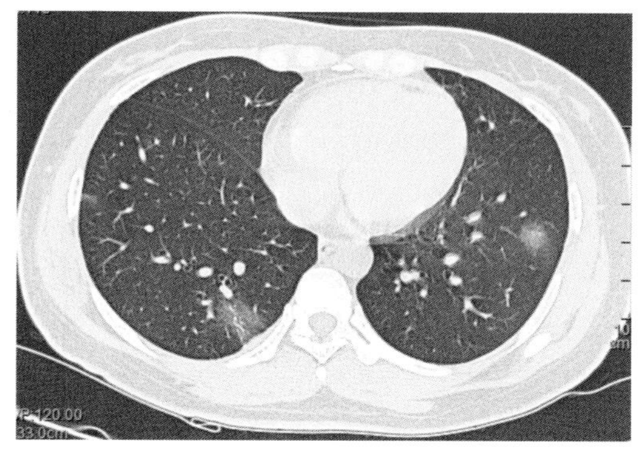

图 B　多发磨玻璃影符合小叶核心区域分布

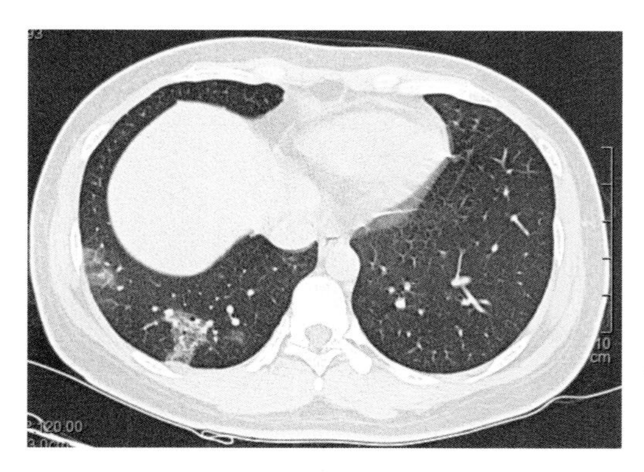

图 C　磨玻璃影内增粗血管影

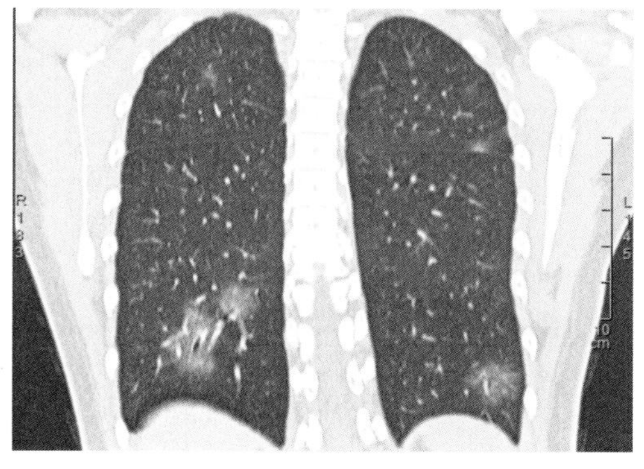

图 D　冠状位示斑片状及结节状病灶

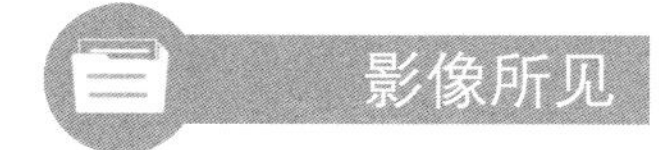

影像所见

左肺上叶尖后段胸膜下见一小片状磨玻璃影，边界模糊，邻近叶间裂胸膜可见增厚；双肺下叶可见多发斑片状及结节状磨玻璃影，以胸膜下分布为主；右肺下叶胸膜下多发斑片状混杂密度影，呈磨玻璃影与实变影混杂，内部见小叶内间质增厚，周围部分见少许条索状改变，后部病灶内血管增粗，邻近胸膜见轻度增厚牵拉；冠状位重建显示双肺多发斑片状及结节状病灶，右肺下叶病灶内见明显增粗血管影。

病例分析

1. 分布：胸膜下、叶间裂旁、小叶核心区域分布。

2. 密度：磨玻璃影、混杂密度影、条索影。

3. 数目及形状：多发，形态多样，有结节状、斑片状及条索状。

4. 支气管及血管：未见支气管扩张、管壁增厚及堵塞，见增粗血管影。

5. 阴性征象：未见树芽征、胸腔积液、空洞征，纵隔未见肿大淋巴结。

6. 综合分析：患者有咳嗽，无发热，白细胞计数不高，不符合普通细菌性肺炎的临床表现。影像表现为胸膜下及叶间裂旁多发斑片状影，病变以磨玻璃影和混杂密度影为主，右肺下叶病变内有少量纤维条索影，非叶段分布，分布区域与小叶核心有关，符合间质性分布为主的特征，支持病毒性肺炎。病变内有部分实变影和少许纤维条索影，胸膜可见增厚牵拉改变，结合临床及流行病学史，符合新冠肺炎进展期影像学表现。

【病例来源】 广东省深圳市宝安区人民医院赵双全、周永生提供

◆病例 43

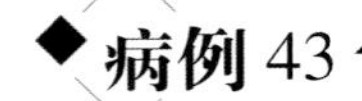

临床资料

患者男，36 岁。发热 4 天。2020 年 1 月 18 日自疫区外出旅游，4 天前出现发热，体温最高 38.6℃，伴轻微咳嗽，无咽痛、咳痰、呕吐、腹泻、乏力、胸闷胸痛、心悸气促、纳差、盗汗等不适。无与发热患者接触史，家人等无类似症状。血常规：白细胞计数 4.73×10^9/L，淋巴细胞计数 1.31×10^9/L，淋巴细胞百分比 27.7%；C－反应蛋白 37.1mg/L。新型冠状病毒核酸检测阳性。

影像资料

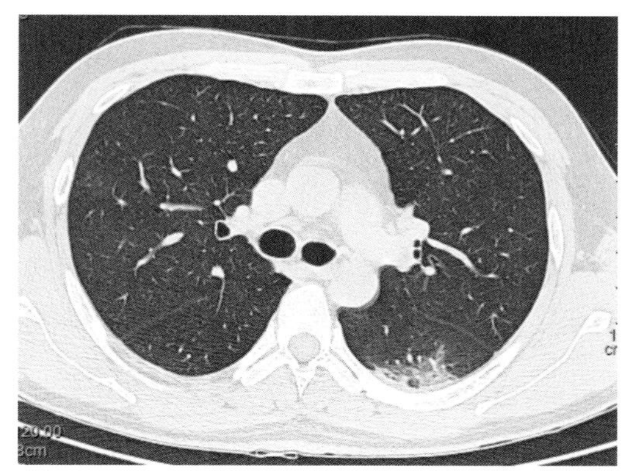

图 A　左肺胸膜下病变

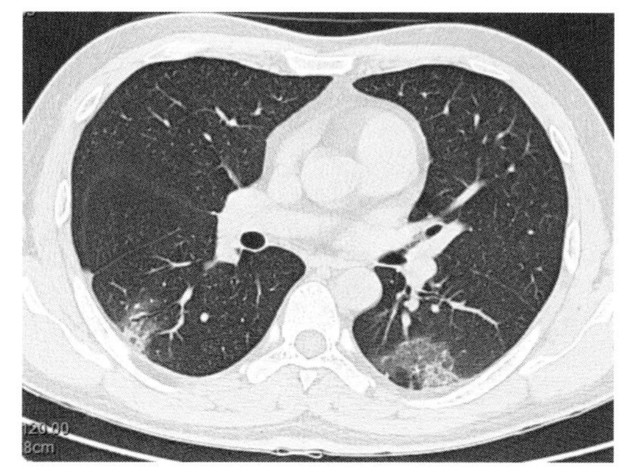

图 B　右肺病变内见空气支气管征

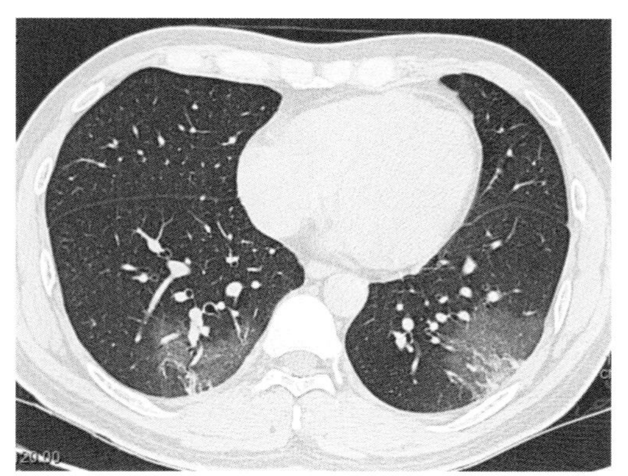

图 C　细网格征

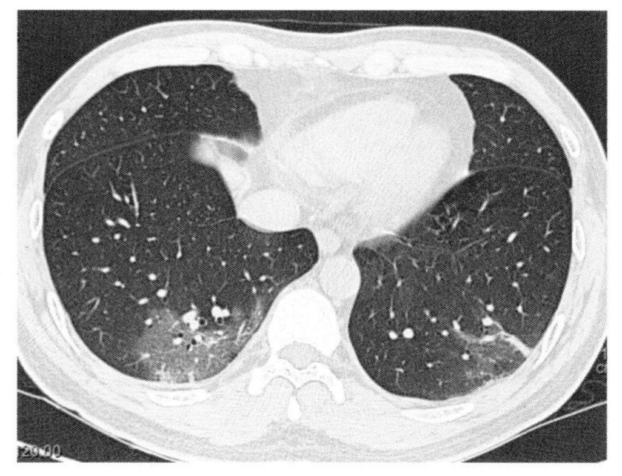

图 D　磨玻璃影边界见条索影

影像所见

左肺下叶背段胸膜下见一斑片状影，密度较高，病变长轴与胸膜平行，病灶内见小泡状空气潴留改变；双肺下叶背段胸膜下多发斑片状影，右侧病灶内见空气支气管征，左侧病灶内见网格样影，呈细网格征改变；双肺下叶背段及后基底段胸膜下多发斑片状密度增高影，以磨玻璃影为主，病灶内血管增粗，病变内散在少许条索影。

病例分析

1. 分布：胸膜下分布。

2. 密度：磨玻璃影、混杂密度影、条索影。

3. 数目及形状：多发，形态多样，有斑片状及条索状。

4. 支气管及血管：未见支气管堵塞，病灶内见血管增粗征及空气支气管征。

5. 阴性征象：未见树芽征、胸腔积液、空洞征，纵隔未见肿大淋巴结。

6. 综合分析：患者发热，白细胞计数不高，不符合普通细菌性肺炎的临床表现。影像表现为胸膜下多发斑片状影，磨玻璃病变为主，并有少量纤维条索影，非叶段分布，分布区域与小叶核心有关，符合间质性分布，支持病毒性肺炎。未见支气管堵塞，可见空气支气管征和小泡状空气潴留征象，结合临床及流行病学史，符合新冠肺炎进展期向修复期演变的影像学表现。

【病例来源】 广东省深圳市宝安区人民医院赵双全、周永生提供

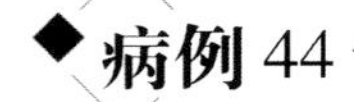

病例 44

临床资料

患者男，36 岁。发热 1 天。2020 年 1 月 10 日自疫区出差国外，1 月 18 日回国，机场安检测体温偏高，37.5℃，无咳嗽、咳痰、气喘、乏力、畏寒、纳差、腹泻等不适。两周前接触过武汉发热患者，两周内密切接触人群中发现 2 名发热、咳嗽患者。血常规：白细胞计数 $4.68\times10^9/L$，淋巴细胞计数 $1.27\times10^9/L$，淋巴细胞百分比 27.1%；C－反应蛋白 8.1mg/L。新型冠状病毒核酸检测阳性。

影像资料

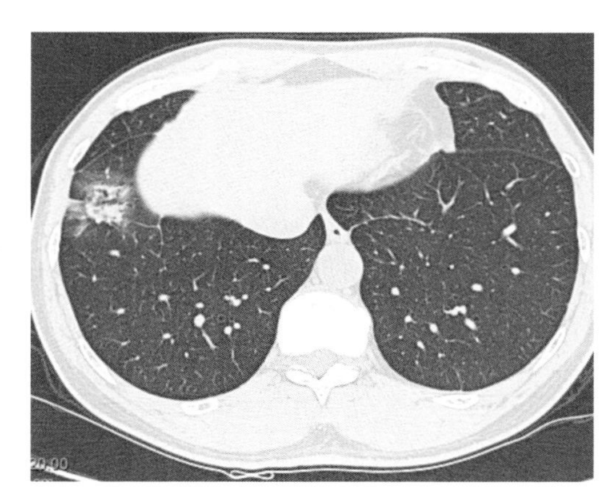

图 A　右肺下叶磨玻璃和实性混杂密度影

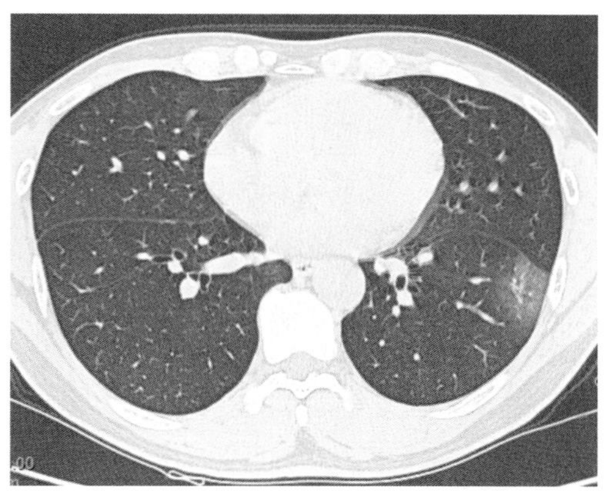

图 B　左肺下叶叶间裂胸膜下磨玻璃影

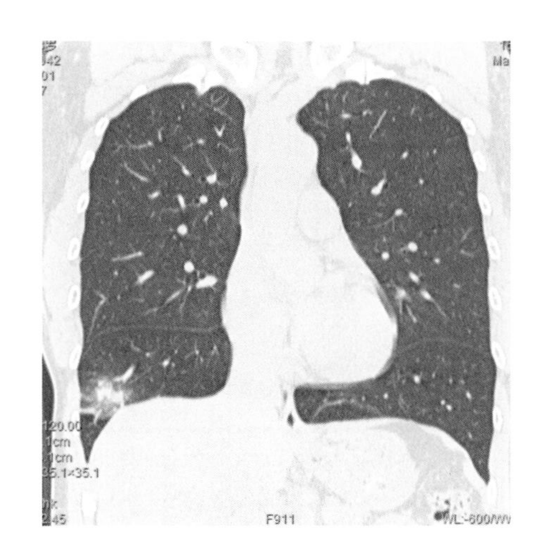

图 C　冠状位显示混杂密度影及血管增粗征

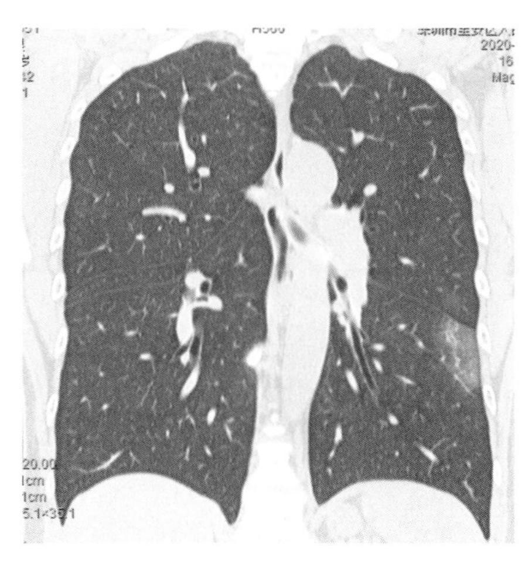

图 D　冠状位显示叶间裂未见增厚、变形

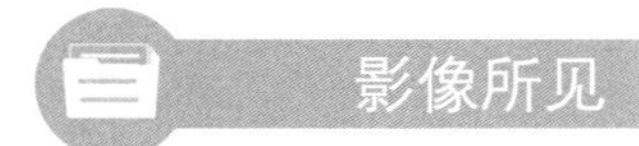

影像所见

右肺下叶前基底段叶间裂及侧胸膜下区见一斑片状高密度影，呈磨玻璃影和实变影混合存在，边界不清，病变内及周围可见多发的增粗血管影，病灶内见空气支气管征；左肺下叶侧壁胸膜与叶间裂胸膜下见一斑片状磨玻璃影，内部血管稍增粗，病变叶间裂侧边界光滑整齐，无跨越叶间裂蔓延改变；冠状位重建显示右肺下叶病灶内及周围多发增粗血管影，邻近胸膜未见明显增厚牵拉；左肺下叶病变呈磨玻璃影，沿叶间裂和侧胸膜走行，叶间裂未见增厚和变形凹陷等。

病例分析

1. 分布：胸膜下、叶间裂下分布。

2. 密度：磨玻璃影和混杂密度影。

3. 数目及形状：多发，斑片状，形态不规则。

4. 支气管及血管：病灶内见空气支气管征，未见支气管堵塞，病灶内见增粗血管影。

5. 阴性征象：未见树芽征、胸腔积液、空洞征，纵隔未见肿大淋巴结，胸膜无增厚牵拉。

6. 综合分析：患者低热，白细胞计数不高，不支持普通细菌性肺炎的临床表现。影像学表现为右肺下叶混杂密度影，左肺下叶磨玻璃影，分布区域位于侧胸膜和叶间裂胸膜下，不跨越叶间裂胸膜，侧胸膜及叶间裂胸膜未见增厚和牵拉凹陷，符合间质性病变的特征，支持病毒性肺炎。结合临床及流行病学史，符合新冠肺炎进展期影像学表现。患者双下肺病变影像学表现不同，说明可同时存在不同时期的病变。

【病例来源】 广东省深圳市宝安区人民医院赵双全、周永生提供

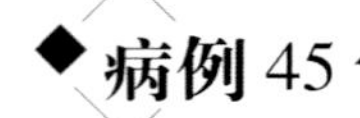

病例 45

临床资料

患者女，59 岁。发热 3 天。湖北荆州人。2020 年 1 月 21 日来深圳，24 日出现发热，体温介于 37.5℃～38.0℃，伴轻微干咳，无咳痰、气喘、乏力、畏寒、纳差、腹泻等不适。既往体健。荆州居留期间接触过当地发热患者，家族中已出现 1 例发热患者，未确诊为新冠肺炎。血常规：白细胞计数 $2.92\times10^9/L$，淋巴细胞计数 $0.89\times10^9/L$，淋巴细胞百分比 30.5%；C－反应蛋白 19.5mg/L。新型冠状病毒核酸检测阳性。

影像资料

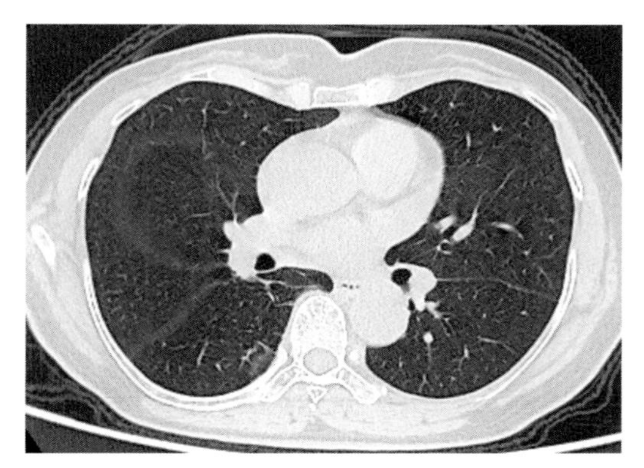

图 A　右肺下叶背段小片状磨玻璃影

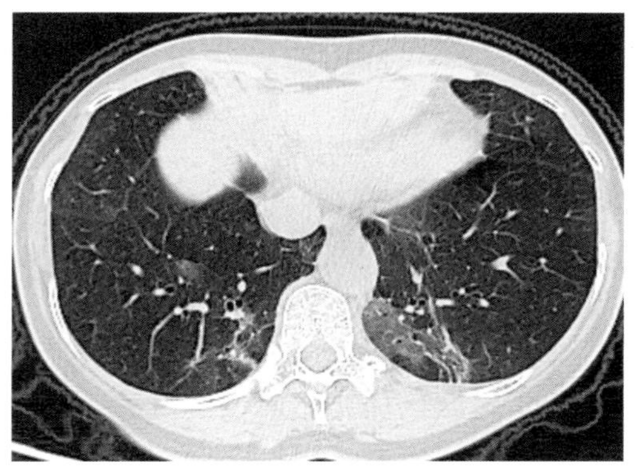

图 B　双肺下叶后基底段斑片状磨玻璃影及条索影

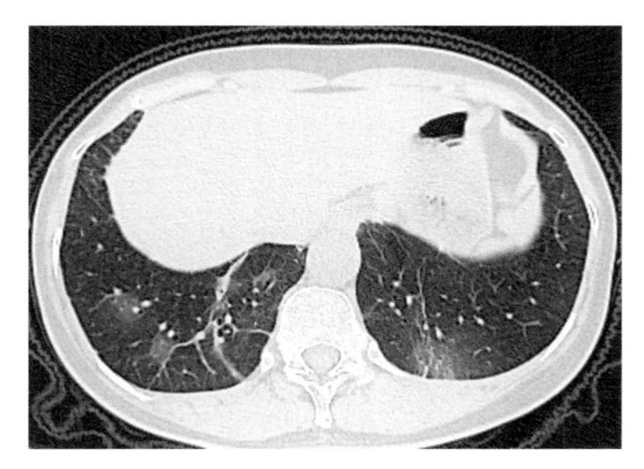

图 C　双肺下叶多发磨玻璃影，右下肺有条索影

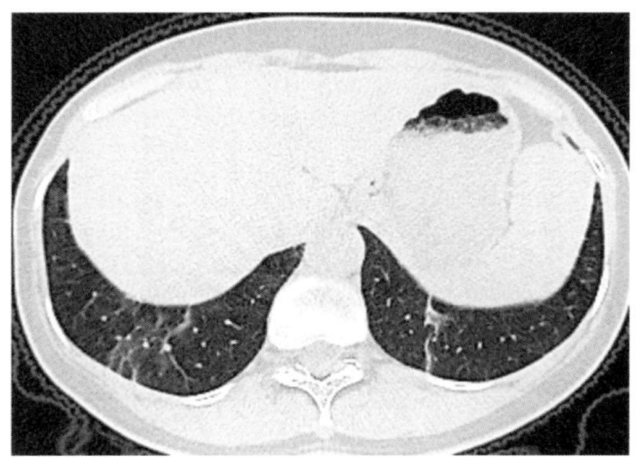

图 D　病变下缘见条索影

影像所见

右肺下叶背段胸膜下见小片状磨玻璃影；双肺下叶后基底段多发斑片状磨玻璃影和条索影，部分条索影直达胸膜；双肺下叶多发斑片状磨玻璃影，右肺病灶沿支气管血管束分布；病变下缘多发条索影。

病例分析

1. 分布：胸膜下分布为主。

2. 密度：磨玻璃影，夹杂多发条索影。

3. 数目及形状：多发，斑片状、条索状，形态不规则。

4. 支气管及血管：未见支气管充气、堵塞，周围多发条索影。

5. 阴性征象：未见树芽征、胸腔积液、空洞征，纵隔未见肿大淋巴结。

6. 综合分析：患者发热，白细胞及淋巴细胞计数减少，影像学表现为双肺下叶多发斑片状磨玻璃影，病变周围多发条索影，分布区域位于侧壁胸膜下方，符合病毒性肺炎表现，结合临床及流行病学史，符合新冠肺炎修复期影像学表现。

【病例来源】 广东省深圳市宝安区人民医院赵双全、周永生提供

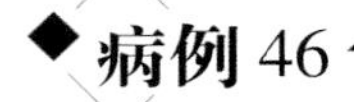

病例 46

临床资料

患者男，61 岁。发热 3 天。湖北荆州人。2020 年 1 月 23 日曾有发热病史，体温介于 37.5℃ ~38.5℃，伴轻微咳嗽，无发热、咳痰、胸闷、乏力、呼吸困难、腹痛腹泻等。现体温正常，无诉不适。2020 年 1 月 19 日曾在湖北荆州聚餐，有发热患者接触史，家族中已出现 1 例发热患者，确诊为新冠肺炎。血常规：白细胞计数 $7.33\times10^9/L$，淋巴细胞计数 $1.13\times10^9/L$，淋巴细胞百分比 15.4%；C－反应蛋白 28.1mg/L。新型冠状病毒核酸检测阳性。

影像资料

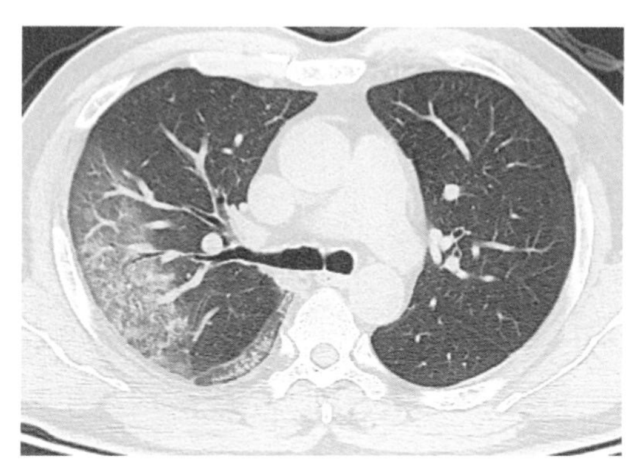

图 A　右肺见磨玻璃影，呈胸膜平行征

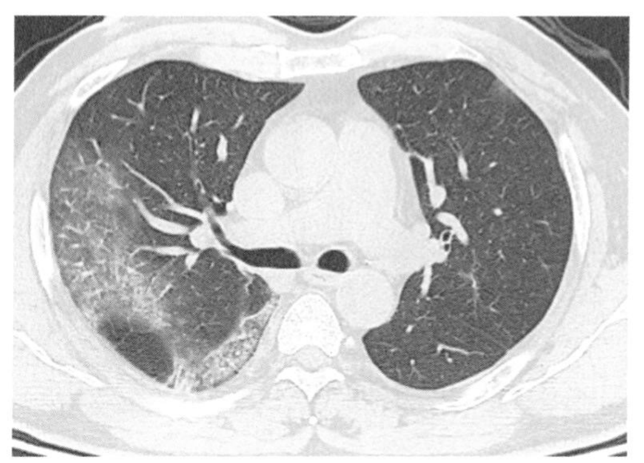

图 B　病变内见细网格征

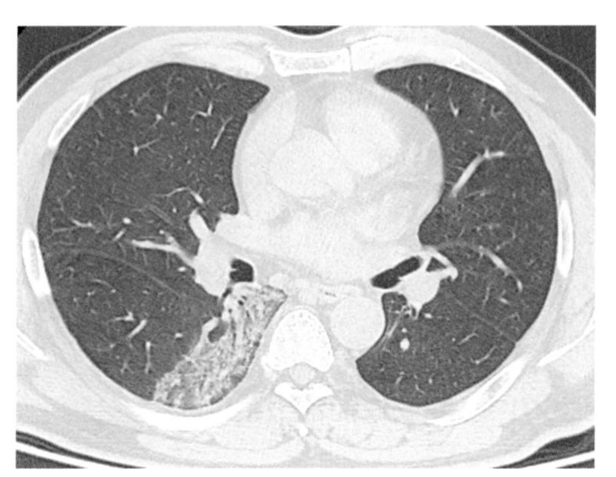

图 C　病变肺组织萎陷改变

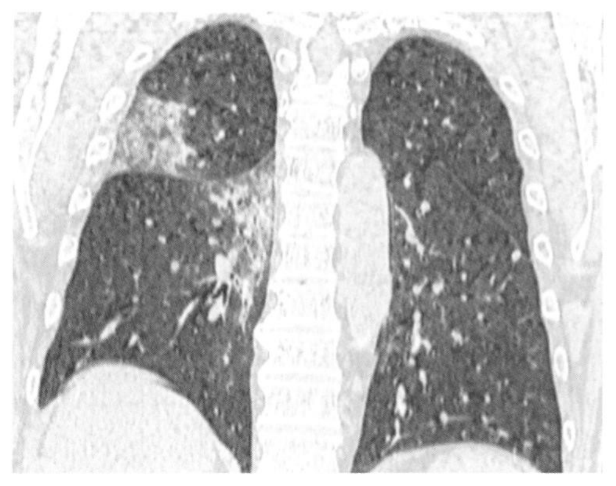

图 D　病变未见跨越叶间裂，叶间裂变形

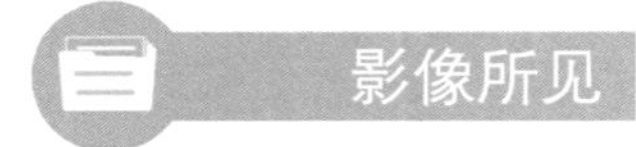

影像所见

右肺上叶后段、下叶背段可见团片状磨玻璃影，病灶近端见增粗血管影，病变内小叶内间质增厚，呈细网格征改变；右肺上叶后段、下叶背段病变贴近叶间裂侧边界较光滑，左肺上叶上舌段可见小斑片状磨玻璃影；右肺下叶背段病变见混杂密度影，病变肺组织萎陷改变，血管及支气管可见扭曲贴向纵隔侧；冠状位重建显示右肺上叶及下叶病变叶间裂交界面光滑，叶间裂牵拉凹陷。

病例分析

1. 分布：侧壁胸膜下和叶间裂胸膜下区域分布为主。

2. 密度：磨玻璃影、实变影。

3. 数目及形状：多发，团片状或斑片状，右肺下叶背段病变肺组织萎陷改变。

4. 支气管及血管：右肺下叶病变肺组织内血管及支气管扭曲变形，叶间裂牵拉凹陷，病变内见空气支气管征。

5. 阴性征象：未见树芽征、胸腔积液、空洞征，纵隔未见肿大淋巴结。

6. 综合分析：患者发热，白细胞计数不高，不支持普通细菌性肺炎的临床表现。影像学表现为右肺多发斑片状磨玻璃影和混杂密度影，左肺少许磨玻璃影，主要分布区域位于胸膜下和叶间裂下，病变肺组织有萎陷改变，符合间质性病变，支持病毒性肺炎表现。结合临床及流行病学史，符合新冠肺炎进展期影像学表现。

【病例来源】 广东省深圳市宝安区人民医院赵双全、周永生提供

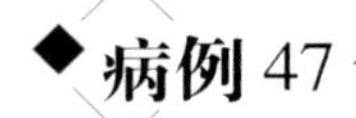

病例 47

临床资料

患者男，48 岁。咽痒、咳嗽 7 天。湖北荆州人，长居深圳。2020 年 1 月 17 日曾回湖北居住，1 月 24 日返深后出现咽痒、咳嗽，无发热，自服金银花胶囊、板蓝根治疗后，咳嗽有所缓解，仍有咽痒，无其他不适。当时测体温 37.1℃。无发热患者接触史，家族中无相同症状者。血常规：白细胞计数 $8.33\times10^9/L$，淋巴细胞计数 $2.23\times10^9/L$，淋巴细胞百分比 26.8%。新型冠状病毒核酸检测阳性。

影像资料

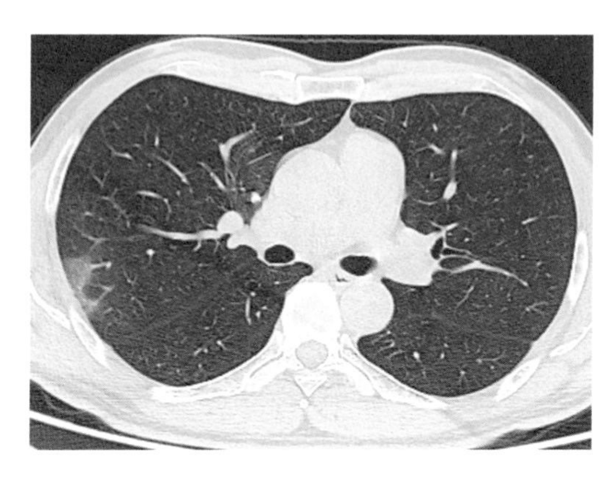

图 A 双肺胸膜下磨玻璃影符合小叶核心区域分布的特征

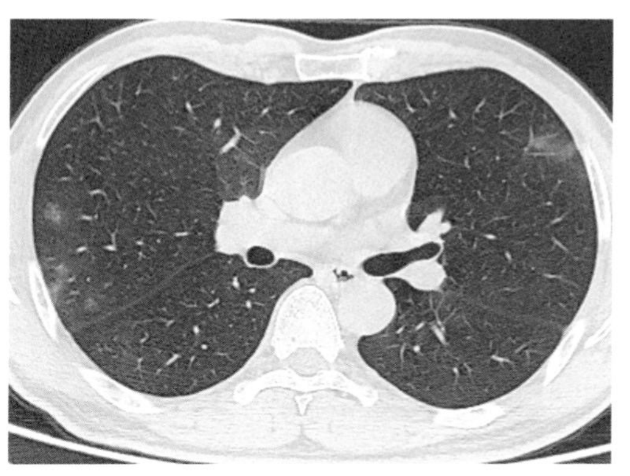

图 B 多发结节状磨玻璃影

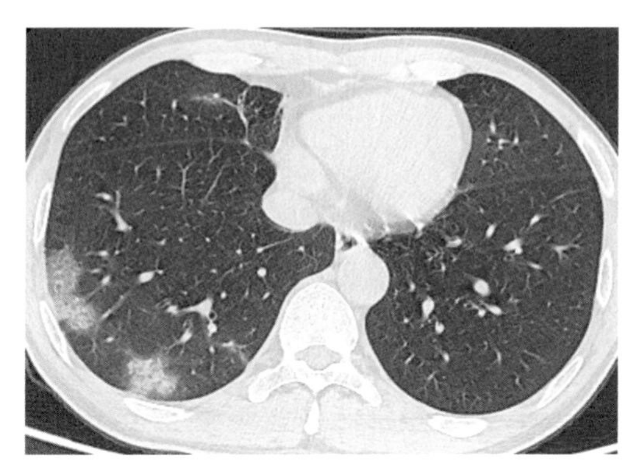

图 C 多发病灶相互独立而又有融合趋势

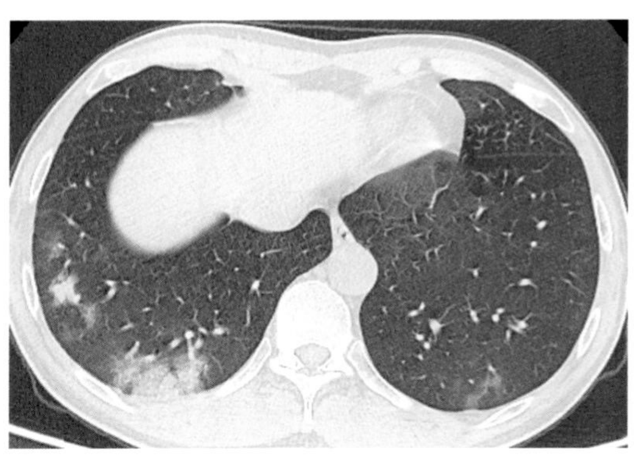

图 D 细网格征，部分实变影

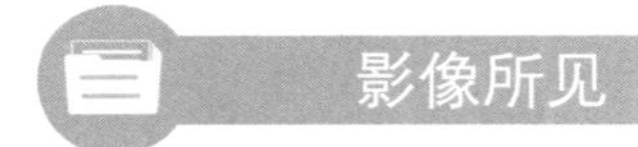

双肺胸膜下多发结节状磨玻璃影，大小不等，密度不均，部分融合，内有网格样影，可见与增粗血管影相连，血管影伸入病灶内，边界清楚；未见支气管扩张，支气管壁增厚、堵塞等；胸膜及叶间裂未见明显增厚牵拉。

病例分析

1. 分布：胸膜下、小叶核心区域分布。

2. 密度：磨玻璃影，见间质增厚形成的网格样影。

3. 数目及形状：多发，结节状。

4. 支气管及血管：病灶见增粗血管影，未见支气管壁增厚及堵塞。

5. 阴性征象：未见树芽征、胸腔积液、空洞征，纵隔未见肿大淋巴结。

6. 综合分析：患者无发热，白细胞计数不高，不支持普通细菌性肺炎的临床表现。影像学表现为双肺多发状磨玻璃影，主要分布区域位于胸膜下，病变内部见间质增厚形成的网格样影，符合病毒性肺炎表现。结合临床及流行病学史，符合新冠肺炎进展期影像学表现。

【病例来源】 广东省深圳市宝安区人民医院赵双全、周永生提供

病例 48

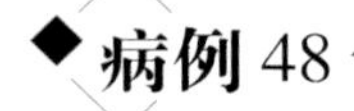

临床资料

患者女，49 岁。发热 1 天。2020 年 1 月 22 日自驾从疫区返回深圳，几天前无明显诱因出现发热，最高体温 37.5℃。血常规：白细胞计数 $2.75 \times 10^9/L$，淋巴细胞百分比 24.4%。新型冠状病毒核酸检测阳性。

影像资料

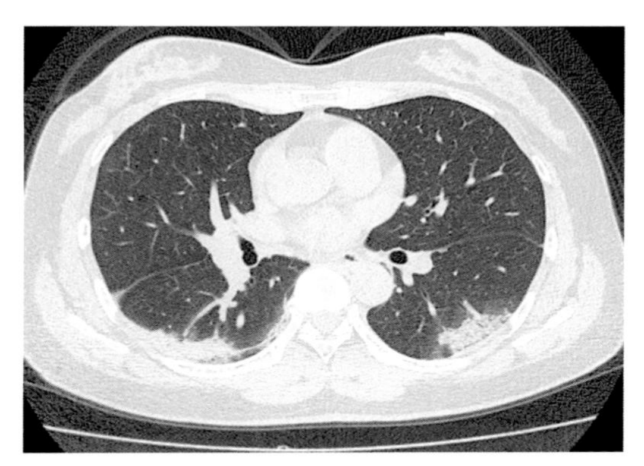

图 A　胸膜下实变影，呈胸膜平行征

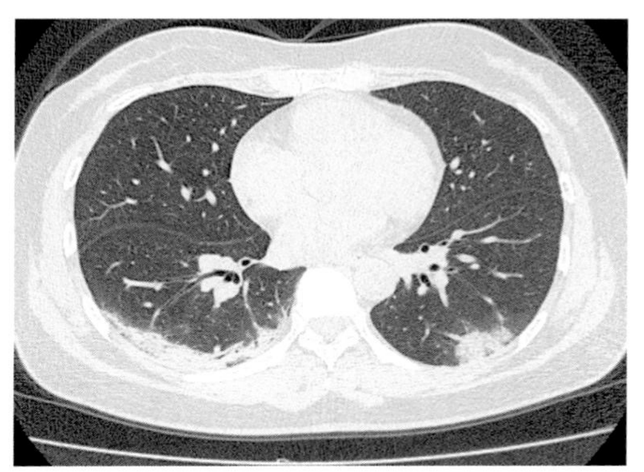

图 B　增粗血管影伸入病灶

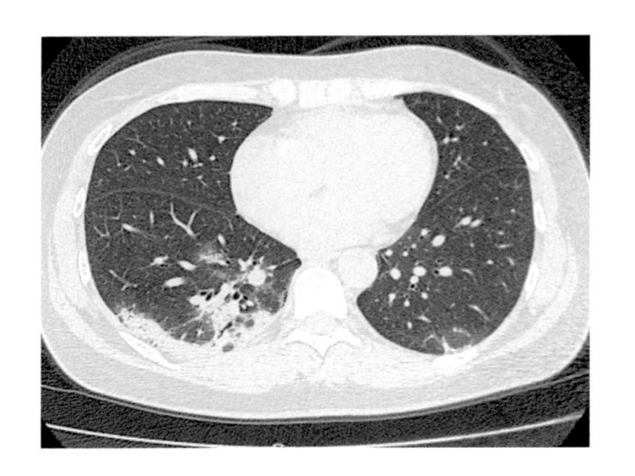

图 C　实变影边缘收缩

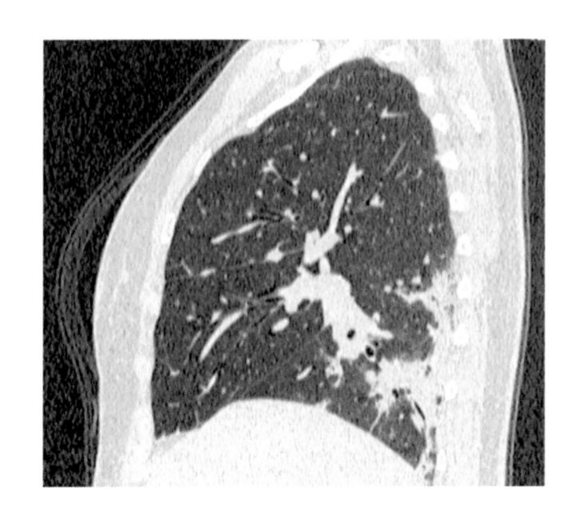

图 D　矢状位见病变与胸膜平行，支气管扩张

影像所见

双肺下叶胸膜下多发斑片状实变影，形态不规则，密度不均匀，长轴与胸膜平行，内见空气支气管征，边界模糊，右肺为著，实变影之间存在正常肺组织，右侧斜裂胸膜增厚。

病例分析

1. 分布：双肺下叶胸膜下分布。

2. 密度：实变影。

3. 数目及形状：多发，斑片状。

4. 支气管及血管：病变内见空气支气管征，局部稍扩张，未见明显增粗血管影。

5. 阴性征象：未见树芽征、胸腔积液、空洞征。

6. 综合分析：患者急性起病，血常规检查白细胞计数减少，不符合普通细菌性肺炎的临床表现。影像学表现为双肺下叶胸膜下多发斑片状实变影，符合病毒性肺炎表现。结合临床及流行病学史，符合新冠肺炎典型表现。病变主要为实变影，未见支气管扩张或纤维条索影，胸膜下分布为主，未见中央肺分布，符合新冠肺炎进展期影像学表现。

【病例来源】 广东省深圳市北大深圳医院邓灵波、周雯提供

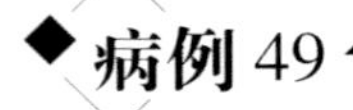

病例 49

临床资料

患者女，64 岁。发热 5 天。2020 年 1 月曾到新加坡旅游，1 月 26 日回深圳，1 月28 日出现发热，最高体温 38.8℃。伴周身酸痛、流涕、咳嗽、咳黄痰、胸闷。血常规：白细胞计数 8.44 × 10^9/L，淋巴细胞百分比 26.4%。新型冠状病毒核酸检测阳性。

影像资料

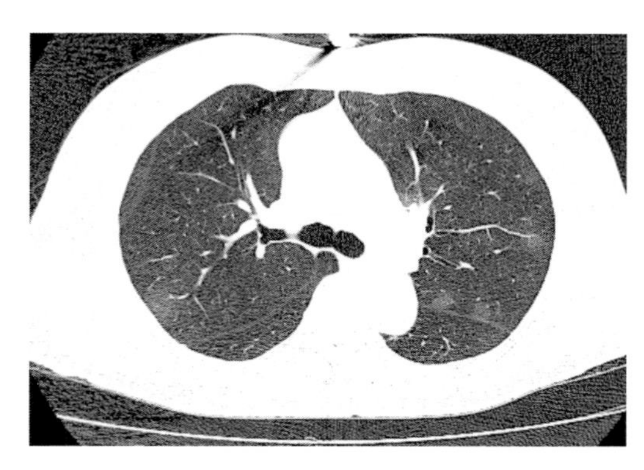

图 A　多发结节状磨玻璃影，呈小叶核心区域分布

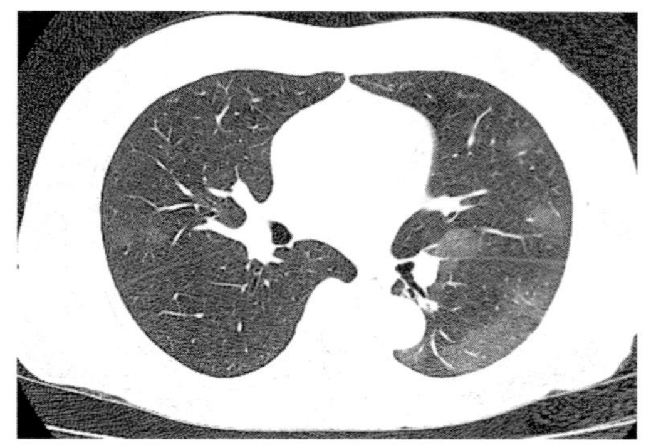

图 B　左肺下叶胸膜下磨玻璃影，呈胸膜平行征

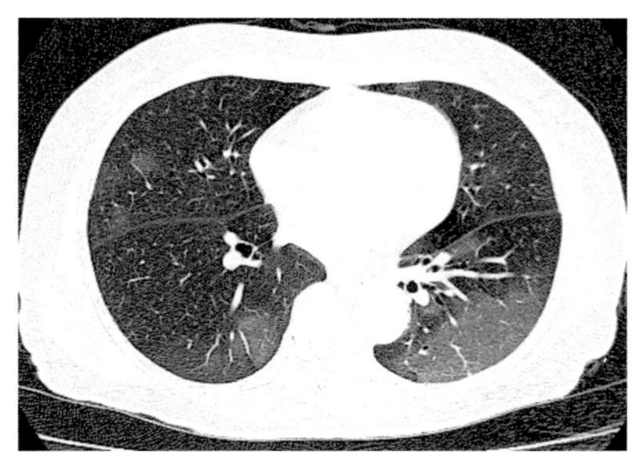

图 C　胸膜下分布斑片状磨玻璃影

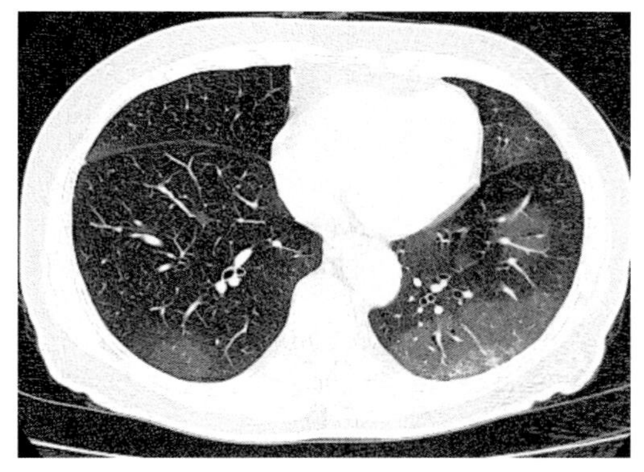

图 D　左肺下叶胸膜下磨玻璃影内出现实变影

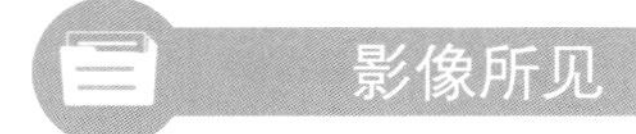

影像所见

双肺多发大小不等斑片状、结节状磨玻璃影，部分融合，病变大部分位于胸膜下，部分病变位于叶间胸膜下，病变于双肺下叶胸膜下为著，病变内见增粗血管影，边界清楚；未见支气管扩张、支气管壁增厚；左肺下叶磨玻璃影内靠近胸膜处有少许实变影。

病例分析

1. 分布：双肺胸膜下、小叶核心区域分布。

2. 密度：磨玻璃影，局部少许实变影。

3. 数目及形状：多发，结节状及斑片状。

4. 支气管及血管：与支气管分布无关，未见支气管壁增厚及堵塞，见增粗血管影。

5. 阴性征象：未见树芽征、胸腔积液、晕征及反晕征。

6. 综合分析：患者出现发热、周身酸痛及咳嗽等呼吸道症状，白细胞计数及淋巴细胞百分比正常，影像学表现为多发磨玻璃影，病变于双肺胸膜下及小叶核心区域分布，符合病毒性肺炎表现。本例无明确的疫区人员接触史，但患者曾经外出旅游，结合临床病史、血常规检查及影像学表现，符合新冠肺炎疑似病例表现。后经新型冠状病毒核酸检测为阳性，确诊为新冠肺炎。影像学上该患者病变大部分呈磨玻璃影，仅左肺下叶胸膜下见少许实变影，未见支气管扩张或纤维条索影，符合新冠肺炎进展期影像学表现。

【病例来源】 广东省深圳市北大深圳医院邓灵波、周雯提供

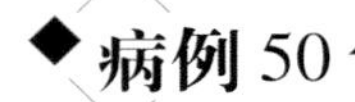

病例 50

临床资料

患者男，64 岁。2020 年 1 月 21 日从疫区至深圳，到家后在单独房间居住，相对隔离，每天自己监测体温，一直未出现发热、咳嗽等呼吸道症状。血常规：白细胞计数 $8.39\times10^9/L$，淋巴细胞百分比 33.6%。新型冠状病毒核酸检测阳性。

影像资料

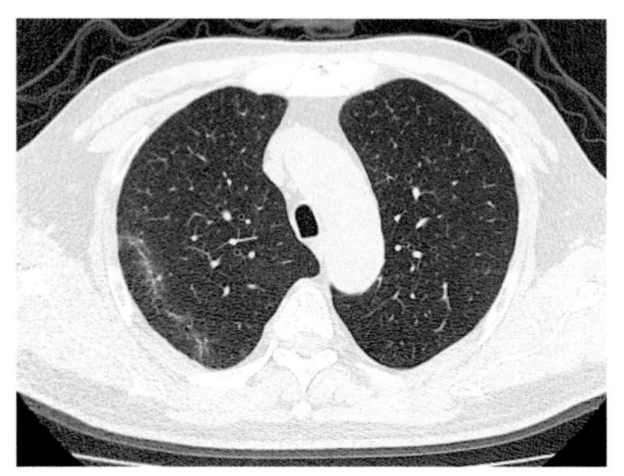

图 A　右上肺外带胸膜下条片状影

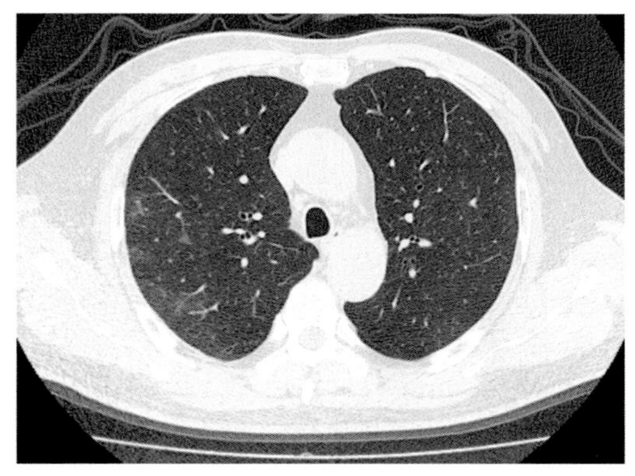

图 B　多发结节状磨玻璃影

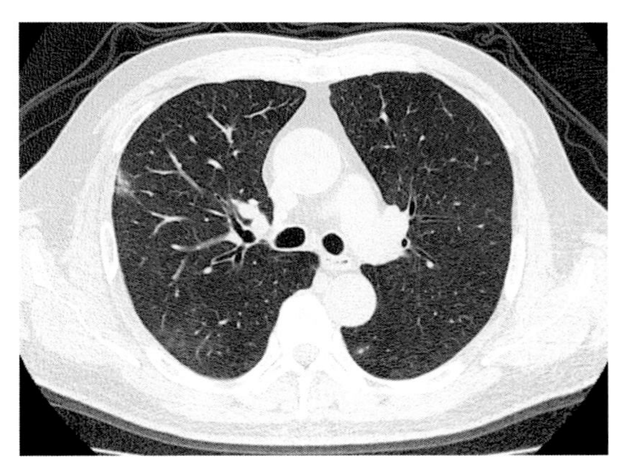

图 C　胸膜下小片状影

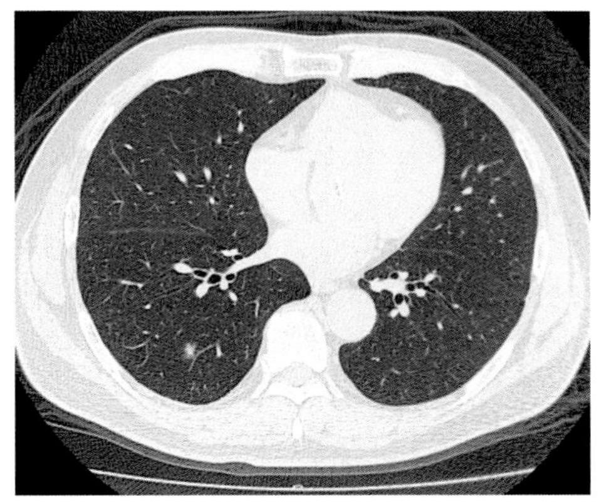

图 D　结节伴可疑晕征

影像所见

右肺多发结节状磨玻璃影，边界模糊，密度不均匀，大部分位于胸膜下，病变内多发条索影；右肺中叶胸膜下见小片状实变影，边界模糊，见增粗血管影通入其中，右肺下叶见小结节影，边界模糊，形态不规则。

病例分析

1. 分布：胸膜下、小叶核心区域分布。

2. 密度：磨玻璃影、条索影、小结节影及少许实变影。

3. 数目及形状：多发，不规则形，小片状、结节状。

4. 支气管及血管：与支气管分布无关，未见支气管壁增厚及堵塞，见增粗血管影。

5. 阴性征象：未见树芽征、胸腔积液、空洞征，见可疑晕征。

6. 综合分析：患者从疫区来深圳 20 天，未出现临床症状，血常规检查白细胞计数及淋巴细胞百分比正常，因政策要求进行胸部 CT 检查，考虑病毒性肺炎。本例有流行病学史，但是无临床症状，进行影像学检查时怀疑病毒性肺炎，后经新型冠状病毒核酸检测为阳性，确诊为新冠肺炎。影像学上该患者病变呈多样性，有磨玻璃影、少许实变影及局部小结节影，磨玻璃影内多发纤维条索影，符合新冠肺炎进展期影像学表现。

【病例来源】 广东省深圳市北大深圳医院邓灵波、周雯提供

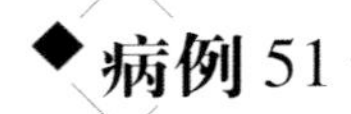

病例 51

临床资料

患者男，35 岁。腹泻、发热 3 天。无疫区人员接触史。2020 年 1 月 27 日开始出现腹泻，1 ~2 次/天，伴低热，偶有腹痛，无呕吐，最高体温 37. 5℃。血常规：白细胞计数 7. 30 × 10^9/L，淋巴细胞百分比 29. 7%。新型冠状病毒核酸检测阳性。

影像资料

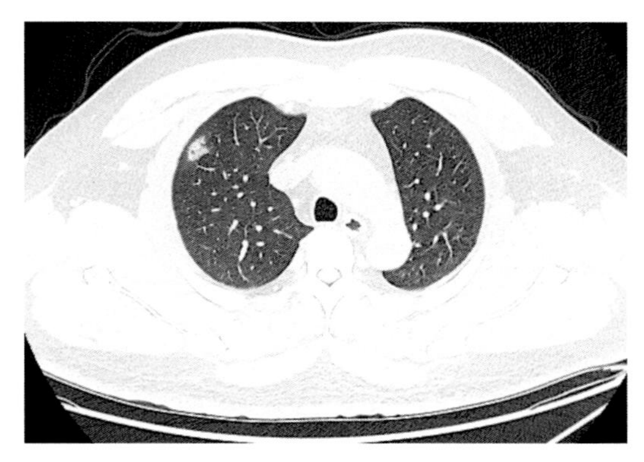

图 A　右肺上叶结节状实变影

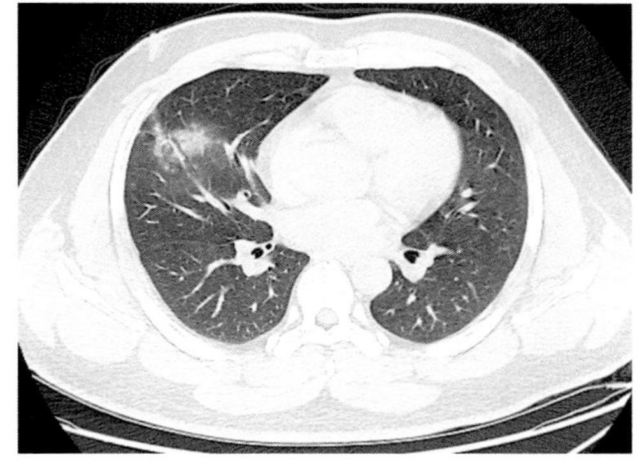

图 B　斑片状实变影伴晕征，空气支气管征

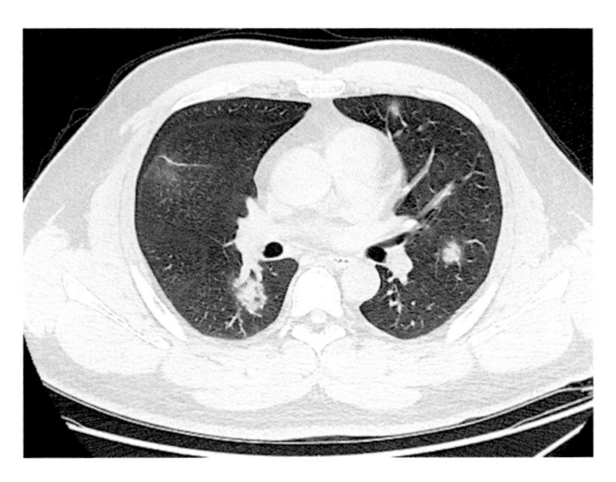

图 C　多发结节状实变影

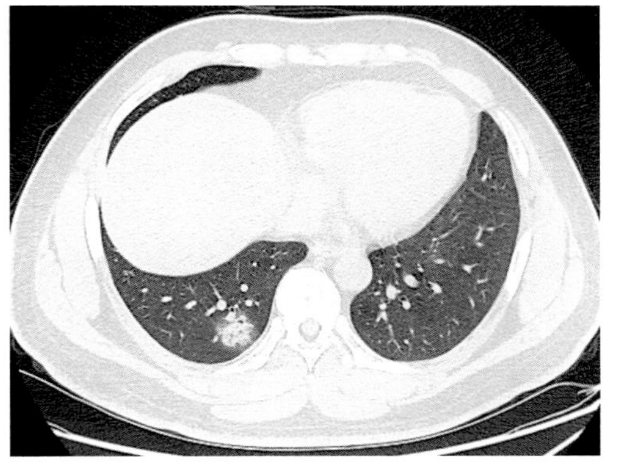

图 D　结节状实变影伴晕征

影像所见

右肺上叶、中叶、下叶及左肺上叶多发大小不等的斑片状实变影，边界模糊，右肺中叶为著，病变内见空气支气管征，部分病变内见小泡影，大部分病变位于支气管周围，未见支气管扩张、支气管壁增厚，部分病灶周围伴晕征。

病例分析

1. 分布：胸膜下分布为主。

2. 密度：实变影。

3. 数目及形状：多发，结节状及斑片状。

4. 支气管及血管：未见支气管壁增厚及堵塞，见空气支气管征及增粗血管影。

5. 阴性征象：未见树芽征、胸腔积液、空洞征，见晕征。

6. 综合分析：患者出现发热、腹泻症状，白细胞计数及淋巴细胞百分比正常，影像学表现为多发斑片状实变影，病变沿支气管周围分布，不是典型的病毒性肺炎表现。患者无明确的流行病学史，影像学上不是典型的病毒性肺炎表现。但患者有发热、腹泻等临床症状，后经新型冠状病毒核酸检测为阳性，确诊为新冠肺炎。影像学上该患者病变多发斑片状实变影，边缘平直，符合新冠肺炎进展期影像学表现。

【病例来源】 广东省深圳市北大深圳医院邓灵波、周雯提供

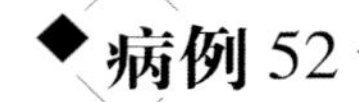

病例 52

临床资料

患者男，53 岁。咳嗽 4 天。22 天前从疫区乘飞机出境游，2020 年 2 月 1 日回深圳，2 月 4 日出现咳嗽，咳白痰，伴咽痒、气短，无流涕、鼻塞、头痛、全身酸痛、发热、胸痛、胸闷。血常规：白细胞计数 $5.49 \times 10^9/L$，淋巴细胞百分比 27.5%；C－反应蛋白升高。新型冠状病毒核酸检测阳性。

影像资料

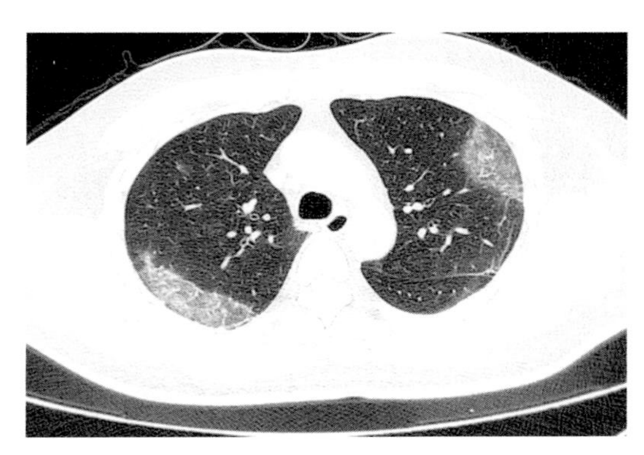

图 A　胸膜平行征

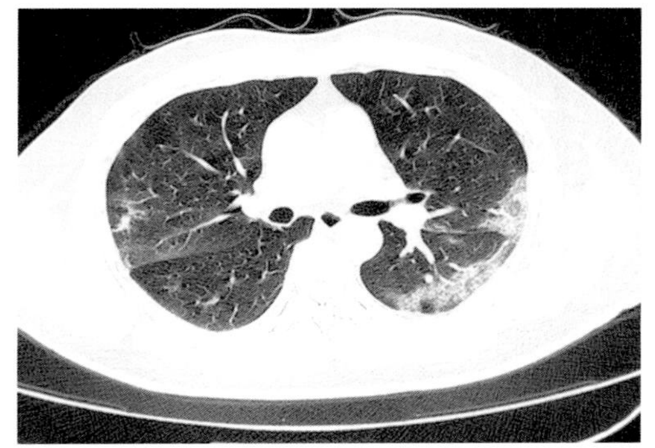

图 B　右肺病变内见细网格征

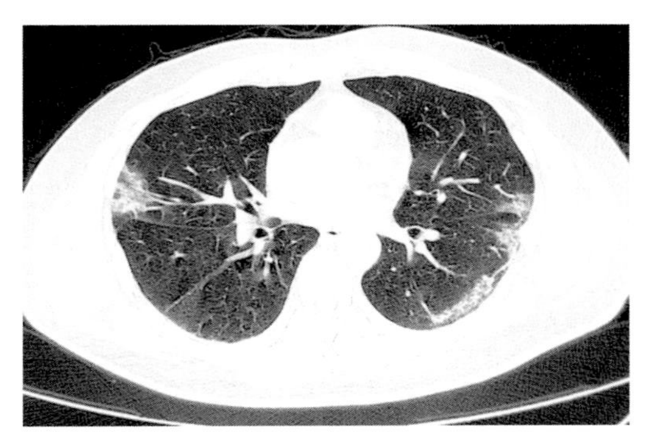

图 C　病变实变影伴边缘收缩

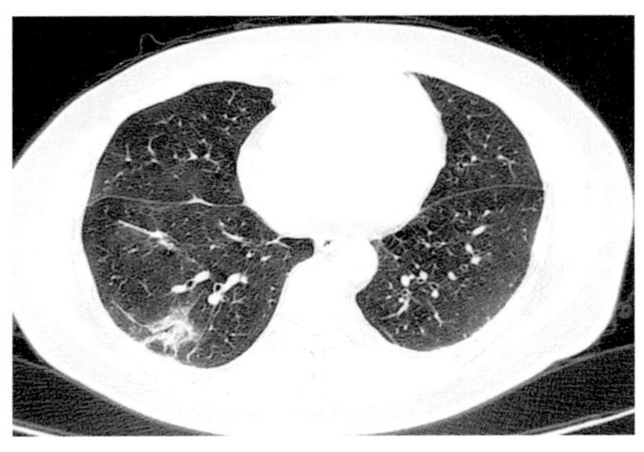

图 D　支气管扩张

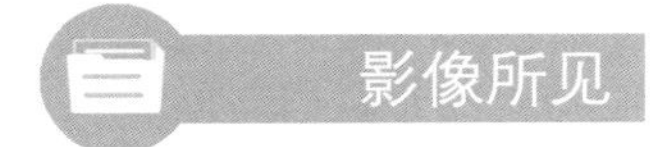

影像所见

双肺下叶胸膜下多发斑片状实变影，形态不规则，密度不均匀，长轴与胸膜平行，病变内小叶内间质增厚，呈细网格征改变，边界模糊，右肺下叶病变内散在纤维条索影，相应处支气管受牵拉，略扩张，双侧胸膜稍增厚。

病例分析

1. 分布：胸膜下分布。

2. 密度：实变影，条索影。

3. 数目及形状：多发，斑片状。

4. 支气管及血管：病变内见空气支气管征及支气管扩张征，并见增粗血管影。

5. 阴性征象：未见树芽征、胸腔积液、空洞征。

6. 综合分析：患者咳嗽，血常规检查白细胞计数正常，不符合普通细菌性肺炎临床表现。影像学表现为双肺下叶胸膜下多发斑片状实变影，符合病毒性肺炎表现。结合临床及流行病学史，符合新冠肺炎典型表现。病变主要为实变影，右肺下叶病变内见纤维条索影，以胸膜下分布为主，未见中央肺分布，符合新冠肺炎进展期影像学表现。

【病例来源】 广东省深圳市北大深圳医院邓灵波、周雯提供

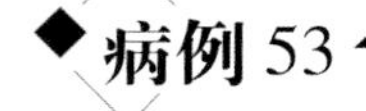

病例 53

临床资料

患者男，47 岁。发热伴轻度乏力 4 天。2020 年 1 月 29 日来院就诊。发病前 10 天有与疫区朋友聚餐史（朋友无症状），当时测体温 38.5℃。血常规：白细胞计数 $7.21\times10^{9}/L$，淋巴细胞计数 $1.82\times10^{9}/L$，淋巴细胞百分比 25.2%。新型冠状病毒核酸检测阳性。

影像资料

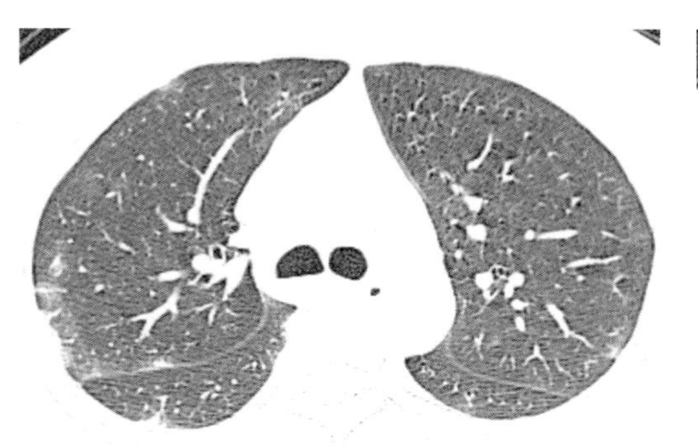

图 A　多发结节内见增粗血管影

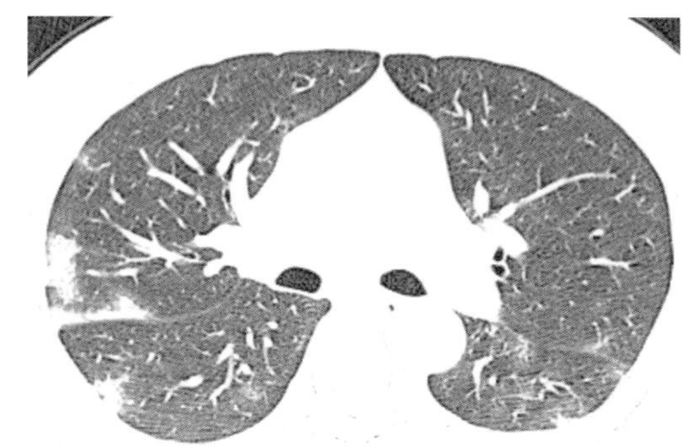

图 B　实变影边缘收缩

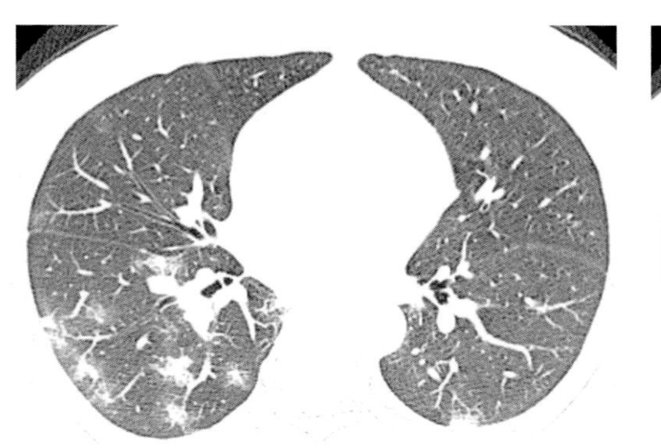

图 C　病变分布符合小叶核心区域分布的特征

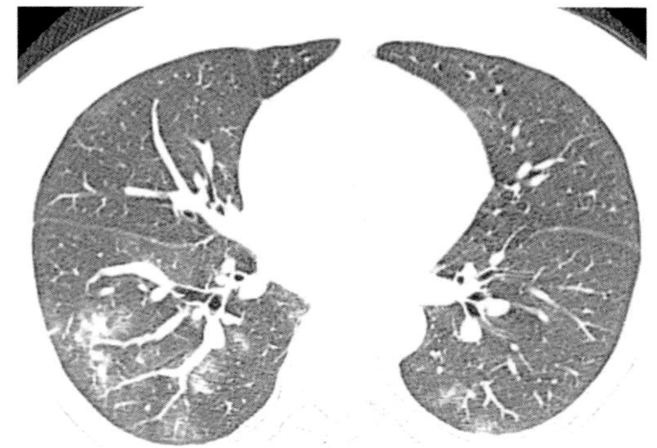

图 D　晕征

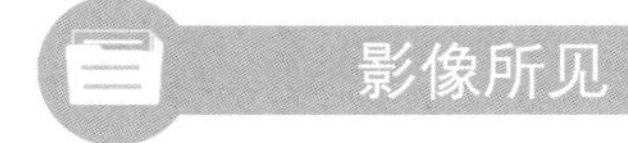

影像所见

双肺叶外周胸膜下及小叶核心区域分布为主，多发团片状、条片状密度增高影，边界模糊，部分融合，大部分病灶长轴与胸膜平行，部分位于叶间胸膜下，病变密度不均匀，中心密度较高，呈实变影，周围密度较低，呈磨玻璃影，可见晕征，未见空洞征，病变内及周围可见增粗血管影；支气管壁未见增厚；未见胸腔积液。

病例分析

1. 分布：胸膜下、小叶核心区域分布。

2. 密度：磨玻璃影，实变影（部分呈晕征）。

3. 数目及形状：多发，团片状、条片状，大部分病灶长轴与胸膜平行。

4. 支气管及血管：未见支气管壁增厚及管腔狭窄、闭塞，见增粗血管影。

5. 阴性征象：未见树芽征、胸腔积液、空洞征，未见纵隔淋巴结肿大。

6. 综合分析：胸膜下及小叶核心区域分布，主病灶多发团片状及条片状密度增高影。胸膜下病灶部分融合成条片状，病灶以磨玻璃影及实变影混合存在，部分可见晕征。病灶非叶段分布，长轴与胸膜平行及部分与小叶核心区域有关，病灶内及周围血管影增粗，部分可见细网格征，符合间质性分布为主。未见支气管壁增厚、空洞征、树芽征、胸腔积液。结合临床及流行病学史，符合新冠肺炎影像学表现；实变影边缘平直，符合新冠肺炎进展期影像学表现。主要与其他病毒性炎症以及真菌性、血管炎性肉芽肿等进行鉴别。

【病例来源】 广东省深圳市龙岗区人民医院［香港中文大学（深圳）附属第三医院（筹）］朱宇辉、周洁提供

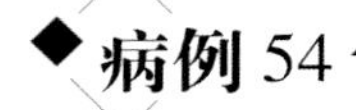

病例 54

临床资料

患者女，38 岁。咳嗽 6 天、发热 2 天。常住深圳市龙岗区，2020 年 1 月 16 日到疫区出差。1 月 20 日出现咳嗽，无咳痰，伴头痛，咳嗽时伴胸痛。1 月 26 日就诊。最高体温 38.5℃。血常规：白细胞计数 $4.30\times10^{9}/L$，淋巴细胞百分比 29.4%；超敏 C－反应蛋白 9.04mg/L。新型冠状病毒核酸检测阳性。

影像资料

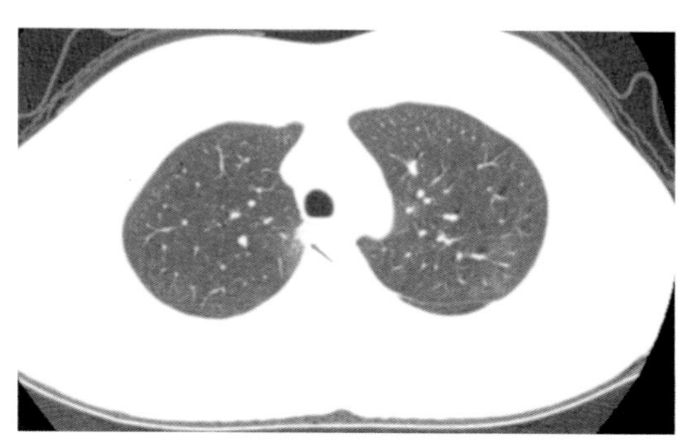

图 A　胸膜下结节状病变

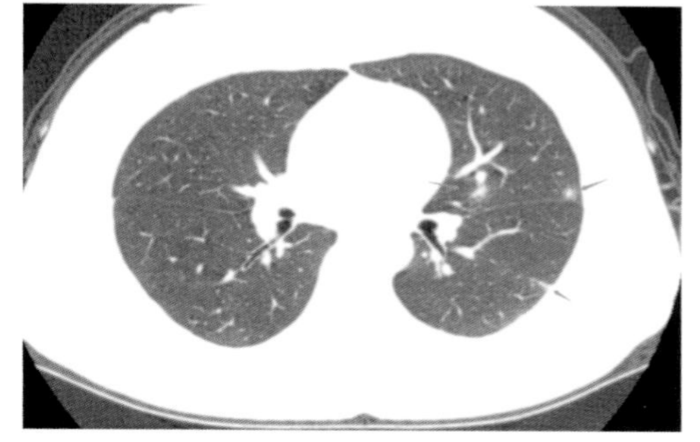

图 B　多发结节影伴晕征，符合小叶核心区域分布的特征

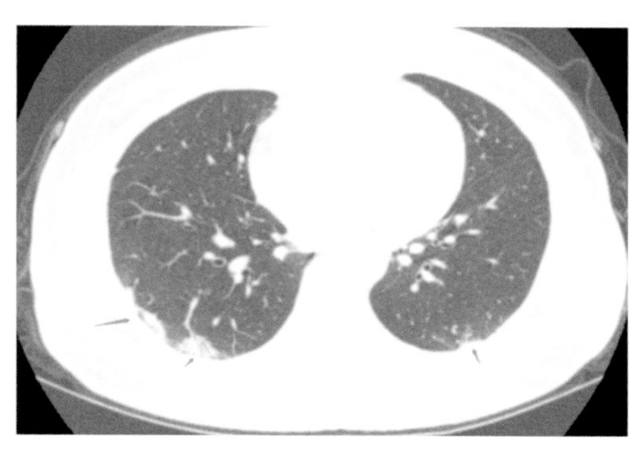

图 C　实变影沿胸膜下分布

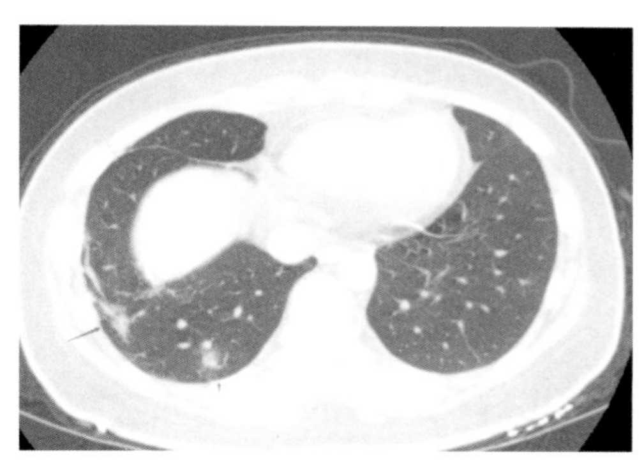

图 D　条索影

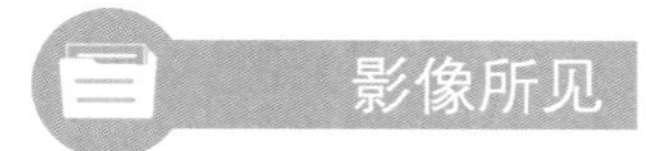

影像所见

双肺胸膜下分布为主，多发斑片状磨玻璃影，内有网格样影，部分实变影融合，可见纤维条索影，长轴与胸膜平行，可见与增粗血管影相连，增粗血管影伸入病灶，边界清楚；支气管壁未见增厚。

病例分析

1. 分布：胸膜下、小叶核心区域分布。

2. 密度：磨玻璃影（内有网格样影，部分实变影融合），纤维条索影。

3. 数目及形状：多发，斑片状、条片状。

4. 支气管及血管：见支气管扩张，支气管壁未见增厚，见增粗血管影。

5. 阴性征象：未见树芽征、胸腔积液、空洞征。

6. 综合分析：以双肺胸膜下分布为主，多发磨玻璃病变，非叶段分布，分布区域与小叶核心有关，符合间质性分布为主，符合病毒性肺炎表现。支气管扩张，支气管壁无增厚，增粗血管影伸入病灶，未见空洞征及树芽征，符合新冠肺炎影像学典型表现。胸膜下病灶部分融合成片，内见实变影及纤维条索影，以胸膜下分布为主，未见中轴性分布，符合普通型新冠肺炎进展期影像学表现。

【病例来源】 广东省深圳市龙岗区人民医院［香港中文大学（深圳）附属第三医院（筹）］蔡汉寿、周洁提供

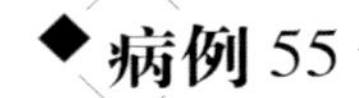

病例 55

临床资料

患者男，69 岁。发热、腹泻 4 天。2020 年 1 月 25 日就诊。发热以低热为主。常住深圳，发病前 6 天从泰国旅游返回深圳。当时测体温 37.6℃。血常规：白细胞计数 $4.44\times10^{9}/L$，淋巴细胞百分比 11.3%；超敏 C－反应蛋白 32.0mg/L。新型冠状病毒核酸检测阳性。

影像资料

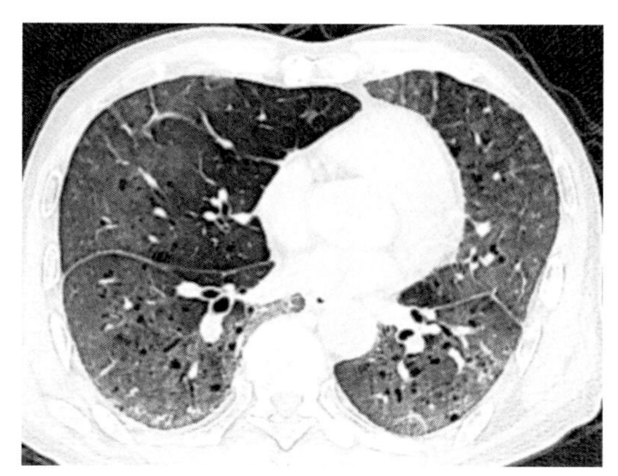

图 A　双肺弥漫磨玻璃影，局部空气潴留

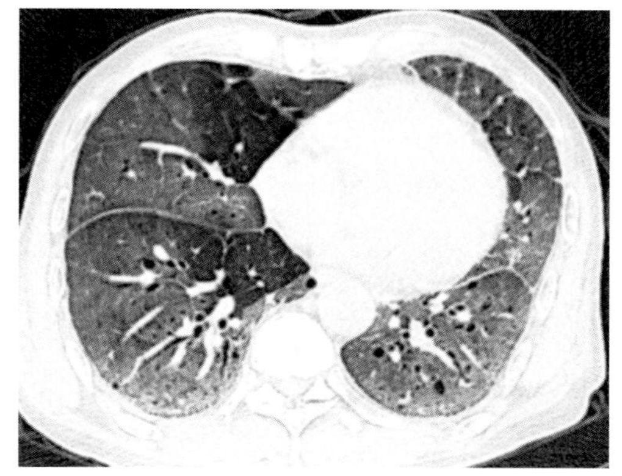

图 B　弥漫磨玻璃影，多发囊样改变

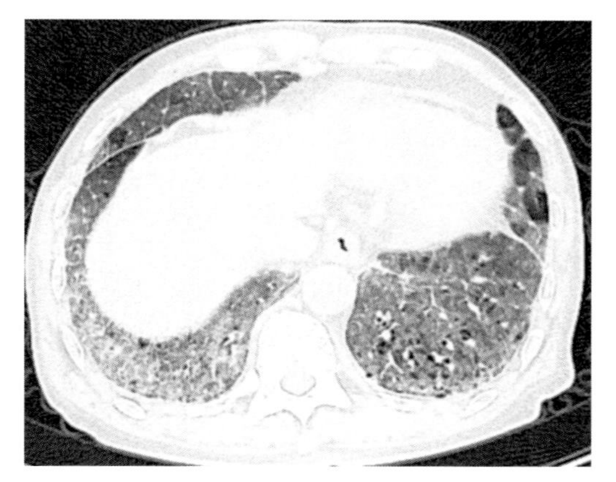

图 C　下肺多于上肺

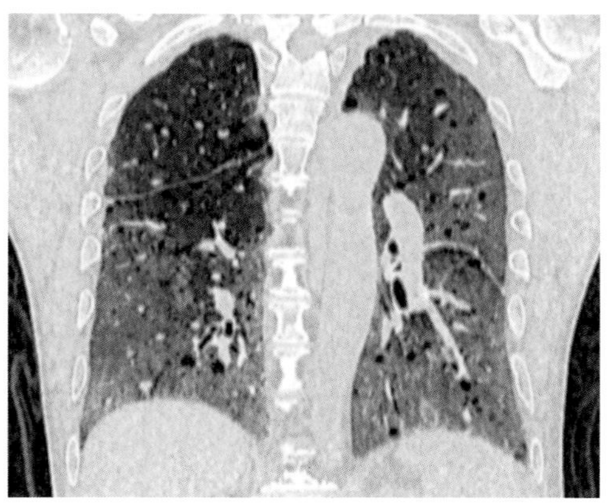

图 D　冠状位示下肺分布优势

影像所见

双肺弥漫分布大片状磨玻璃影，病变密度不均匀，以双肺下叶胸膜下病变密度稍高，双肺下叶胸膜下见少许实变影，病变内可见网格样影，散在囊状低密度区；病灶内可见增粗血管影，支气管可见扩张，支气管壁未见明显增厚；部分肺叶气体潴留。

病例分析

1. 分布：双肺弥漫分布，胸膜下为主，累及内中带。

2. 密度：磨玻璃影，内伴少许实变影。

3. 数目及形状：弥漫，片状。

4. 支气管及血管：未见支气管壁增厚及堵塞，病灶内可见增粗血管影。

5. 阴性征象：未见树芽征、胸腔积液、空洞征。

6. 综合分析：双肺弥漫分布磨玻璃病变，胸膜下病变内见实变影，部分融合，胸膜下、下肺分布为主，符合病毒性肺炎表现，但与其他普通型胸膜下及小叶核心区域分布不同。病变范围较广泛，密度呈磨玻璃影，但病变内见小支气管扩张和小囊状透亮区，且双肺下叶胸膜下病变密度较高，推断该患者肺部以前可能存在肺气肿和肺部间质性病变，在此基础上进一步并发新型冠状病毒感染。该病例为不典型新冠肺炎。

【病例来源】 广东省深圳市龙岗区人民医院［香港中文大学（深圳）附属第三医院（筹）］蔡汉寿提供

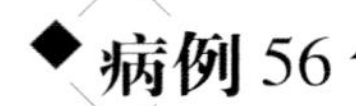

病例 56

临床资料

患者女，68 岁。发热、干咳 1 天。有乘坐从疫区开至惠州市惠东县旅游大巴史，2020 年 1 月 25 日开始发热、干咳，当时测体温 37.6℃。血常规：白细胞计数 $3.6\times10^9/L$，淋巴细胞百分比 36.8%。新型冠状病毒核酸检测阳性。

首次影像

2020 年 1 月 27 日

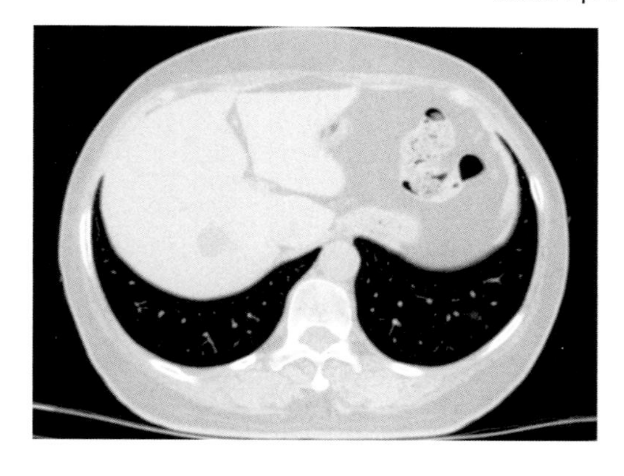

图 A1　左肺下叶结节状磨玻璃影

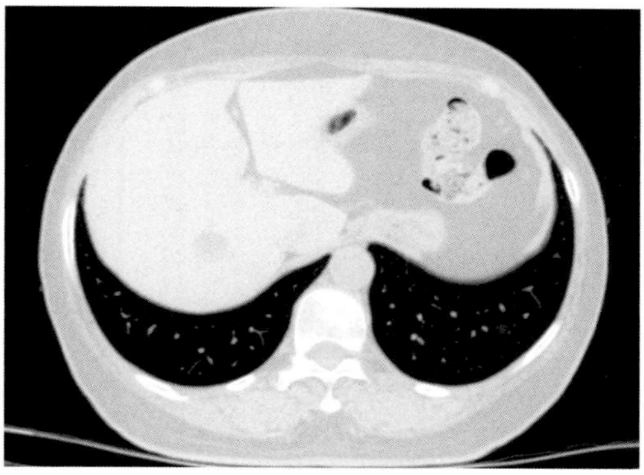

图 B1　小叶核心区域分布

复查影像

2020 年 2 月 4 日

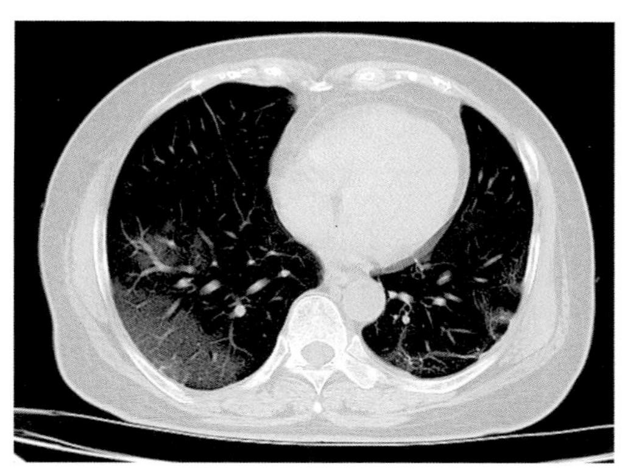

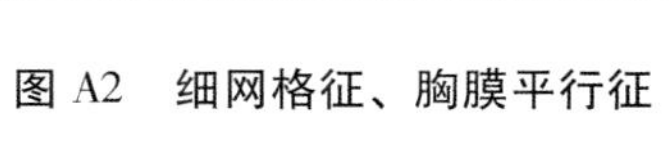

图 A2　细网格征、胸膜平行征

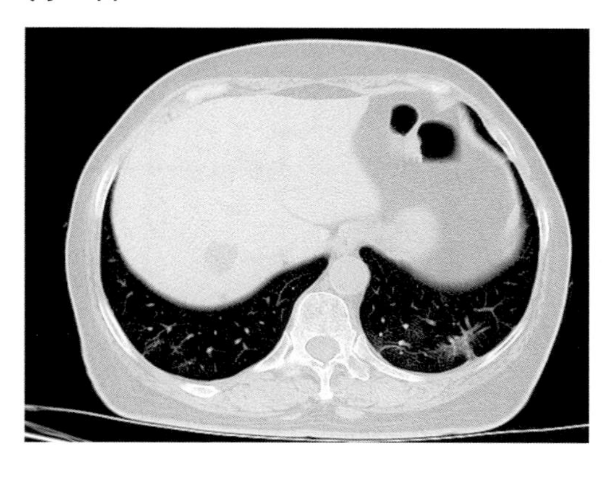

图 B2　少许条索影

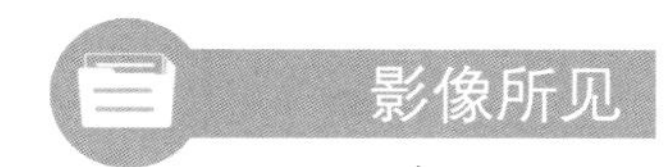

影像所见

图 A1—B1：左肺下叶外侧基底段见结节状磨玻璃影，边界模糊，未见明显细网格征、增粗血管影及空气支气管征等。图 A2—B2：双肺病变较前显著增多、增大，多发片状、斑片状磨玻璃影及条索影，内可见细网格征及增粗血管影。

病例分析

1. 分布：胸膜下分布为主、部分小叶核心区域分布。

2. 密度：以稍高密度磨玻璃影为主，可见细网格征、部分实变影、部分条索影。

3. 数目及形状：双肺下叶多发，大小不等片状、斑片状，部分病灶边界清楚。

4. 支气管及血管：未见支气管壁增厚及堵塞，可见增粗血管影。

5. 阴性征象：未见树芽征、胸腔积液、空洞征、晕征及反晕征。

6. 综合分析：首诊 CT 仅见单发结节状磨玻璃影，以小叶核心区域分布为主，结合临床及流行病学史，符合超早期新冠肺炎表现。短期复查双肺下叶病灶明显增多，多发片状、斑片状磨玻璃影，胸膜下分布为主，小叶内间质增厚，内可见增粗血管影、部分实变影，可见空气支气管征，符合新冠肺炎进展期影像学表现；双肺下叶病灶出现条索影，即病灶部分呈机化性改变，提示病变有好转趋势。

【病例来源】 广东省惠州市中心人民医院蓝博文提供

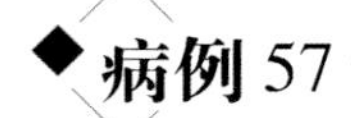

病例 57

临床资料

患者女，65 岁。发热 7 天，腹泻 3 天，2020 年 1 月 31 日开始出现发热症状，最高体温 37.9℃；2 月 3 日开始出现腹泻，无再发热。有与新冠肺炎患者密切接触史。血常规：白细胞计数 $7.71 \times 10^9/L$，淋巴细胞百分比 20.9%。新型冠状病毒核酸检测阳性。

影像资料

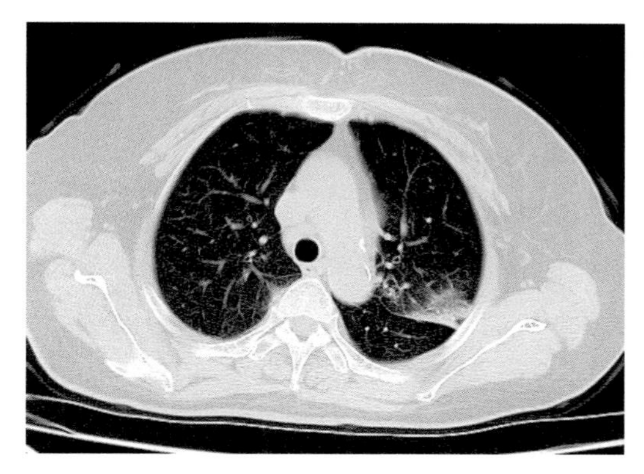

图 A　双肺上叶胸膜下斑片状磨玻璃影

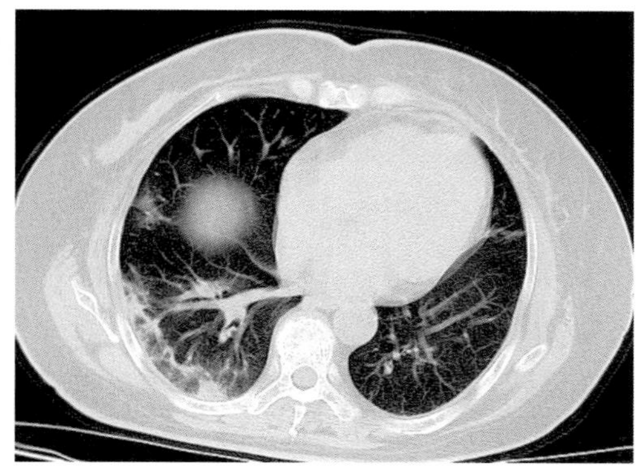

图 B　胸膜平行征

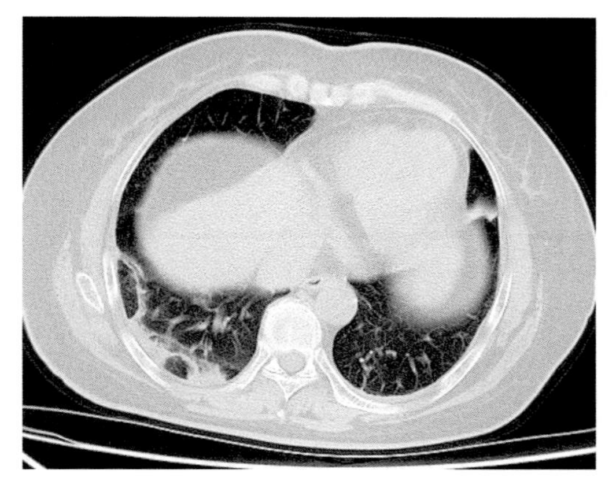

图 C　右肺下叶实变影及条索影

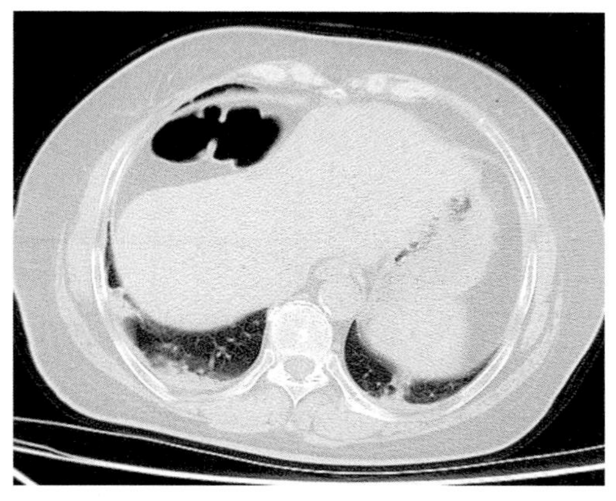

图 D　双肺下叶实变影，边缘收缩

影像所见

双肺多发斑片状磨玻璃影，边界清楚，胸膜下分布为主，局部小叶核心区域分布，部分可见实变影及条索影，未见支气管扩张，邻近胸膜反应性增厚。

病例分析

1. 分布：胸膜下分布为主，局部小叶核心区域分布。

2. 密度：实变影为主，伴部分磨玻璃影及纤维条索影。

3. 数目及形状：多发，斑片状。

4. 支气管及血管：未见支气管壁增厚及堵塞，病灶内见增粗血管影。

5. 阴性征象：未见树芽征、胸腔积液、空洞征。

6. 综合分析：发热，病程较短，白细胞计数和淋巴细胞百分比不高，不符合普通细菌性肺炎临床征象。影像学表现为双肺多发斑片状磨玻璃影，胸膜下分布为主，局部小叶核心区域分布，部分可见实变影及条索影，符合病毒性肺炎影像学表现。结合临床及流行病学史，符合新冠肺炎影像学表现。部分病灶出现实变影及条索影，提示病变有好转趋势，符合新冠肺炎进展期影像学表现。

【病例来源】 广东省惠州市中心人民医院蓝博文提供

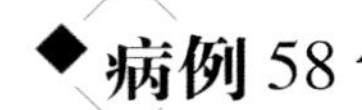

病例 58

临床资料

患者女，60 岁。腹部不适 1 天。患者无明显诱因下出现腹部不适，伴大便次数增多，为稀便，2 ~ 3 次/日，色黄，无黑便、血便，无里急后重。门诊测体温 37.8℃，发热时未伴有畏寒，无寒战、大汗淋漓、四肢酸痛及头痛症状，无咳嗽咳痰、胸闷胸痛、心悸气促、纳差盗汗等不适。有新冠肺炎患者密切接触史。血常规：白细胞计数 3.36×10^9/L，淋巴细胞百分比 20.2%。新型冠状病毒核酸检测阳性。

影像资料

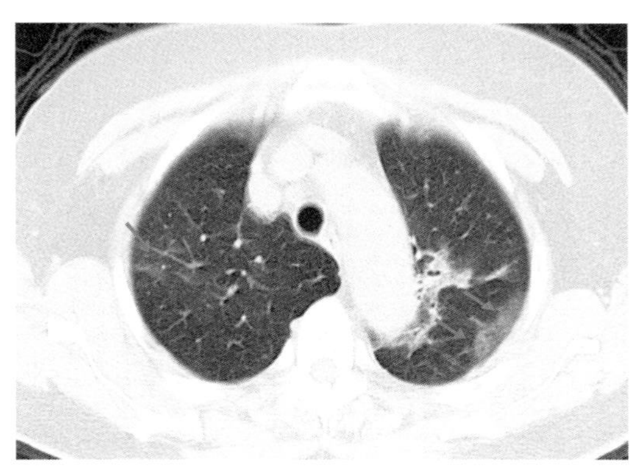

图 A　胸膜下磨玻璃影，呈胸膜平行征

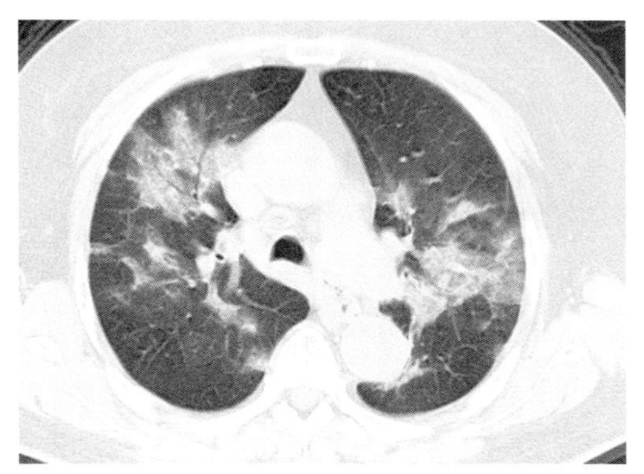

图 B　空气支气管征

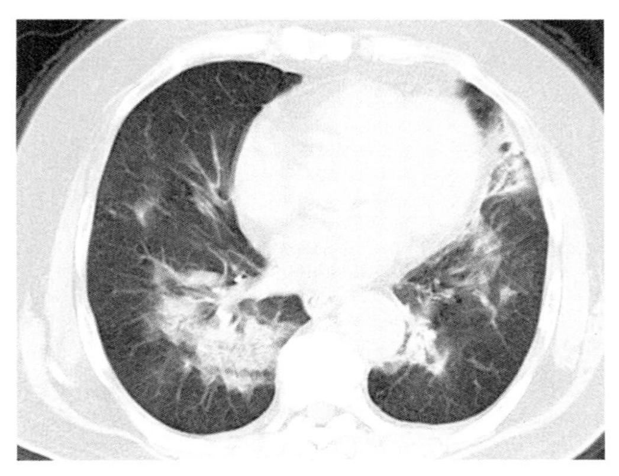

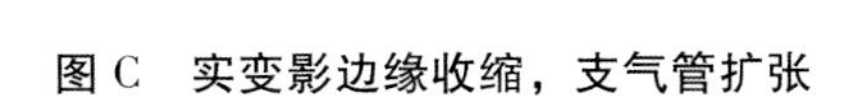

图 C　实变影边缘收缩，支气管扩张

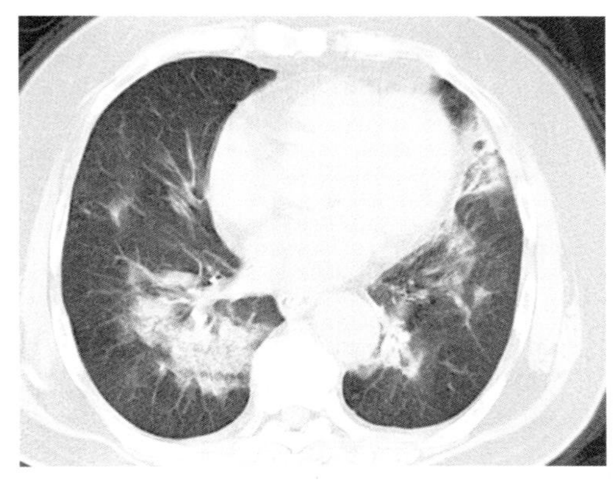

图 D　未见胸膜反应

影像所见

双肺多发斑片状磨玻璃影，部分融合，以肺门为中心分布达胸膜下，内有网格样影，局部实变影，病变区域内可见支气管气像，管壁未见增厚；胸膜无增厚，未见胸膜反应，胸腔内未见积液征象。

病例分析

1. 分布：胸膜下、小叶核心区域分布。

2. 密度：磨玻璃影伴实变影。

3. 数目及形状：多发，斑片状。

4. 支气管及血管：病灶内可见空气支气管征，未见支气管壁增厚及堵塞，未见增粗血管影。

5. 阴性征象：未见树芽征、胸腔积液、空洞征。

6. 综合分析：多发磨玻璃病变，非叶段分布，分布区域与小叶核心有关，符合病毒性肺炎影像学表现。未见支气管壁增厚、空洞征及树芽征。病灶部分融合成片并实变，实变区域内见支气管气像，未见纤维条索影，符合新冠肺炎进展期影像学表现。

【病例来源】 浙江省宁波市第一医院黄景峰、肖泽宇提供

（潘军平　成官迅　徐勋华　曾庆思）

四、重症型患者 CT 征象分析

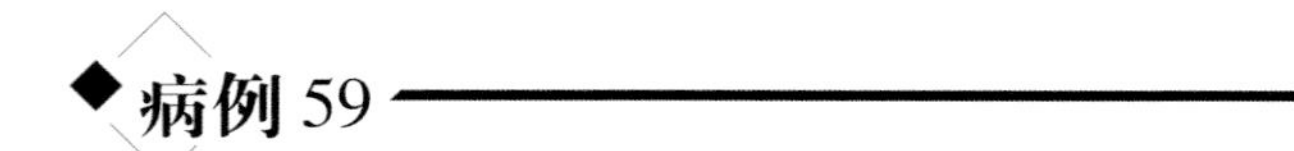

病例 59

临床资料

患者男，65 岁。有疫区生活史。因“发热伴咳嗽 20 天，伴呼吸困难 1 天”入院。入院查体：体温 37.2℃，脉搏 80 次/分，呼吸 25 次/分，血压 130/80mmHg，神志清楚，精神差。入院第三天出现呼吸困难明显加重，血氧饱和度 25%。新型冠状病毒核酸检测阳性。

影像资料

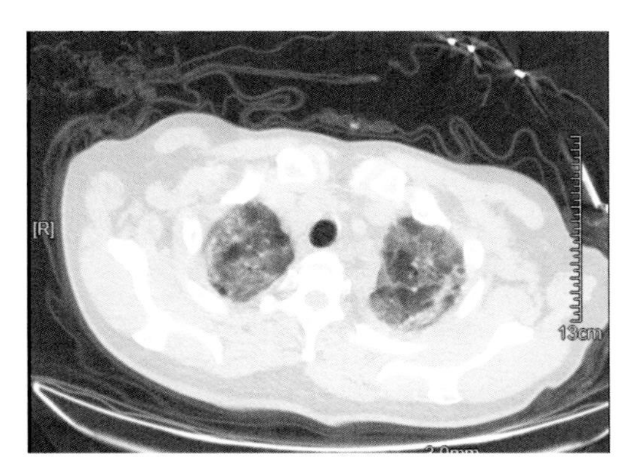

图 A　双肺多发磨玻璃影，见增粗血管影

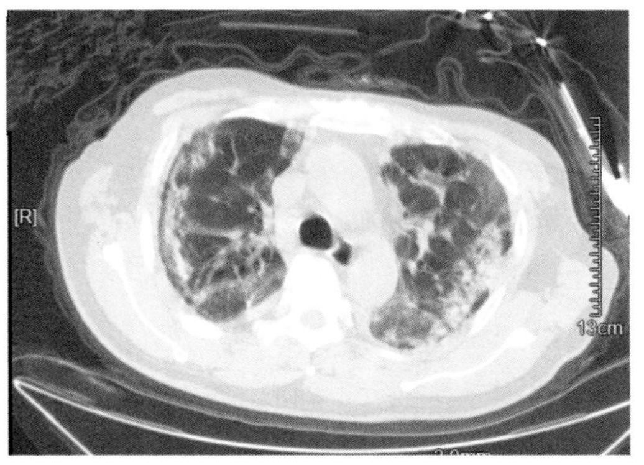

图 B　实变影于胸膜下分布，支气管稍扩张，少量胸腔积液

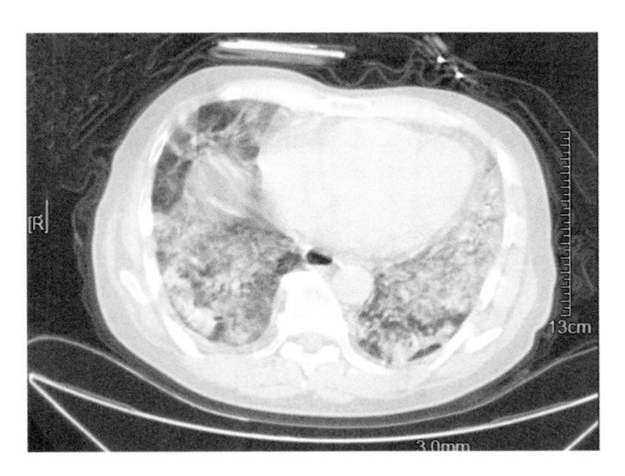

图 C　双肺弥漫分布磨玻璃影，累及内中带，见碎石路征

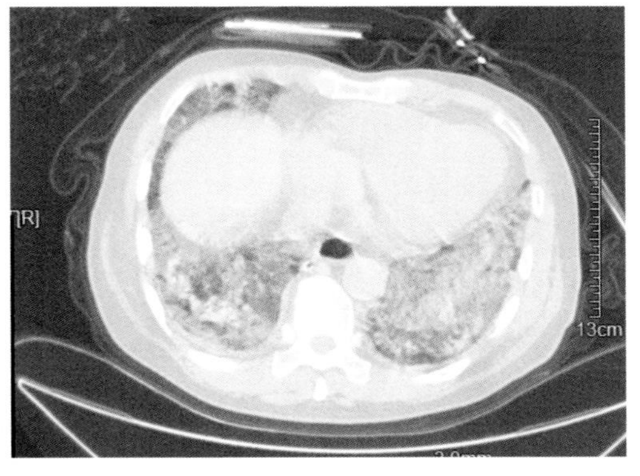

图 D　磨玻璃影与实变影中可见小叶闲置征

影像所见

双肺弥漫斑片状及大片状磨玻璃影、部分实变影，大部分长轴与胸膜平行，多叶段累及内中带，可见碎石路征及小叶闲置征，大部分病灶边界清楚，其内可见少许条索影、斑片状实变影，见增粗血管影，肺尖可见局限性肺气肿改变，背侧可见少量胸腔积液。

病例分析

1. 分布：胸膜下分布为主，部分小叶核心区域分布，多叶段累及内中带。

2. 密度：以稍高密度磨玻璃影为主，可见小叶内间质增厚，少许实变影及条索影。

3. 数目及形状：双肺多发，大小不等斑片状，部分边界清晰。

4. 支气管及血管：病灶内见增粗血管影，部分支气管稍扩张。

5. 小叶闲置征：磨玻璃影间夹杂未累及的正常次级肺小叶。

6. 少量胸腔积液。

7. 阴性征象：双肺病灶未见树芽征、空洞征、晕征及反晕征。

8. 综合分析：双肺弥漫分布斑片状及大片状磨玻璃影，非叶段分布，胸膜下分布为主，伴随细网格征、部分实变影，可见空气支气管征且部分稍扩张，符合病毒性肺炎影像学改变；多叶段累及内中带，结合流行病学史，且突发呼吸困难明显加重，血氧饱和度25%，符合重型新冠肺炎影像学表现。

【病例来源】 湖北省武汉市武汉钢铁（集团）公司第二职工医院周凌燕提供

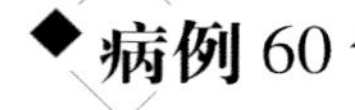

病例 60

临床资料

患者女，49岁。有疫区生活史。因“咳嗽、气促1周伴发热1天”入院。入院查体：体温37.8℃，脉搏96次/分，呼吸20次/分，血压100/60mmHg，指脉氧饱和度80%（未吸氧）。辅助检查：血常规：白细胞计数6.52×10^9/L，淋巴细胞计数0.47×10^9/L；甲乙型流感病毒阴性；葡萄糖：10.41mmol/L；血气分析：pH值7.46，二氧化碳分压45mmHg，氧分压69mmHg，乳酸1.0mmol/L，实际碳酸氢盐32mmol/L，血氧饱和度95%。新型冠状病毒核酸检测阳性。

影像资料

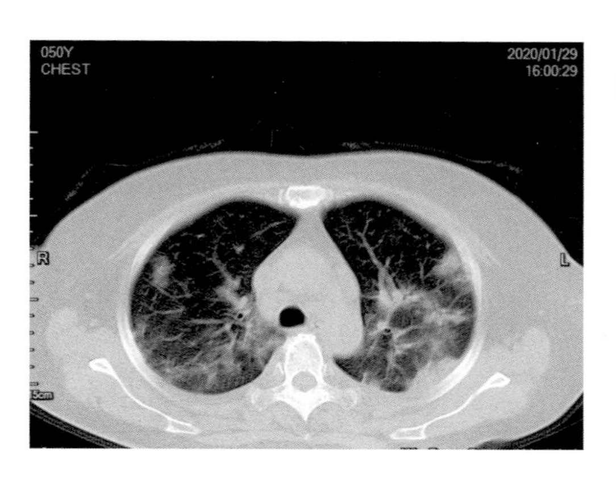

图 A　病灶累及多叶段

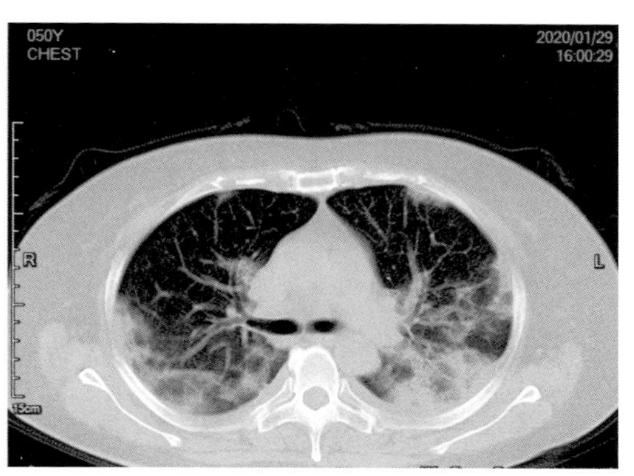

图 B　中轴间质稍增厚

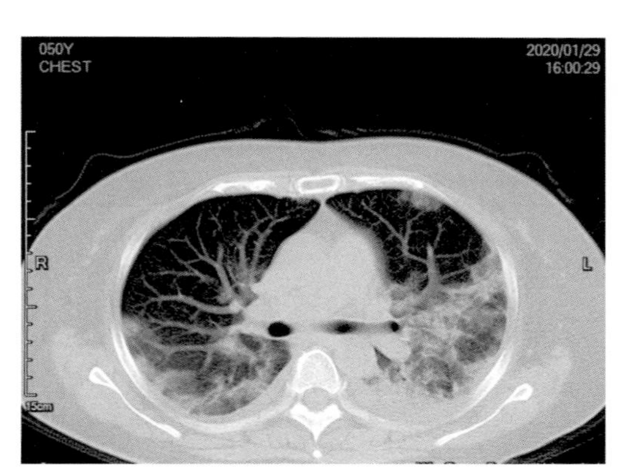

图 C　病灶累及内中带

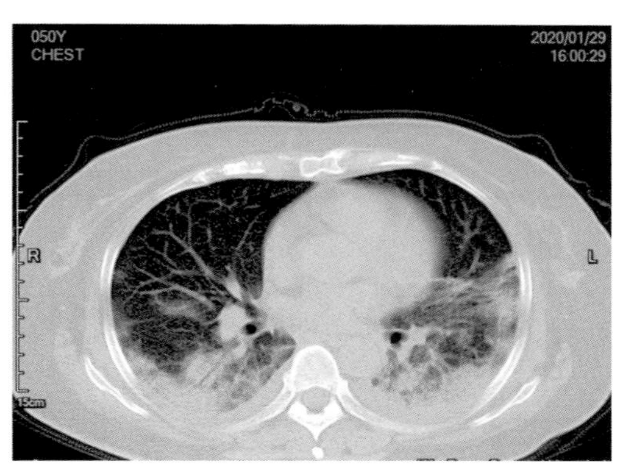

图 D　多发多叶段实变影，双侧少量胸腔积液

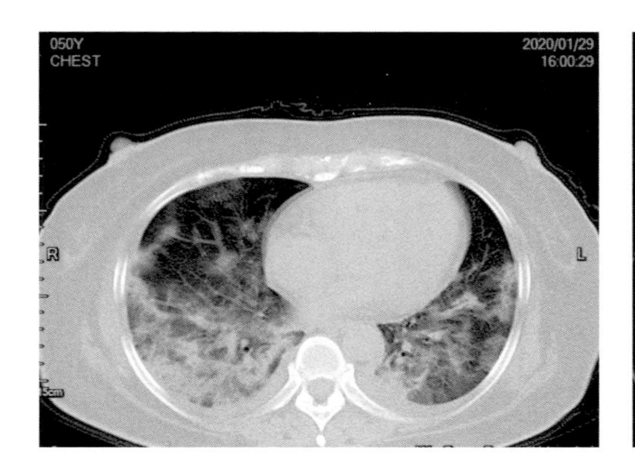

图 E　碎石路征

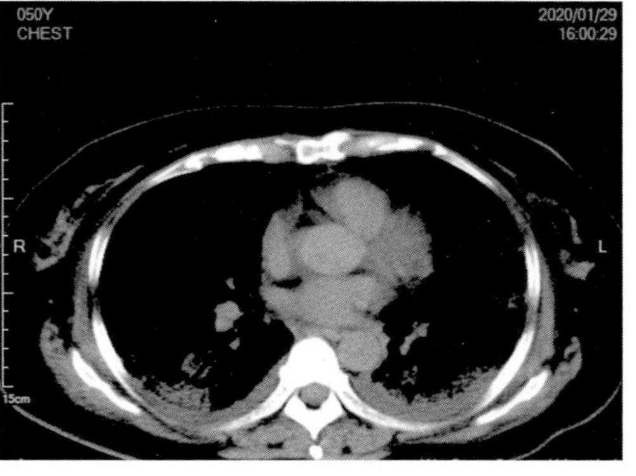

图 F　实变影及少量胸腔积液

影像所见

双肺多发多叶段斑片状、结节状实变影，周围有磨玻璃影，内有碎石路征，边界模糊，以外带胸膜下分布为主，累及内中带，中轴间质稍增厚，支气管进入、稍扩张，走行自然，血管影稍增粗，双侧少量胸腔积液。

病例分析

1. 分布：多叶段累及内中带。

2. 密度：多发实变影为主，伴周围磨玻璃影，有碎石路征（小叶间隔及小叶内间质增厚）。

3. 数目及形状：多发，斑片状、结节状。

4. 支气管及血管：与支气管分布无关，支气管壁稍增厚，走行自然，稍扩张，无堵塞，中轴间质稍增厚，血管影进入病灶后有增粗。

5. 双侧少量胸腔积液。

6. 阴性征象：未见树芽征、晕征及反晕征。

7. 综合分析：患者急性起病，发热，胸闷、气促明显，白细胞计数正常，淋巴细胞计数偏低，血气分析示低氧血症。双肺弥漫分布磨玻璃影，分布与支气管走行无关，见碎石路征，提示病变符合间质分布，符合病毒性肺炎影像学表现。患者甲乙型流感病毒阴性，结合临床及流行病学史，符合新冠肺炎影像学表现；病灶广泛累及肺内中带，结合血气分析及指脉氧饱和度等检查，患者达到重症病例诊断标准，符合重型新冠肺炎影像学表现。

【病例来源】 湖北省武汉市华润武钢总医院陈刚提供

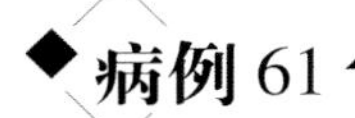

病例 61

临床资料

患者女，77 岁。有疫区生活史。因“发热、气促半月”入院。血常规：白细胞计数 $7.7\times10^9/L$，淋巴细胞计数 $0.42\times10^9/L$；超敏 C－反应蛋白 112.9mg/L。入院第 3 天突发昏迷。新型冠状病毒核酸检测阳性。

影像资料

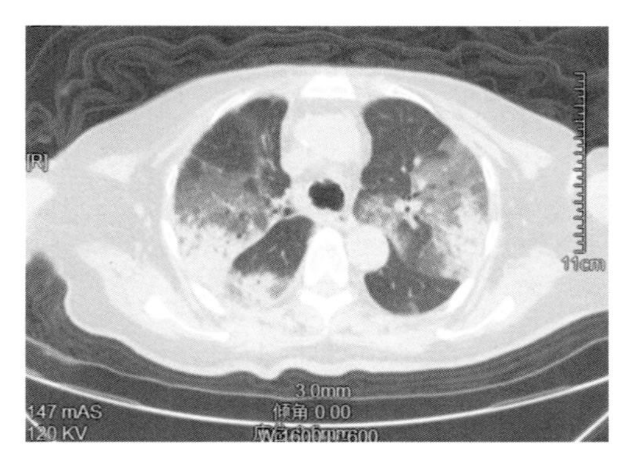

图 A　右侧少量胸腔积液

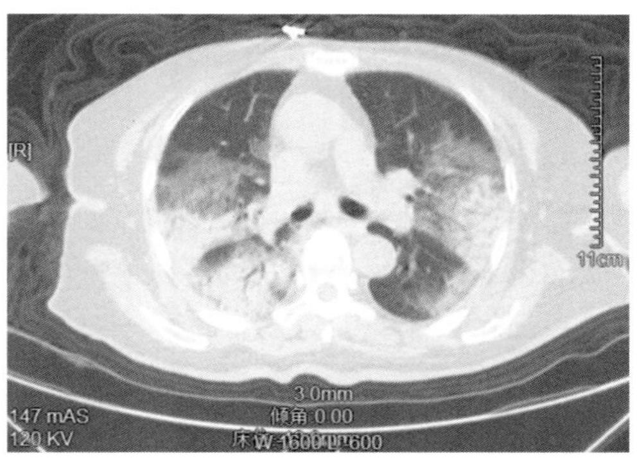

图 B　实变影及磨玻璃影广泛累及内中带

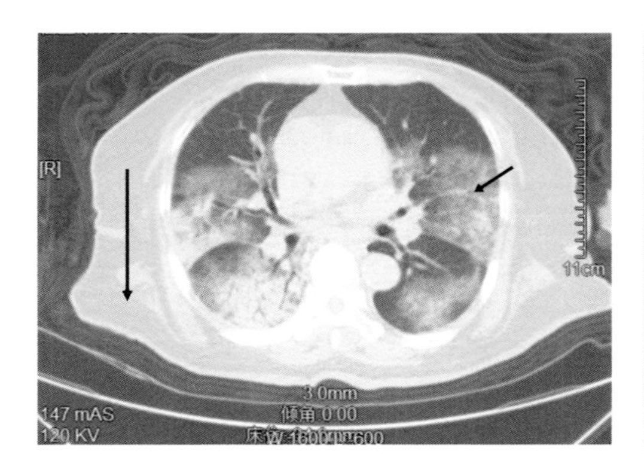

图 C　重力分布（向下箭头），细网格征（向左箭头）

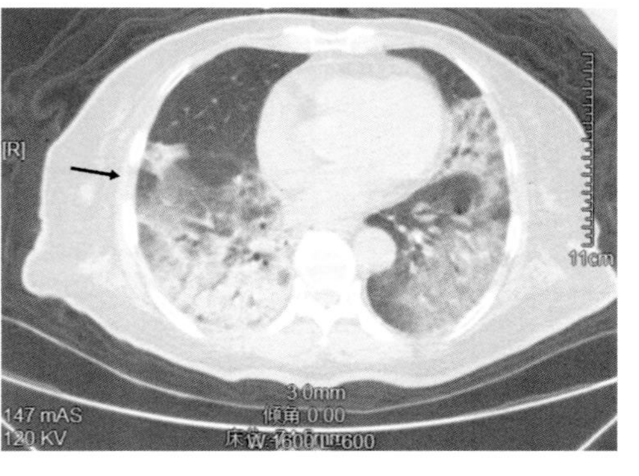

图 D　小叶闲置征（向右箭头）

影像所见

双肺弥漫分布大片状磨玻璃影及实变影，累及内中带，可见细网格征及小叶闲置征，大部分病灶边界清楚，其内可见斑片状及大片状实变影、增粗血管影及支气管气像，磨玻璃影有明显重力分布特征，大支气管周围中轴间质轻微增厚，可见少量胸腔积液。

病例分析

1. 分布：胸膜下分布为主，累及内中带，磨玻璃影有明显重力分布特征。
2. 密度：磨玻璃影为主，伴细网格征，出现实变影。
3. 数目及形状：双肺多发，全叶累及，斑片状及大片状，部分病灶边界清楚。
4. 支气管及血管：支气管通畅，中轴间质轻微增厚，病灶内可见增粗血管影。
5. 少量胸腔积液。
6. 阴性征象：未见树芽征、囊腔、空洞征等。
7. 综合分析：双肺多发大片状磨玻璃影，外围胸膜下为主，伴随细网格征、部分实变影，支气管通畅，符合病毒性肺炎典型表现。磨玻璃病灶内有大片状实变影，病变广泛累及内中带，可见小叶闲置征及中轴间质轻微增厚，同时出现少量胸腔积液，结合临床及流行病学史，符合重型新冠肺炎影像学表现。

【病例来源】湖北省武汉市武汉钢铁（集团）公司第二职工医院周凌燕提供

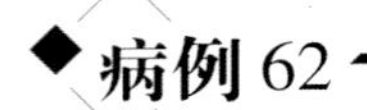

病例 62

临床资料

患者女，63 岁。有疫区生活史。因“间断咳嗽伴发热 7 天”入院。入院后第 12 天突然出现血氧饱和度下降，心率进行性下降。新型冠状病毒核酸检测阳性。

影像资料

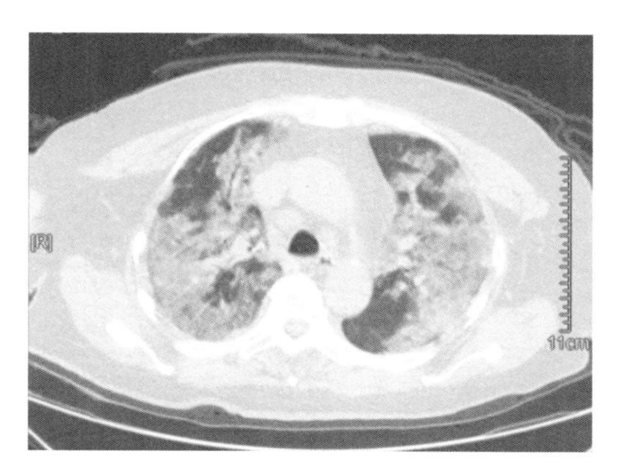

图 A　双肺弥漫分布磨玻璃影，广泛累及内中带

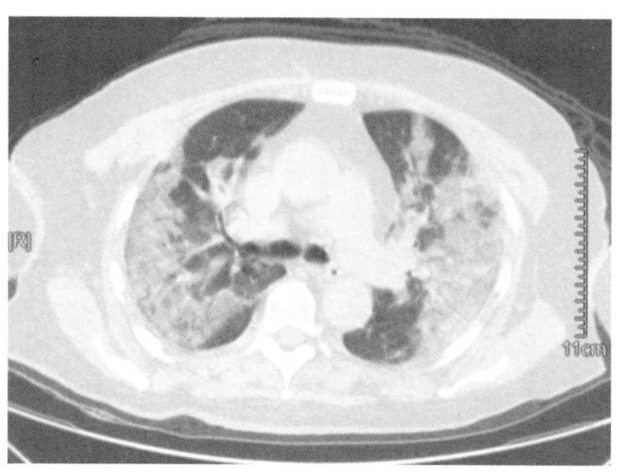

图 B　碎石路征

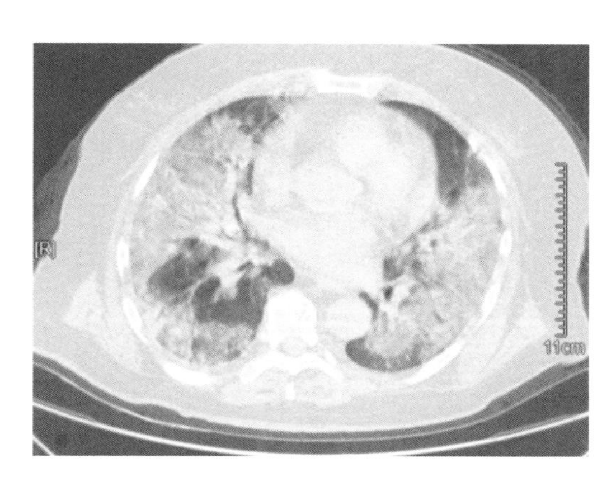

图 C　胸膜平行征

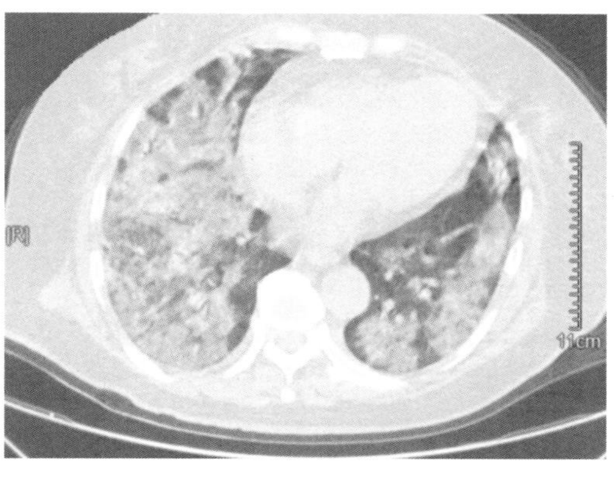

图 D　小叶闲置征

影像所见

双肺全叶段弥漫分布大片状磨玻璃影，部分长轴与胸膜平行，向内累及内中带，可见碎石路征及小叶闲置征，大部分病灶边界清楚，其内可见少许斑片状实变影、增粗血管影及空气支气管征，大支气管周围中轴间质轻微增厚，可见少量胸腔积液。

病例分析

1. 分布：胸膜下分布为主，少许小叶核心区域分布，广泛累及内中带。

2. 密度：磨玻璃影为主，见碎石路征，出现少许实变影。

3. 数目及形状：多叶段累及，大片状为主，少许斑片状。

4. 支气管及血管：中轴间质轻微增厚，病灶内见增粗血管影、空气支气管征。

5. 小叶闲置征：磨玻璃影间夹杂未累及的正常次级肺小叶。

6. 少量胸腔积液。

7. 阴性征象：未见树芽征、囊腔、空洞征，无磨玻璃影重力分布特征等。

8. 综合分析：弥漫磨玻璃病变，非叶段分布，伴随细网格征、碎石路征，符合间质性分布，支持病毒性肺炎。未见明显支气管壁增厚、空洞征及树芽征，结合临床、流行病学史及核酸检测，符合新冠肺炎影像学表现。病变多叶段分布，累及内中带，可见碎石路征、小叶闲置征及中轴间质轻微增厚，同时出现少量胸腔积液，结合临床及流行病学史，符合重型新冠肺炎影像学表现。

【病例来源】 湖北省武汉市武汉钢铁（集团）公司第二职工医院周凌燕提供

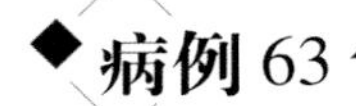

病例63

临床资料

患者女，65 岁。因“发热、咳嗽、咳痰 10 天，呼吸困难 5 天”入院。血常规：白细胞计数 6.9×10^9/L，淋巴细胞计数 0.78×10^9/L；超敏 C－反应蛋白 83.4mg/L。新型冠状病毒核酸检测阳性。

影像资料

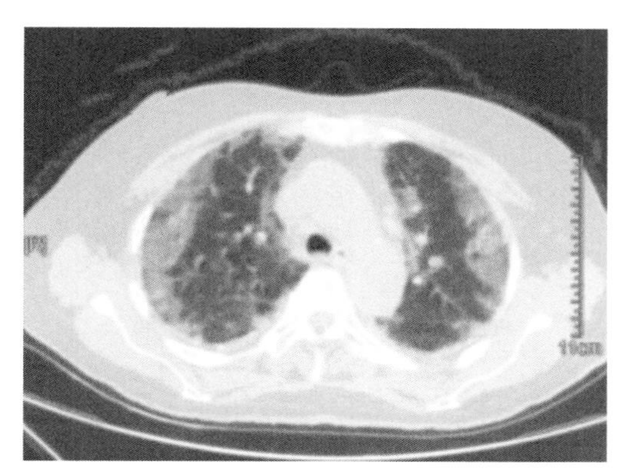

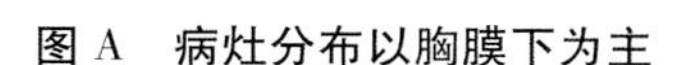

图 A　病灶分布以胸膜下为主

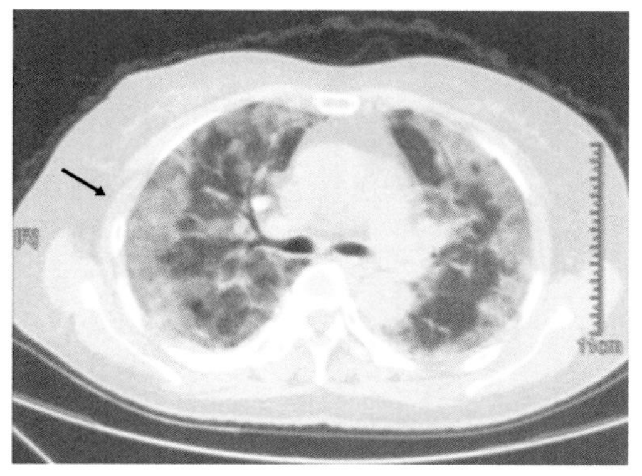

图 B　胸膜平行征

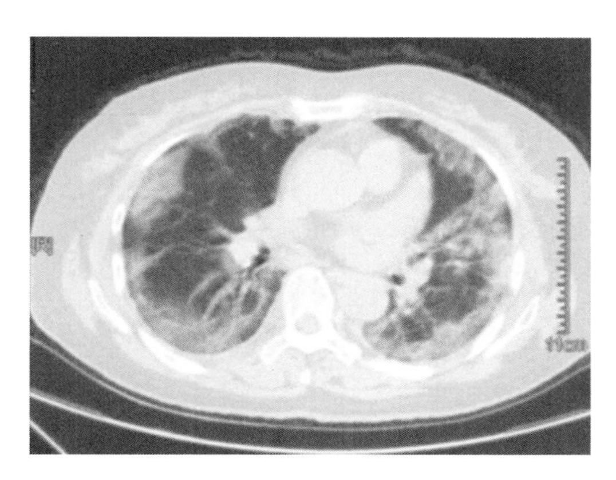

图 C　细网格征

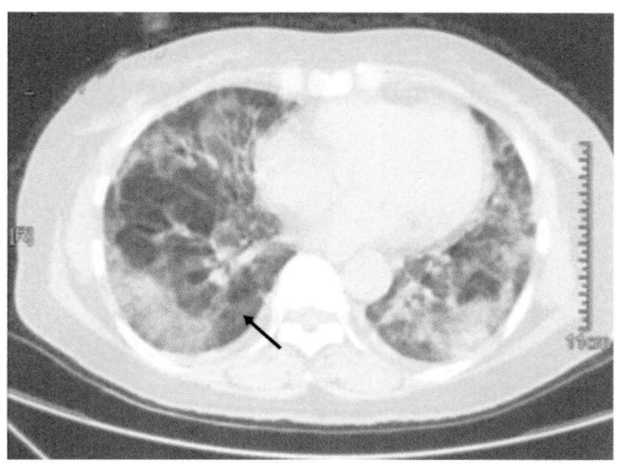

图 D　胸腔积液

影像所见

双肺弥漫分布斑片状磨玻璃影，胸膜下分布为主，长轴与胸膜平行，多叶段累及，部分融合，并累及内中带，可见细网格征，大部分病灶边界清楚，其内可见少许斑片状实变影及条索影，病灶内见增粗血管影及空气支气管征，支气管周围中轴间质轻微增厚，可见少量胸腔积液。

病例分析

1. 分布：胸膜下、小叶核心区域分布，累及内中带。

2. 密度：磨玻璃影为主，伴细网格征，出现少许实变影及条索影。

3. 数目及形状：多发多叶段累及，大片状为主，少许斑片状。

4. 支气管及血管：中轴间质轻微增厚，病灶内见增粗血管影及空气支气管征。

5. 少量胸腔积液。

6. 阴性征象：未见树芽征、囊腔、空洞征，无磨玻璃影重力分布特征等。

7. 综合分析：外围胸膜下分布为主，多发磨玻璃病变，非叶段分布，细网格征均符合间质性分布，支持病毒性肺炎。结合临床症状、血常规检查、影像学表现、流行病学史及核酸检测，符合新冠肺炎典型表现。病灶大片状，可见碎石路征、少许斑片状实变影及条索影，提示非早期新冠肺炎表现；多叶段病变并累及内中带，中轴间质轻微增厚，同时出现少量胸腔积液，符合重型新冠肺炎影像学表现。

【病例来源】 湖北省武汉市武汉钢铁（集团）公司第二职工医院周凌燕提供

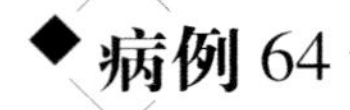

病例 64

临床资料

患者男，63 岁。有疫区生活史。因“发热、咳嗽 9 天，呼吸困难 3 天”入院。血常规：白细胞计数 $9.11 \times 10^9/L$，淋巴细胞计数 $0.45 \times 10^9/L$；超敏 C－反应蛋白 199.8mg/L；血气分析：肺泡—动脉氧分压差 90mmHg，氧分压 56mmHg，血氧饱和度 90%。新型冠状病毒核酸检测阳性。

影像资料

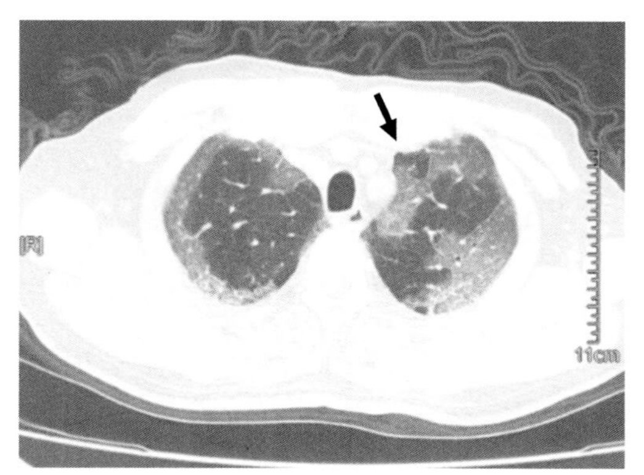

图 A　小叶闲置征，胸膜平行征

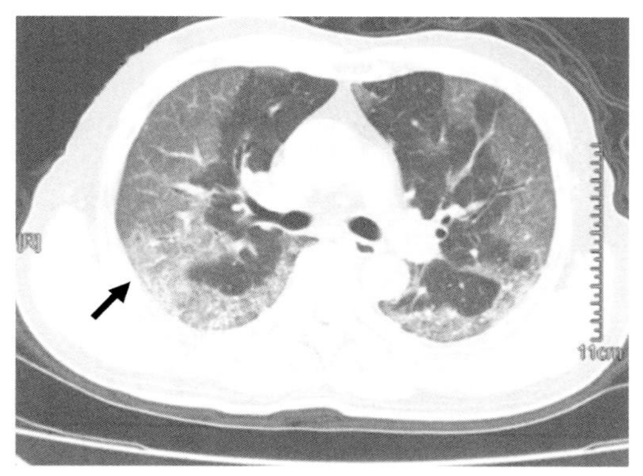

图 B　细网格征，外周分布为主

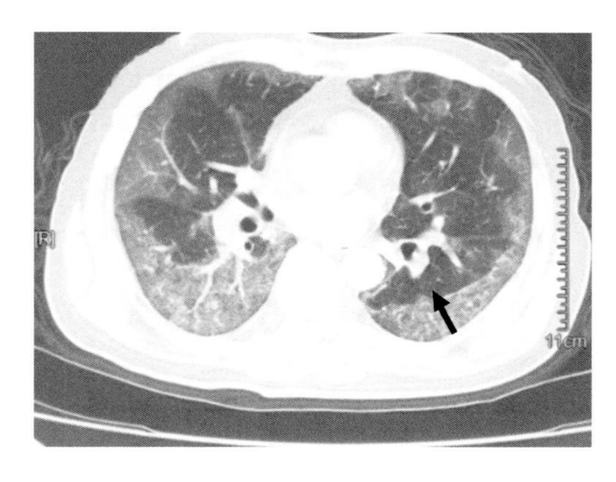

图 C　胸膜平行征

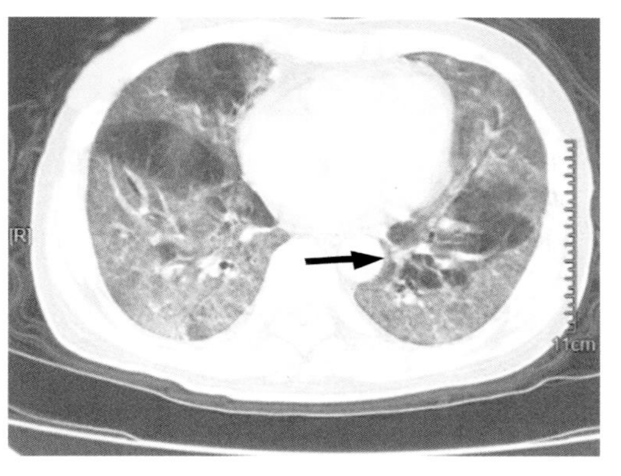

图 D　病变累及内中带

影像所见

双肺弥漫分布片状磨玻璃影，外周胸膜下分布为主，病灶长轴与胸膜平行，部分累及内中带，可见细网格征、小叶闲置征（磨玻璃影间夹杂未累及的正常肺组织），大部分病灶边界清楚，其内可见少许条索影、增粗血管影，中轴间质轻微增厚。

病例分析

1. 分布：胸膜下分布为主，与胸膜平行，部分病灶小叶核心区域分布，累及内中带。

2. 密度：磨玻璃影为主，有细网格征，出现少许条索影。

3. 数目及形状：多发多叶段累及，大片状为主，少许斑片状。

4. 支气管及血管：中轴间质轻微增厚，病灶内见增粗血管影。

5. 阴性征象：未见树芽征、囊腔、空洞征，无磨玻璃影重力分布特征。

6. 综合分析：患者急性起病，发热、咳嗽、呼吸困难，血常规检查指标不符合普通细菌性肺炎临床表现，血气分析符合临床重症型表现。影像学表现为双肺弥漫分布磨玻璃病变，外周胸膜下分布为主，非叶段分布，可见细网格征，为间质性分布特点，未见明显支气管壁增厚、空洞征及树芽征，符合病毒性肺炎影像学表现。多叶段病变累及内中带，可见小叶闲置征及中轴间质轻微增厚，结合临床及流行病学史，符合重型新冠肺炎影像学表现。

【病例来源】 湖北省武汉市武汉钢铁（集团）公司第二职工医院周凌燕提供

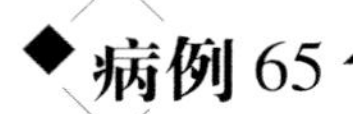

病例 65

临床资料

患者男，83 岁。有慢阻肺、肺心病和冠心病支架置入术后病史。有疫区生活史。因“发热伴咳嗽、胸闷 8 天”入院。血常规：白细胞计数 $2.86 \times 10^9/L$，淋巴细胞计数 $0.31 \times 10^9/L$；超敏 C－反应蛋白 88.8mg/L。新型冠状病毒核酸检测阳性。

影像资料

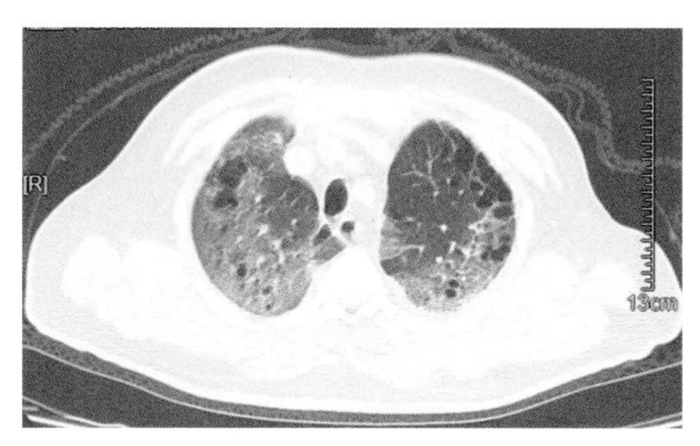

图 A　肺气肿改变，有胸腔积液

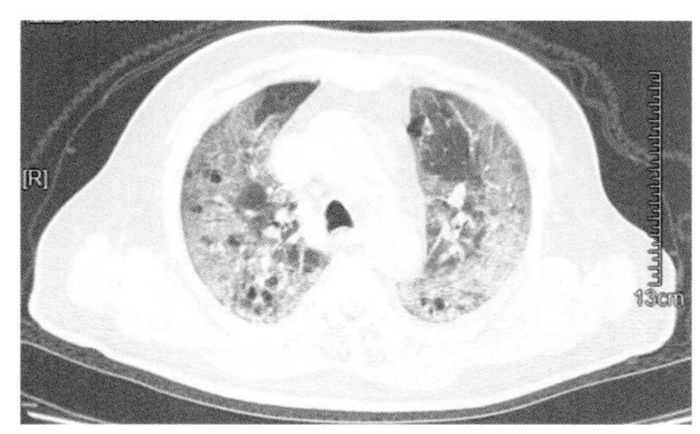

图 B　小叶闲置征

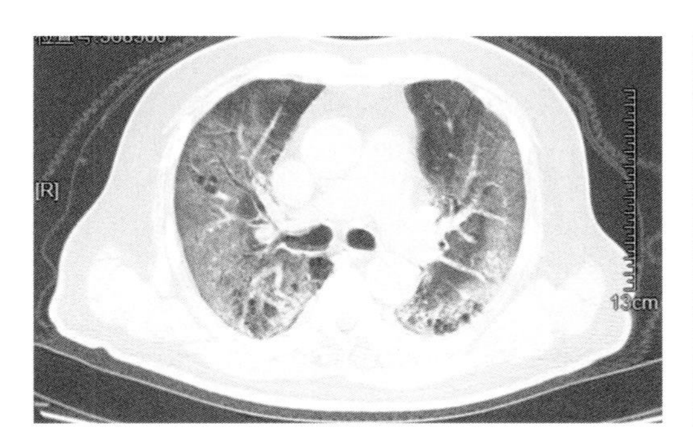

图 C　病灶广泛累及内中带，中轴间质稍增厚

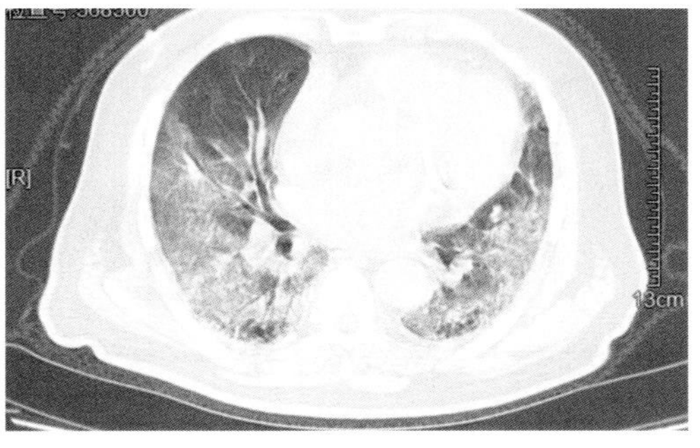

图 D　细网格征

影像所见

双肺弥漫分布大片状磨玻璃影，胸膜下分布为主，大部分长轴与胸膜平行，广泛累及内中带，可见细网格征及小叶闲置征，大部分病灶边界清楚，其内可见少许条索影、增粗血管影，中轴间质轻微增厚，少量胸腔积液，左肺上叶肺气肿改变。

病例分析

1. 分布：胸膜下分布为主，广泛累及内中带。
2. 密度：磨玻璃影为主，伴细网格征，出现少许条索影。

3. 数目及形状：多发多叶段累及，大片状为主。

4. 支气管及血管：中轴间质轻微增厚，病灶内见增粗血管影。

5. 小叶闲置征：磨玻璃影间夹杂未累及的正常次级肺小叶。

6. 少量胸腔积液。

7. 阴性征象：未见树芽征、空洞征，无磨玻璃影重力分布特征等。

8. 综合分析：外围胸膜下分布为主，多发磨玻璃病变，非叶段分布，符合间质性分布为主。无磨玻璃影重力分布特征，未见空洞征及树芽征，结合临床及流行病学史，符合新冠肺炎典型表现。病灶呈大片状，可见细网格征、少许条索影，提示非早期新冠肺炎表现；多叶段病变累及内中带，可见小叶闲置征及中轴间质轻微增厚，少量胸腔积液，符合重型新冠肺炎影像学表现。

【病例来源】 湖北省武汉市武汉钢铁（集团）公司第二职工医院周凌燕提供

◆病例 66

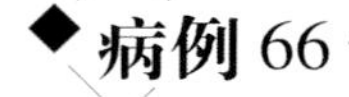

临床资料

患者男，66 岁。有疫区生活史。因“发热 12 天，喘息伴呼吸困难近 3 天”入院。2020 年 1 月 18 日开始出现间断发热，最高体温 39.5℃，咳嗽不明显，伴畏寒、乏力、肌肉酸痛。1 月 27 日出现喘息及呼吸困难、胸闷胸痛。2 月 1 日入院，2 月 8 日血常规：白细胞计数 $15.77\times10^9/L$，淋巴细胞计数 $0.32\times10^9/L$；超敏 C－反应蛋白 147.0mg/L。新型冠状病毒核酸检测阳性。

影像资料

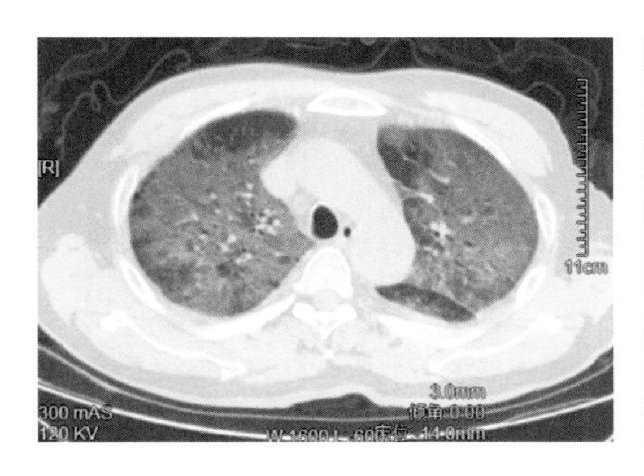

图 A　小叶闲置征

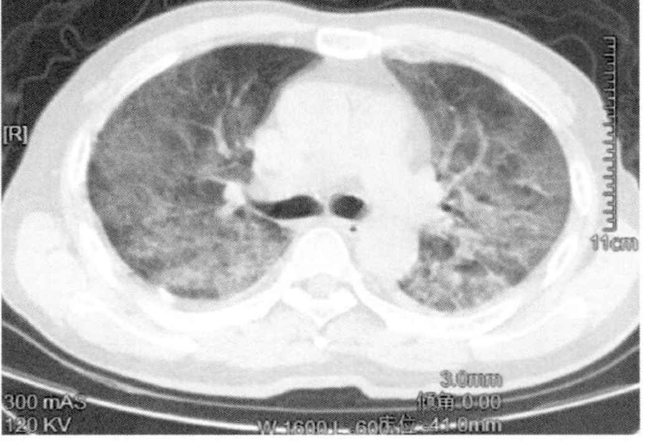

图 B　少量胸腔积液

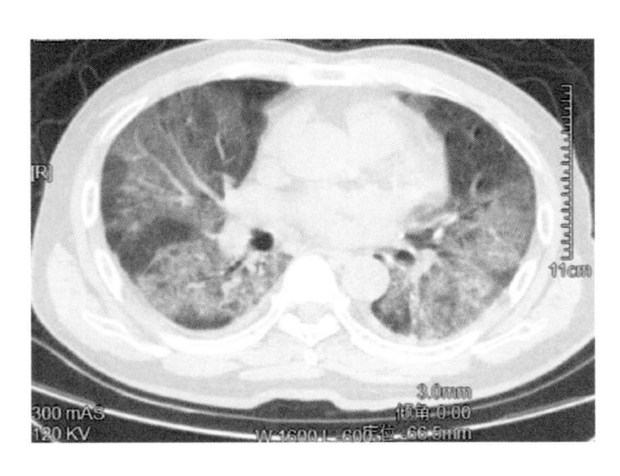

图 C　细网格征

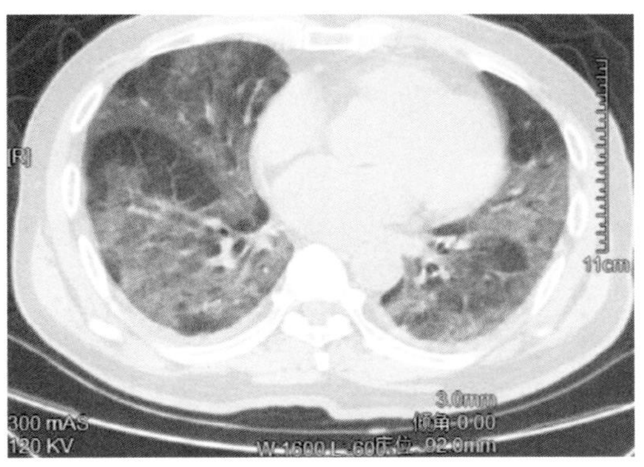

图 D　病变大面积累及内中带

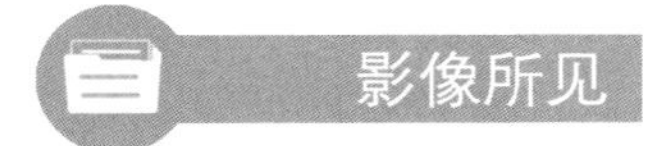

影像所见

双肺弥漫分布片状磨玻璃影，广泛累及内中带，可见碎石路征及小叶闲置征，大部分病灶边界清楚，其内可见少许条索影、增粗血管影，大支气管周围中轴间质轻微增厚，少量胸腔积液。

病例分析

1. 分布：弥漫分布为主，广泛累及内中带。

2. 密度：磨玻璃影为主，有细网格征，出现少许条索影。

3. 数目及形状：多发多叶段累及，大片状为主。

4. 支气管及血管：中轴间质轻微增厚，病灶内见增粗血管影。

5. 小叶闲置征：磨玻璃影间夹杂未累及的正常次级肺小叶。

6. 少量胸腔积液。

7. 阴性征象：未见树芽征、囊腔、空洞征，无磨玻璃影重力分布特征等。

8. 综合分析：双肺弥漫多发磨玻璃影，部分非叶段分布，符合间质性分布为主，支持病毒性肺炎。结合临床与流行病学史，符合新冠肺炎影像学表现。病灶呈大片状，可见碎石路征、少许条索影，提示非早期新冠肺炎表现；多叶段病变累及内中带，可见小叶闲置征及中轴间质轻微增厚，少量胸腔积液，符合重型新冠肺炎影像学表现。

【病例来源】 湖北省武汉市武汉钢铁（集团）公司第二职工医院周凌燕提供

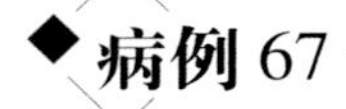

病例 67

临床资料

患者男，57 岁。有疫区生活史。有多年高血压及糖尿病史。因“咳嗽、咳痰伴发热 1 周”入院。血常规：白细胞计数 2.86×10^9/L，淋巴细胞计数 0.41×10^9/L；血气分析：二氧化碳分压 28mmHg，氧分压 43mmHg，血氧饱和度 78%。新型冠状病毒核酸检测阳性。

影像资料

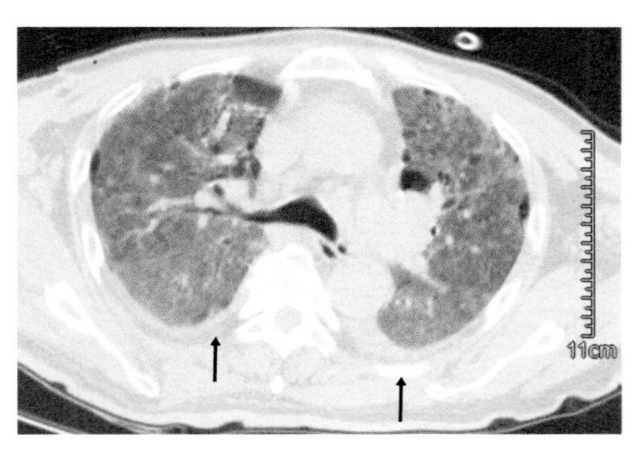

图 A　双肺弥漫分布，伴少量胸腔积液

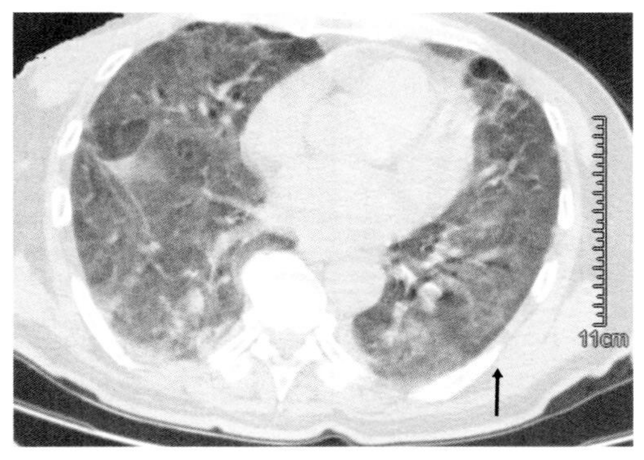

图 B　磨玻璃影内见细网格征，小叶间隔增厚

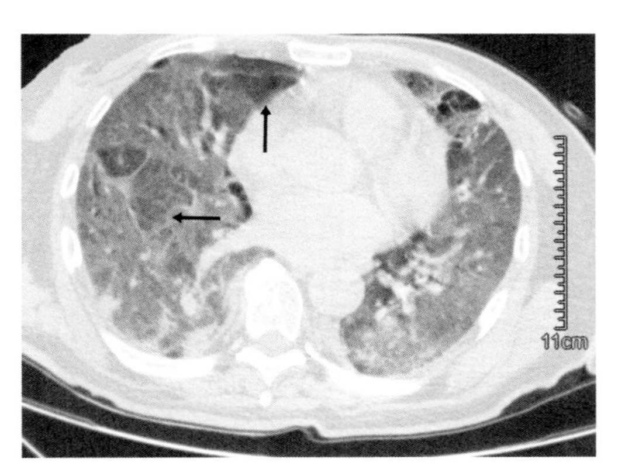

图 C　双肺可见纤维条索影

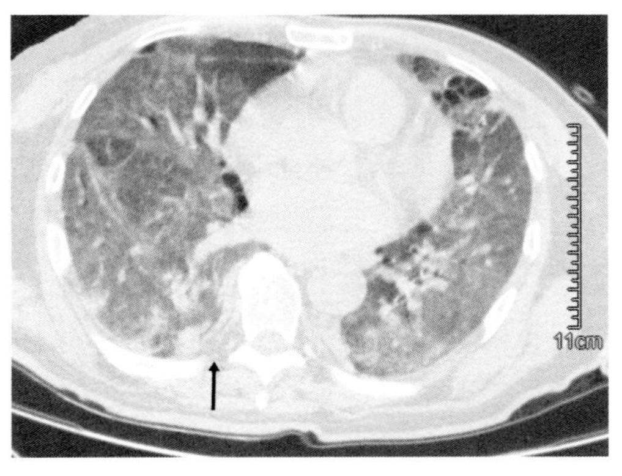

图 D　右下肺可见少许实变影

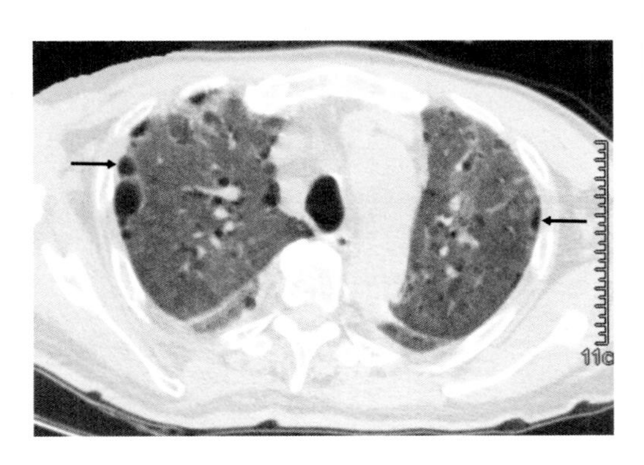

图 E　双肺间隔旁型肺气肿

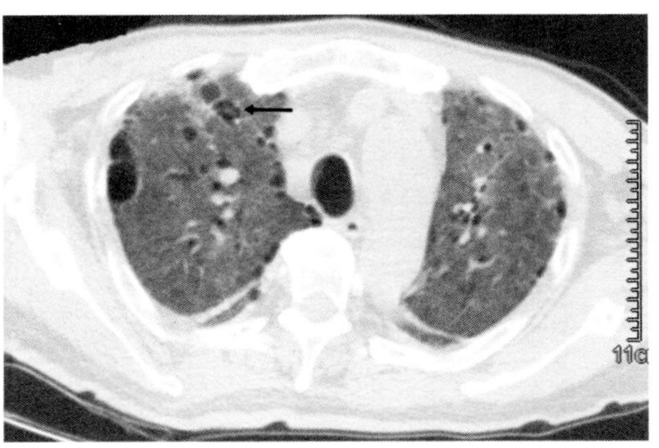

图 F　小叶闲置征

影像所见

双肺弥漫分布大片状磨玻璃影，累及内中带，内见细网格征、小叶间隔增厚及小叶闲置征，双肺见少许条索影及斑片状实变影，中轴间质轻微增厚，少量胸腔积液，双肺可见间隔旁型肺气肿。

病例分析

1. 分布：弥漫分布，广泛累及内中带。
2. 密度：磨玻璃影伴小叶间隔增厚、细网格征，少许实变影及条索影。
3. 数目及形状：弥漫，大片状。
4. 支气管及血管：中轴间质轻微增厚。
5. 小叶闲置征：磨玻璃影间夹杂未累及的正常肺组织，边缘张力不高，形态不规则，其内可见正常血管束、空气支气管征、细网格征等。
6. 少量胸腔积液。
7. 阴性征象：未见树芽征、囊腔、空洞征，无磨玻璃影重力分布特征等。
8. 综合分析：双肺弥漫分布磨玻璃病变，非叶段分布，可见小叶闲置征、磨玻璃影内细网格征、小叶间隔增厚及中轴间质轻微增厚，少许条索影及实变影，同时出现少量胸腔积液，未见树芽征、空洞征、坏死及磨玻璃影重力分布，符合病毒性肺炎影像学表现；广泛累及内中带，结合临床及流行病学史，符合重型新冠肺炎影像学表现。

【病例来源】 湖北省武汉市武汉钢铁（集团）公司第二职工医院周凌燕提供

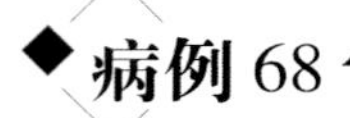

病例 68

临床资料

患者男，77 岁。有疫区生活史。有心动过速病史，服用倍他乐克。因“间断发热 10 余天伴乏力”入院。血常规：白细胞计数 $6.27 \times 10^9/L$，淋巴细胞计数 0.94 ×

10^9/L，淋巴细胞百分比15%；B型脑钠肽426.7pg/L，心梗三项正常。新型冠状病毒核酸检测阳性。

影像资料

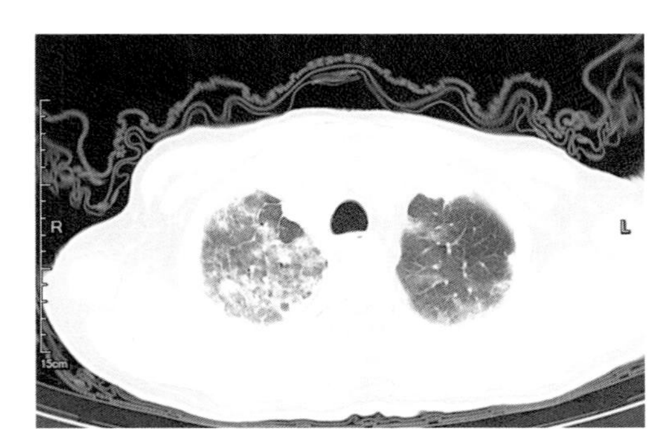

图A　碎石路征，有磨玻璃影重力分布趋势

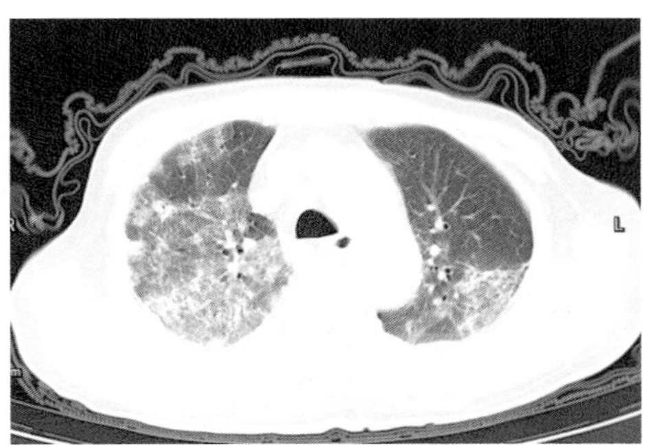

图B　细网格征

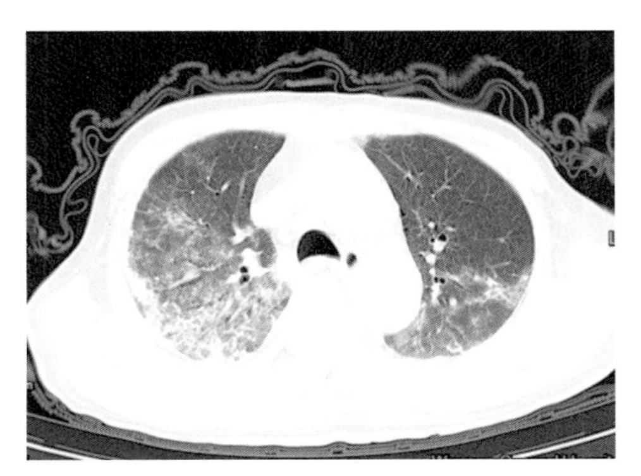

图C　病灶累及内中带

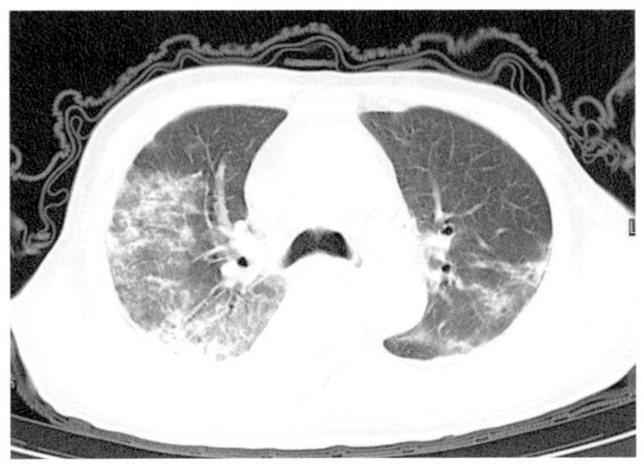

图D　少许实变影及中轴间质稍增厚

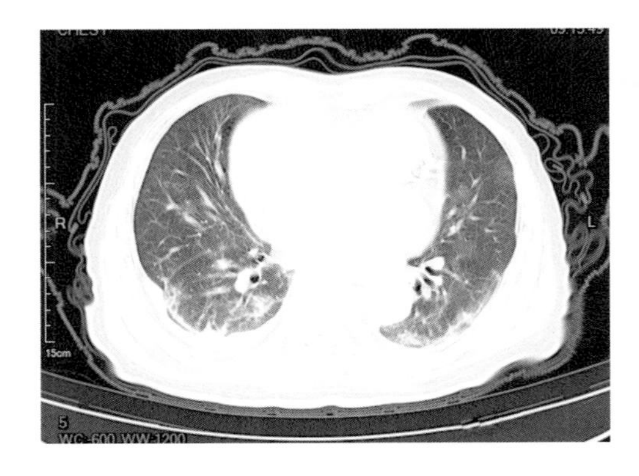

图E　双肺下叶胸膜下条索影

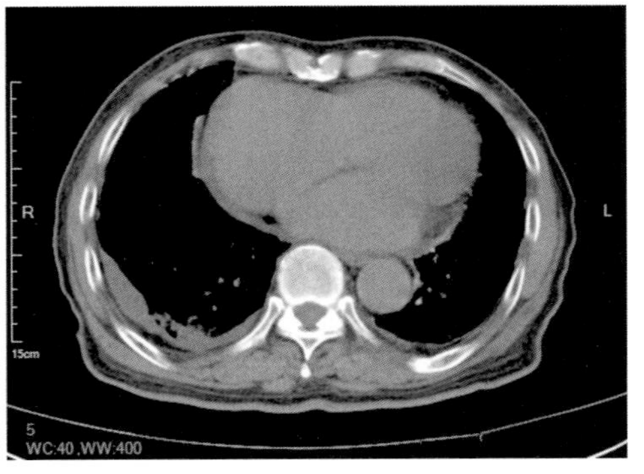

图F　心影增大及少量胸腔积液

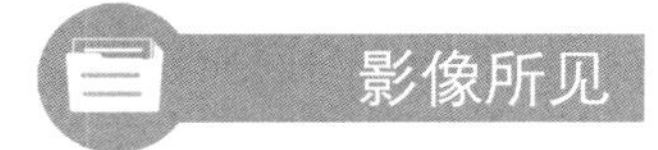

影像所见

双肺多发多叶段磨玻璃影，胸膜下分布，累及内中带，局部小叶间隔增厚，有重力分布趋势，呈肺水肿征象，可见细网格征，中轴间质稍增厚，部分实变影，边界清楚。支气管稍扩张，走行自然，无明显堵塞。病灶内可见增粗血管影。双肺下叶外带少许条索影，双侧少量胸腔积液，心影增大。

病例分析

1. 分布：多叶段，以胸膜下分布为主，累及内中带。

2. 密度：磨玻璃影为主，部分实变影，有细网格征（小叶间隔及小叶内间质增厚），可见肺水肿征象。

3. 支气管及血管：与支气管分布无关，支气管壁稍增厚，走行自然，稍扩张，无堵塞，血管影进入后有增粗。

4. 双侧少量胸腔积液。

5. 阴性征象：未见树芽征、晕征及反晕征。

6. 综合分析：B 型脑钠肽高，心影增大，说明有心肌受损征象。影像学表现为胸膜下多发磨玻璃影，局部实变影，伴随细网格征、胸腔积液，符合病毒性肺炎合并肺水肿影像学表现。病灶多叶段累及内中带，合并肺水肿表现，结合临床、流行病学史及核酸检测，符合重型新冠肺炎影像学表现。

【病例来源】 湖北省武汉市武汉钢铁（集团）公司第二职工医院周凌燕提供

◆病例 69

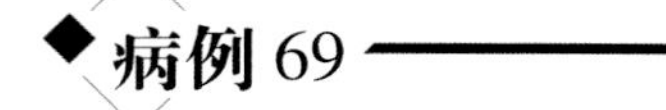

临床资料

患者男，53 岁。有疫区生活史。因“发热 7 天伴呼吸困难 1 天”入院。辅助检查：血常规：白细胞计数 $3.63\times10^9/L$，淋巴细胞计数 $0.57\times10^9/L$，超敏 C－反应蛋白96.25mg/L；血气分析：pH值7.46，二氧化碳分压32mmHg，氧分压62mmHg，血氧饱和度91%。新型冠状病毒核酸检测阳性。

影像资料

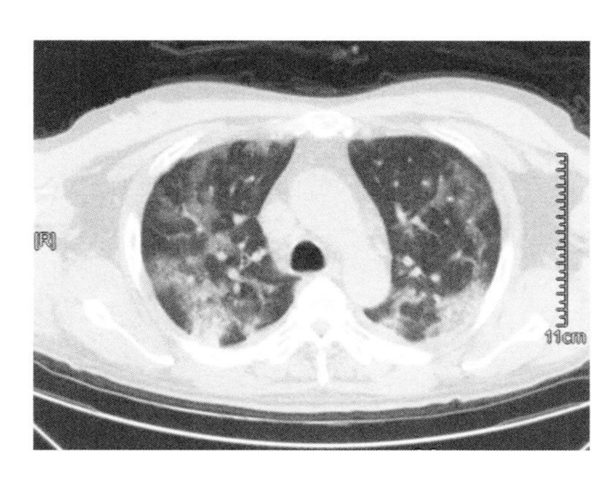

图A　双肺多发病灶沿胸膜下和小叶核心区域分布

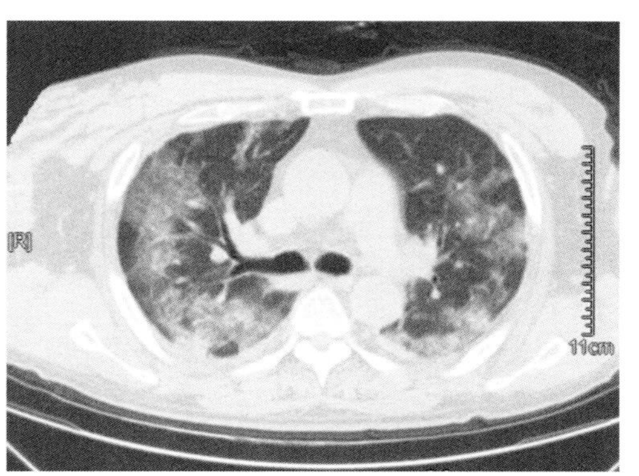

图B　磨玻璃影内可见细网格征、双侧少量胸腔积液

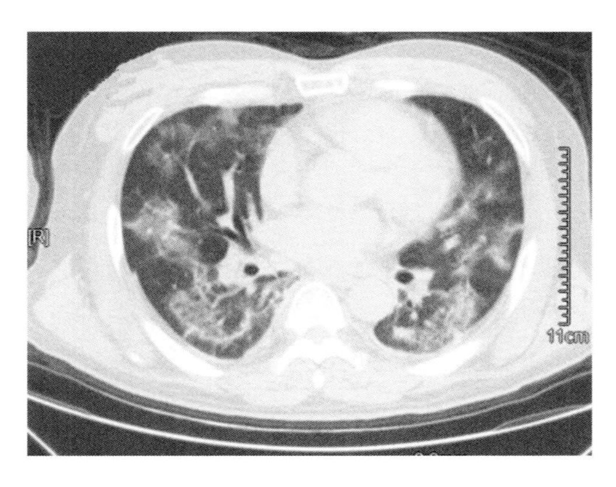

图C　病灶长轴与胸膜平行

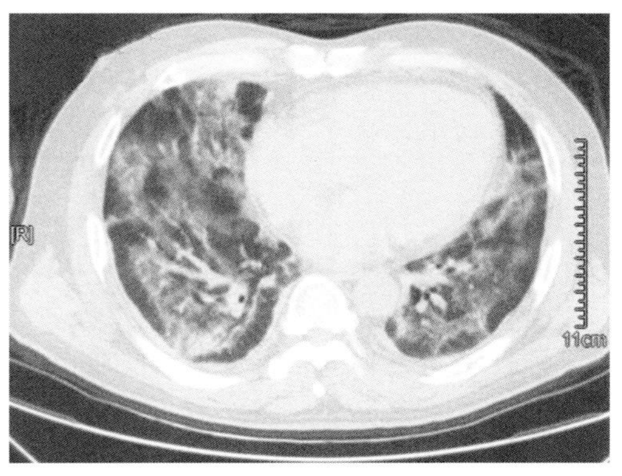

图D　累及内中带，可见小叶闲置征

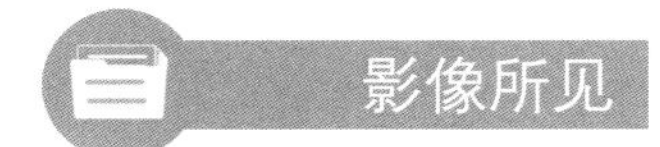

影像所见

双肺弥漫斑片状及大片状磨玻璃影，部分融合，大部分长轴与胸膜平行，向内累及内中带，可见碎石路征及小叶闲置征，大部分病灶边界清楚，其内可见少许条

索影、斑片状实变影、增粗血管影及支气管扩张征象，中轴间质轻微增厚，可见少量胸腔积液。

病例分析

1. 分布：弥漫分布，部分小叶核心区域分布，相互融合累及内中带。

2. 密度：磨玻璃影伴细网格征，少许实变影及条索影。

3. 数目及形状：多发，斑片状及大片状。

4. 支气管及血管：支气管扩张，中轴间质轻微增厚，病灶内见增粗血管影。

5. 小叶闲置征：磨玻璃影间夹杂未累及的正常次级肺小叶。

6. 少量胸腔积液。

7. 阴性征象：未见树芽征、囊腔、空洞征，无磨玻璃影重力分布特征等。

8. 综合分析：双肺弥漫分布磨玻璃病变，伴随细网格征，大部分病变非叶段分布，符合间质性分布，支持病毒性肺炎。胸膜下病灶大部分融合成片，多叶段病变累及内中带，可见小叶闲置征及中轴间质轻微增厚，同时出现少量胸腔积液，结合临床及流行病学史，符合重型新冠肺炎影像学表现。

【病例来源】 湖北省武汉市武汉钢铁（集团）公司第二职工医院周凌燕提供

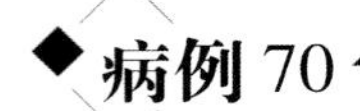

病例 70

临床资料

患者女，52 岁。因“间断咳嗽伴发热 6 天”入院。2020 年 1 月 17 日无明显诱因出现咳嗽，无咳痰，伴发热，最高体温 39.6℃。门诊行胸部 CT 示“肺部感染”收住院。入院查体：体温 38.5℃，脉搏 85 次/分，呼吸 20 次/分。血常规：白细胞计数 2.63×10^9/L，淋巴细胞计数 0.57×10^9/L。入院 5 天后突发呼吸困难加重，给予无创呼吸机治疗，血氧饱和度介于 30%～80%。新型冠状病毒核酸检测阳性。

影像资料

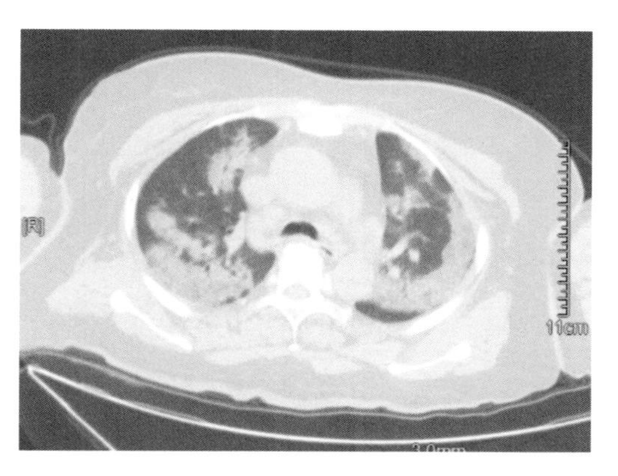

图 A　双肺多发病灶，外带分布，呈胸膜平行征

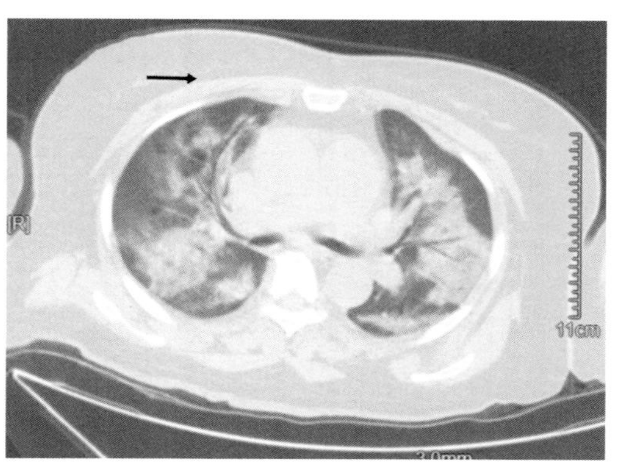

图 B　部分实变影累及内中带

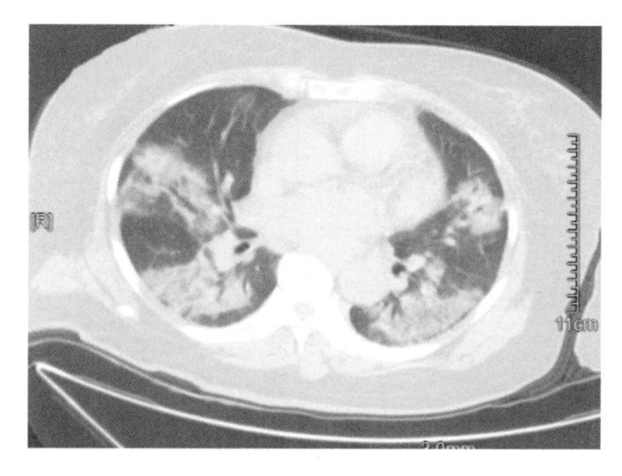

图 C　细网格征

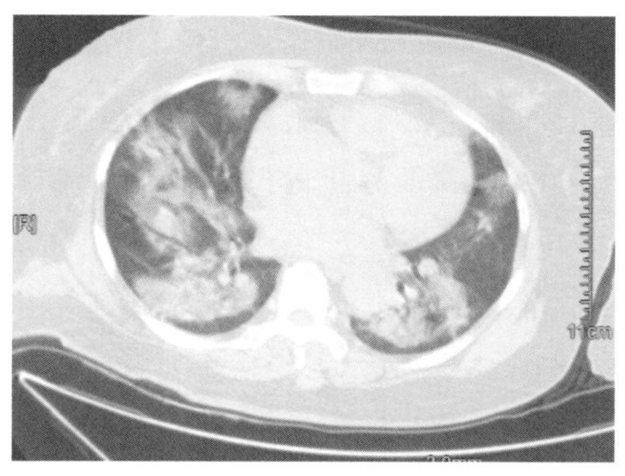

图 D　支气管稍扩张，增粗血管影

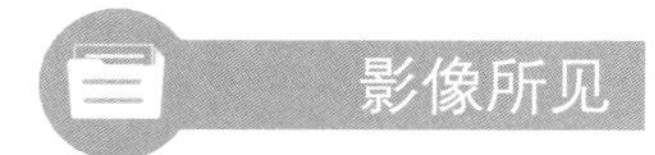

影像所见

双肺多发片状磨玻璃影，伴随少量实变影，部分融合；胸膜下分布，呈胸膜平行征，累及内中带，边界清楚，病灶内可见空气支气管征，支气管稍扩张；磨玻璃影内可见细网格征，局部见小叶闲置征。

病例分析

1. 分布：双肺多叶段，胸膜下分布，胸膜平行征，累及内中带，部分相互融合。

2. 密度：磨玻璃影为主，细网格征，部分实变影。

3. 数目及形状：多发，片状。

4. 支气管及血管：病灶内见增粗血管影，支气管稍扩张。

5. 小叶闲置征：磨玻璃影间夹杂未累及的正常次级肺小叶。

6. 阴性征象：双肺未见树芽征、囊腔、空洞征，无磨玻璃影重力分布等特征。

7. 综合分析：患者急性起病，发热，白细胞计数低，不符合普通细菌性肺炎的临床表现。影像学表现为多发病变，胸膜下分布，磨玻璃影内可见细网格征、空气支气管征，均支持间质性分布，符合病毒性肺炎征象。新型冠状病毒核酸检测阳性，结合临床、流行病学史及血常规检查均支持诊断。病变广泛累及内中带，病情进展迅速，符合重型新冠肺炎影像学表现。

【病例来源】 湖北省武汉市武汉钢铁（集团）公司第二职工医院周凌燕提供

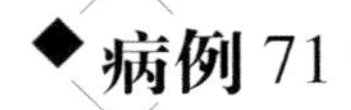

病例 71

临床资料

患者女，65 岁。因“咳嗽、发热 10 天”入院。2020 年 1 月 23 日无诱因出现咳嗽、咳痰，发热，最高体温 37.7℃，无明显胸闷及呼吸困难。入院查体：体温 36.2℃，脉搏 94 次/分，呼吸 24 次/分。血常规：白细胞计数 4.16×10^9/L，淋巴细胞百分比 7.7%。新型冠状病毒核酸检测阳性。

影像资料

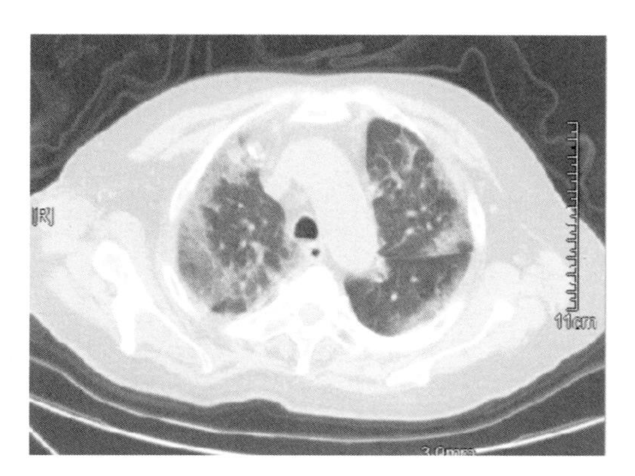

图 A　多叶段磨玻璃影

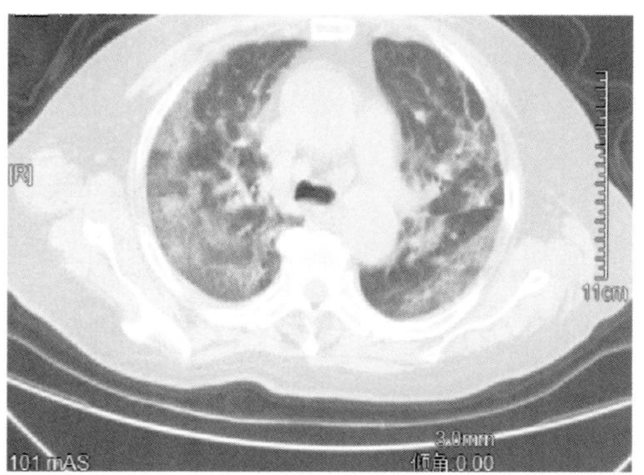

图 B　碎石路征

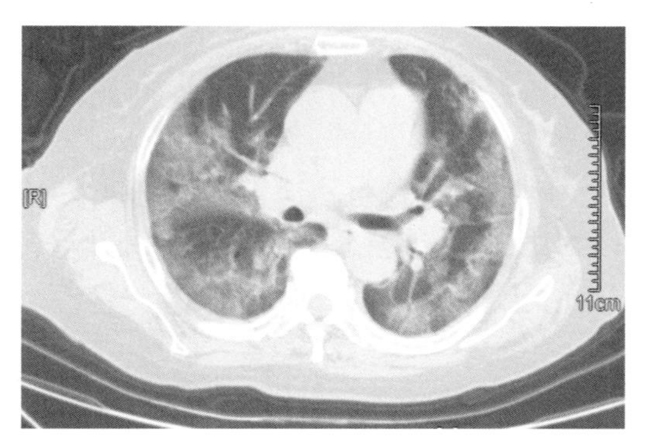

图 C　胸膜平行征

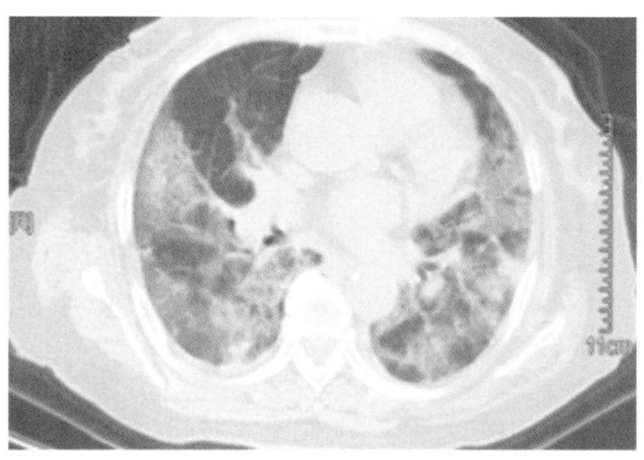

图 D　小叶闲置征，少量胸腔积液

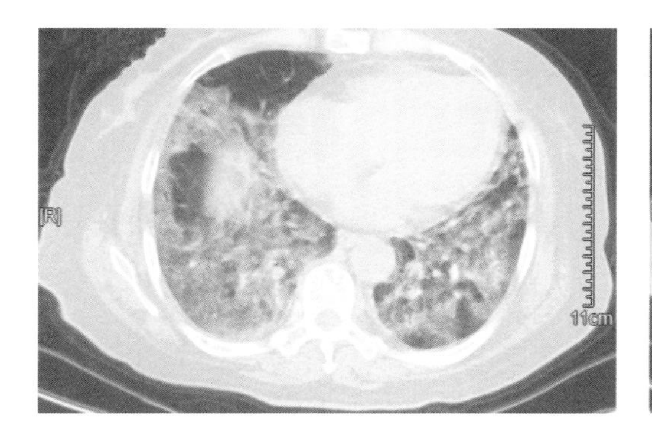

图 E　多叶段累及内中带

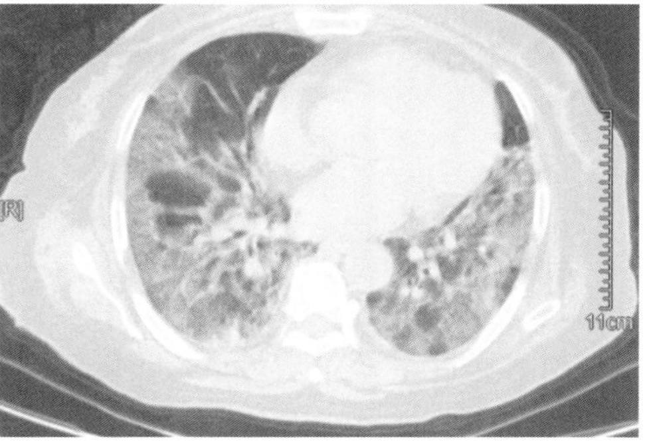

图 F　小叶闲置征

影像所见

双肺多叶段分布斑片状磨玻璃影，少许实变影，内有碎石路征，边界模糊，外带胸膜下分布为主，病灶长轴与胸膜平行；病变多叶段累及内中带，中轴间质稍增厚，支气管进入、稍扩张，走行自然，血管影增粗，左侧少量胸腔积液。

病例分析

1. 分布：外带为主，多叶段累及内中带。

2. 密度：多发磨玻璃影为主，少许实变影，有碎石路征（小叶间隔及小叶内间质增厚）。

3. 数目及形状：多发，斑片状。

4. 支气管及血管：中轴间质稍增厚，与支气管分布无关，支气管壁稍增厚，走行自然，稍扩张，无堵塞，血管进入病灶后有增粗。

5. 左侧少量胸腔积液，小叶闲置征，胸膜平行征。

6. 阴性征象：无纤维条索影，未见树芽征、晕征及反晕征。

7. 综合分析：双肺磨玻璃影，与支气管分布无关，碎石路征均提示间质分布，符合病毒性肺炎表现。病灶累及内中带，结合临床、血常规检查、核酸检测及流行病学史，符合重型新冠肺炎影像学表现。

【病例来源】湖北省武汉市武汉钢铁（集团）公司第二职工医院周凌燕提供

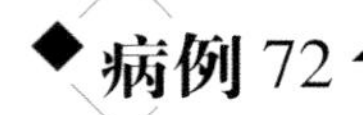

病例 72

临床资料

患者男，78 岁。1 周前无明显诱因发热，无咳嗽、咳痰，无胸闷等。外院胸片提示：双肺感染性病变，考虑病毒性肺炎。给予抗感染处理 3 天后症状无明显缓解，活动后气促加重。2020 年 2 月 5 日入院，入院后出现呼吸困难，血氧饱和度 93%。既往有糖尿病。血气分析：pH 值 7.36，氧分压 60mmHg，二氧化碳分压 26mmHg，

全血剩余碱 -9mmol/L，考虑Ⅰ型呼衰合并糖尿病酮症酸中毒。新型冠状病毒核酸检测阳性。

影像资料

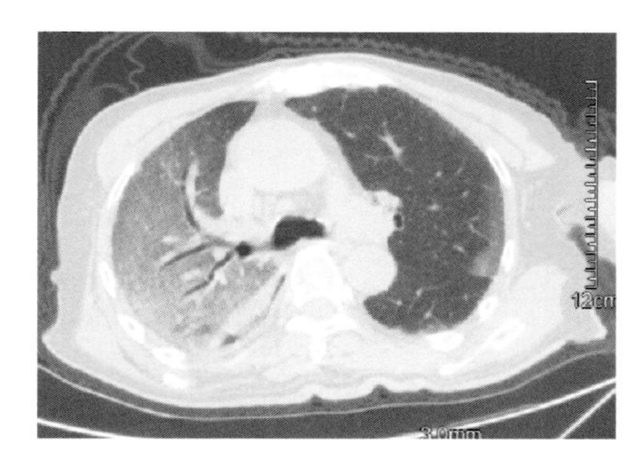

图 A　空气支气管征，中轴间质未见增厚

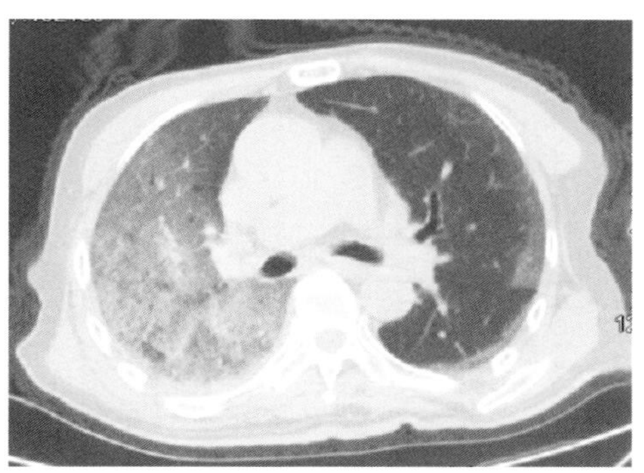

图 B　胸膜平行征、小叶闲置征

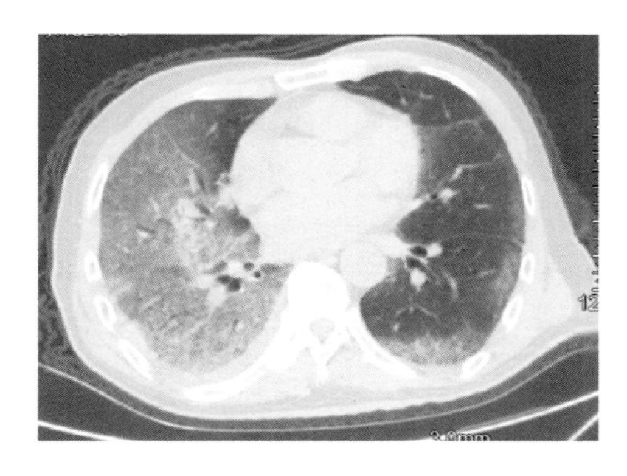

图 C　碎石路征

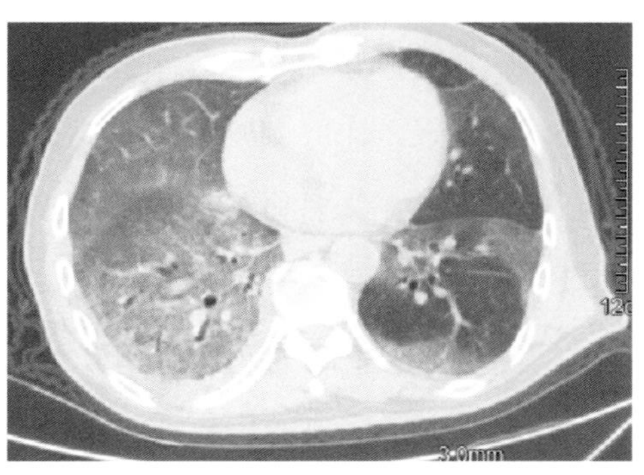

图 D　血管影增粗

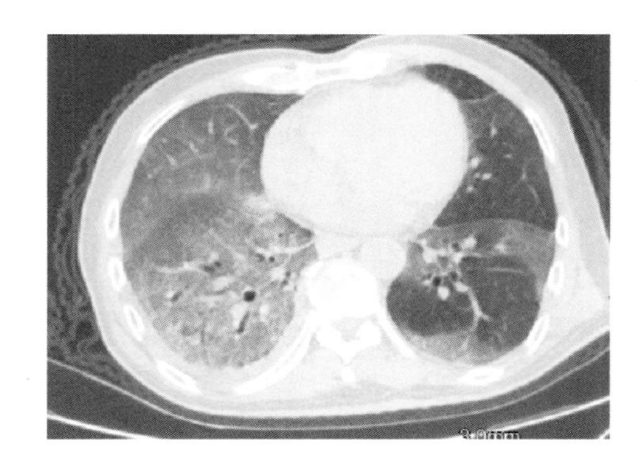

图 E　右肺多叶段受累，并累及内中带

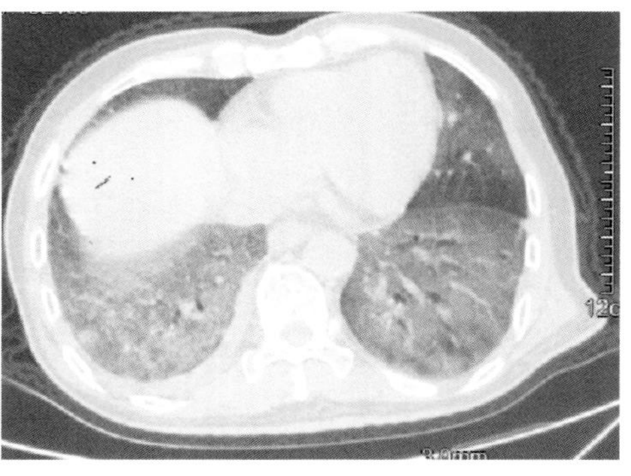

图 F　左肺下叶病灶累及内中带

影像所见

双肺弥漫分布大片状、斑片状磨玻璃影，伴少许实变影。右肺及左肺下叶均累及内中带，左肺上叶分布以外围胸膜下为主，呈胸膜平行征。病灶无明显磨玻璃影重力分布，其内见空气支气管征、增粗血管影及细网格征。右肺小叶间隔局部增厚，呈碎石路征，局部病灶内可见小叶闲置征，中轴间质未见增厚。实变区域未见明显平直收缩改变，未见明显纤维条索影。右侧胸腔及右侧叶间裂出现积液。

病例分析

1. 分布：双肺弥漫分布磨玻璃影，其中右肺及左肺下叶均累及内中带。

2. 密度：磨玻璃影，右肺局部伴少许实变影。

3. 数目及形状：多发，斑片状及大片状。

4. 支气管及血管：支气管壁未见增厚及堵塞，可见增粗血管影。

5. 碎石路征、小叶闲置征及空气支气管征，右侧叶间裂及胸腔出现积液。

6. 阴性征象：未见树芽征、晕征及反晕征。

7. 综合分析：患者入院前确诊为新冠肺炎，病情从发病到入院逐渐加重。入院时的CT影像学表现为双肺弥漫分布大片状、斑片状磨玻璃影，并累及内中带，病变少许实变区域未见明显收缩改变，亦未见明显纤维条索影，提示病灶无明显炎性修复迹象，患者有糖尿病基础病史，符合重型新冠肺炎影像学表现。右侧叶间裂及胸腔出现积液，中轴间质未见增厚，心脏不大，排除心源性肺水肿。右肺局部小叶间隔增厚，考虑小叶间隔受累导致淋巴回流受阻，右侧叶间裂及胸腔出现积液。

【病例来源】 湖北省武汉市武汉钢铁（集团）公司第二职工医院周凌燕提供

五、 治疗后随访病例 CT 征象分析

病例 73

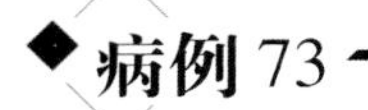

临床资料

患者男，48 岁。因“全身酸痛及发热 4 天”入院。2020 年 1 月 22 日接触新冠肺炎患者后全身酸痛不适及发热，最高体温 38.3℃，曾自行口服莲花清瘟颗粒和莫西沙星片后症状无缓解。入院体温 36.5℃。血常规：白细胞计数 $4.75\times10^9/L$，淋巴细胞计数 $1.67\times10^9/L$，单核细胞百分比 9.5%。新型冠状病毒核酸检测阳性。

影像资料

2020 年 2 月 2 日

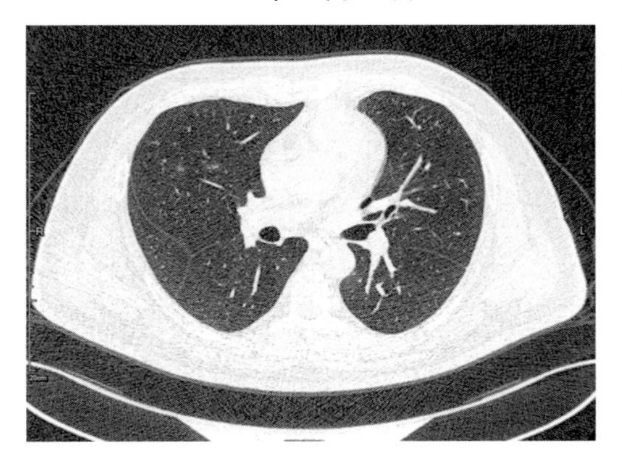

图 A　小叶核心区域磨玻璃影，边界清晰

2020 年 2 月 5 日

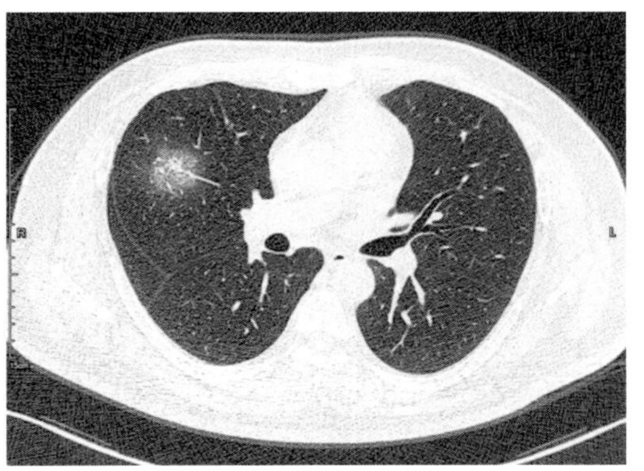

图 B　细网格征，边界清晰，伴增粗血管影

2020 年 2 月 7 日

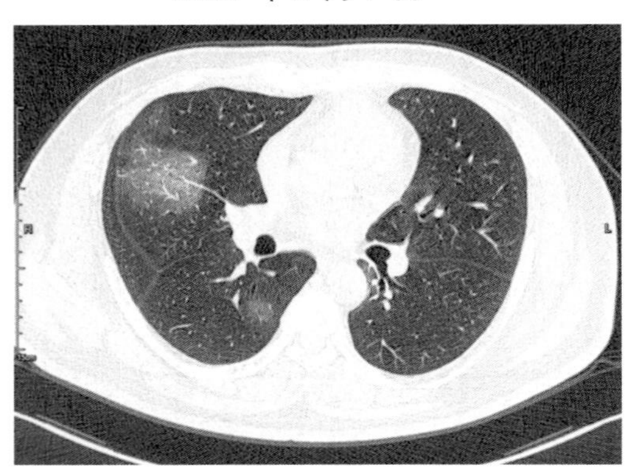

图 C　边界更清晰，范围大，可见新发病灶

2020 年 2 月 18 日

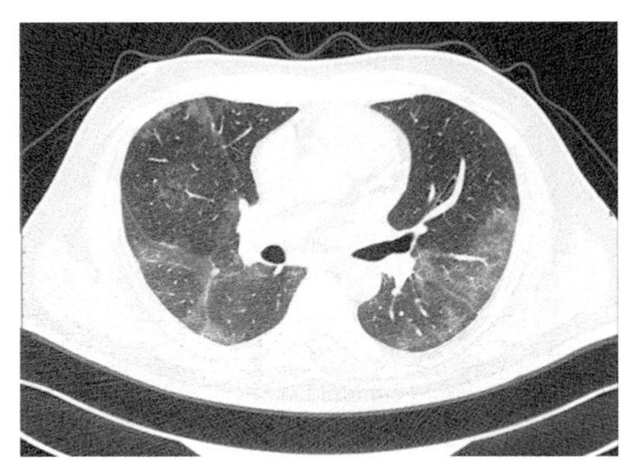

图 D　原有病灶明显吸收好转，可见新发病灶

影像所见

右肺中叶斑点状磨玻璃影呈小叶核心区域分布，边界清晰，符合新冠肺炎早期影像学表现。

病例分析

1. 分布：胸膜下、小叶核心区域分布为主，长轴与胸膜平行。
2. 密度：早期磨玻璃影为主，边界清晰，细网格征。
3. 数目及形状：多发，斑点状、斑片状及大片状。
4. 支气管及血管：支气管未见明显扩张，可见增粗血管影。
5. 阴性征象：未见胸腔积液、空洞征、树芽征、晕征及反晕征。
6. 综合分析：血常规指标不符合普通细菌性肺炎的临床表现。右肺中叶斑点状磨玻璃影呈小叶核心区域分布，符合新冠肺炎早期影像学表现。首次复查较前范围增大，密度较前增高，呈细网格征，提示小叶内间质增厚，病变较前进展。后续复查病变吸收。复查过程中双下肺出现新发病灶，新发病灶早期亦呈小叶核心区域分布，复查示部分病变融合成片状，与胸膜长轴平行。提示病灶朝好的方向发展。本例患者有流行病接触史，有发热、全身酸痛等临床症状，新型冠状病毒核酸检测阳性，血常规检查白细胞及淋巴细胞计数正常，符合新冠肺炎修复期影像学表现。

【病例来源】 湖北省武汉市华润武钢总医院徐勋华提供

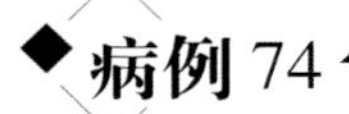

病例 74

临床资料

患者男，51 岁。有疫区生活史。因间断反酸烧心 5 年、下腹隐痛 3 天，于 2020 年 1 月 16 日入住我院消化内科，1 月 24 日转入呼吸与危重症学科。

2020 年 1 月 19 日常规筛查胸部 CT：左肺下叶感染性病变。1 月 20 日患者开始发热，为低热；1 月 22 日肺部 CT 平扫：左肺下叶感染性病变，较 1 月 19 日 CT 病变有进展。

血常规：2020 年 1 月 20 日全血细胞计数 + 五分类：白细胞计数 3.28×10^9/L，淋巴细胞计数正常；1 月 22 日全血细胞计数 + 五分类：白细胞计数 3.61×10^9/L，淋巴细胞计数 0.73×10^9/L；1 月 29 日全血细胞计数 + 五分类：白细胞计数 5.02×10^9/L，淋巴细胞计数 0.95×10^9/L；2 月 7 日全血细胞计数 + 五分类：白细胞计数 9.64×10^9/L，淋巴细胞计数 1.0×10^9/L。新型冠状病毒核酸检测阳性。

首次影像

2020 年 1 月 19 日

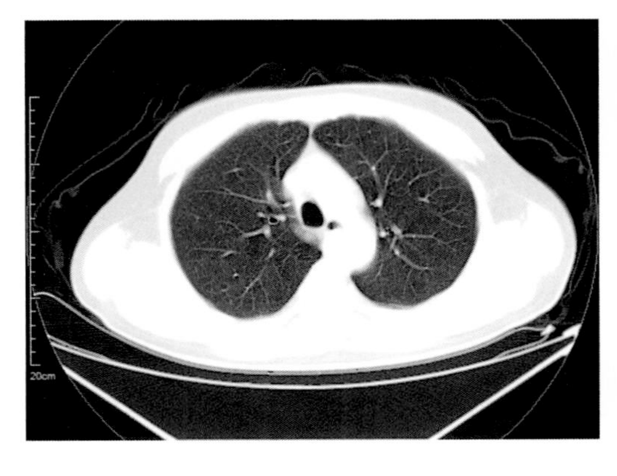

图 A1　未见异常改变

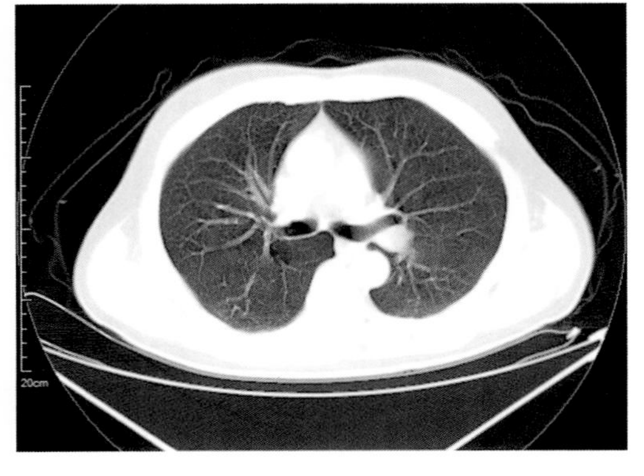

图 B1　未见异常改变

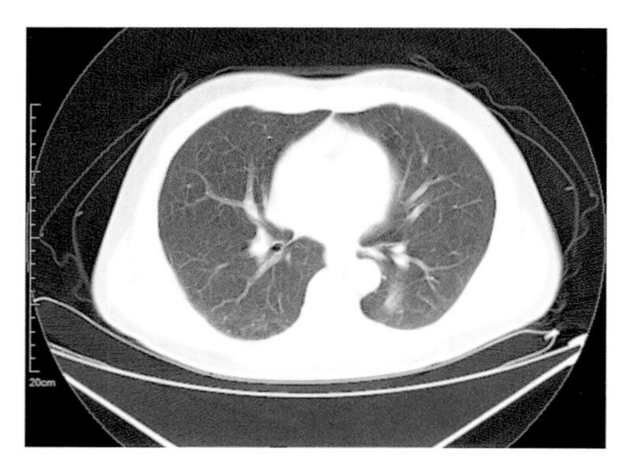

图 C1　左肺下叶后基底段分布椭圆状磨玻璃影，边缘平直，边界偏清

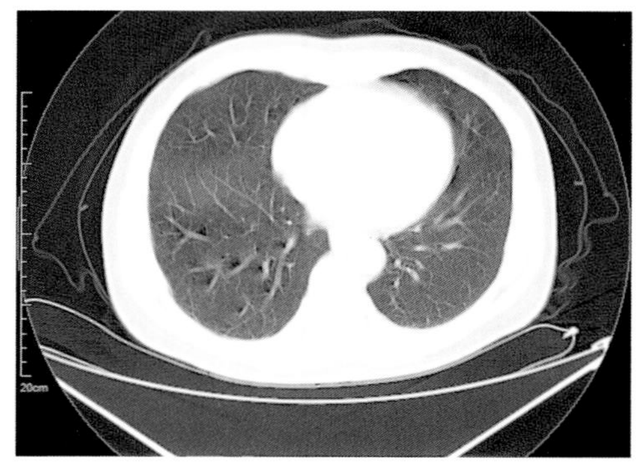

图 D1　未见异常改变

复查影像

2020 年 1 月 22 日

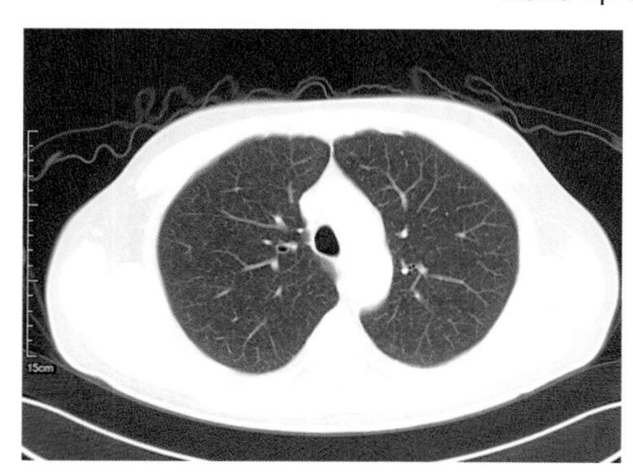

图 A2　未见异常改变

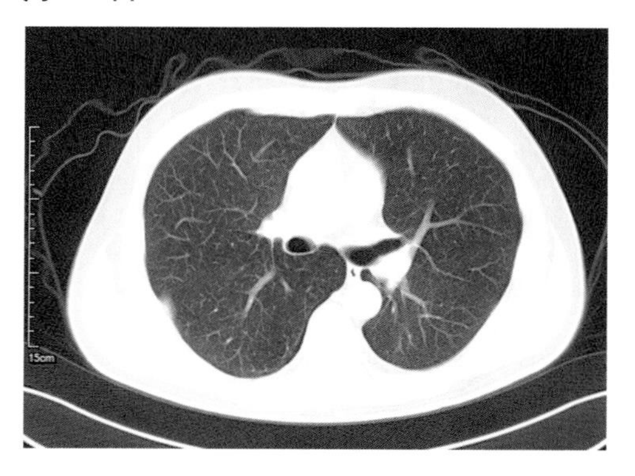

图 B2　未见异常改变

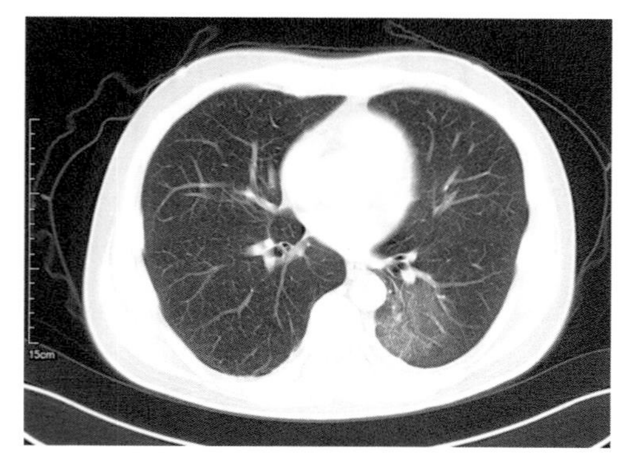

图 C2　左肺下叶后基底段较大范围磨玻璃影

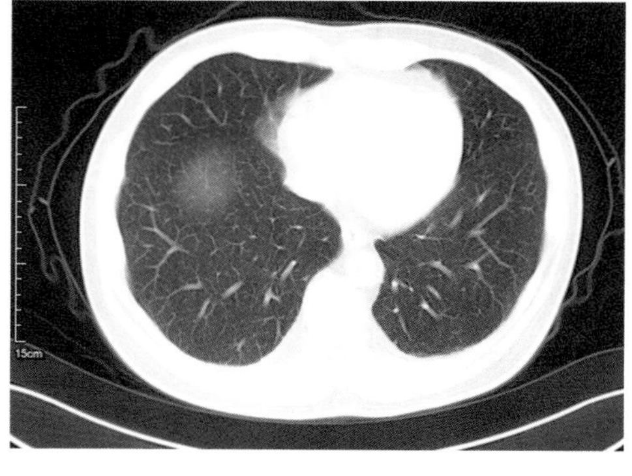

图 D2　未见异常改变

2020 年 1 月 28 日

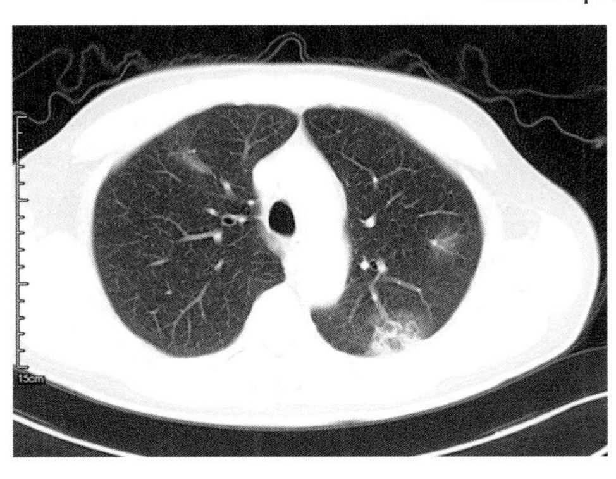

图 A3　多发混合斑片状磨玻璃影，沿支气管血管束分布

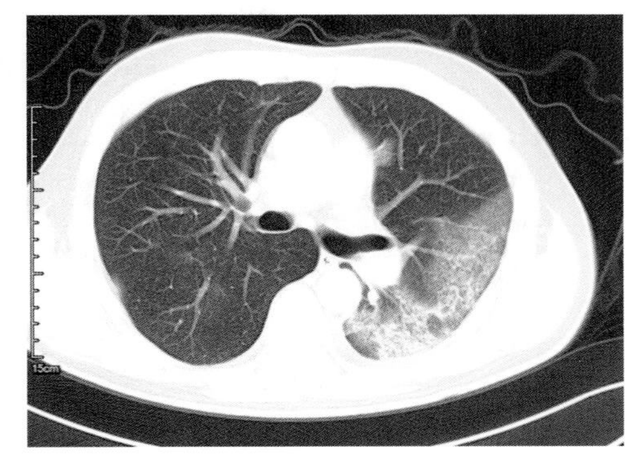

图 B3　左肺上叶舌段、下叶背段胸膜下大片状磨玻璃影，舌段近纵隔旁小片状磨玻璃影

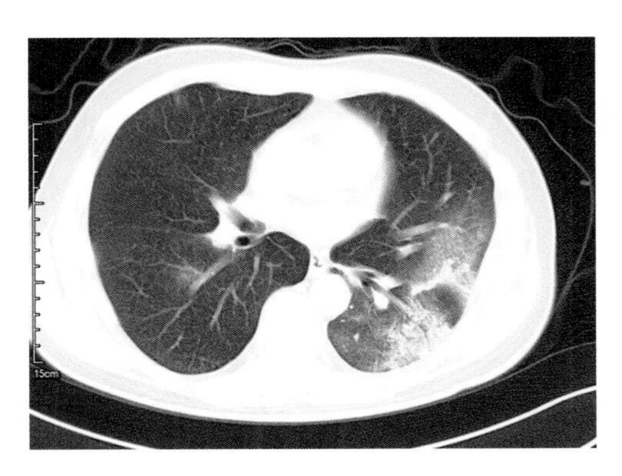

图 C3　左肺舌段、下叶各基底段胸膜下大片状磨玻璃影，内部实变影边缘凹陷，右肺下叶小片边界模糊磨玻璃影

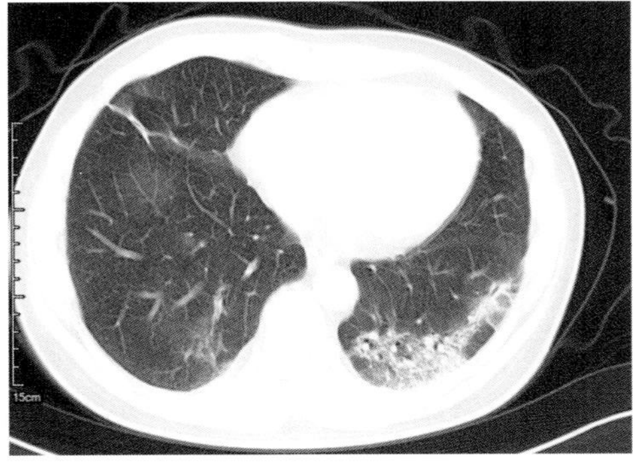

图 D3　左肺下叶后、外基底段长轴平行于胸膜的磨玻璃影，边界清楚，右肺中、下叶见斑片状边界模糊的磨玻璃影

2020 年 2 月 14 日

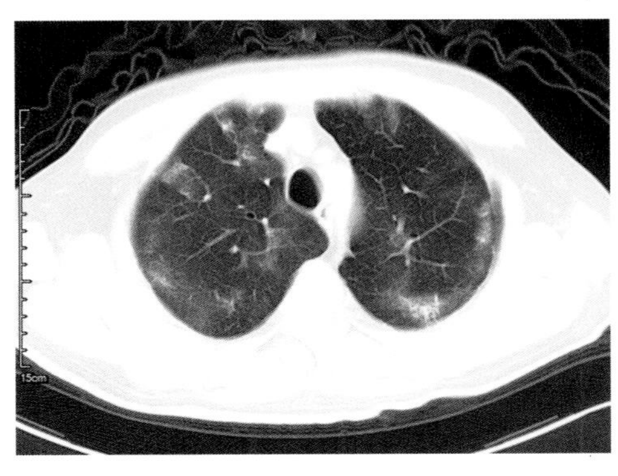

图 A4　多发混合斑片状磨玻璃影

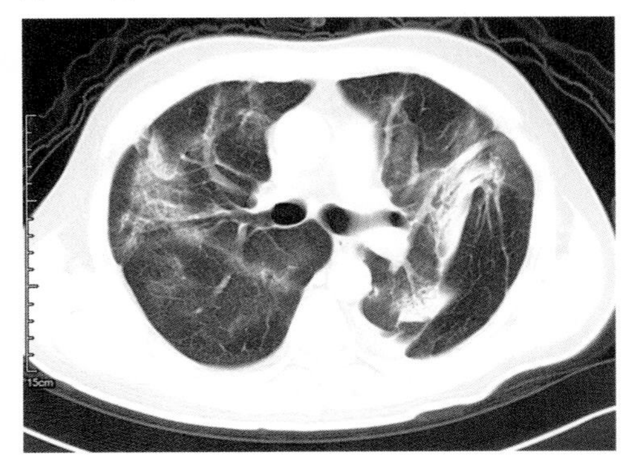

图 B4　左肺大片状致密影，右肺磨玻璃影

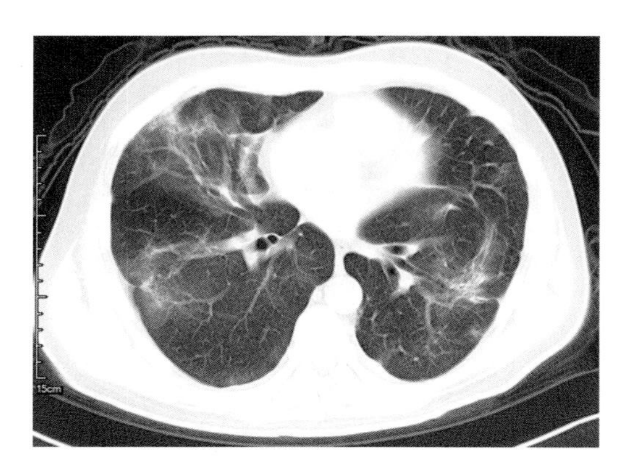

图 C4　双肺多发条索影及磨玻璃影，边界模糊

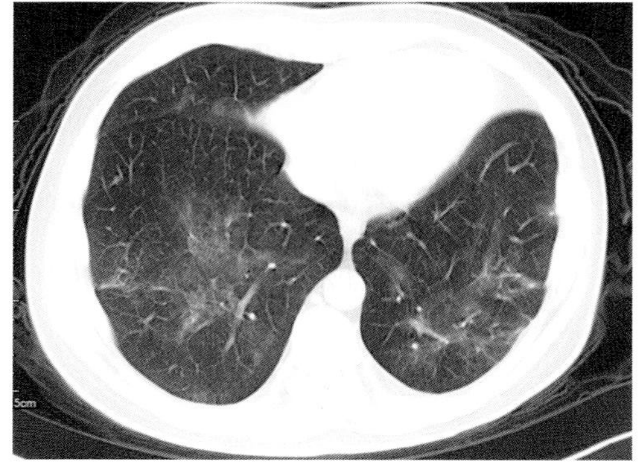

图 D4　双肺多发条索影及增厚的小叶间隔

影像所见

图 A1—D1：左肺下叶后基底段分布椭圆状磨玻璃影，边界模糊，内见明显增粗血管影，无细网格征。属于新冠肺炎超早期影像学表现。图 A2—D2：左肺下叶后基底段磨玻璃影，边界模糊，其内血管影明显增粗，可见细网格征及空气支气管征。与 2020 年 1 月 19 日胸部 CT 比较病灶明显增大，其内细网格征出现，边界仍然模糊，属于新冠肺炎进展期影像学表现。图 A3—D3 与图 A2—D2 比较：双肺病灶明显增多，范围增大，以胸膜下为主，病灶内可见实变影及条索影，有加重趋势，但是患者出现机化性改变，提示病情有好转的迹象。图 A4—D4 与图 A3—D3 比较：左肺舌段、下叶病变明显实变，边界清楚，边缘收缩，提示病灶机化性改变明显，为机体免疫反应增强造成机体修复过度引起；右肺中叶、双肺下叶多发条索影及磨玻璃影，边界模糊，为吸收期改变，可能由于两次检查时间间隔较长，其间的病变演变无法完整体现。双肺上叶多发磨玻璃影，病灶较前增多，其他部位病灶处于好转期，此处明显增多，提示该疾病有“此起彼伏”的特点，不管从影像学还是从临床症状角度观察，患者病情总体明显好转。

病例分析

本例患者有流行病学史，但临床以消化系统疾病住院，疫区常规筛查 CT 发现肺部呈磨玻璃病变，为新冠肺炎超早期病变的特点；之后出现发热等临床症状，影像学表现符合新冠肺炎影像学典型特征，白细胞计数偏低，淋巴细胞计数降低，符合新冠肺炎疑似病例表现。后经新型冠状病毒核酸检测为阳性，确诊为新冠肺炎。本病例共有四次 CT，基本展示了病情发展的各个过程：超早期—进展期—修复期及吸收期。本病例有如下特点：

1. 超早期：第一次的 CT 显示左肺下叶单发纯椭圆状磨玻璃影，边界模糊，密度稍高于肺组织密度，内无细网格征（也就是小叶内间质没有增厚），磨玻璃影内血管影明显增粗。此期影像学表现推测是由于病毒侵犯细支气管及周围肺泡而引起周围炎，属于小叶核心区域的间质炎症。

2. 进展期：患者病情迅速进展，影像学表现为病灶范围明显增大，细网格征出现，之后双肺出现典型多发片状磨玻璃影，外带胸膜下分布为主，部分小叶核心区域分布，磨玻璃影内出现细网格征。

3. 修复期及吸收期：该期出现了明显的机化现象（实变影增多），笔者认为这是部分病毒性肺炎在好转过程中，由于机体免疫力过强引起的过度修复现象，另在该期出现新发病灶“此起彼伏”的特点，提示部分病灶影像学表现有滞后的特点，不能说明病情仍处于进展状态。

4. 如本病例开头所述，患者淋巴细胞计数由正常到减低再到逐渐升高，提示患者免疫功能由受损到恢复，其改变与影像学表现的改变基本一致。

【病例来源】 湖北省武汉市华润武钢总医院秦艳磊提供

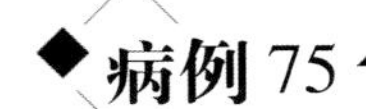

病例 75

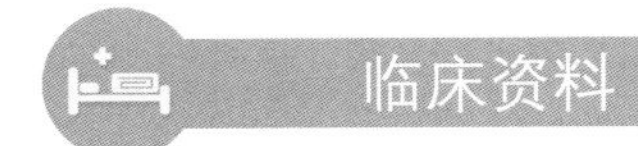

临床资料

患者男，49 岁。因“发热 9 天”入院。有疫区生活史。2020 年 1 月 23 日因接触不明原因发热患者后出现发热，体温 37.8℃，伴畏寒、干咳、乏力等症状；1 月 24 日胸部 CT 示左肺下叶感染性病灶，考虑病毒性肺炎可能，自服奥司他韦胶囊、莫西沙星片治疗；1 月 30 日复查胸部 CT 与前片比较，病灶进展，部分纤维化灶形成。现患者诉纳差，活动后气促不适，以“病毒性肺炎”收入院。入院查体：体温

36.4℃，脉搏 110 次/分，呼吸 25 次/分，血压 122/93mmHg，血氧饱和度 96%（未吸氧）。血常规：白细胞计数 5.12×10^9/L，淋巴细胞计数 1.81×10^9/L。新型冠状病毒核酸检测阳性。

首次影像

2020 年 1 月 24 日

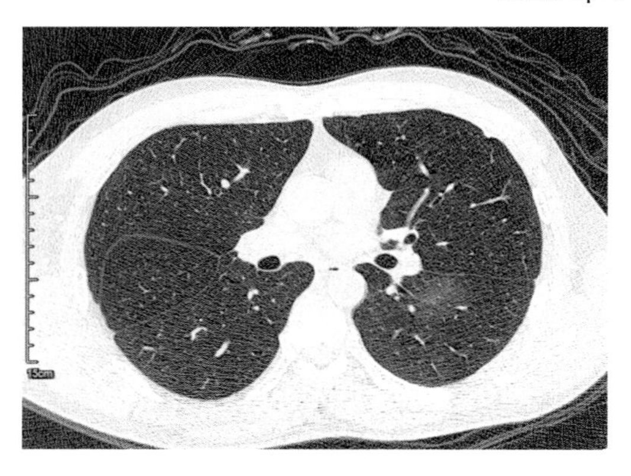

图 A1　左肺下叶背段片状磨玻璃影，边界模糊

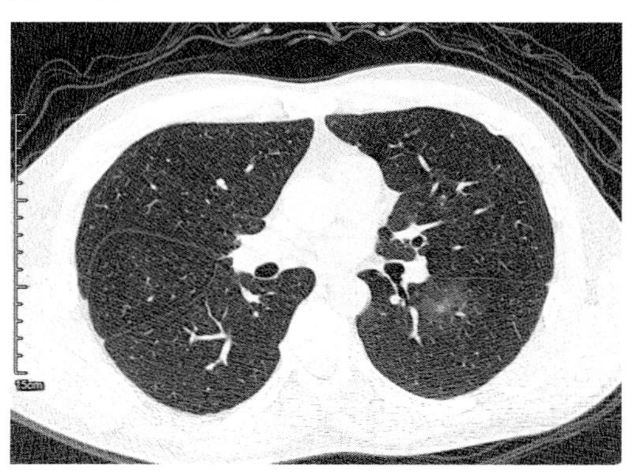

图 B1　小叶核心区域分布

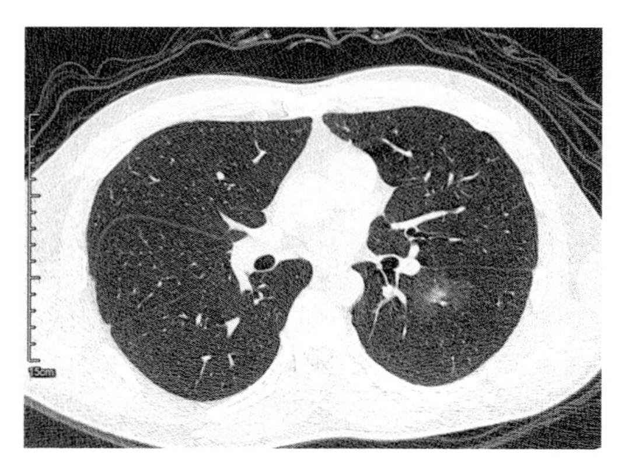

图 C1　磨玻璃影内见增粗血管影

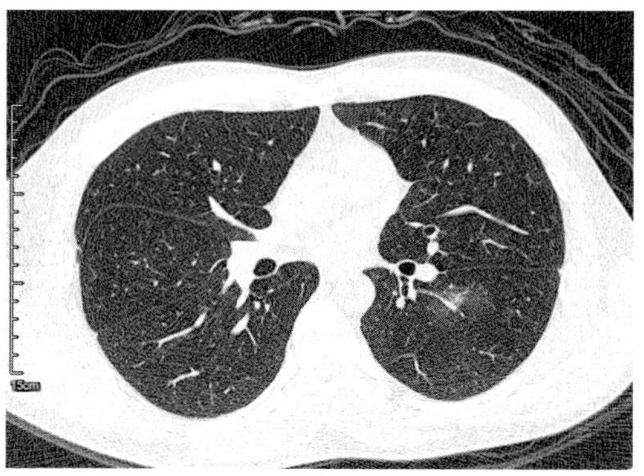

图 D1　晕征

复查影像

2020 年 1 月 30 日

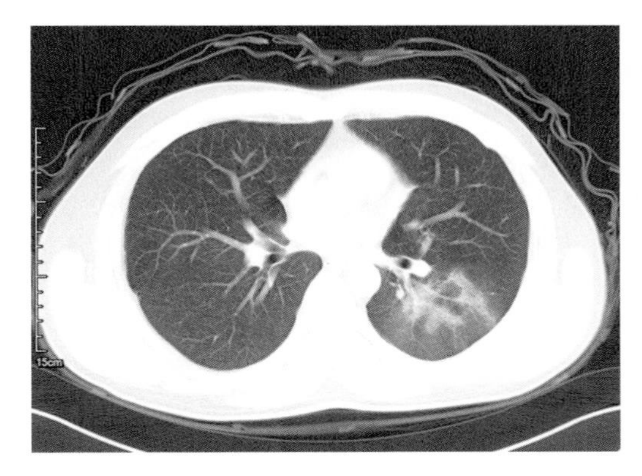

图 A2　左肺下叶背段多发斑片状磨玻璃影

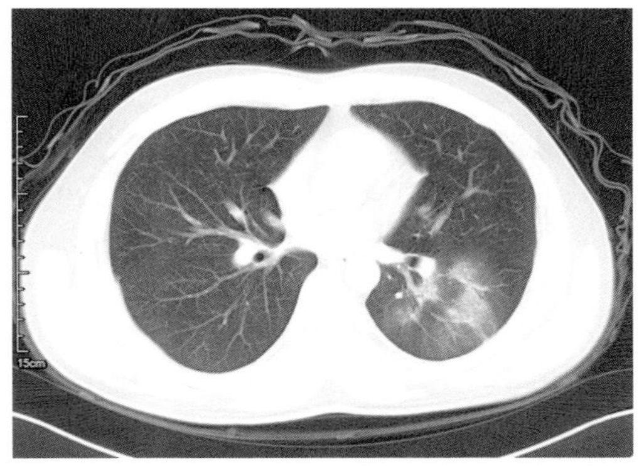

图 B2　磨玻璃影内见细网格征

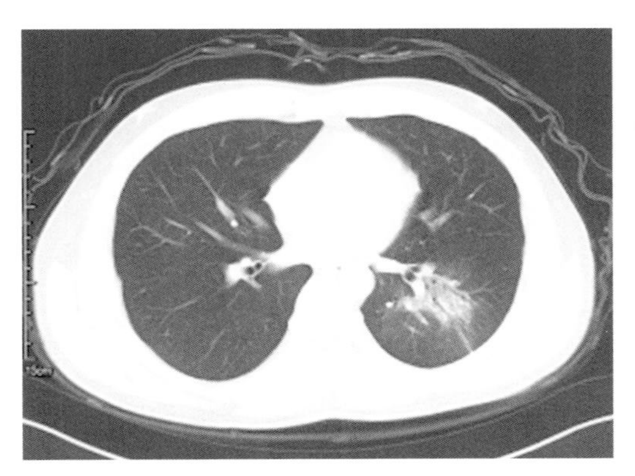

图 C2　支气管稍扩张

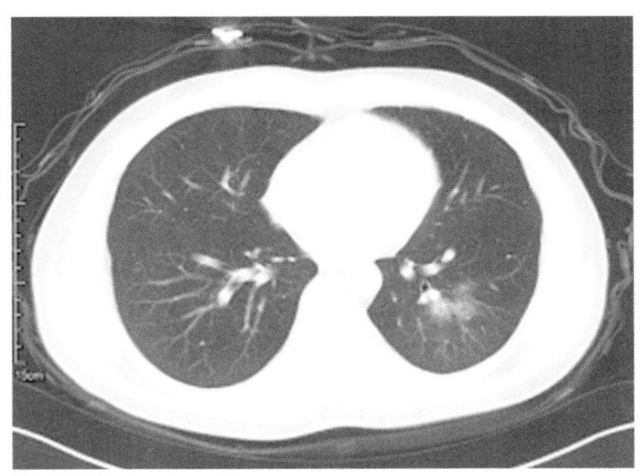

图 D2　多发磨玻璃影，密度增高

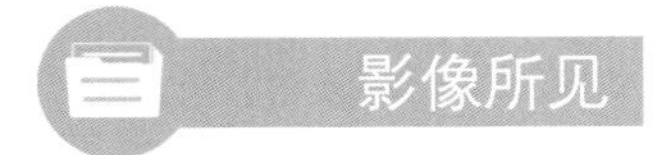

影像所见

图 A1—D1：左肺下叶背段可见片状磨玻璃影，边界模糊，内见增粗血管影、晕征，小叶核心区域分布。符合新冠肺炎超早期影像学表现。图 A2—D2：左肺下叶背段磨玻璃影较前明显增多，密度较前增高，其内可见细网格征，血管影明显增粗，支气管稍扩张，边界较前清晰，但仍以小叶核心区域分布为主，符合新冠肺炎早期进展影像学表现。

病例分析

1. 本例患者有流行病学史，有发热等临床症状，白细胞计数正常，淋巴细胞计数正常。

2. 图 A1—D1 主要是超早期影像学改变：单发局灶性磨玻璃影，边界模糊，无细网格征，局部血管影稍增粗，小叶核心区域分布。

3. 图 A2—D2 属于早期进展影像学改变：多发片状磨玻璃影，范围扩大，有融合趋势，密度增高，出现细网格征（小叶内间质增厚），内部血管影明显增粗，支气管稍扩张，符合典型新冠肺炎影像学表现。

【病例来源】 湖北省武汉市华润武钢总医院徐勋华提供

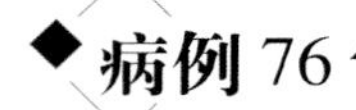

病例 76

临床资料

患者女，41 岁。因“间断发热 1 周”入院。患者自诉 1 周前因接触不明原因发热患者后出现发热、不适，当时测体温 37.6℃，伴干咳不适。口服头孢克洛片、奥司他韦胶囊、莲花清瘟颗粒等对症治疗，间断发热，最高体温 39℃，伴纳差、乏力、活动后气促不适。2020 年 2 月 9 日复查肺部 CT 示右下肺感染性病灶，以病毒性肺炎入院。入院查体：体温 39℃，脉搏 119 次/分，呼吸 22 次/分，血压 119/79mmHg，血氧饱和度 98%。2 月 13 日血常规：白细胞计数 3.66×10^9/L，淋巴细胞计数 0.67 × 109/L；C－反应蛋白 67.48mg/L。2 月 19 日血常规：白细胞计数 4.37×10^9/L，淋巴细胞计数 0.45×10^9/L；C－反应蛋白 4.76mg/L。2 月 22 日血常规：白细胞计数 9.91×10^9/L，淋巴细胞计数 3×10^9/L。新型冠状病毒核酸检测阳性。

首次影像

2020 年 2 月 9 日

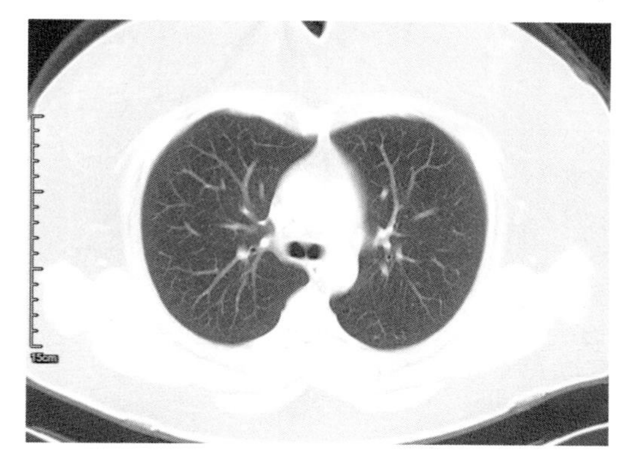

图 A1　未见异常

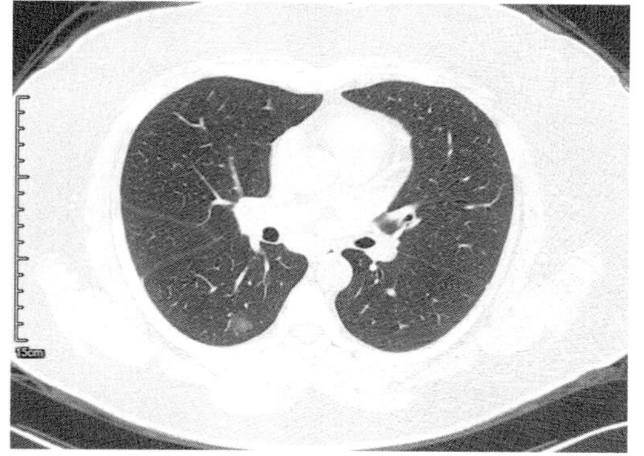

图 B1　右肺下叶边界清晰，小叶核心区域磨玻璃影

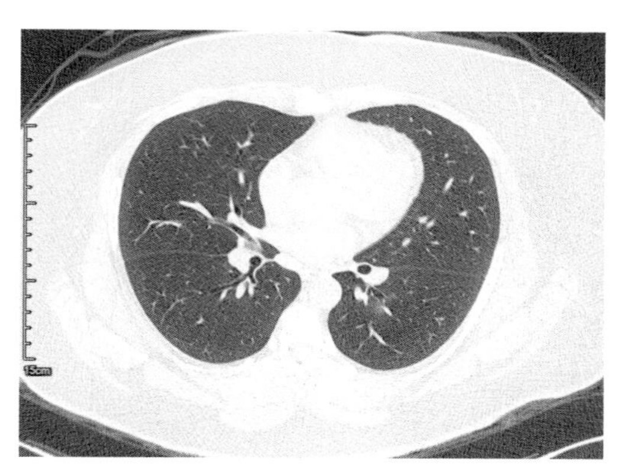

图 C1　左肺下叶局灶性磨玻璃影

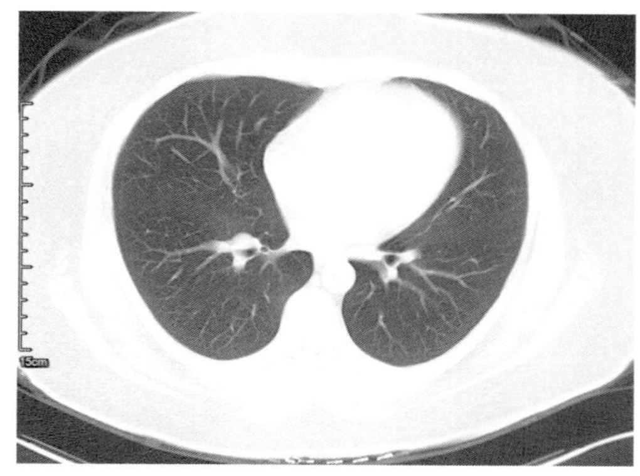

图 D1　未见异常

三 复查影像

2020 年 2 月 16 日

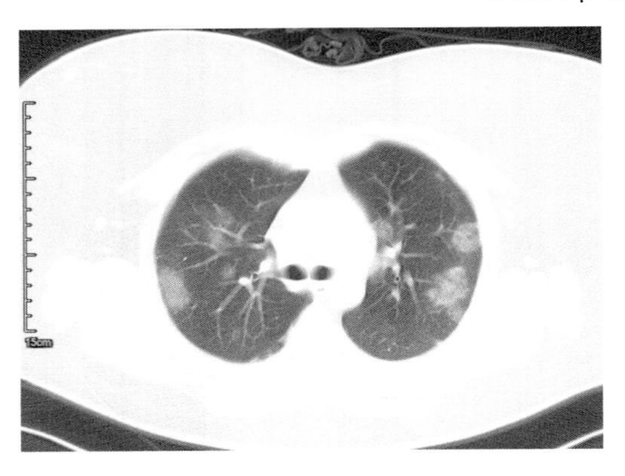

图 A2 双肺皮质区新出现多发磨玻璃影

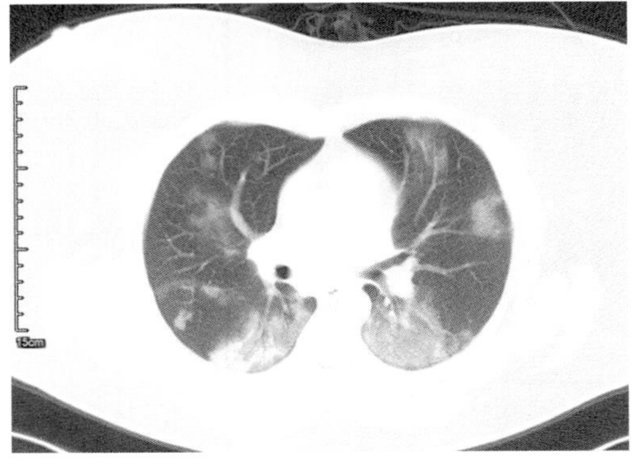

图 B2 病灶明显增大、增多，相互融合，并累及内中带

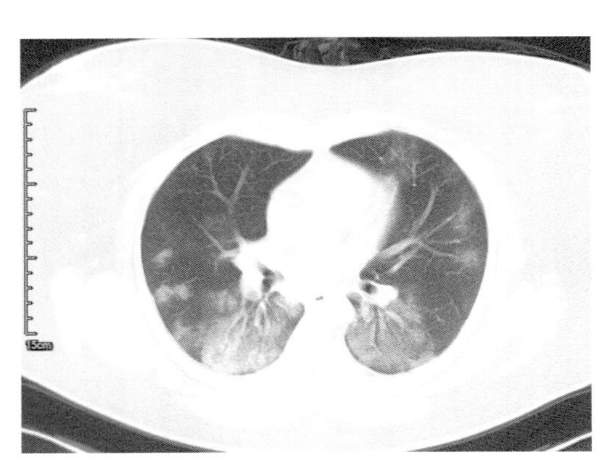

图 C2 左肺病灶明显增大、融合并累及内中带

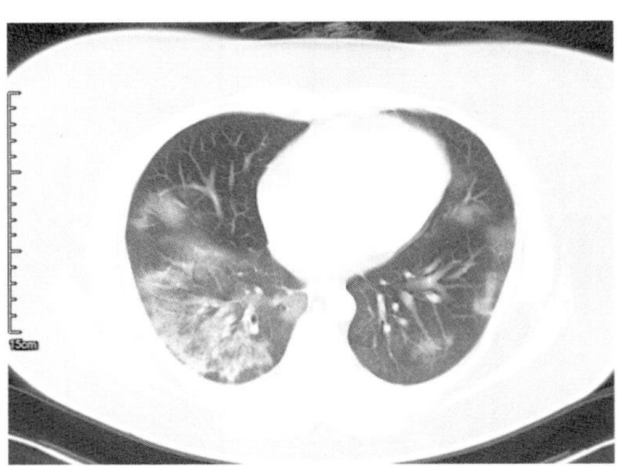

图 D2 病灶外带见条带状高密度影，边缘稍凹陷，长轴与胸膜平行

2020 年 2 月 24 日

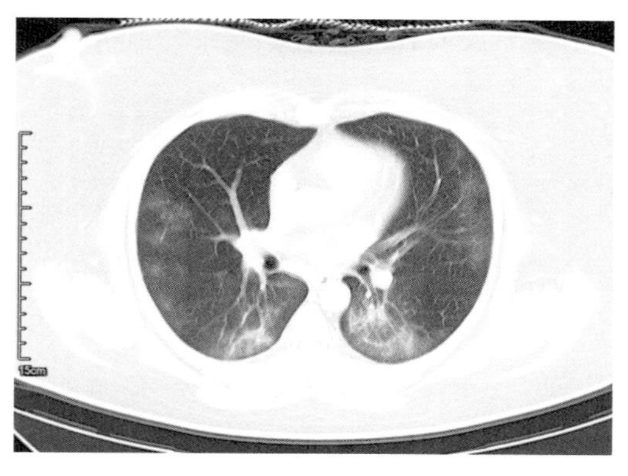

图 A3　双肺病灶范围明显缩小，密度明显减低

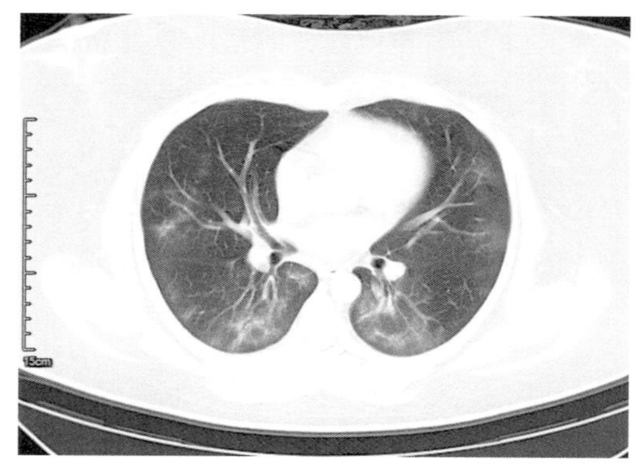

图 B3　反晕征

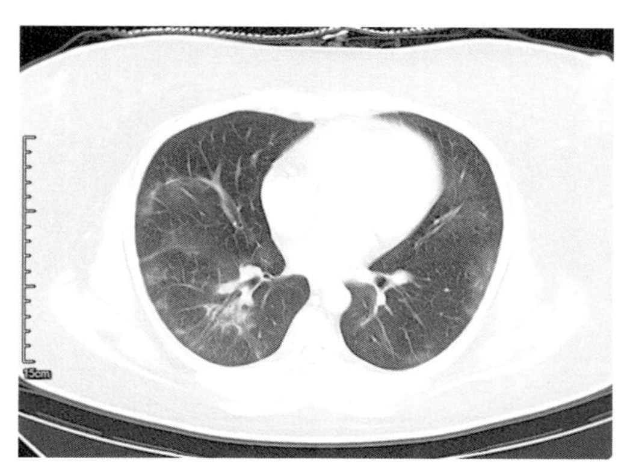

图 C3　病灶边缘实变影明显平直收缩

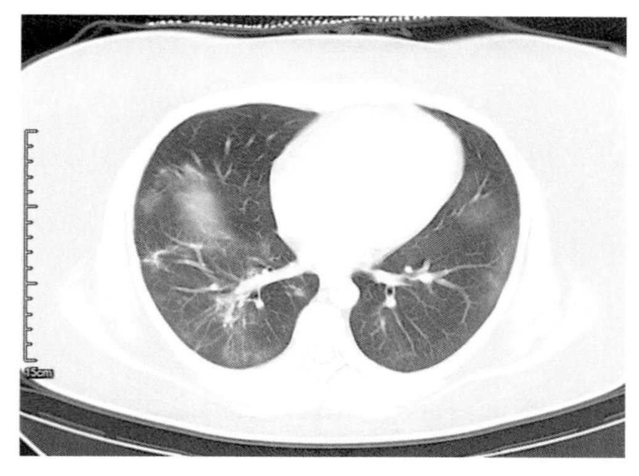

图 D3　右肺下叶纤维条索影，支气管壁稍增厚

影像所见

图 A1—D1：双肺下叶小叶核心区域分别可见局灶性磨玻璃影，密度偏低，边界模糊。图 A2—D2：双肺弥漫分布磨玻璃影，主要分布于小叶核心区域及胸膜下，多叶段累及，可见增粗血管影及细网格征，双肺下叶病灶内可见空气支气管征，其中原双肺下叶病灶增大、融合并累及内中带，右肺下叶病灶局部边缘密度增高，呈实变并稍收缩改变，提示趋向机化性改变，考虑是最早发的病灶趋向炎性修复的开始。图 A3—D3：双肺多发病灶，病灶范围较前明显缩小，密度较前明显减低，并

出现反晕征，局部边缘实变区域平直收缩，并新增少许纤维条索影，均提示机化性改变，未见胸腔积液，病情明显好转。

病例分析

本例患者有流行病学史，有发热等临床症状，白细胞及淋巴细胞计数降低，C－反应蛋白升高，符合新冠肺炎疑似病例表现。后经新型冠状病毒核酸检测为阳性。2020 年 2 月 9 日的 CT 上仅有双肺下叶局灶性小叶核心区域磨玻璃影，边界模糊，密度偏低，符合新冠肺炎超早期影像学表现。随着病灶的进展，病灶增多、增大并融合成片，长轴与胸膜平行，符合新冠肺炎早期影像学表现。2 月 16 日出现机化性改变，呈病变好转趋势；2 月 24 日病灶吸收好转。

【病例来源】湖北省武汉市华润武钢总医院陈刚提供

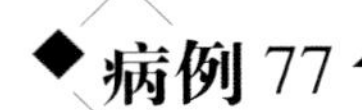

病例 77

临床资料

患者男，48 岁。因“发热伴咳嗽、胸闷半月”入院。2020 年 1 月 28 日因照顾患病毒性肺炎的家属而出现发热，最高体温 38℃。2 月 12 日血常规：白细胞计数 5.1×10^9/L，淋巴细胞百分比正常；C－反应蛋白 1.29mg/L。新型冠状病毒核酸检测阳性。

首次影像

2020 年 1 月 31 日

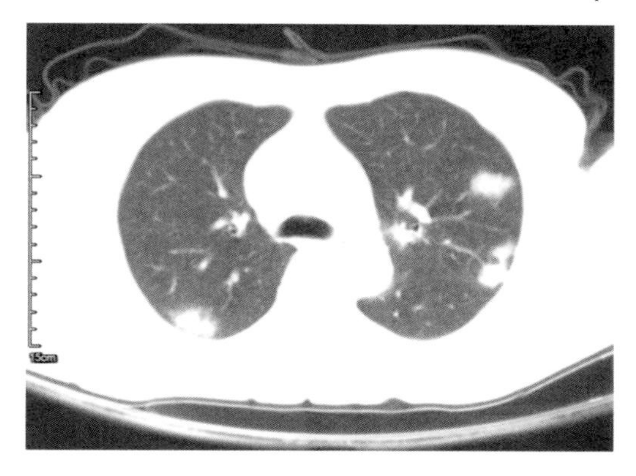

图 A1　双肺多发斑片状实变影，边界不清，胸膜下、小叶核心区域分布为主

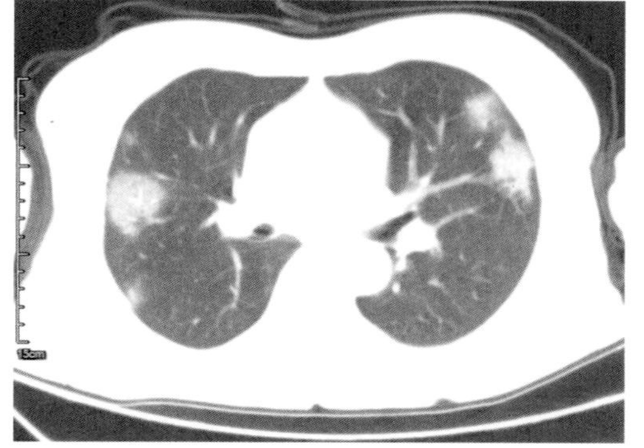

图 B1　右肺斑片状磨玻璃影内见细网格征、增粗血管影

复查影像

2020 年 2 月 7 日

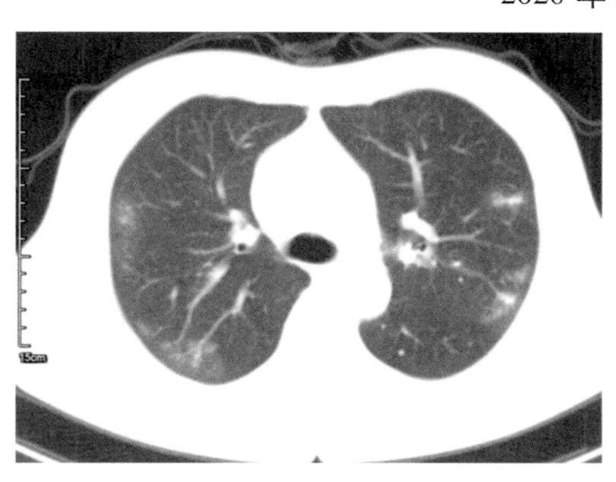

图 A2　双肺病灶范围明显缩小，密度变浅淡

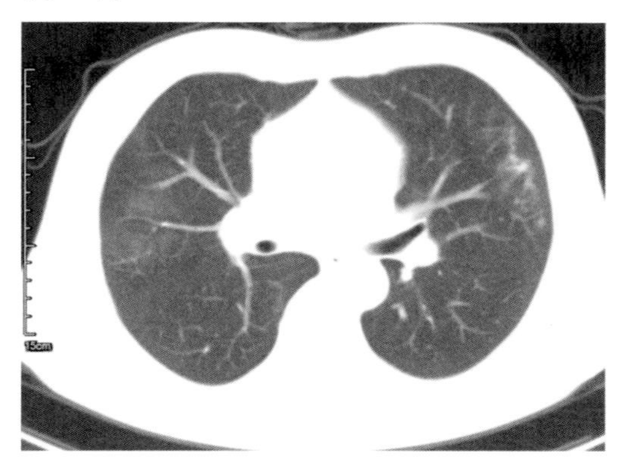

图 B2　残留少许条索影

影像所见

图 A1—B1：双肺胸膜下及小叶核心区域分布磨玻璃影及实变影。图 A2—B2：病变范围缩小，密度变浅淡，提示好转。

病例分析

1. 分布：以胸膜下分布为主，部分小叶核心区域分布。
2. 密度：实变影、磨玻璃影，病灶边界不清，磨玻璃影内见细网格征。
3. 数目及形状：多发，结节状、斑片状。
4. 支气管及血管：磨玻璃影内见增粗血管影，实变影内见空气支气管征。
5. 阴性征象：未见胸腔积液、树芽征、空洞征、晕征及反晕征。
6. 综合分析：主诉发热、咳嗽、胸闷，血常规指标不符合普通细菌性肺炎的临床表现。影像学表现为双肺多发片状磨玻璃影，以胸膜下分布为主，小叶内间质增厚，可见增粗血管影，符合病毒性肺炎影像学表现。影像变化快，治疗后复查双肺病灶减少、范围明显缩小、密度变浅淡，提示病变吸收好转。结合临床及流行病学史，符合新冠肺炎进展期—修复期影像学表现。

【病例来源】 湖北省武汉市华润武钢总医院王潇提供

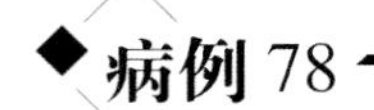

病例 78

临床资料

患者女，35 岁。发热 1 周，咳嗽、气促 3 天。2020 年 1 月 19 日从疫区返回本地。当时测体温 38.5℃。血常规：白细胞计数 $2.68\times10^9/L$，淋巴细胞计数 $1.07\times10^9/L$。新型冠状病毒核酸检测阳性。

首次影像

2020 年 1 月 30 日

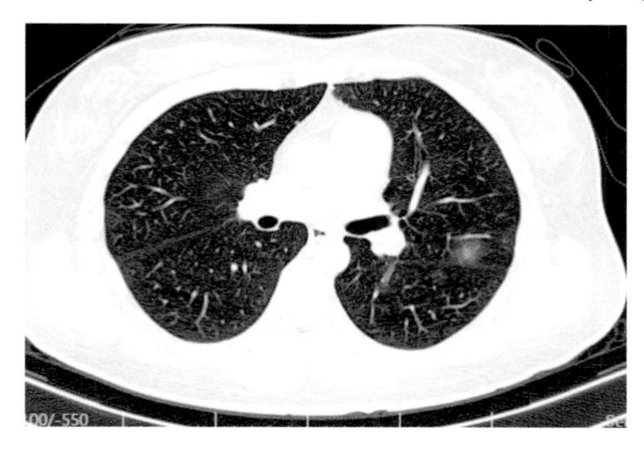

图 A　左肺上叶小叶核心区域结节影，边界不清，胸膜下分布（叶间裂旁）

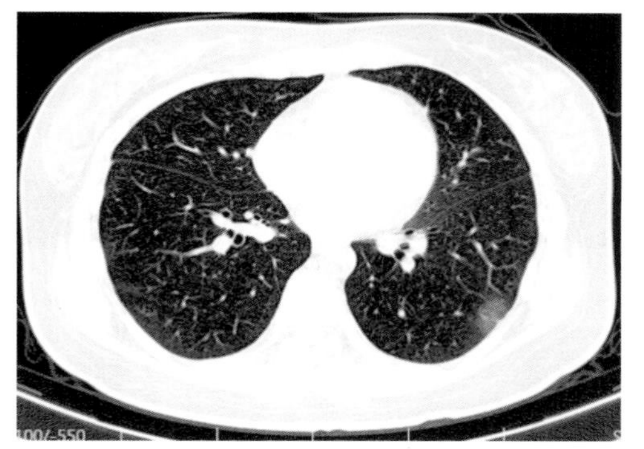

图 B　左肺下叶胸膜下磨玻璃影，可见增粗血管影

复查影像

2020 年 2 月 6 日

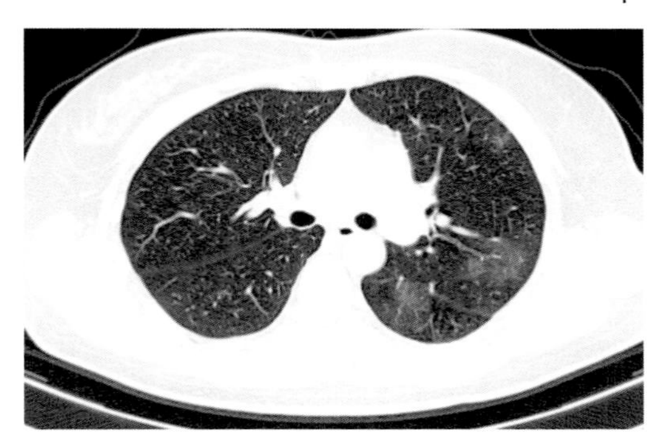

图 C　病灶增多，左肺上叶磨玻璃影范围扩大，边界不清

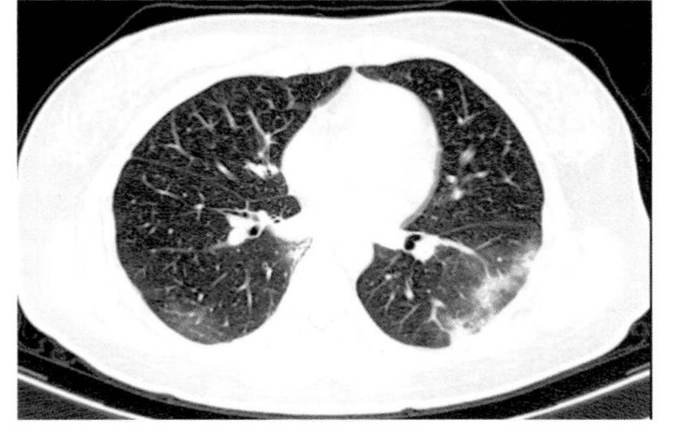

图 D　左肺下叶病灶明显增大，沿胸膜下分布，有部分实变影

2020 年 2 月 15 日

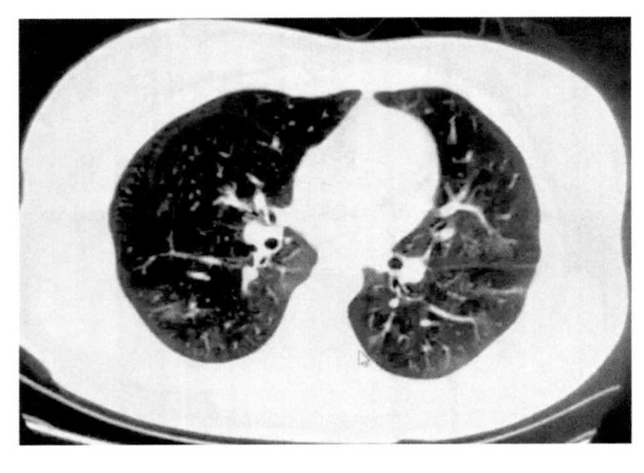

图 E　病灶吸收，左下肺病灶明显浅淡

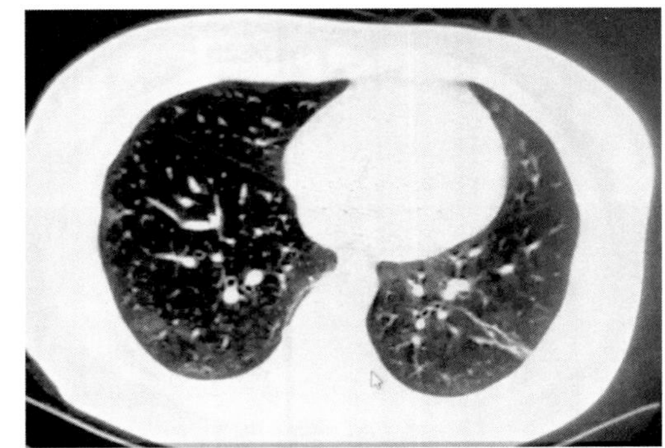

图 F　左下肺条索影

影像所见

图 A—B：肺内小叶核心区域及胸膜下磨玻璃影，边界清晰，内见增粗血管影。图 C—D：磨玻璃影增多，部分原磨玻璃影内见实变影形成，长轴与胸膜平行。图 E—F：磨玻璃影及实变影减少、消失，可见条索影形成。

病例分析

1. 分布：胸膜下分布为主，长轴平行于胸膜。
2. 密度：磨玻璃影为主，病灶边界不清，部分实变影。
3. 数目及形状：双肺多发，结节状、斑片状，大小不等。
4. 支气管及血管：病灶内可见增粗血管影，与支气管关系不密切。
5. 阴性征象：未见胸腔积液，双肺病灶未见树芽征、空洞征、晕征及反晕征。
6. 综合分析：血常规指标不符合普通细菌性肺炎。影像学表现为双肺多发结节状、斑片状磨玻璃影，胸膜下分布为主，长轴平行于胸膜，小叶内间质增厚，部分实变影，可见增粗血管影，符合病毒性肺炎影像学表现。影像变化快，多次复查显示治疗后病灶开始增大，其间双肺病灶“此起彼伏”，后期病灶明显吸收好转。结合临床及流行病学史，符合普通型新冠肺炎早期—进展期—修复期影像学表现。

【病例来源】 湖南省常德市湘雅常德医院陈江超提供

病例 79

临床资料

患者女，26 岁。2020 年 1 月 18 日从疫区到达云南瑞丽，自行在家隔离，后因乏力、纳差于 1 月 29 日到我院门诊就诊。1 月 29 日血常规：白细胞计数 $3.29 \times 10^9/L$，淋巴细胞计数 $0.27 \times 10^9/L$，淋巴细胞百分比 8.3%；C - 反应蛋白 1.38mg/L。入院后进行 3 次胸部 CT 检查。新型冠状病毒核酸检测阳性。

首次影像

2020 年 1 月 29 日

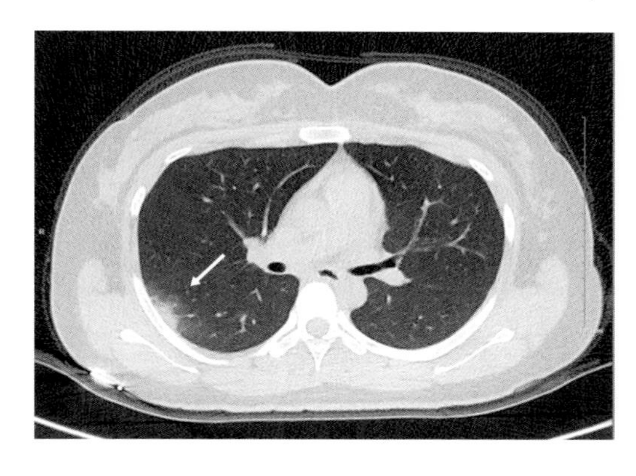

图 A1 右肺下叶胸膜下小片状、斑片状磨玻璃影，晕征

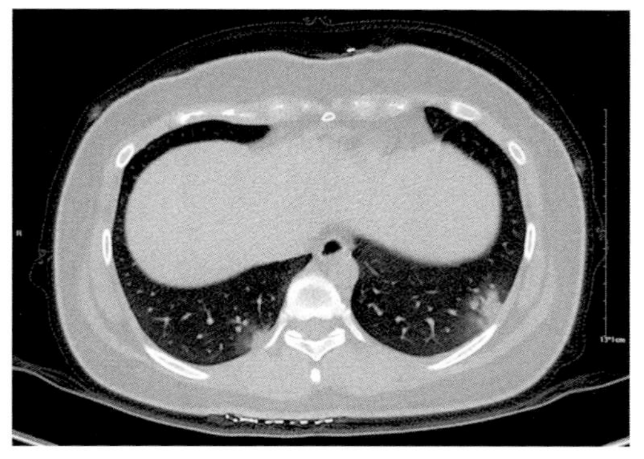

图 B1 双肺下叶胸膜下多发磨玻璃影、实变影

复查影像

2020 年 2 月 1 日

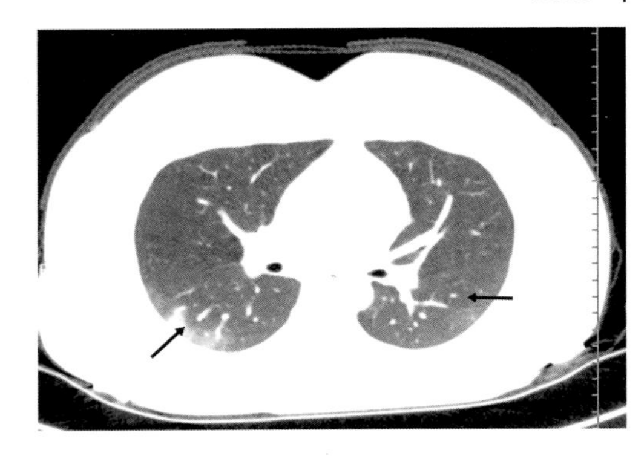

图 A2　胸膜下病灶内见增粗血管影

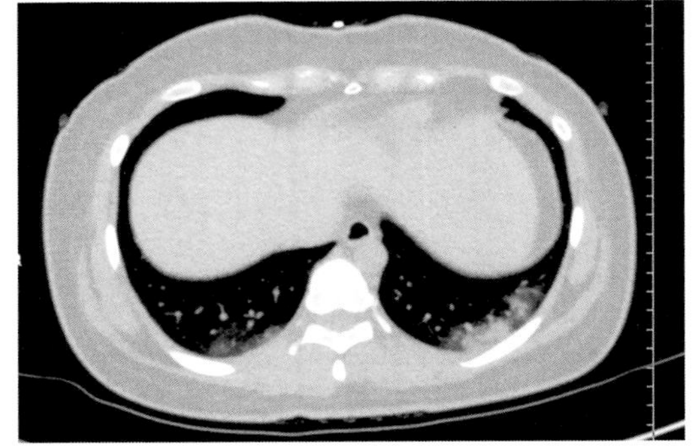

图 B2　病灶增多、融合，长轴与胸膜平行

2020 年 2 月 8 日

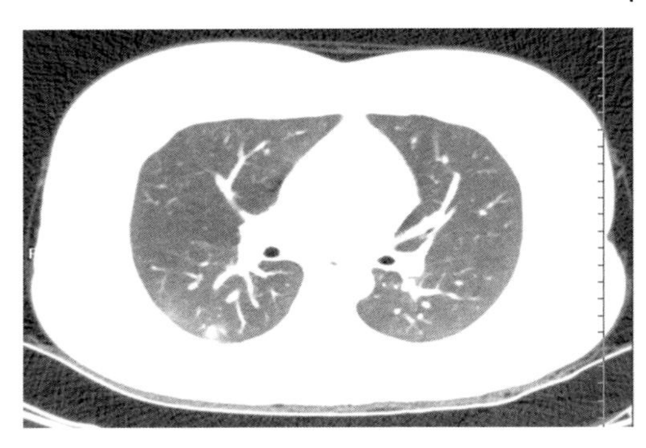

图 A3　病变变少、边界清晰

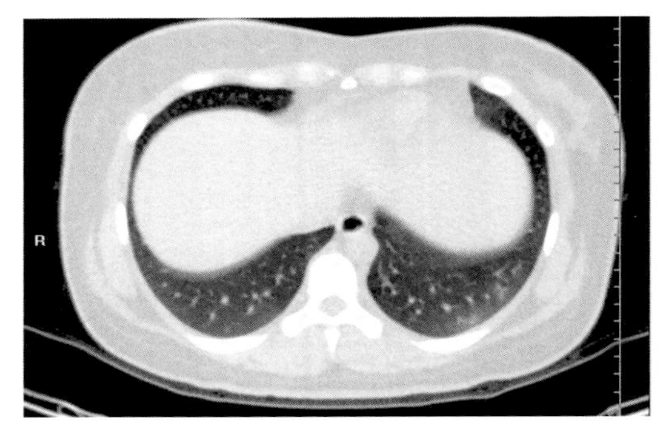

图 B3　病变范围缩小甚至消失，密度减低

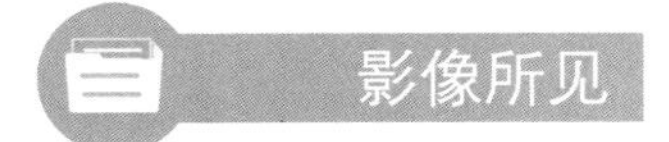

影像所见

图 A1—B1：双侧胸膜下小片状、斑片状磨玻璃影，周围伴有晕征。图 A2—B2：病灶部分增多，部分消失，呈现“此起彼伏”现象，部分实变影增多。图 A3—B3：实变影和磨玻璃影明显减少甚至消失。

病例分析

1. 分布：胸膜下分布为主，病灶长轴平行于胸膜。

2. 密度：磨玻璃影，边界模糊，进展期病灶融合。

3. 数目及形状：多发，小片状、斑片状。

4. 支气管及血管：未显示空气支气管征，病灶区域可见增粗血管影。

5. 阴性征象：未见胸腔积液，双肺病灶未见树芽征、空洞征、反晕征。

6. 综合分析：患者乏力，纳差，没有呼吸道症状，血常规指标不符合普通细菌性肺炎。影像学表现为双肺多发磨玻璃影，胸膜下分布为主，可见增粗血管影，符合病毒性肺炎影像学改变。影像变化快，三次检查比较：双肺病灶范围增大、融合，然后病灶缩小，密度减低，与临床病情的先期加重到逐渐缓解相一致。结合临床及流行病学史，符合轻型新冠肺炎进展期—修复期影像学表现。

【病例来源】 云南省瑞丽市人民医院李艳秋提供

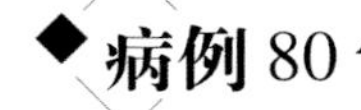

病例 80

临床资料

患者男，52 岁。发热、咳嗽 1 周多。最高体温 38℃。有疫区生活史。血常规：白细胞计数 4.66×10^9/L，淋巴细胞计数 0.48×10^9/L。新型冠状病毒核酸检测阳性。

首次影像

2020 年 1 月 18 日

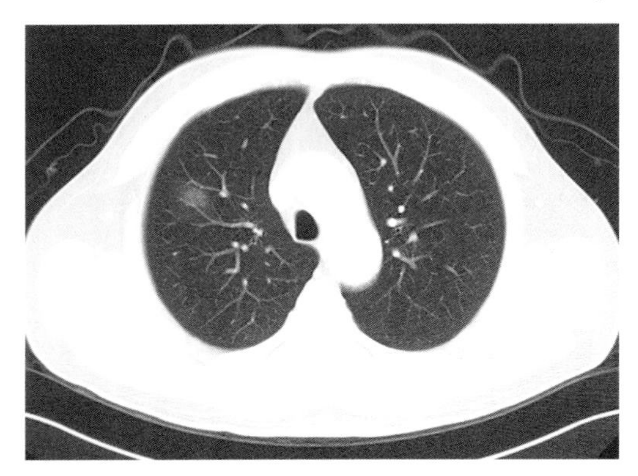

图 A1　右肺上叶局灶性磨玻璃影

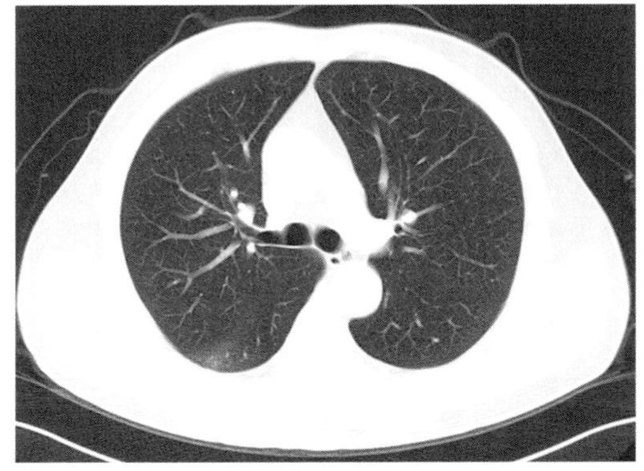

图 B1　右肺下叶胸膜下磨玻璃影，边界模糊

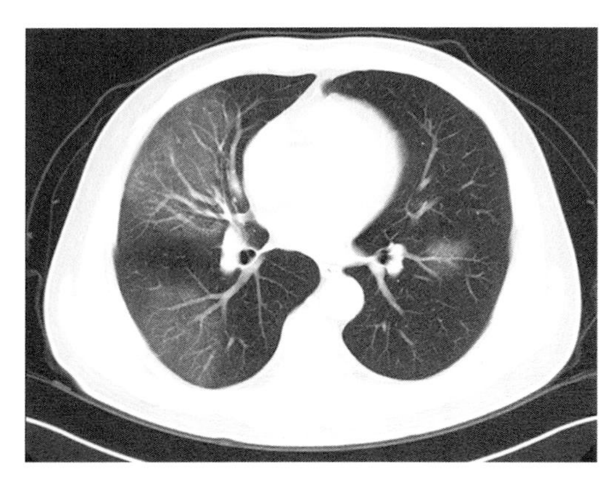

图 C1　双肺多发片状磨玻璃影，边界模糊，胸膜下分布为主，长轴与胸膜平行

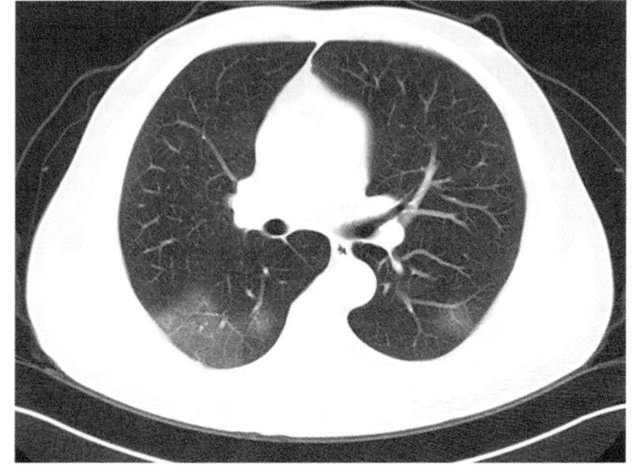

图 D1　双肺下叶皮质区磨玻璃影

复查影像

2020 年 1 月 24 日

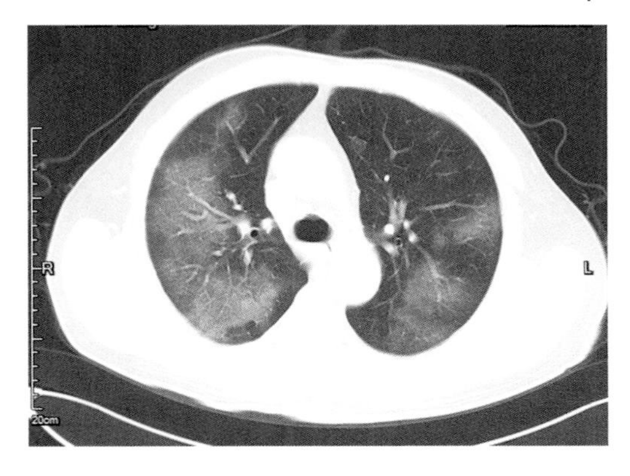

图 A2　病灶明显增多，多发磨玻璃影，边界模糊，胸膜下分布为主，小叶内间质增厚

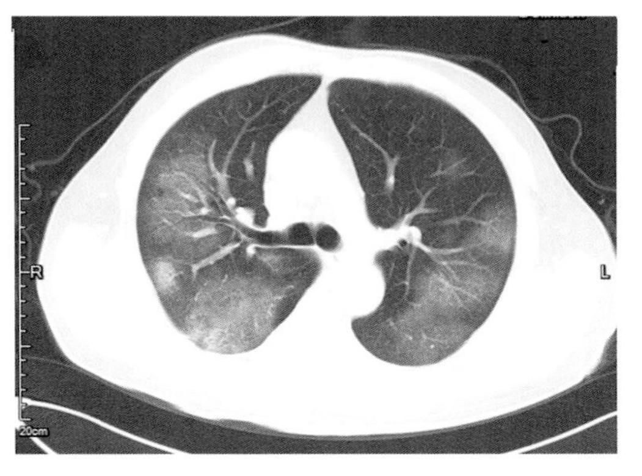

图 B2　病灶明显增多，磨玻璃影内见空气支气管征，未见分泌物潴留

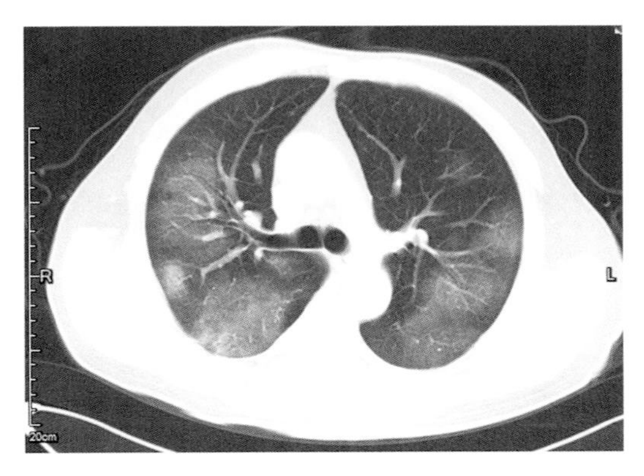

图 C2　病灶有融合趋势，可见细网格征、碎石路征。病灶内见增粗血管影

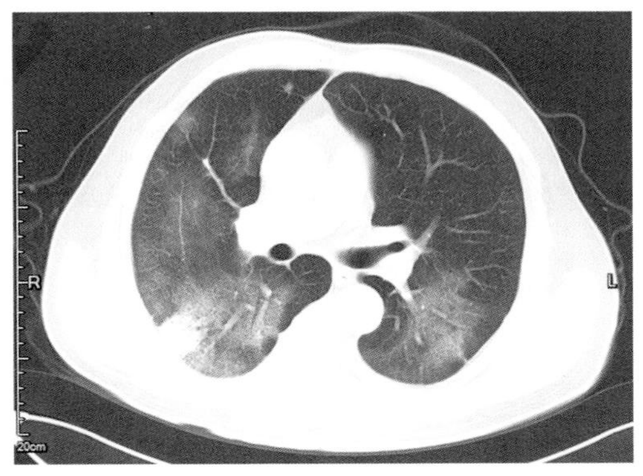

图 D2　磨玻璃影内见空气支气管征，未见分泌物潴留。右肺下叶病灶内实变

2020 年 1 月 28 日

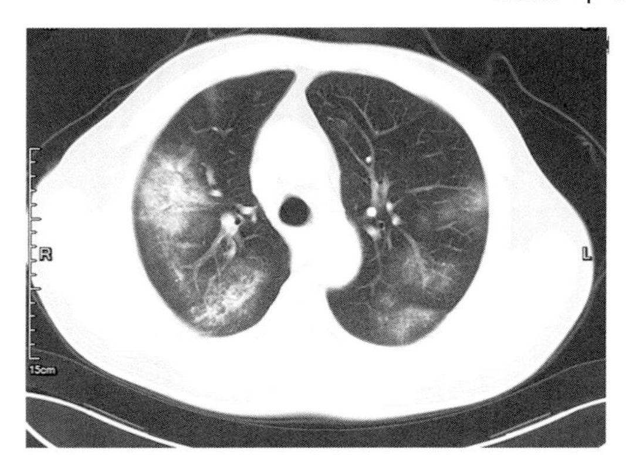

图 A3　病灶范围缩小，部分实变影轻度收缩

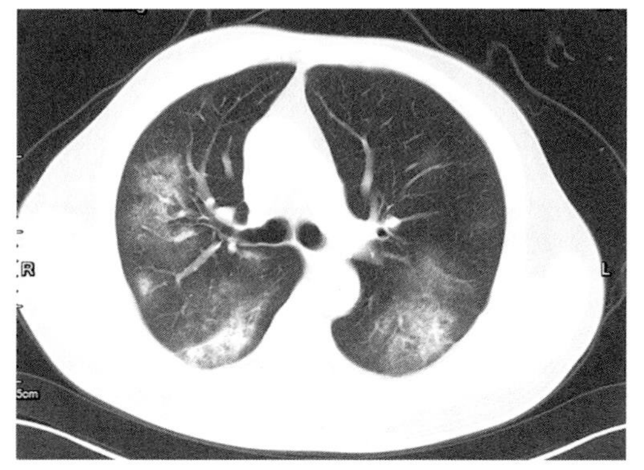

图 B3　空气支气管内未见分泌物潴留

2020 年 2 月 11 日

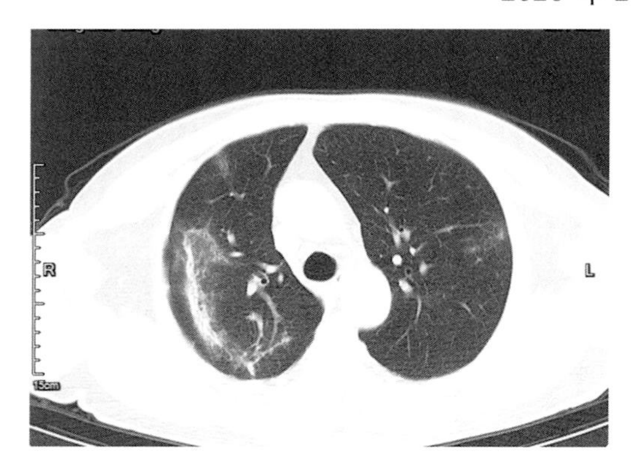

图 A4　病灶吸收明显，残留条索影

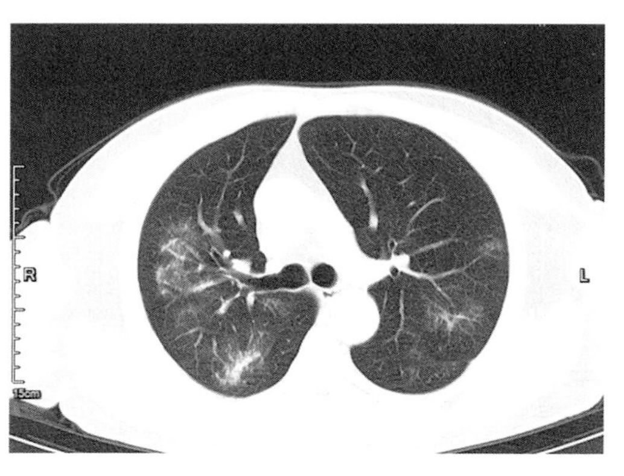

图 B4　病灶吸收明显

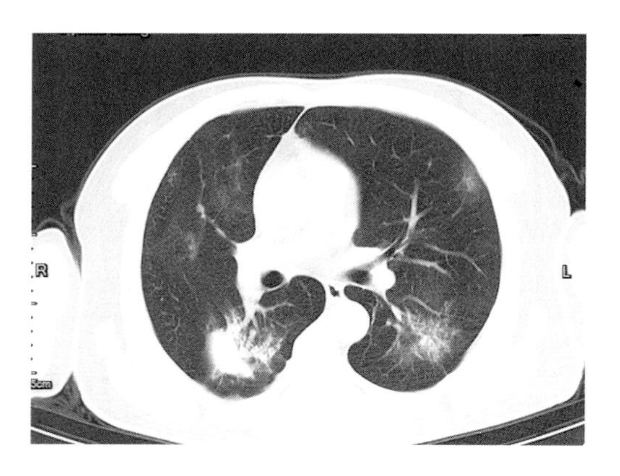

图 C4　部分病灶实变影收缩

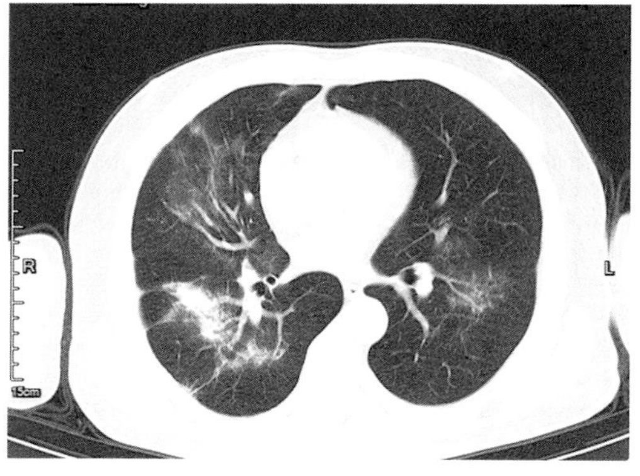

图 D4　病灶收缩明显，多见条索影

影像所见

图 A1—D1：双肺内多发斑片状及大片状磨玻璃影，长轴与胸膜平行，边界模糊，胸膜下分布。图 A2—D2：病灶较前增多，有融合趋势，内有细网格征、碎石路征，可见与增粗血管影相连，血管伸入病灶。图 A3—B3：病灶磨玻璃影较前吸收，实变影形成。图 A4—D4：病灶进一步收缩，实变影进一步明显，有纤维条索影形成。

病例分析

1. 分布：胸膜下分布为主，长轴平行于胸膜，部分病灶小叶核心区域分布。

2. 密度：磨玻璃影为主，小叶内间质明显，部分实变影。吸收期病灶范围逐渐缩小，出现条索影。

3. 数目及形状：多发，斑片状及大片状，病灶边界不清。

4. 支气管及血管：见空气支气管征，未见支气管壁增厚及堵塞，病灶内可见增粗血管影。

5. 阴性征象：未见胸腔积液，双肺病灶未见树芽征、空洞征、晕征及反晕征。

6. 综合分析：患者发热，病程短，血常规指标不符合普通细菌性肺炎表现。影像学表现为双肺多发斑片状及大片状磨玻璃影，胸膜下分布为主，小叶内间质增厚明显，部分实变影，可见增粗血管影及空气支气管征，符合病毒性肺炎影像学表现。影像变化较快，复查时磨玻璃影范围缩小，密度增高，趋于稳定。2020 年 1 月 28 日复查病灶减少，整体范围缩小，边缘收缩，与临床病情的逐渐减轻相一致。结合临床及流行病学史，符合新冠肺炎进展期—修复期影像学表现。

【病例来源】 湖北省武汉市华润武钢总医院陈刚提供

（陈　刚　甄德强　潘军平）

病例 81

临床资料

患者女，41 岁。因“畏寒、发热 4 天”入院。伴全身酸痛，最高体温 37.4℃，稍咳，痰少。活动量大时感胸闷、轻度喘息。无咯血、胸痛、咽痛、流涕等症状。有新冠肺炎患者密切接触史，流感病毒检测为阴性。2020 年 1 月 25 日血常规：白细胞计数 2.6×10^9/L，中性粒细胞计数 0.98×10^9/L，中性粒细胞百分比 37.7%，淋巴细胞计数 0.98×10^9/L，淋巴细胞百分比 15.4%。新型冠状病毒核酸检测阳性。

首次影像

2020 年 1 月 24 日

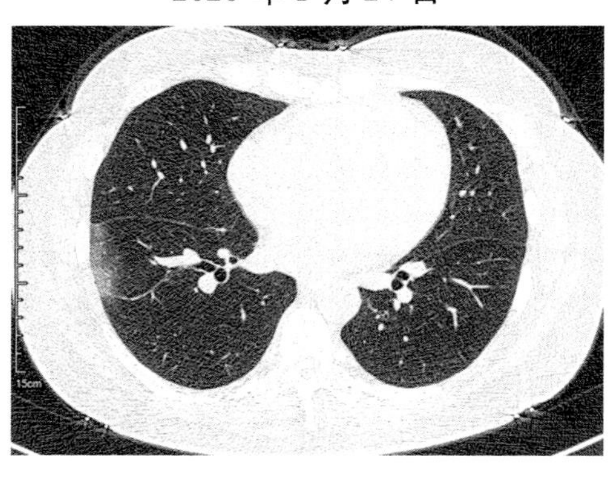

图 A1　右肺下叶磨玻璃影，沿胸膜下分布，边界模糊

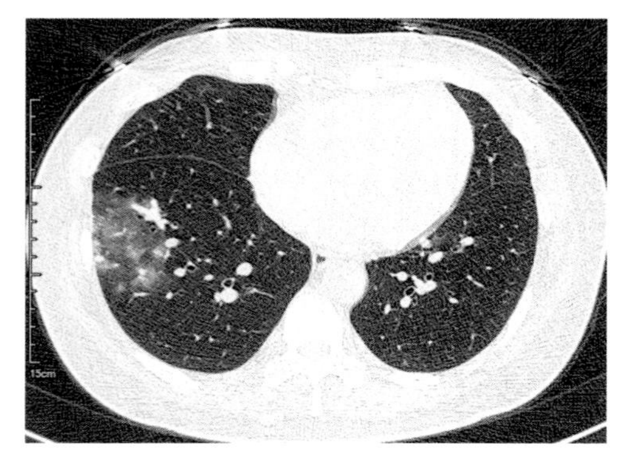

图 B1　多发片状磨玻璃影有融合趋势，边界稍模糊，见增粗血管影

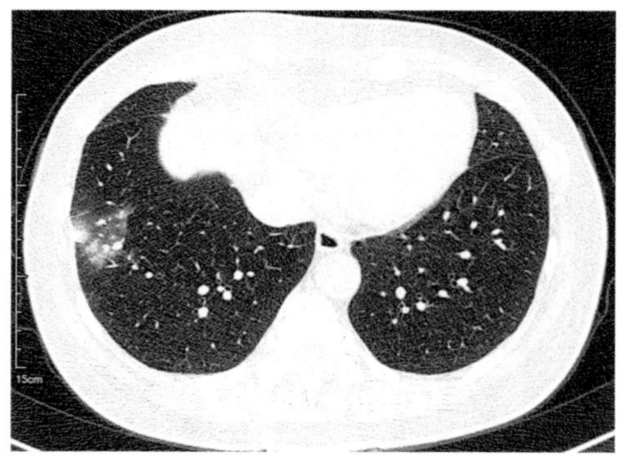

图 C1　部分实变影内可见增粗血管影

复查影像

2020 年 1 月 29 日

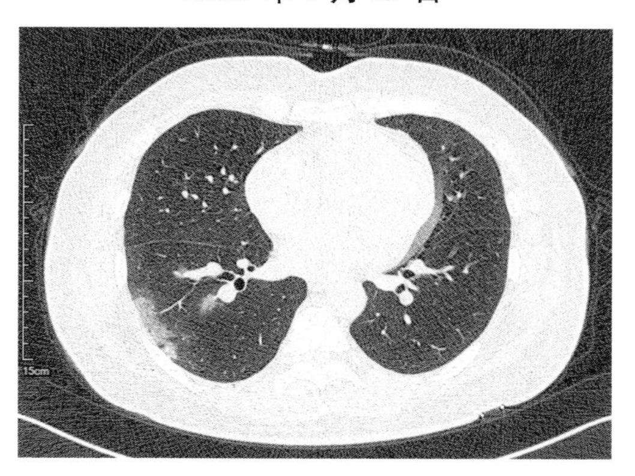

图 A2　右下肺新发病灶，小叶核心区域分布

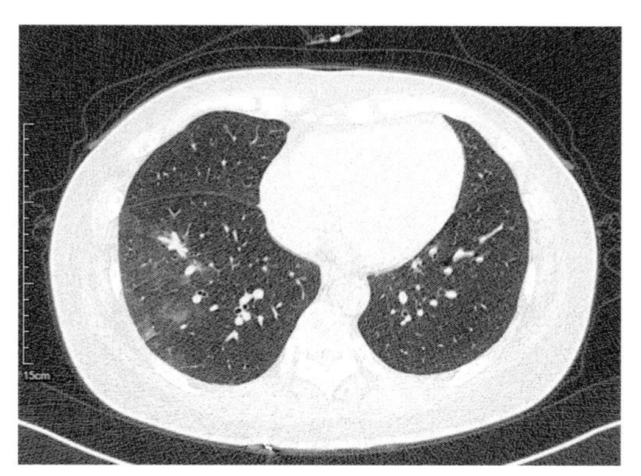

图 B2　原发病灶明显吸收

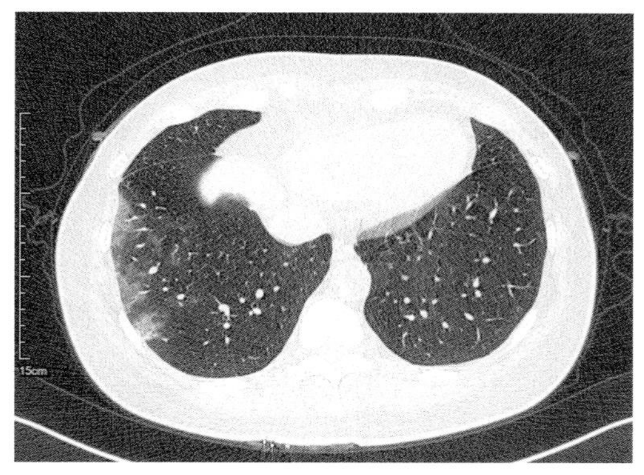

图 C2　多处新发片状磨玻璃影，边界较清

影像所见

图 A1—C1：病灶胸膜下磨玻璃影，边界尚模糊，病灶内血管影增粗，部分有融合趋势。图 A2—C2：病灶有部分增多，原有部分病灶减少甚至消失，呈现“此起彼伏”的特点。

病例分析

1. 分布：外带胸膜下分布为主，部分小叶核心区域分布。

2. 密度：磨玻璃影为主，内见细网格征，少许实变影及条索影。

3. 数目及形态：多发，类圆形及片状，相互融合，长轴与胸膜平行。

4. 支气管及血管：与支气管分布无关，未见支气管壁增厚及堵塞，病灶内见增粗血管影。

5. 阴性征象：未见胸腔积液、空洞征、树芽征、反晕征。

6. 综合分析：患者急性起病，畏寒、发热，血常规指标不符合普通细菌性肺炎的表现。影像学表现为片状磨玻璃影，胸膜下及小叶核心区域分布为主，长轴平行于胸膜，伴随细网格征、增粗血管影，符合病毒性肺炎影像学表现。影像变化快，“此起彼伏”；后期病灶总体吸收趋势明显，部分边界趋于清晰，边缘有收缩，提示病变在吸收、好转（出院随访：2 月 24 日复查胸部 CT，病灶全部吸收）。结合临床及流行病学史，符合轻型新冠肺炎进展期—修复期影像学表现。

【病例来源】 湖北省武汉市华润武钢总医院余惠丽提供

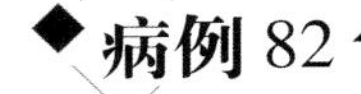

病例 82

临床资料

患者男，71 岁。有疫区生活史。因“反复心慌、胸闷 6 年，再伴胸痛 2 天”入院。血常规：白细胞计数 $6.45\times10^{9}/L$，淋巴细胞百分比 10.7%。新型冠状病毒核酸检测阳性。

首次影像

2020 年 2 月 5 日

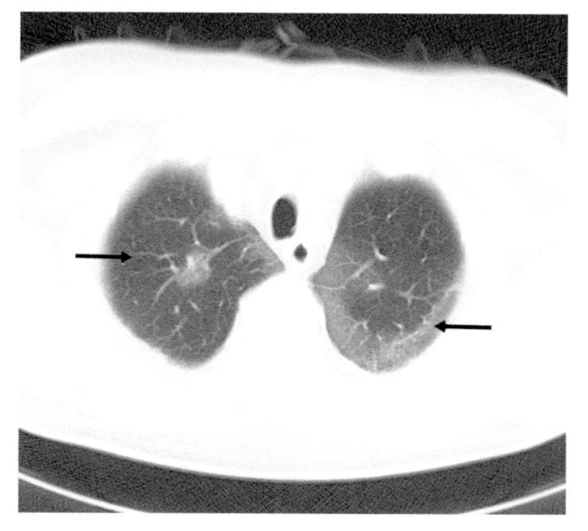

图 A1 双肺磨玻璃影，胸膜下、小叶核心区域分布为主，病灶长轴平行于胸膜

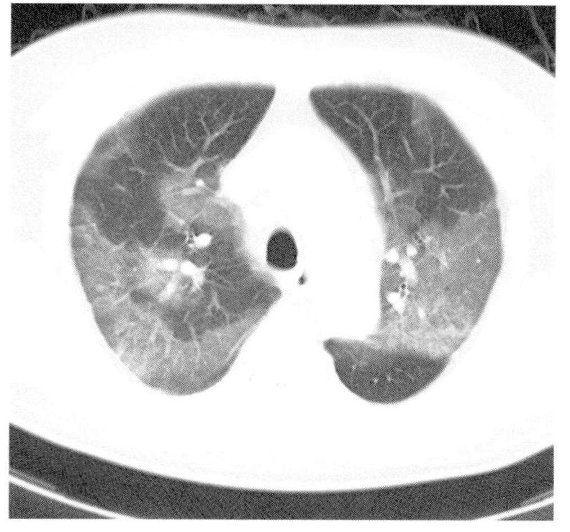

图 B1 双肺磨玻璃影，胸膜下分布为主，部分边界清晰

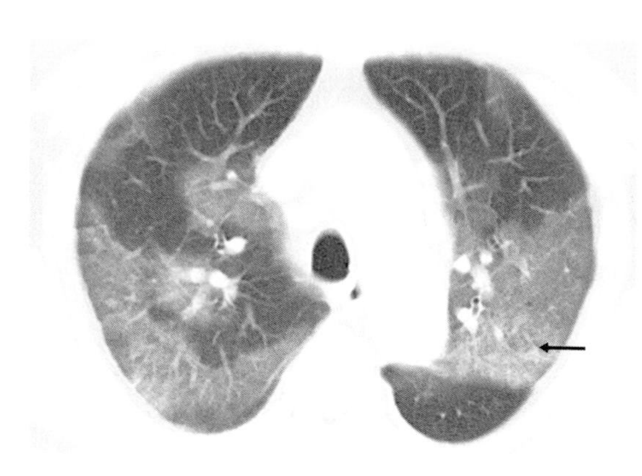

图 C1 磨玻璃影累及内中带，内见细网格征

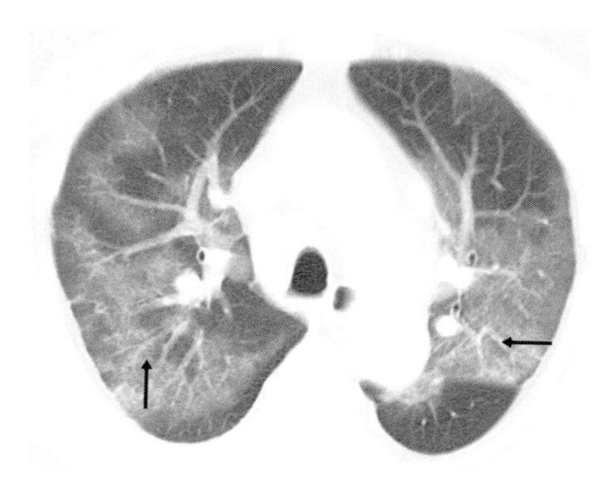

图 D1 磨玻璃影内见增粗血管影、空气支气管征

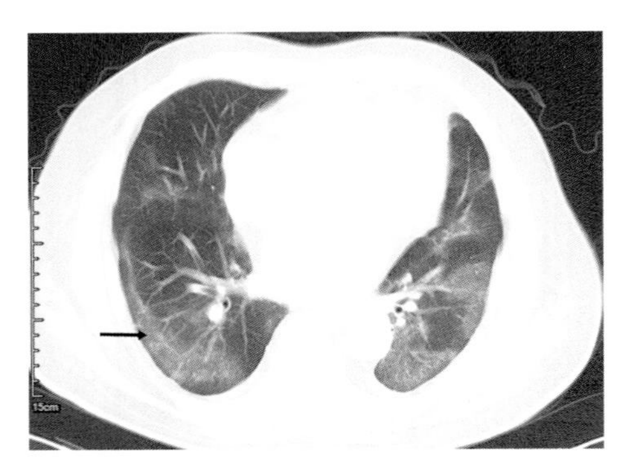

图 E1　右肺下叶病灶见条索影

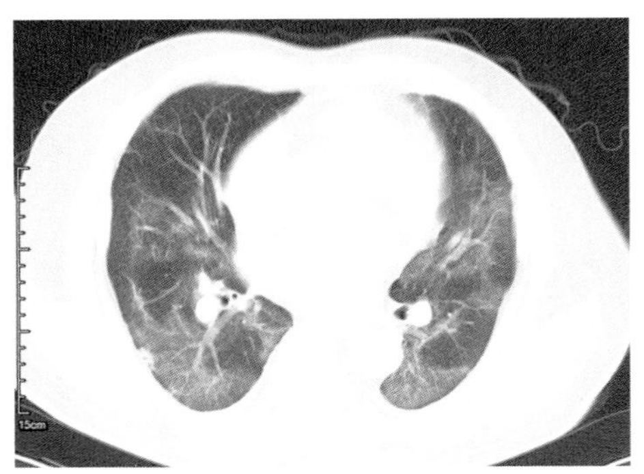

图 F1　右肺下叶病灶部分实变影

复查影像

2020 年 2 月 13 日

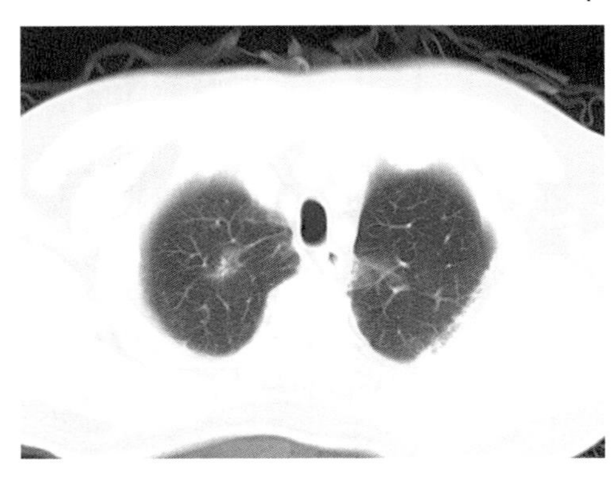

图 A2　短期内原左上肺磨玻璃影范围较前明显缩小

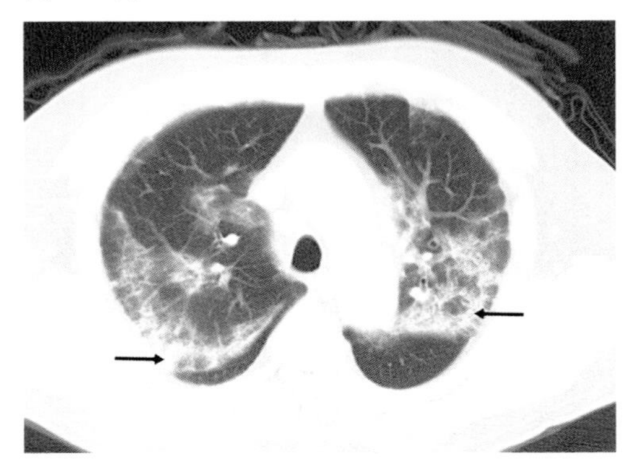

图 B2　原双肺磨玻璃影内实变明显，范围缩小，且边缘有收缩，边界较前更清晰

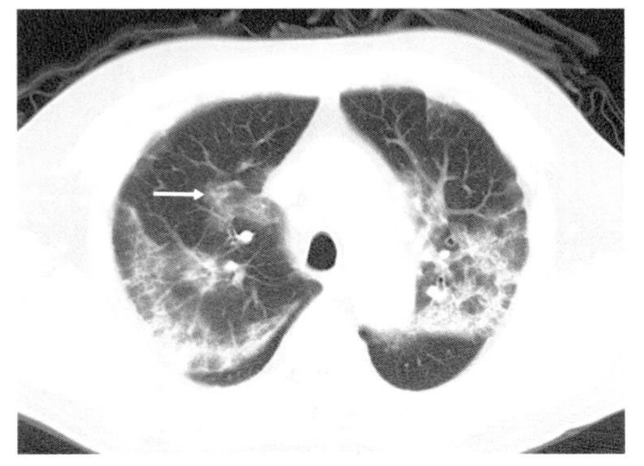

图 C2　原磨玻璃影较前减少，内中带病灶减少

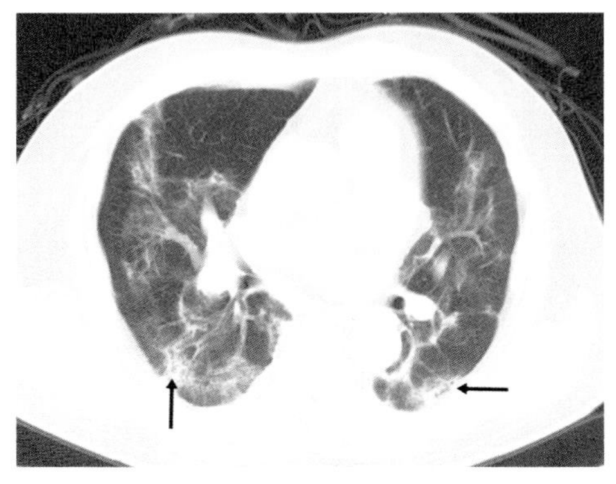

图 D2　实变影较前更明显，边缘收缩

影像所见

图 A1—F1：双肺弥漫磨玻璃影，延伸至内中带，磨玻璃影内见增粗血管影及细网格征，有胸膜下线形成。图 A2—F2：磨玻璃影明显减少，实变影和条索影形成。

病例分析

1. 分布：胸膜下分布为主，部分小叶核心区域或中轴间质分布。

2. 密度：磨玻璃影为主，部分病灶边界清晰，可见细网格征，部分实变影。

3. 数目及形状：双肺多发，新月状、大小不等斑片状。

4. 支气管及血管：病灶内可见增粗血管影，空气支气管征明显，部分支气管稍示扩张。

5. 阴性征象：未见胸腔积液，双肺病灶未见树芽征、空洞征、晕征及反晕征。

6. 综合分析：血常规指标不符合普通细菌性肺炎的表现。影像学表现为双肺多发磨玻璃影，胸膜下分布为主，长轴平行于胸膜，细网格征（小叶内间质增厚），部分实变影，可见增粗血管影，符合病毒性肺炎影像学表现。影像变化快，双肺病灶减少、范围缩小，实变明显，边界较清楚且边缘有收缩，提示病变在吸收、好转。结合临床及流行病学史，符合新冠肺炎进展期—修复期影像学表现。

【病例来源】 湖北省武汉市华润武钢总医院王潇提供

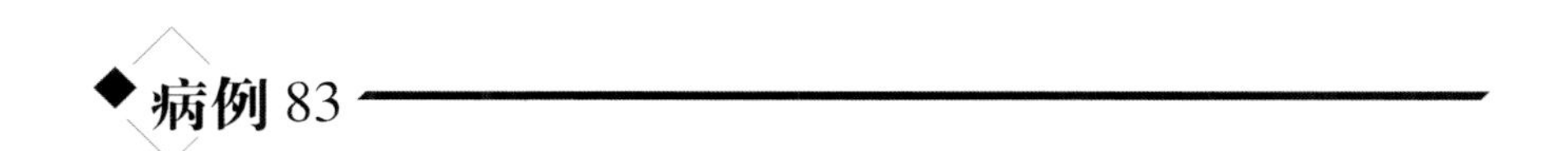

病例 83

临床资料

患者男，51 岁。有疫区生活史。因“间断反酸烧心 5 年，发现十二指肠息肉半年，下腹隐痛 3 天”入院，入院后出现咳嗽。2020 年 2 月 7 日诉咳嗽较前改善，活动后感乏力，呼吸困难；2020 年 2 月 14 日间断咳嗽，活动量增大后稍有气促。血常规：白细胞计数 9.64×10^9/L，淋巴细胞百分比 10.4%。新型冠状病毒核酸检测阳性。

首次影像

2020 年 2 月 8 日

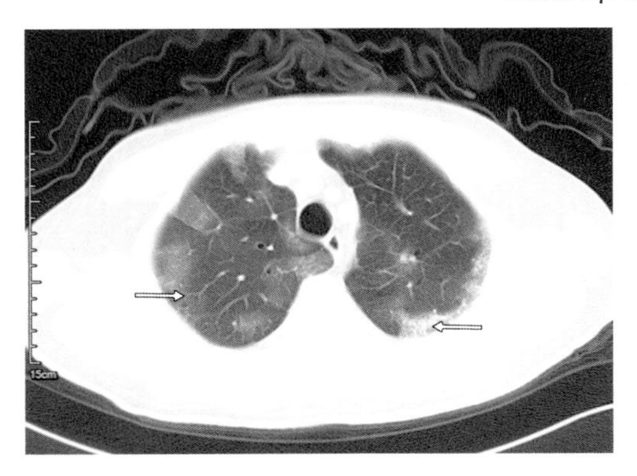

图 A1　双肺多发磨玻璃影，胸膜下、小叶核心区域分布为主

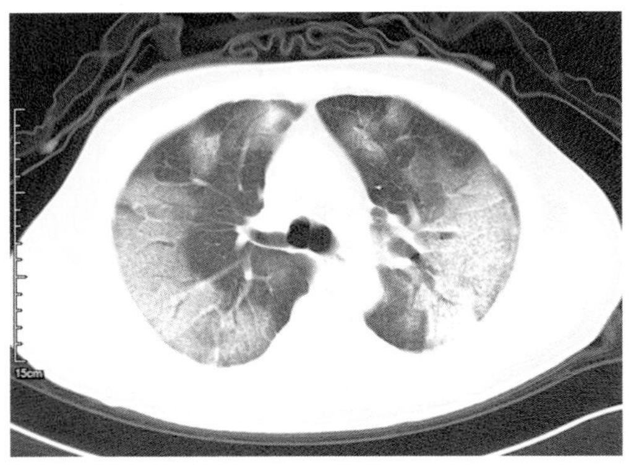

图 B1　双肺上叶多发磨玻璃影，部分边界模糊。见空气支气管征，支气管壁未见增厚

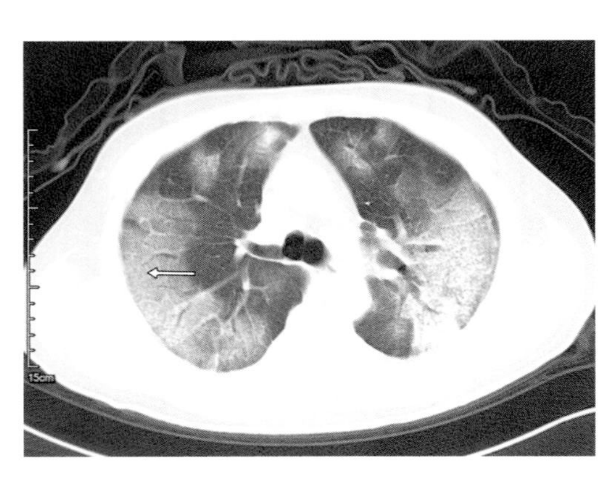

图 C1　部分病灶显示明显细网格征。病灶多叶累及内中带，或向内中带扩展

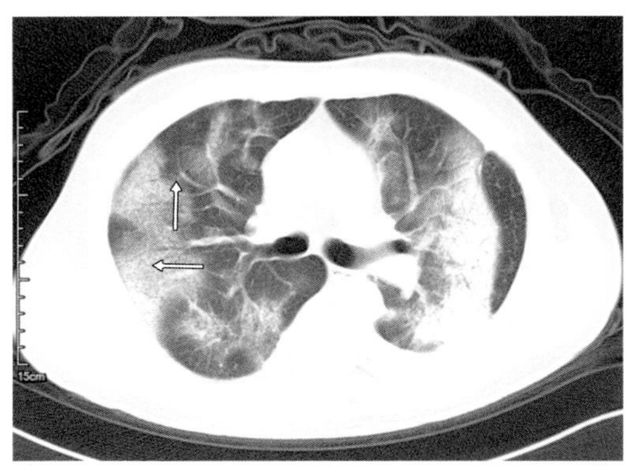

图 D1　磨玻璃影内见增粗血管影。病灶内未见空洞征和胸腔积液

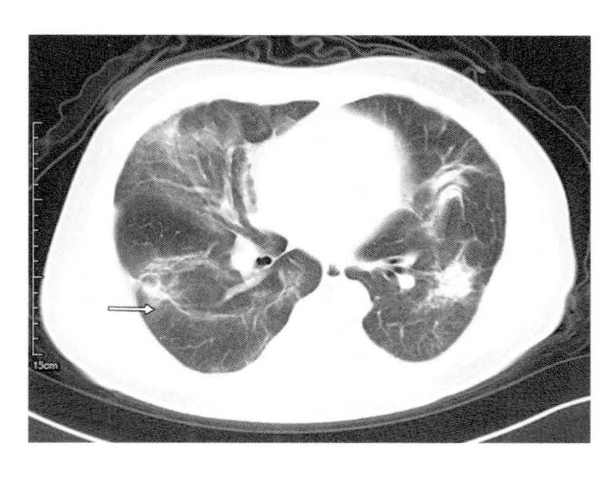

图 E1　右肺下叶可见条索影

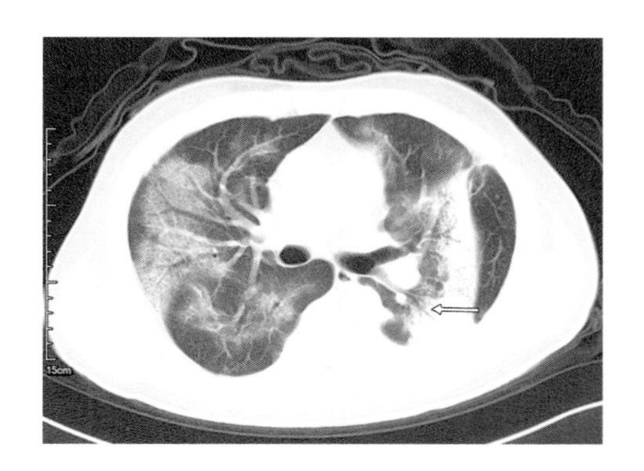

图 F1　左肺大片实变影，病灶内支气管近端稍扩张，远端堵塞

复查影像

2020 年 2 月 14 日

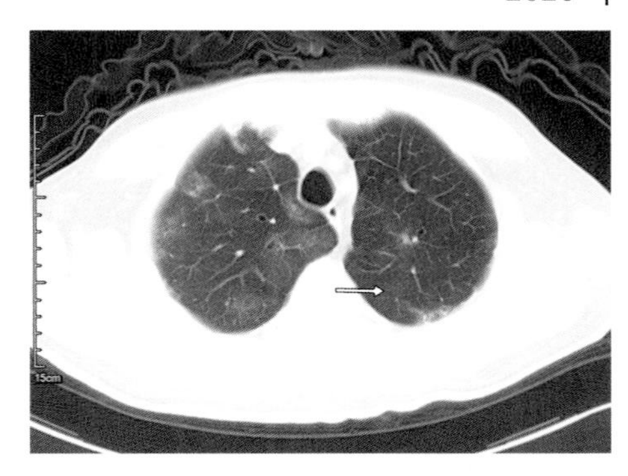

图 A2　病灶部分消失，部分范围缩小、密度减低

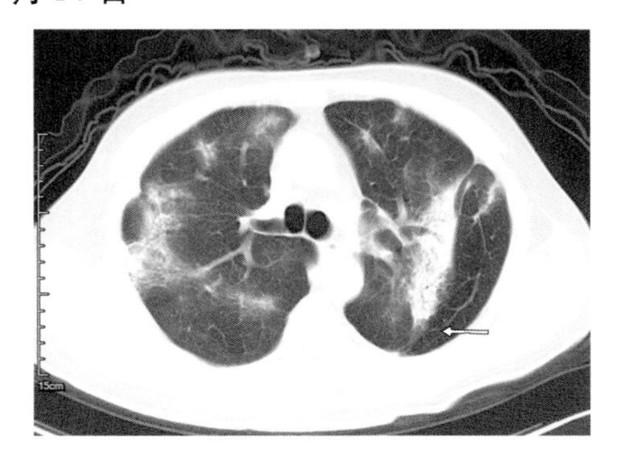

图 B2　部分病灶边缘收缩、密度增高

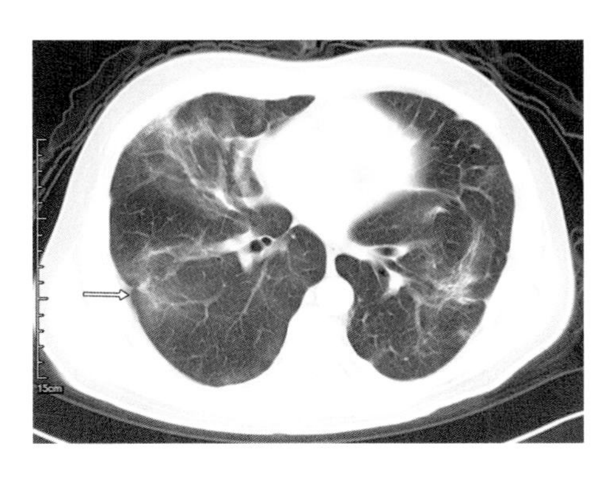

图 C2　条索影较前减少

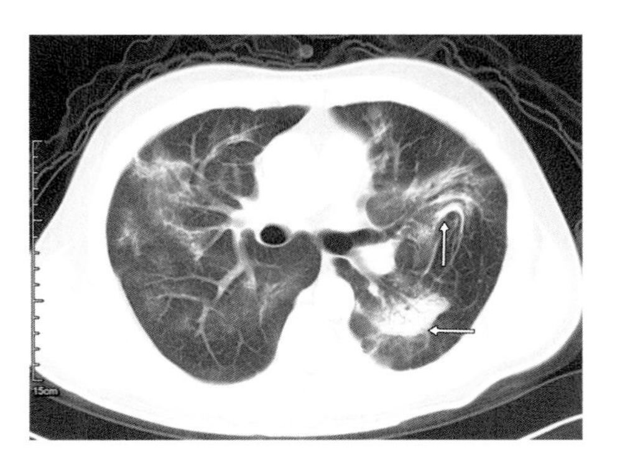

图 D2　实变影范围缩小，扭曲变形，边缘收缩牵拉

影像所见

图 A1—F1：双肺多发磨玻璃影，以胸膜下及小叶核心区域分布为主，部分病变内见细网格征、空气支气管征及增粗的血管影穿行。图 A2—D2：部分病变明显吸收消散，密度减低；部分病变边缘收缩、密度增高，出现牵拉变形。

病例分析

1. 分布：胸膜下、小叶核心区域分布为主，病灶长轴平行于胸膜，大面积累及内中带。

2. 密度：早期磨玻璃影为主，边界不清，细网格征，修复期部分病灶实变，可见条索影。

3. 数目及形状：多发，斑片状及大片状。

4. 支气管及血管：空气支气管征明显，部分支气管近端轻度扩张，远端堵塞；部分有增粗血管影。

5. 阴性征象：未见胸腔积液、空洞征、树芽征、晕征及反晕征。

6. 综合分析：血常规检查指标不符合普通细菌性肺炎的表现。双肺多发斑片状磨玻璃影，可见细网格征，胸膜下及小叶核心区域分布为主，部分实变影，大面积累及内中带。结合临床及流行病学史，符合重型新冠肺炎影像学表现。影像变化快，部分病灶转为实变影，但总体病灶减少、范围缩小、密度减低，影像学表现符合吸收好转的特征，且与临床咳嗽、呼吸困难改善相一致。

【病例来源】 湖北省武汉市华润武钢总医院秦艳磊提供

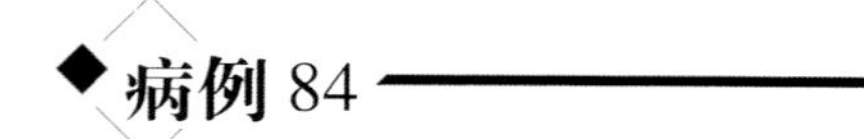

病例 84

临床资料

患者女，71 岁。咳嗽、乏力、气促 1 周。疫区居民。血常规：白细胞计数 $3.13\times10^9/L$，淋巴细胞计数 $0.88\times10^9/L$。新型冠状病毒核酸检测阳性。

首次影像

2020 年 1 月 17 日

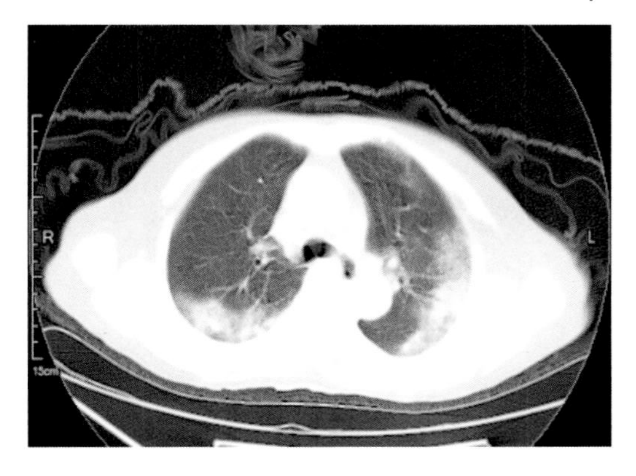

图 A1　双肺胸膜下片状磨玻璃影，边界不清，长轴平行于胸膜，可见增粗血管影

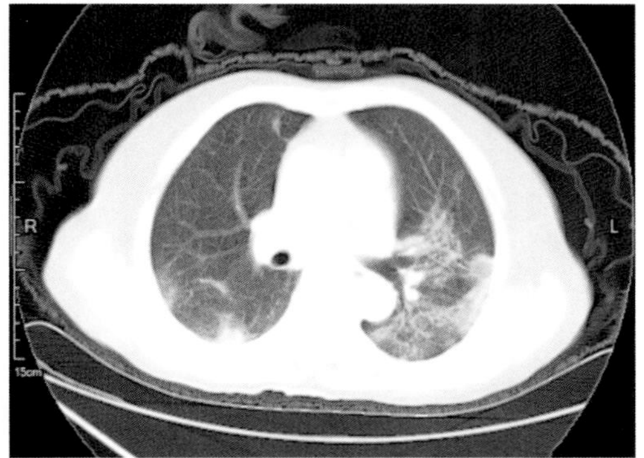

图 B1　双肺片状磨玻璃影，边界不清，部分累及内中带，可见空气支气管征

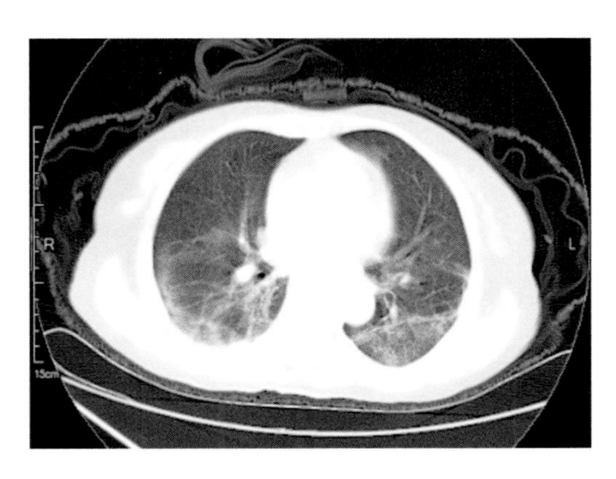

图 C1　病灶内可见细网格征

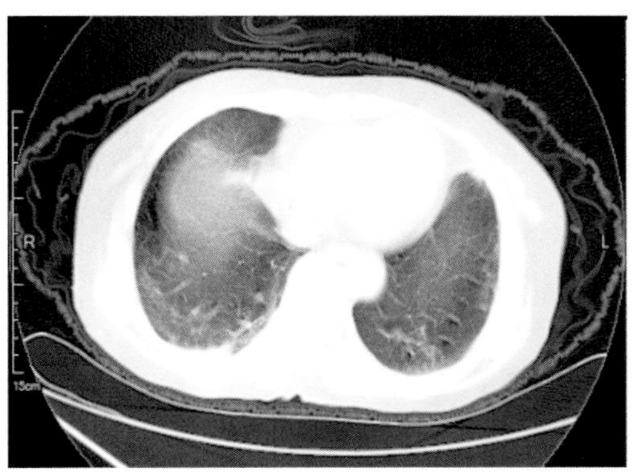

图 D1　下肺可见条索影

复查影像

2020 年 1 月 22 日

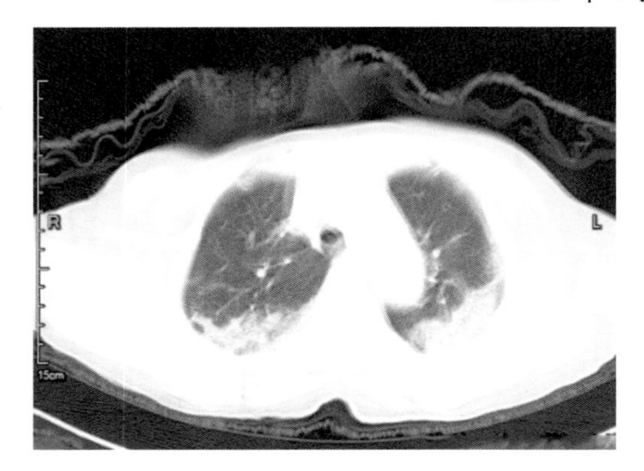

图 A2　右上肺部分病灶偏密实，边缘有收缩

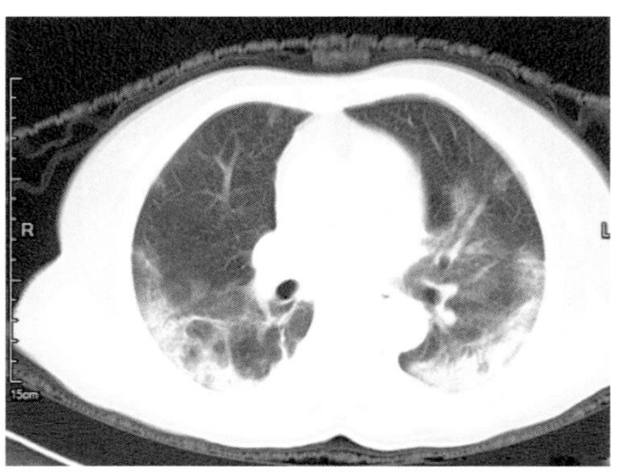

图 B2　有新发小片状磨玻璃影

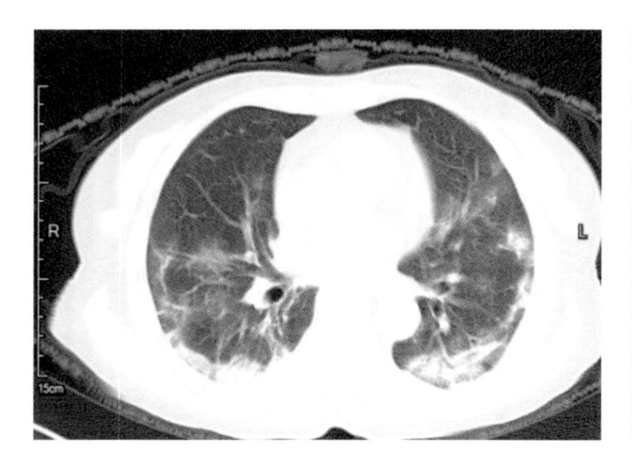

图 C2　双肺病灶范围缩小，密度增高，边缘收缩

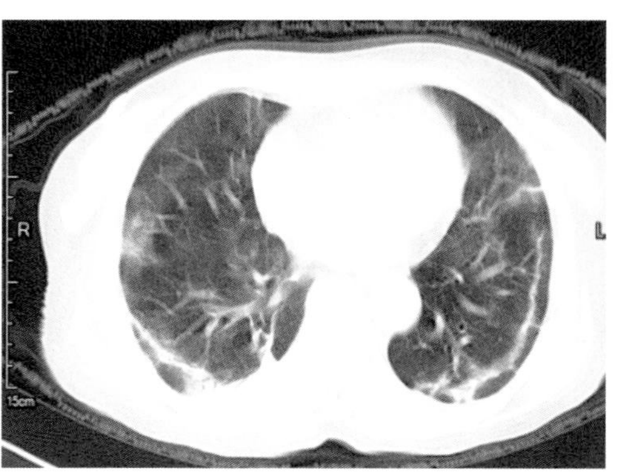

图 D2　双肺胸膜下病灶长轴与胸膜平行

2020 年 2 月 12 日

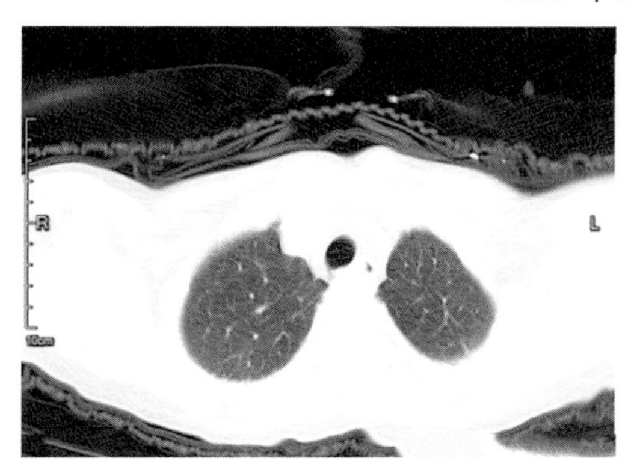

图 A3　双肺尖病灶吸收

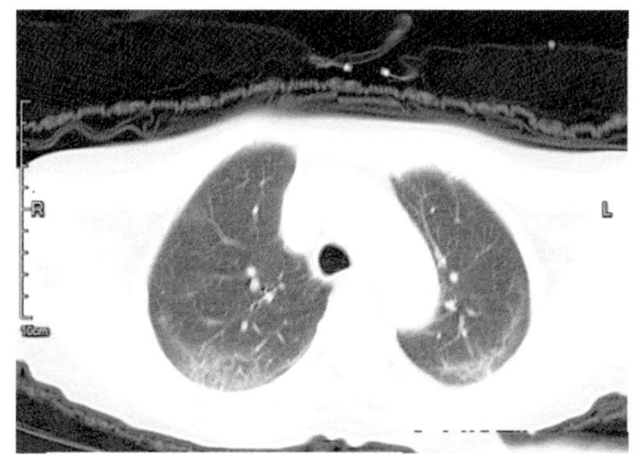

图 B3　双肺上叶病灶大部分吸收，见少许条索影

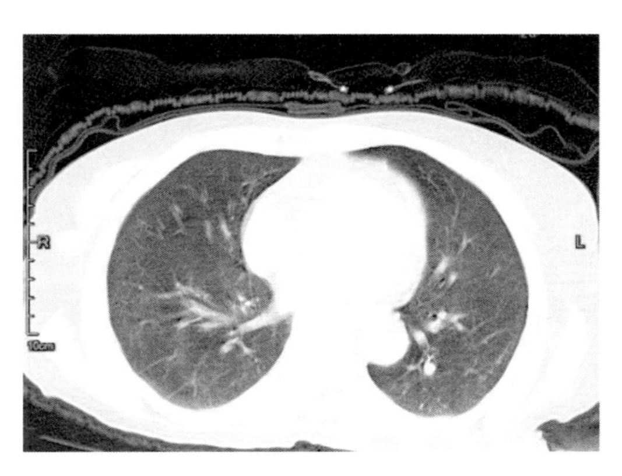

图 C3　双下肺病变吸收

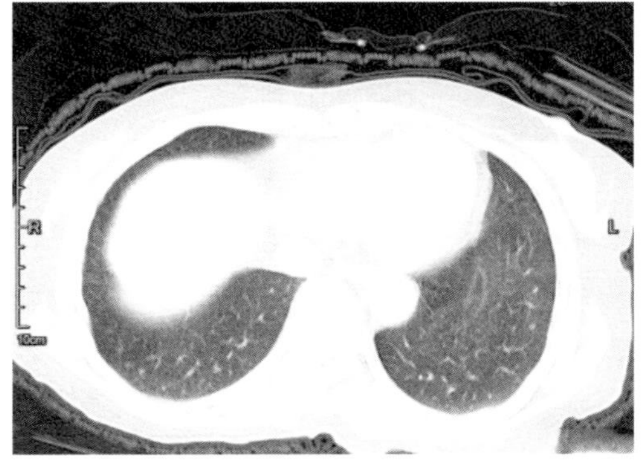

图 D3　双下肺病变吸收（较低层面）

影像所见

图 A1—D1：双肺多发片状磨玻璃影，外围胸膜下分布，横向互相融合，长轴与胸膜平行；病灶内可见增粗血管影，部分位于小叶核心区域，可见细网格征及少许纤维条索影。图 A2—D2：双肺磨玻璃影范围扩大，部分病灶偏密实，符合间质性肺炎改变，提示病灶有炎性修复；病灶局部伴有纤维条索影；局部见空气支气管征。虽然周围有新发边界模糊磨玻璃影，还是预示病灶朝好的方向发展。图 A3—D3：病灶基本吸收，只剩胸膜下的纤维条索影。

病例分析

1. 分布：胸膜下分布为主，多平行于胸膜，部分累及内中带。

2. 密度：磨玻璃影为主，病灶边界不清，可见小叶内间质增厚，部分实变影。

3. 数目及形状：多发，新月状、大小不等片状。

4. 支气管及血管：病灶内可见增粗血管影，空气支气管征明显，未见分泌物潴留。

5. 阴性征象：未见胸腔积液，双肺病灶未见树芽征、空洞征、晕征及反晕征。

6. 综合分析：患者发热，病程短，血常规指标不符合普通细菌性肺炎的表现。影像学表现为双肺多发磨玻璃影，胸膜下分布为主，长轴平行于胸膜，伴随细网格征，部分实变影，可见增粗血管影，符合病毒性肺炎影像学表现。影像变化较快，初期双肺病灶稍有扩大，随之减小，病灶实变影明显，边界较清楚且边缘有收缩，提示病变稳定，25 天后明显吸收好转，与临床发展一致。结合临床及流行病学史，符合普通型新冠肺炎进展期—修复期影像学表现。

【病例来源】 湖北省武汉市华润武钢总医院余惠丽提供

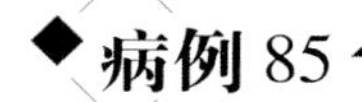

病例 85

临床资料

患者女，38 岁。有疫区生活史。因“畏寒、发热，咳嗽半月”入院，最高体温 39.4℃。入院查体：体温 37.5℃，脉搏 106 次/分，呼吸 20 次/分，血压 130/60mmHg。神志清楚，精神差。2020 年 2 月 19 日血常规：白细胞计数 2.51×10^9/L，淋巴细胞计数 0.97×10^9/L；C－反应蛋白 87.94mg/L。2 月 21 日血常规：白细胞计数 2.24×10^9/L，淋巴细胞计数 0.85×10^9/L；C－反应蛋白 42.10mg/L。2 月28 日血常规：白细胞计数 3.21×10^9/L，淋巴细胞计数 1.75×10^9/L；C－反应蛋白 2.5mg/L。新型冠状病毒核酸检测阳性。

首次影像

2020 年 2 月 18 日

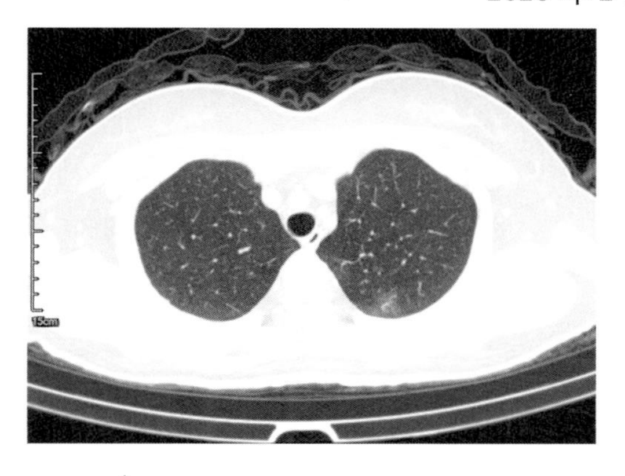

图 A1　左肺上叶胸膜下磨玻璃影，边界不清，可见增粗血管影

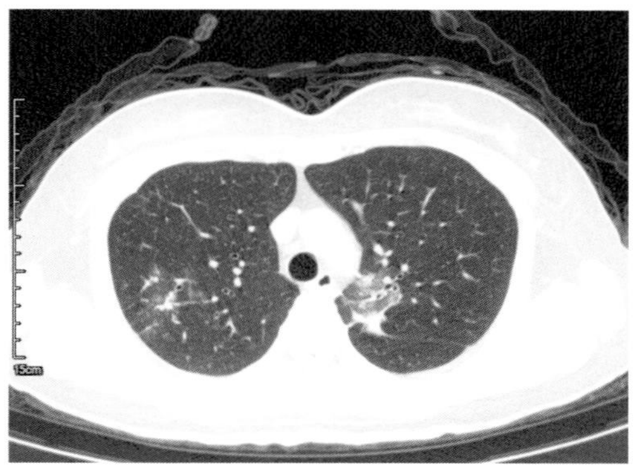

图 B1　病灶散乱、多实变影，左肺上叶病灶见反晕征，边界清晰

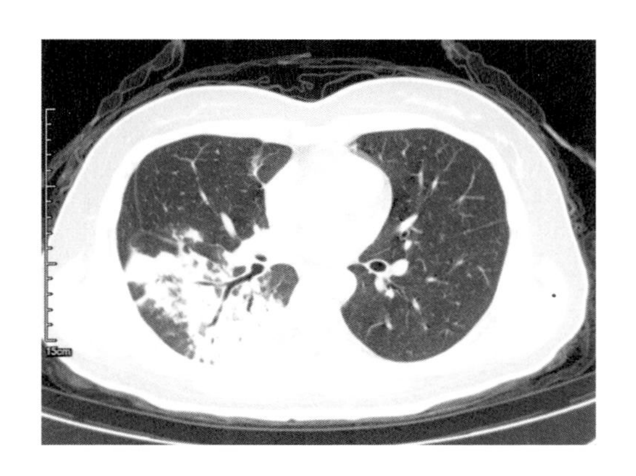

图 C1　病灶实变明显，边界清晰，边缘平直，支气管稍扩张，中轴间质未见增厚

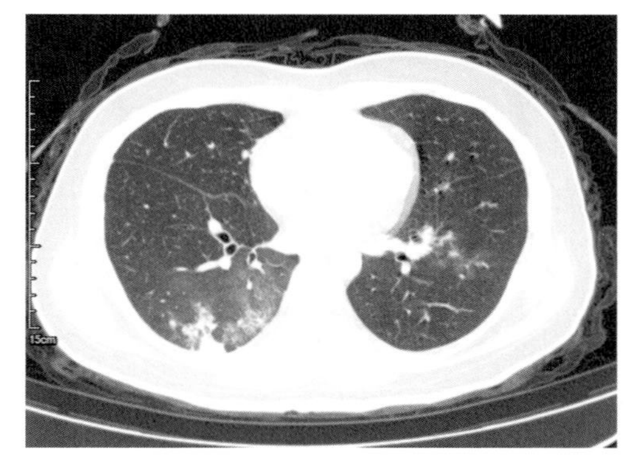

图 D1　双肺多发，胸膜下病灶内见细网格征

复查影像

2020 年 2 月 23 日

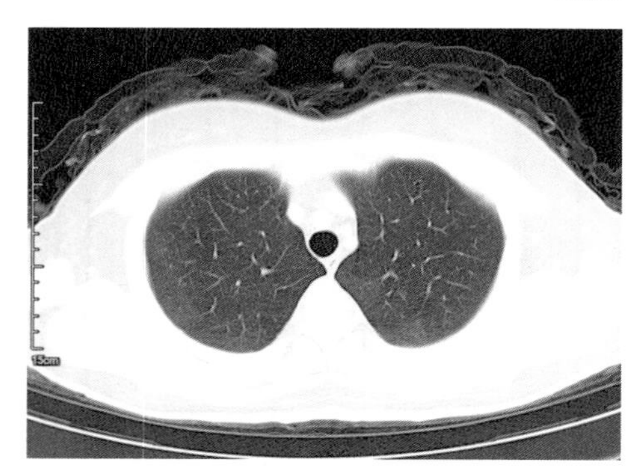

图 A2　磨玻璃影明显变浅淡

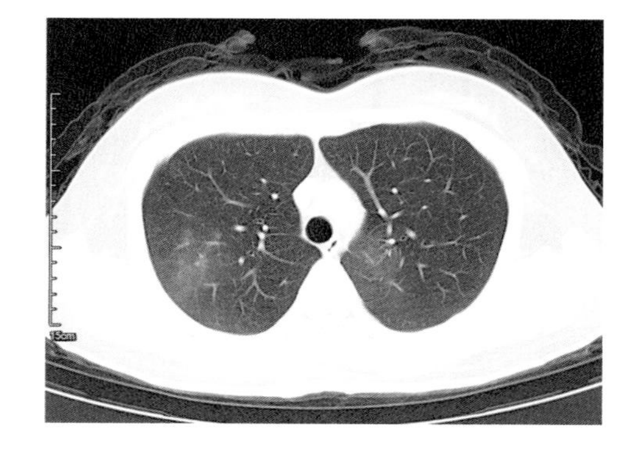

图 B2　治疗后明显吸收，实变影密度减低，范围有所增大，边界模糊，呈浅淡磨玻璃影

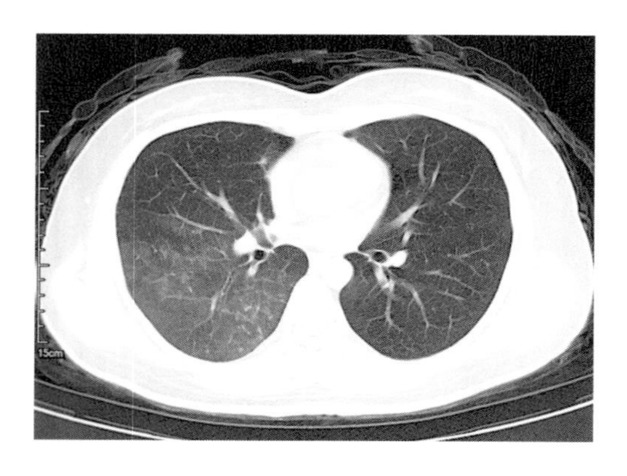

图 C2　病灶明显吸收转为淡薄磨玻璃影，中轴间质稍增厚

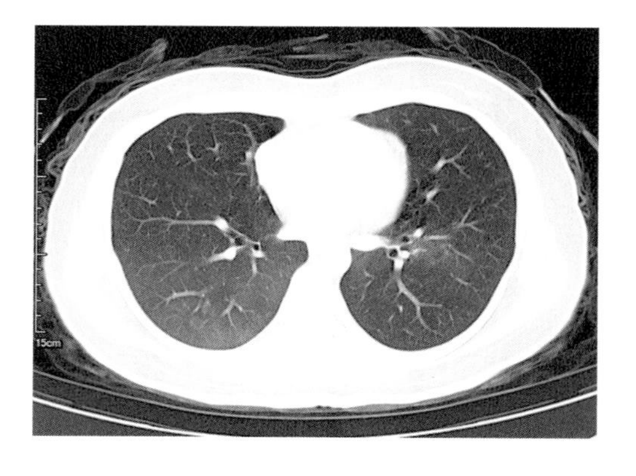

图 D2　病灶范围较前明显缩小、变浅淡

影像所见

图 A1—D1：两上肺及左下肺多发小片状磨玻璃影；右下肺见大片状密度增高影，边缘有收缩，内有空气支气管征。图 A2—D2：肺部病变明显吸收变淡，病灶缩小，以右下肺为明显。

病例分析

1. 分布：胸膜下分布为主，部分病灶累及内中带。

2. 密度：实性密度为主，磨玻璃影内可见细网格征，可见反晕征。

3. 数目及形状：多发，斑片状及大片状，实变区域边界清晰。

4. 支气管及血管：实变影中空气支气管扩张，磨玻璃病灶内可见增粗血管影。

5. 阴性征象：未见胸腔积液，双肺病灶未见树芽征、空洞征。

6. 综合分析：患者畏寒、咳嗽、高热，病程半月，血常规指标不符合普通细菌性肺炎表现；影像学表现为双肺多发实性密度为主的片状影，胸膜下分布为主，伴随细网格征、增粗血管影，实变影中见空气支气管征，均符合间质为主炎症的影像学表现。影像变化快，治疗后双肺病灶密度明显减低，范围缩小，与临床病情缓解相一致；结合临床及流行病学史，考虑新冠肺炎进展期—修复期表现。

【病例来源】 湖北省武汉市华润武钢总医院黄晓露提供

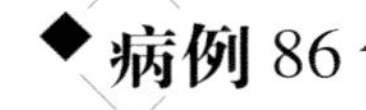

病例 86

临床资料

患者女，68 岁。因“发热 20 余天，伴咳嗽，胸闷”入院。既往体健。否认有肝炎、结核等病史。入院查体：体温 36.8℃，脉搏 72 次/分，血压 128/75mmHg，呼吸 20 次/分，血氧饱和度 99%（吸氧）。2020 年 1 月 7 日血常规：白细胞计数 5.32 $\times 10^9$/L，淋巴细胞计数 1.07 $\times 10^9$/L；超敏 C－反应蛋白 7.52mg/L。新型冠状病毒核酸检测阳性。

首次影像

2020 年 2 月 7 日

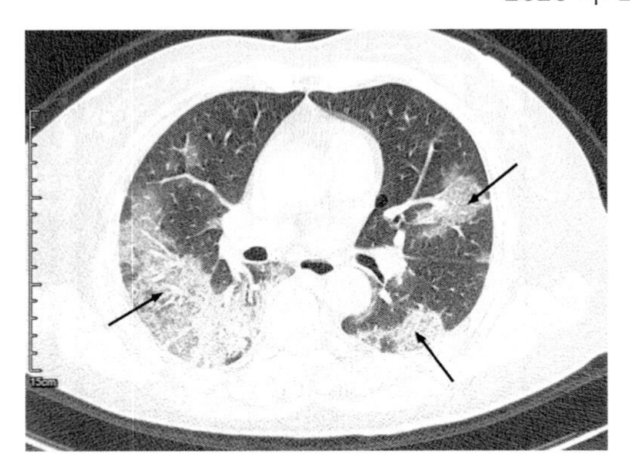

图 A1　双肺多发片状磨玻璃影，大部分边界偏清（箭头所示细网格征、碎石路征）

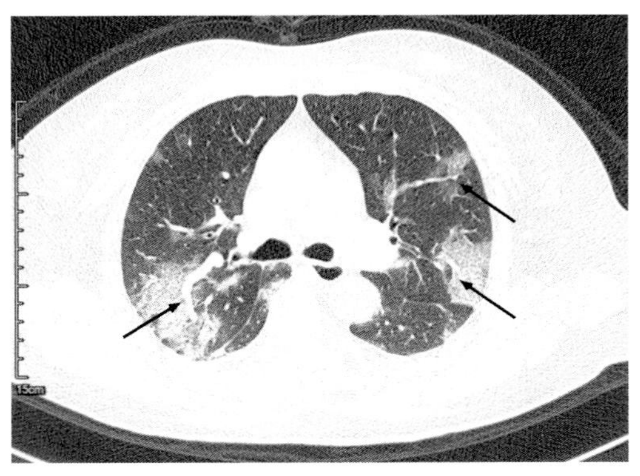

图 B1　以病灶胸膜下分布为主，穿行增粗血管影（箭头示病灶内增粗血管影）

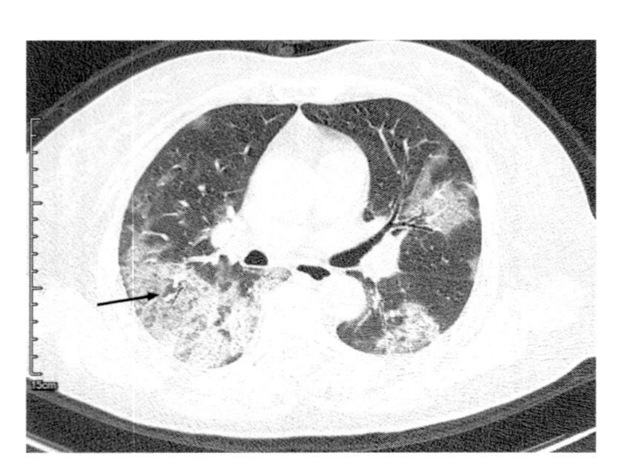

图 C1　病灶部分累及内中带，内可见空气支气管征（箭头所指），未见明显支气管扩张及分泌物潴留

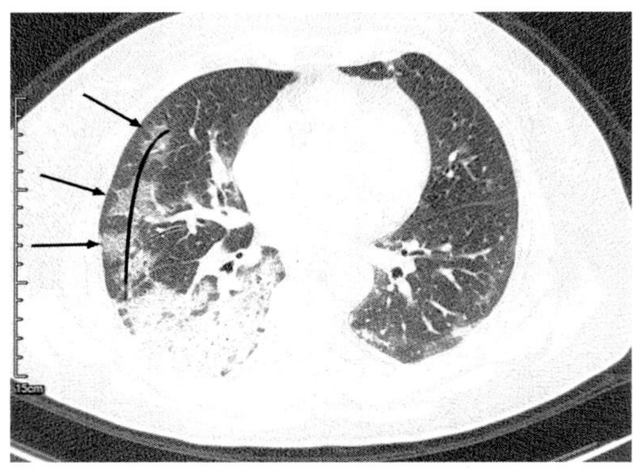

图 D1　胸膜下分布为主（箭头所指），病灶有融合趋势（长轴与胸膜平行）

复查影像

2020 年 2 月 26 日

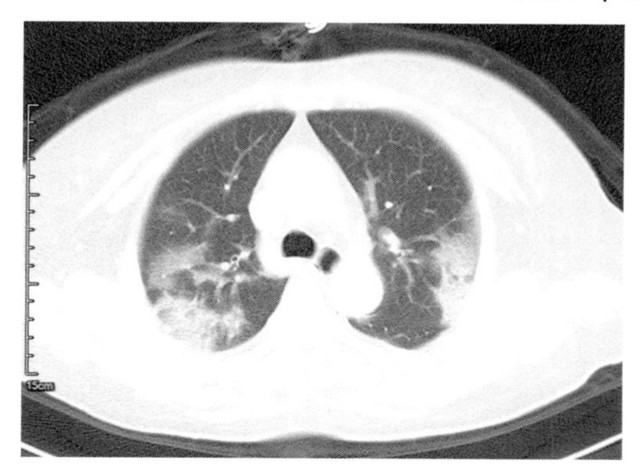

图 A2　双肺病灶减少，范围缩小

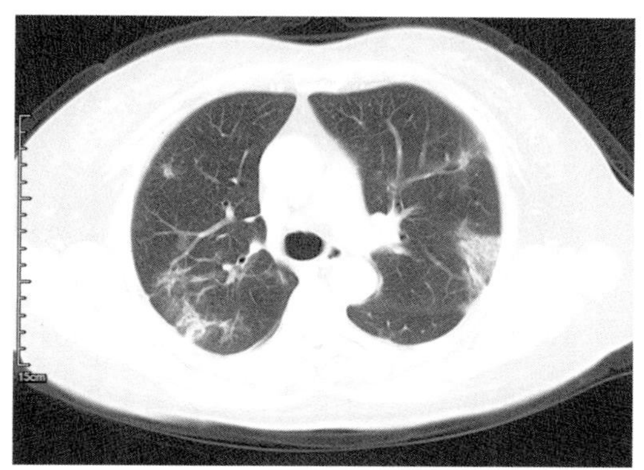

图 B2　病灶范围缩小并见条索影

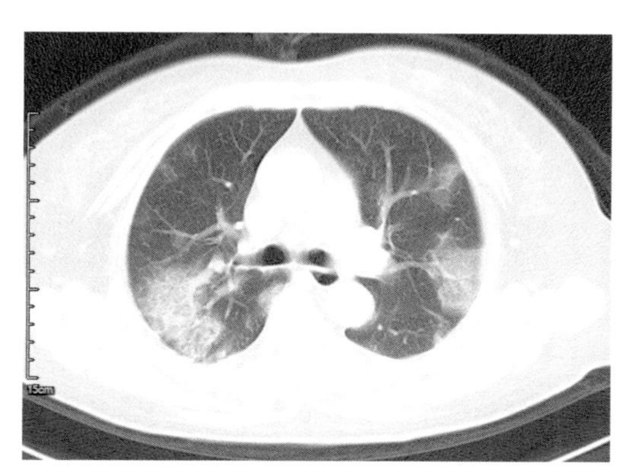

图 C2　病灶密度减低

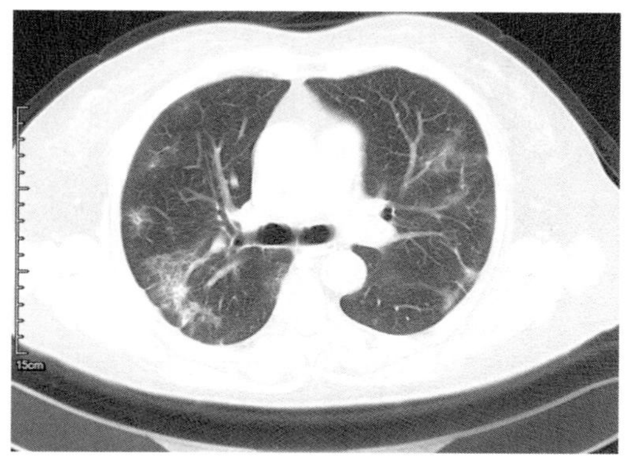

图 D2　病灶减少，范围缩小

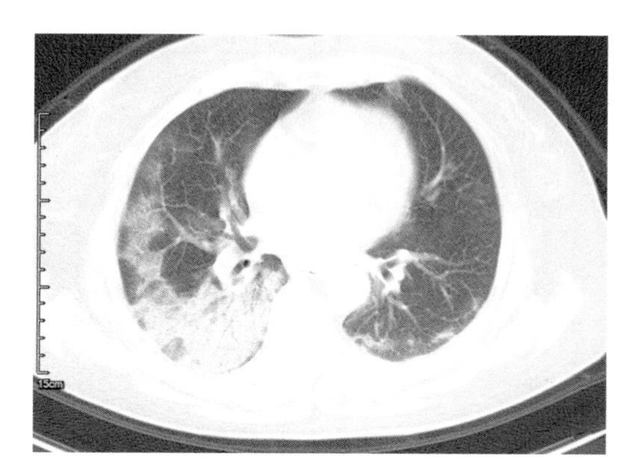

图 E2　病灶密度减低，部分融合

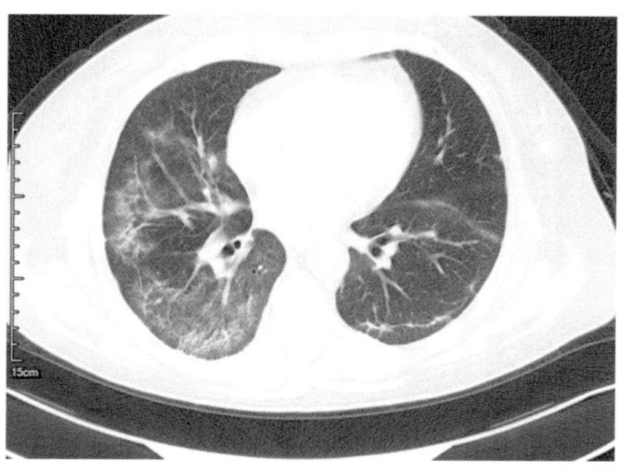

图 F2　病灶范围缩小并见条索影

影像所见

图 A1—D1：双肺多发片状磨玻璃影，病变以胸膜下分布为主，病灶内有网格样影及空气支气管征，部分病变可见增粗血管影伸入。图 A2—F2：双肺病变减少，范围缩小，密度减低，部分病灶有收缩，出现较高密度的条索影。

病例分析

1. 分布：胸膜下分布为主，部分小叶核心区域分布，病灶长轴平行于胸膜。
2. 密度：磨玻璃影为主，部分病灶边界清晰，可见细网格征，部分实变影。
3. 数目及形状：双肺多发，新月状、大小不等斑片状。
4. 支气管及血管：病灶内可见增粗血管影、空气支气管征，未见明显分泌物。
5. 阴性征象：未见树芽征、空洞征、晕征及反晕征，未见胸腔积液。
6. 综合分析：患者发热，血常规指标不符合普通细菌性肺炎的表现。影像学表现为双肺多发片状磨玻璃影，胸膜下分布为主，长轴平行于胸膜，伴随细网格征，部分实变影，可见增粗血管影，符合病毒性肺炎影像学表现。影像变化快，复查示总体双肺病灶减少、范围缩小，病灶实变明显并见条索影，边界较清晰且边缘有收缩，提示病变呈吸收好转的趋势。结合临床及流行病学史，符合新冠肺炎进展期—修复期影像学表现。

【病例来源】湖北省武汉市华润武钢总医院秦艳磊提供

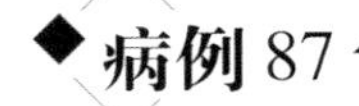

病例 87

临床资料

患者男，52 岁。自疫区回家探亲。因发热 3 天入院，最高体温 38.8℃，伴有阵发性咳嗽。血常规：白细胞计数 2.66×10^9/L，中性粒细胞计数 1.56×10^9/L，淋巴细胞计数 0.87×10^9/L。血气分析正常。D－二聚体 0.71 mg/L。肝功能：谷丙转氨酶 54U/L，谷草转氨酶 61U/L。心肌酶：肌红蛋白 344.9ng/mL，乳酸脱氢酶 328U/L，肌酸激酶 540 U/L。C－反应蛋白 37.5 mg/L。降钙素原 0.05 ng/mL。N－端脑利钠肽前体 <50 pg/mL。新型冠状病毒核酸检测阳性。

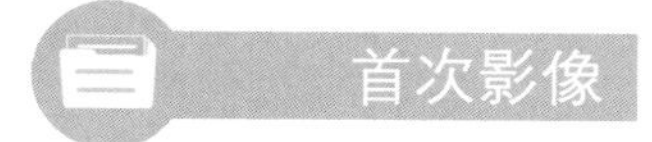

首次影像

2020 年 2 月 3 日

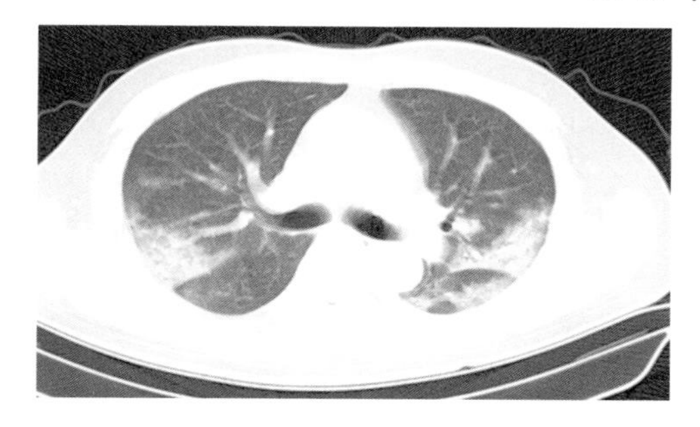

图 A1　双肺胸膜下片状磨玻璃影，病灶内见增粗血管影

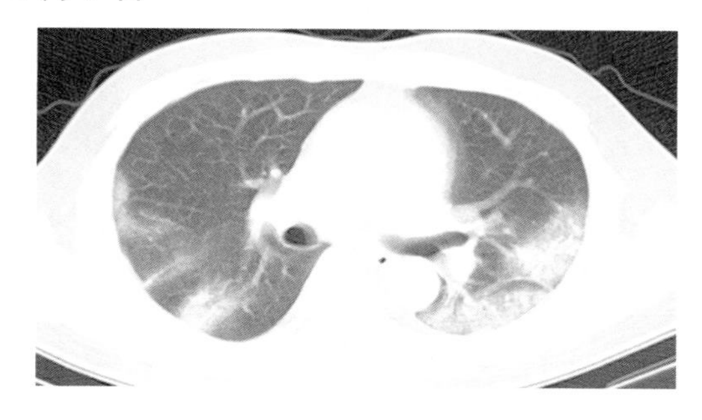

图 B1　双肺胸膜下磨玻璃影平行或垂直于胸膜，内可见细网格征

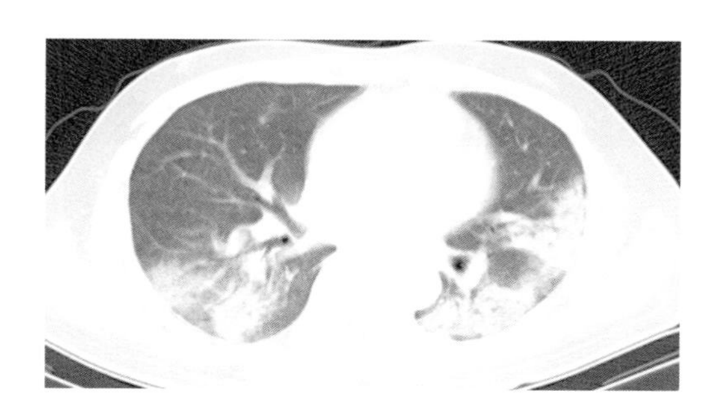

图 C1　双肺病灶以胸膜下分布为主，部分累及中轴间质

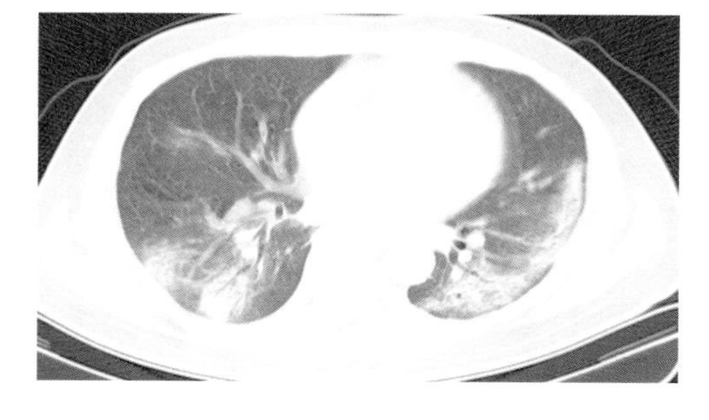

图 D1　胸膜下病灶长轴平行于胸膜，病灶内可见空气支气管征

复查影像

2020 年 2 月 6 日

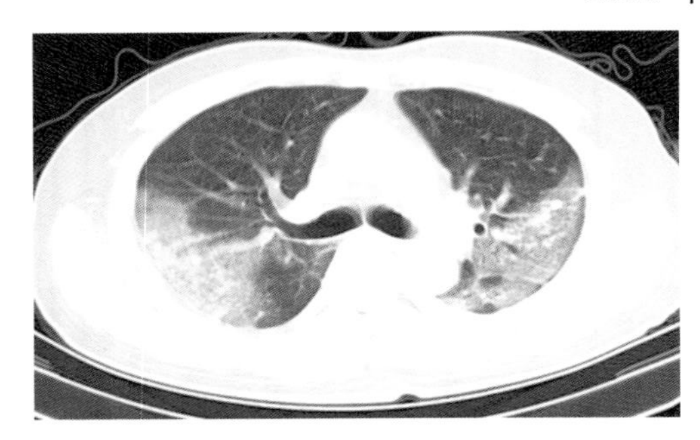

图 A2　双肺上叶磨玻璃影，病灶较前扩大

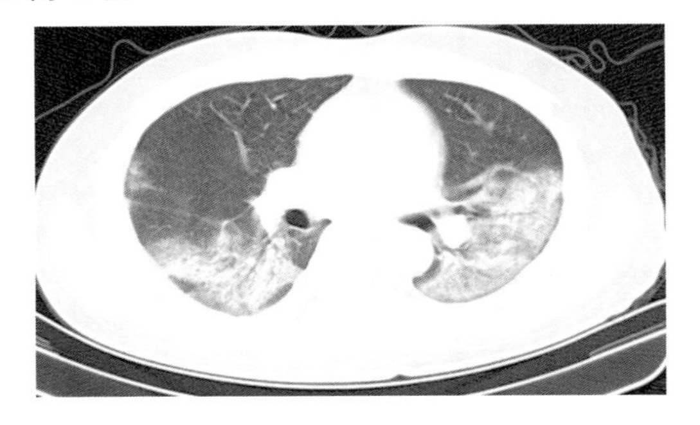

图 B2　双肺下叶病灶较前增加，扩大融合

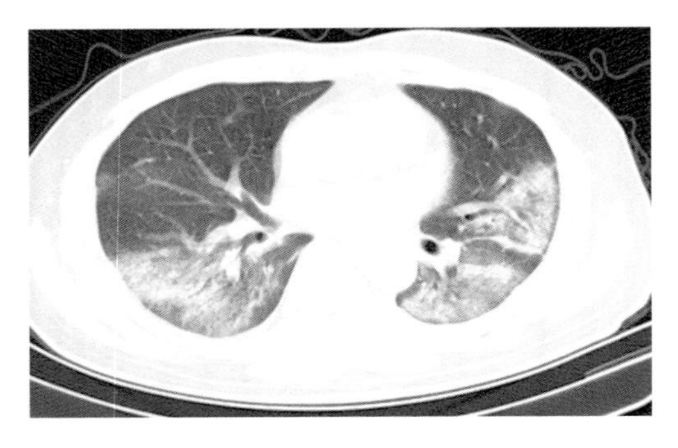

图 C2　双肺下叶病灶较前密度减低

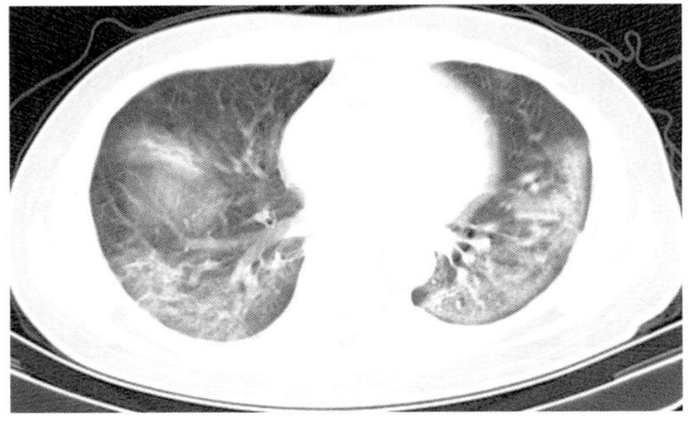

图 D2　右肺下叶病变密度较前减低，病灶范围增大，但双肺下叶病灶密度较前减低

2020 年 2 月 8 日

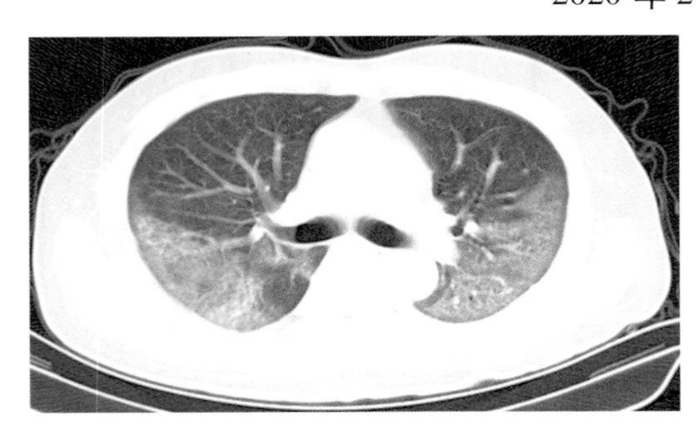

图 A3　双肺上叶病变密度较前减低

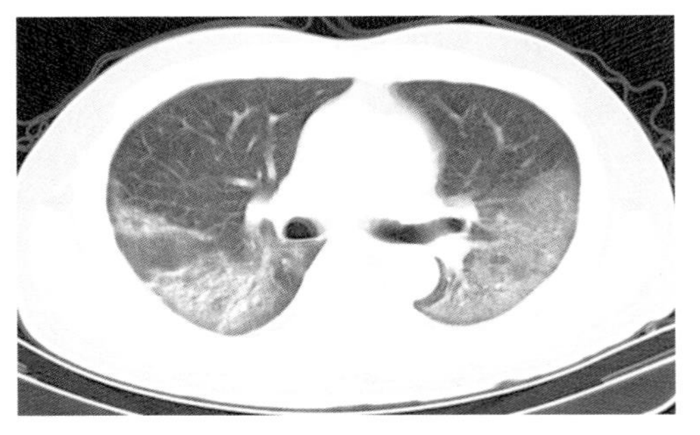

图 B3　右肺下叶病变内见较高密度条索影

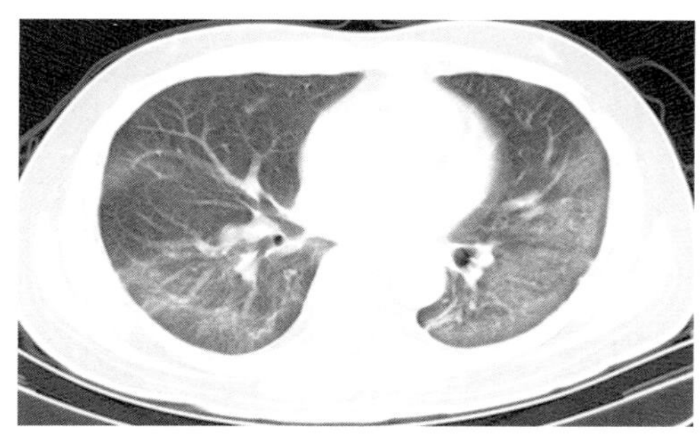

图 C3　双肺病变较前吸收，部分条索影

图 D3　双肺病变较前密度减低、范围缩小

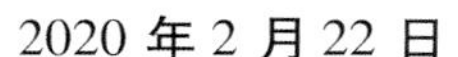

2020 年 2 月 22 日

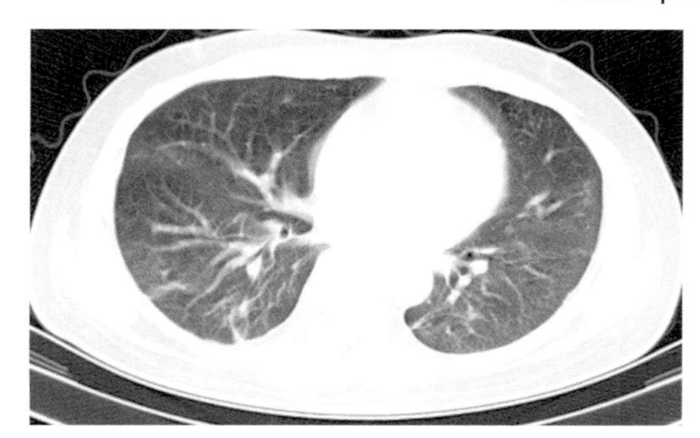

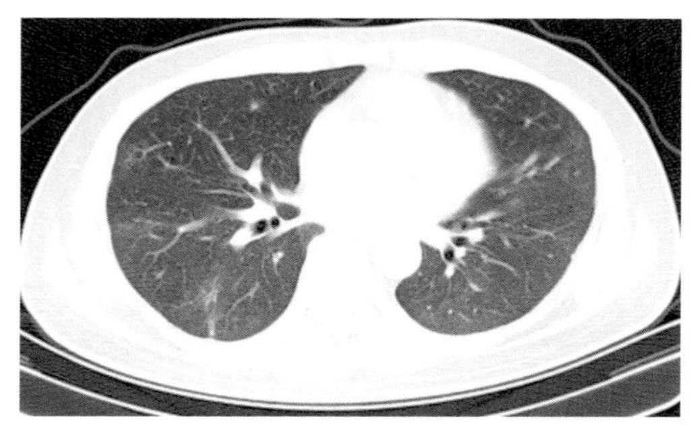

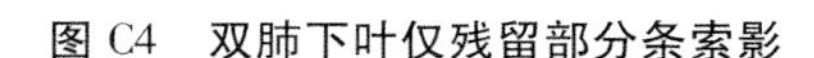

图 C4　双肺下叶仅残留部分条索影

图 D4　双肺下叶仅残留部分条索影

影像所见

双肺中外带多发片状磨玻璃影，大部分病变长轴与胸膜平行，病灶内有网格样影及空气支气管征，部分病变可见增粗血管伸入。3 天后 CT 复查，双上肺病变增大，部分有融合，双下肺病变较前密度减低，右下肺病变范围有扩大。5 天后双肺病变密度较前减低，范围缩小，部分病变呈高密度条索影。

病例分析

1. 分布：胸膜下分布为主，病灶长轴平行于胸膜为主，多叶段累及内中带。

2. 密度：磨玻璃影为主，可见细网格征，部分实变影，加重期范围增大、密度增高，吸收期范围逐渐缩小、密度减低并出现条索影。

3. 数目及形状：多发，斑片状及大片状，病灶边界不清。

4. 支气管及血管：空气支气管征，未见支气管壁增厚及堵塞，病灶内可见增粗血管影。

5. 阴性征象：未见胸腔积液，双肺病灶未见树芽征、空洞征、晕征及反晕征。

6. 综合分析：患者发热，病程短，血常规指标白细胞计数正常，淋巴细胞计数减低，不符合普通细菌性肺炎的表现。影像学表现为双肺多发片状磨玻璃影，胸膜下分布为主，小叶内间质增厚，呈细网格征，部分实变影，可见增粗血管影及空气支气管征，符合病毒性肺炎影像学表现。影像变化较快，双肺病灶范围由增大融合到缩小，病灶密度逐渐减低，残留条索影，与临床病情的先期加重到逐步缓解相一致。结合临床及流行病学史，符合新冠肺炎进展期—重型—修复期影像学表现。

【病例来源】 湖南省永州市中心医院郭遵明提供

病例 88

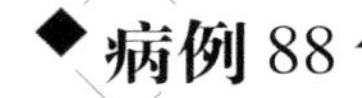

患者女，64 岁。有疫区生活史。因“胸闷气短 6 天，发热 3 天”入院。入院查体：体温 37℃，脉搏 75 次/分，呼吸 18 次/分，血压 120/70mmHg，血氧饱和度 97%（未吸氧）。2020 年 2 月 3 日血常规：白细胞计数 5.56×10^9/L，淋巴细胞百分比 40.3%。2 月 8 日血常规：白细胞计数 6.59×10^9/L，淋巴细胞百分比 29.5%；C－反应蛋白 13.41mg/L。新型冠状病毒核酸检测阳性。

首次影像

2020 年 2 月 3 日

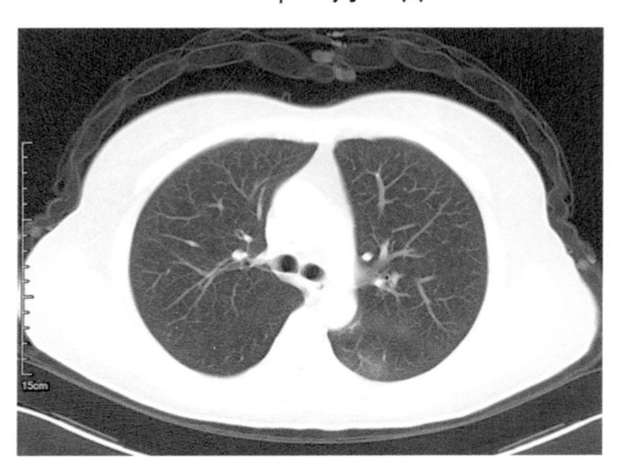

图 A1　左肺下叶胸膜下斑片状磨玻璃影，边界不清

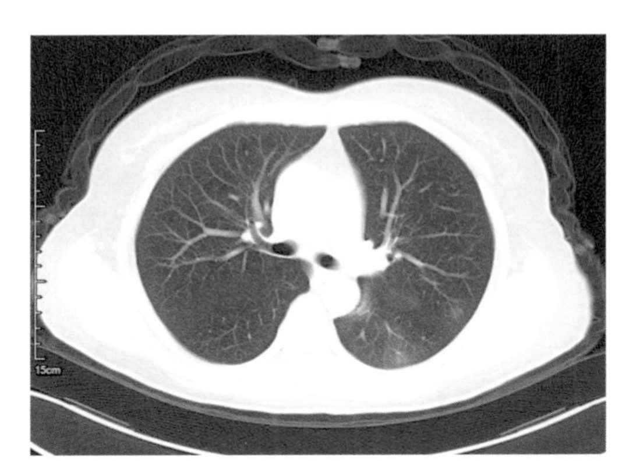

图 B1　磨玻璃影内细网格征

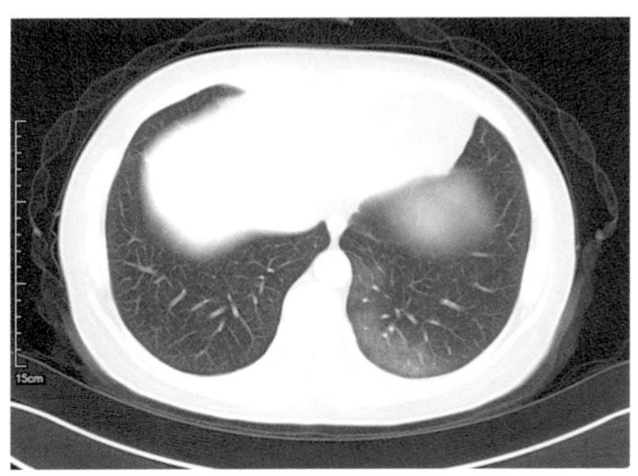

图 C1　磨玻璃影长轴与胸膜平行

复查影像

2020 年 2 月 8 日

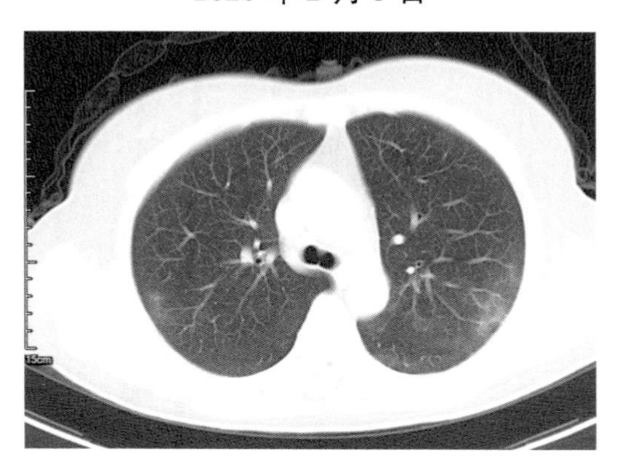

图 A2 双肺上叶胸膜下新发磨玻璃影，边界不清，左肺局部见增粗血管影

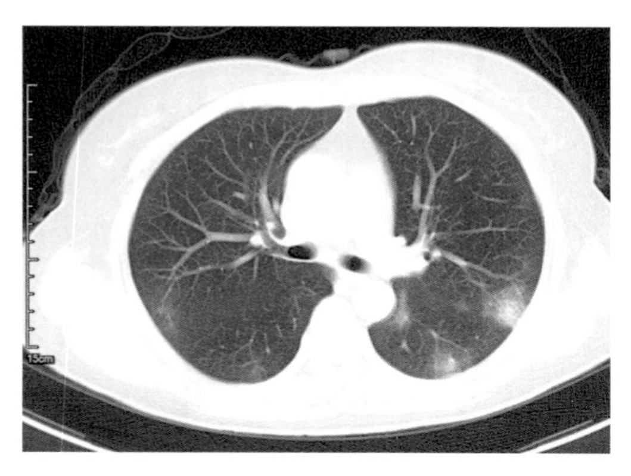

图 B2 左肺病灶部分实变影

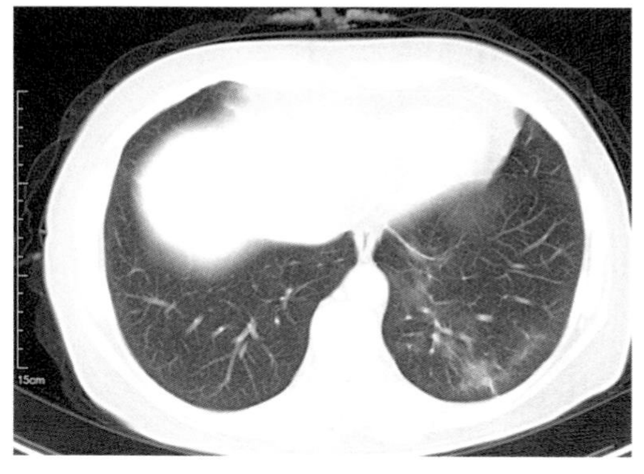

图 C2 部分实变影收缩且见条索影

影像所见

图 A1—C1：左肺多发斑片状磨玻璃影，胸膜下分布为主，长轴平行于胸膜，边界不清，病变内见细网格征，并见增粗血管影，支气管壁无增厚，无树芽征，无胸腔积液，提示新冠肺炎早期影像学改变。图 A2—C2：磨玻璃病变增多，出现少许实变影，但实变影边缘明显收缩，提示病变机化性改变，朝好的方向演变。

病例分析

1. 分布：胸膜下分布为主，部分病灶长轴平行于胸膜。

2. 密度：磨玻璃影为主，边界不清。

3. 数目及形状：短期内进展为双肺多发，部分实变影，大小不等斑片状。

4. 支气管及血管：病灶内见增粗血管影，未见明显空气支气管征。

5. 阴性征象：未见明显树芽征、空洞征及反晕征，未见胸腔积液。

6. 综合分析：患者急性起病，发热，血常规指标不符合普通细菌性肺炎的表现。影像学表现为磨玻璃影，短期内出现新增病灶，部分实变影，胸膜下及小叶核心区域分布为主，长轴平行于胸膜，符合病毒性肺炎影像学表现。影像变化快，病灶增多，部分病灶实变收缩。结合临床及流行病学史，符合普通型新冠肺炎早期—进展期影像学表现，影像虽有扩展，但实变影边界较清楚，边缘有收缩，提示病变有好转趋势。

【病例来源】 湖北省武汉市华润武钢总医院徐勋华提供

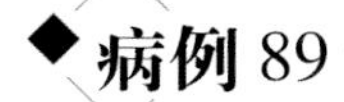

病例 89

临床资料

患者男，40 岁。因“发热 10 天，伴咳嗽 2 天”入院。2020 年 2 月 19 日血常规：白细胞计数 2.85×10^9/L，淋巴细胞计数 0.85×10^9/L。2 月 25 日血常规：白细胞计数 7.37×10^9/L，淋巴细胞计数 1.41×10^9/L；超敏 C－反应蛋白 13.76mg/L。新型冠状病毒核酸检测阳性。

首次影像

2020 年 2 月 20 日

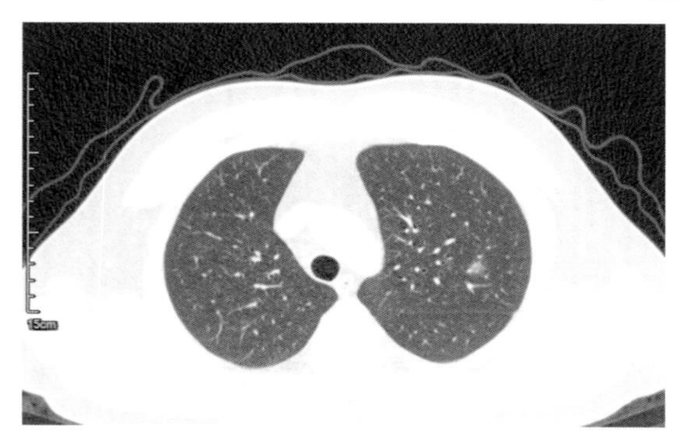

图 A1　小叶核心区域分布斑片状磨玻璃影，边界不清

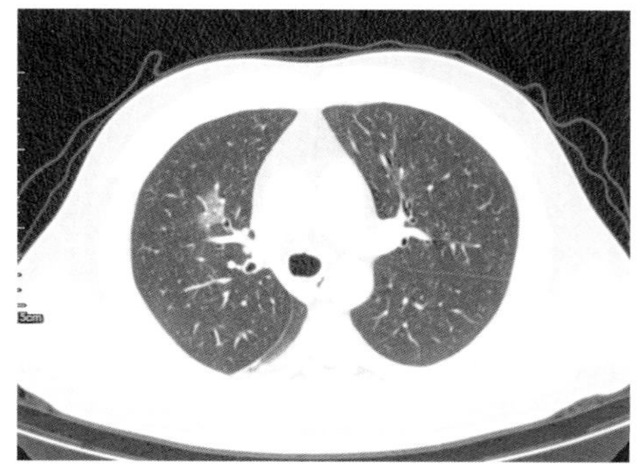

图 B1　小叶核心区域分布磨玻璃影，边界较清晰，类似于小叶的边缘

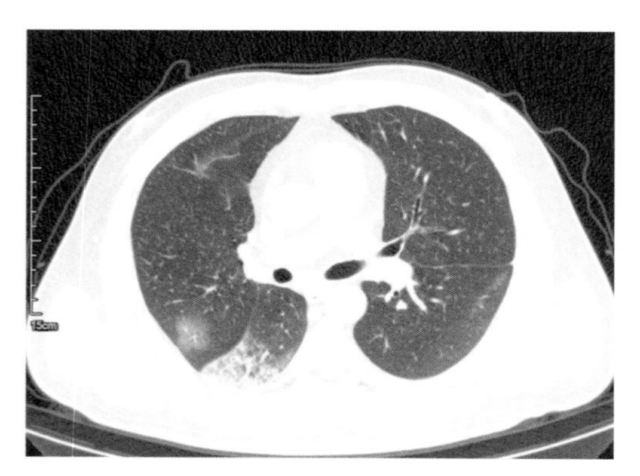

图 C1　双肺多发，胸膜下分布为主，病灶内见增粗血管影、碎石路征

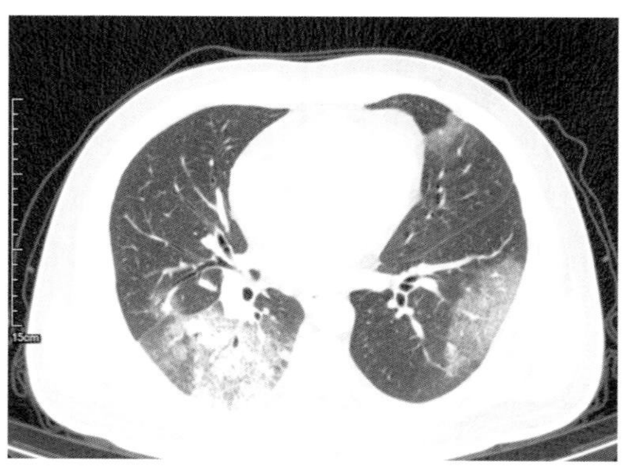

图 D1　病灶内见细网格征，可见部分实变影，部分病灶长轴平行于胸膜

复查影像

2020 年 2 月 27 日

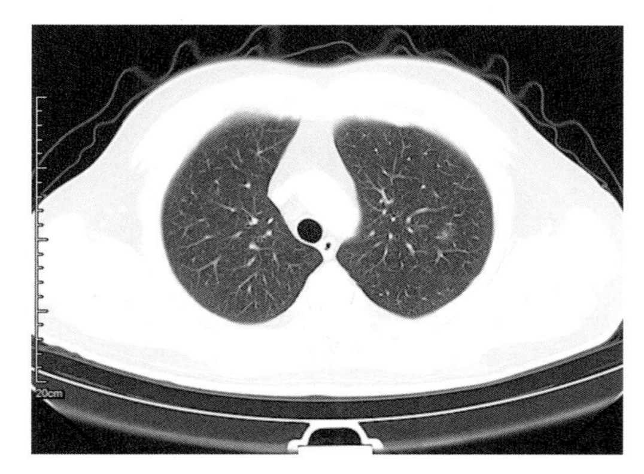

图 A2　原病灶密度减低、范围缩小

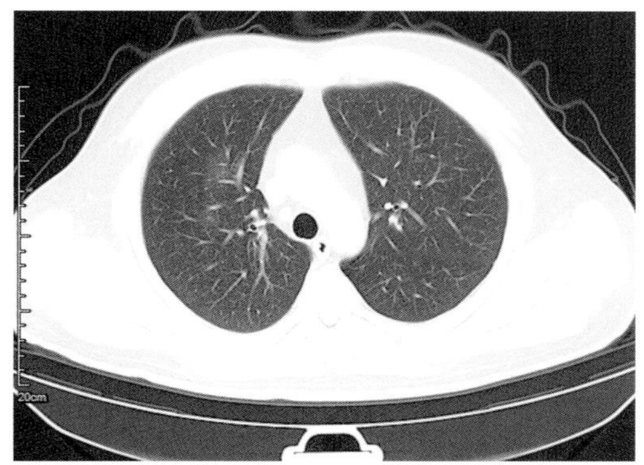

图 B2　原病灶密度减低、范围缩小

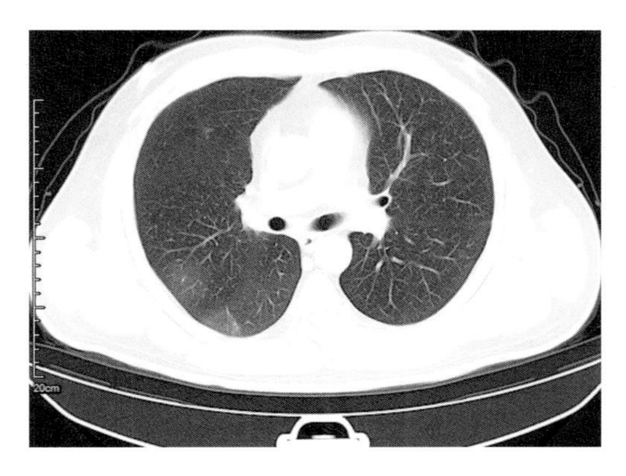

图 C2　双肺病灶明显吸收，内可见细网格征

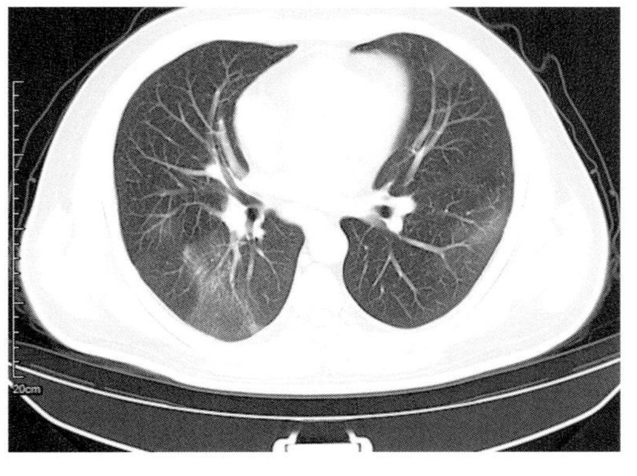

图 D2　病灶范围缩小、密度变浅淡

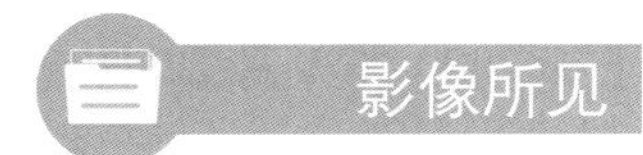

影像所见

图 A1—D1：左肺上叶尖后段磨玻璃影于小叶核心区域分布，右肺上叶前段支气管血管束周围、右肺上叶后段胸膜下见小片状磨玻璃影，边界清晰，其内血管影增粗，双肺下叶多发斑片状实变影、磨玻璃影，其内见细网格征，左肺下叶病灶长轴平行于胸膜。图 A2—D2：双肺病灶范围缩小、密度变浅淡，提示好转。

病例分析

1. 分布：胸膜下分布为主，部分小叶核心区域或中轴间质分布。

2. 密度：磨玻璃影为主，部分病灶边界清晰，可见细网格征，部分实变影。

3. 数目及形状：双肺多发，大小不等斑片状。

4. 支气管及血管：病灶内可见增粗血管影，空气支气管征明显，未见分泌物潴留。

5. 阴性征象：未见胸腔积液，未见树芽征、空洞征、晕征及反晕征。

6. 综合分析：患者反复发热，病程短，血常规指标不符合普通细菌性肺炎的表现。影像学表现为双肺多发片状磨玻璃影，胸膜下分布为主，长轴平行于胸膜，伴随细网格征，部分实变影，可见增粗血管影，符合病毒性肺炎影像学改变。影像变化快，复查双肺病灶减少、范围缩小，病灶密度变浅淡，提示病变有吸收好转。结合临床及流行病学史，符合新冠肺炎进展期—修复期影像学表现。

【病例来源】 湖北省武汉市华润武钢总医院陈刚提供

（陈　刚　潘军平　成官迅）

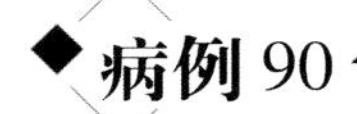

病例 90

临床资料

患者女，54 岁。因“咳嗽、咳痰 3 天”入院。其子于 2020 年 1 月 22 日自疫区出差回家。血常规：白细胞计数 5.45×10^9/L，中性粒细胞百分比 53.5%，淋巴细胞计数 1.88×10^9/L。胸片：双肺可疑病变。胸部 CT：双肺病变，考虑感染性病变、病毒性肺炎。新型冠状病毒核酸检测阳性。

首次影像

2020 年 2 月 2 日

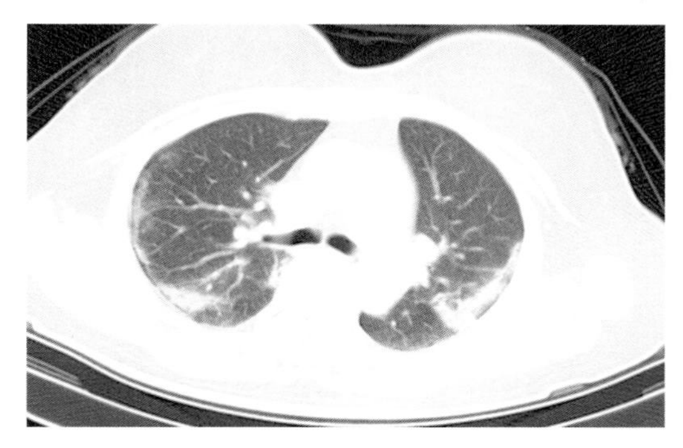

图 A1　双肺胸膜下条片状影，中央实变影，周围磨玻璃影为主，边界不清，长轴多平行于胸膜

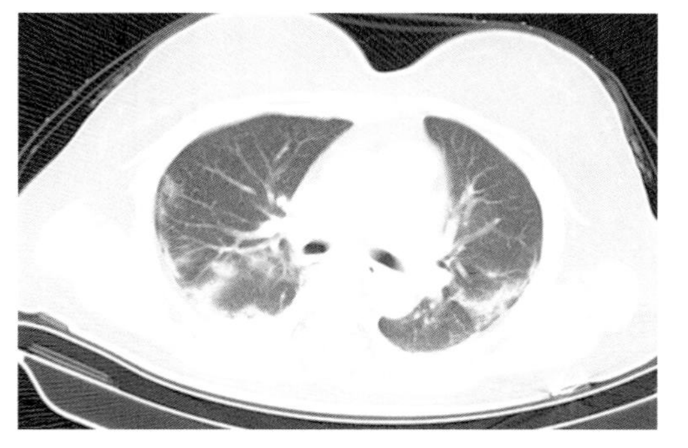

图 B1　病灶多发，部分累及内中带，与支气管关系不密切

复查影像

2020 年 2 月 23 日

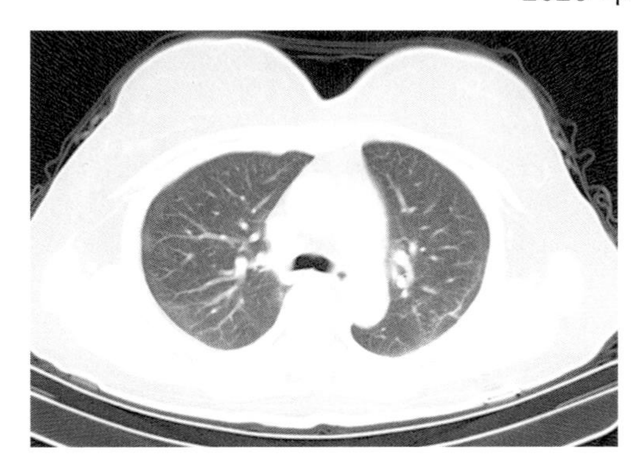

图 A2　双肺上叶病变较前范围明显缩小，实变区域明显密度减低，呈磨玻璃影，左肺残留少许条索影

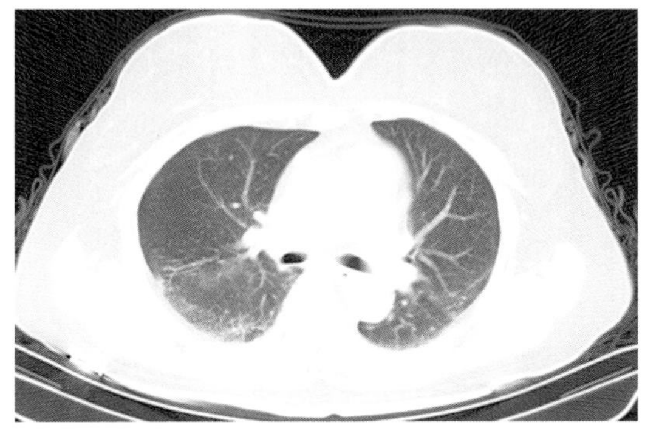

图 B2　双肺病灶范围缩小，密度变浅淡，可见条索影

影像所见

图 A1—B1：双肺多发条片状影，胸膜下分布为主，长轴平行于胸膜，边界不清，中央实变影，并见增粗血管影。支气管壁无增厚，无树芽征，无胸腔积液，提示新冠肺炎进展期影像学表现。图 A2—B2：双肺上叶磨玻璃病变减少甚至消失，实变区域较前范围明显缩小并且密度减低，呈磨玻璃影，可见少许条索影，提示病变机化性改变，朝好的方向演变。

病例分析

1. 分布：胸膜下分布为主，长轴平行于胸膜。
2. 密度：密度较高的磨玻璃影为主，部分实变影，边界不清。
3. 数目及形状：双肺分布，斑片状或弧形条带状。
4. 支气管及血管：病灶内未见增粗血管影，空气支气管征不明显。
5. 阴性征象：未见胸腔积液，未见树芽征、空洞征、晕征及反晕征。
6. 综合分析：患者咳嗽，病程短，血常规指标不符合普通细菌性肺炎的表现。双肺胸膜下分布不规则片状影，长轴与胸膜平行，影像变化快，复查病灶范围明显缩小，密度变浅淡，残留条索影，提示病变吸收好转。结合临床及流行病学史，符合新冠肺炎进展期—修复期影像学表现。

【病例来源】 湖南省永州市中心医院郭遵明提供

（郭遵明　廖梅香　向子云　徐勋华）

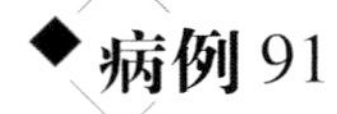

病例 91

临床资料

患者女，51 岁。因“发热、咳嗽 2 天”入院。有与确诊新冠肺炎患者密切接触史。血常规：白细胞计数 4.02×10^9/L，中性粒细胞百分比 47.6%，淋巴细胞计数 1.03×10^9/L。新型冠状病毒核酸检测阳性。

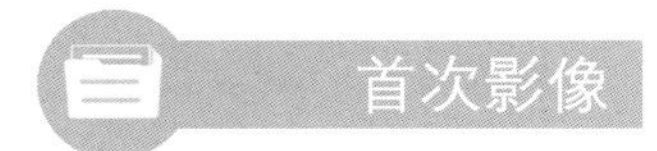

2020 年 1 月 30 日

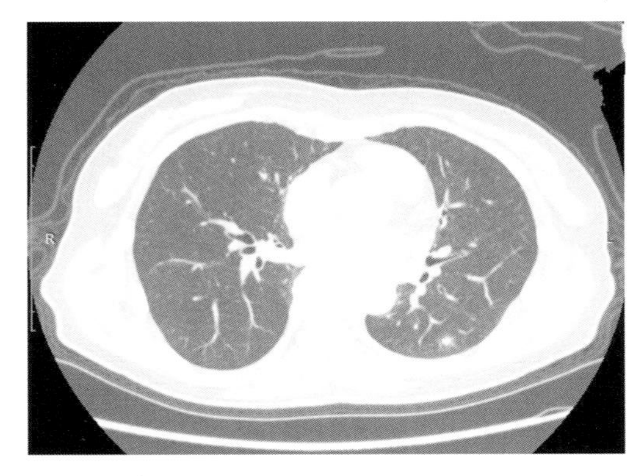

图 A1　左肺胸膜下混合结节状磨玻璃影，边界不清，见晕征

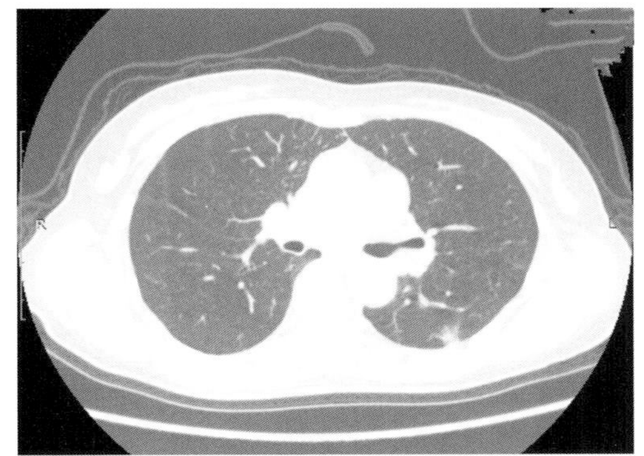

图 B1　左肺胸膜下混合片状磨玻璃影，部分边界不清

复查影像

2020 年 2 月 4 日

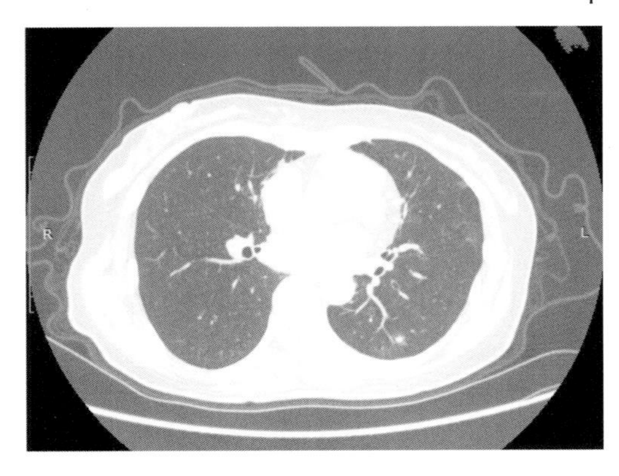

图 A2　胸膜下混合结节状磨玻璃影未见明显变化

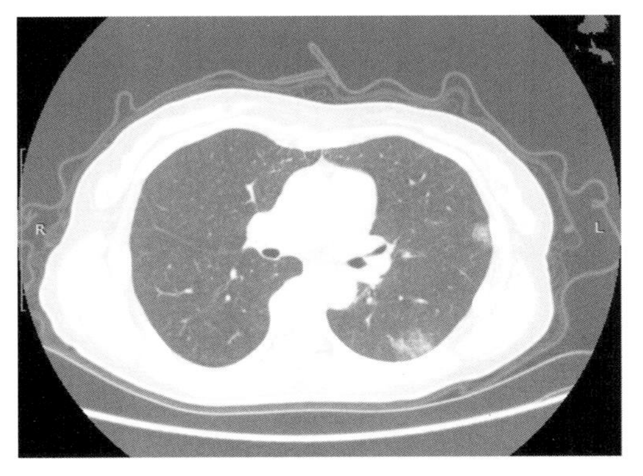

图 B2　原有病灶增大且见新发片状磨玻璃影

2020 年 2 月 25 日

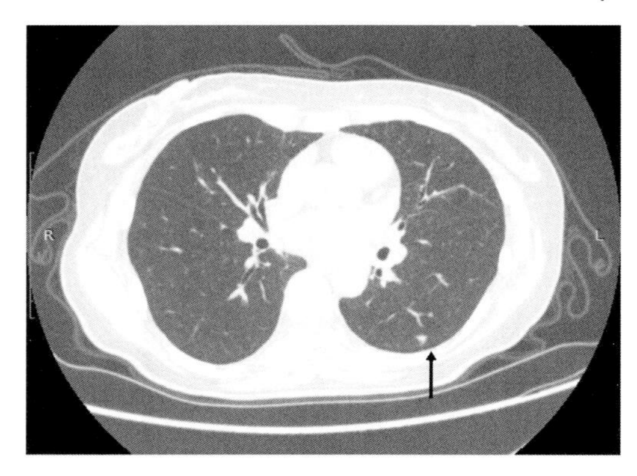

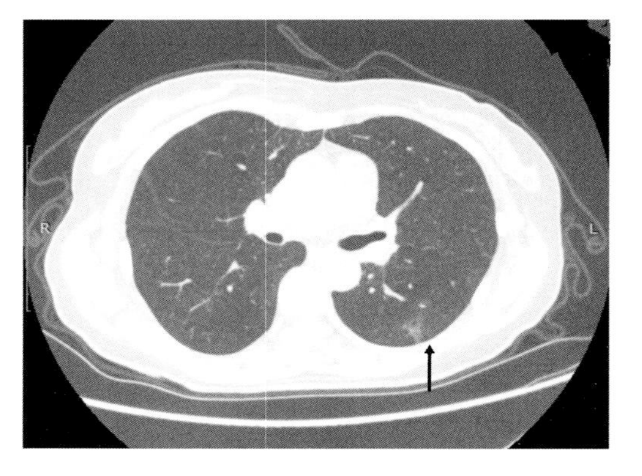

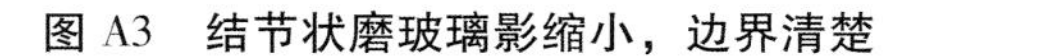

图 A3　结节状磨玻璃影缩小，边界清楚　　图 B3　病灶较前明显密度减低、范围缩小

影像所见

图 A1—B1：左肺结节状、斑片状磨玻璃影，位于胸膜下，边界不清，部分见晕征，病变内见增粗血管影。支气管壁无增厚，无树芽征，无胸腔积液，提示新冠肺炎早期影像学改变。图 A2—B2：原磨玻璃病变增大，并出现新发磨玻璃影，病变均位于胸膜下，提示病变进展。图 A3—B3：原病灶缩小，密度减低，边界清楚，提示病变修复。

病例分析

1. 分布：以胸膜下分布为主。
2. 密度：磨玻璃影，边界不清，见晕征。
3. 数目及形状：多发，结节状及斑片状。
4. 支气管及血管：与支气管分布无关，见增粗血管影。
5. 阴性征象：未见树芽征、空洞征及反晕征，未见胸腔积液。
6. 综合分析：患者发热，病程短，血常规指标不符合普通细菌性肺炎的表现。影像学表现为多发混合片状磨玻璃影，胸膜下分布。影像变化快，先期病灶增多，但短期内吸收明显。结合临床及流行病学史，符合普通型新冠肺炎早期—进展期—修复期影像学表现。

【病例来源】 广西壮族自治区柳州市龙潭医院毛勤香、刘艳萍提供

（毛勤香　潘军平）

病例 92

临床资料

患者男，43 岁。发热 2 天。久居武汉。2020 年 1 月 20 日开始出现发热，无咳嗽。2020 年 1 月 22 日血常规：白细胞计数 $5.02 \times 10^9/L$，淋巴细胞计数 $0.76 \times 10^9/L$；C－反应蛋白 18.69mg/L。1 月 29 日血常规：白细胞计数 $3.61 \times 10^9/L$，淋巴细胞计数 $0.95 \times 10^9/L$；C－反应蛋白 4.02mg/L。新型冠状病毒核酸检测阳性。

首次影像

2020 年 1 月 22 日

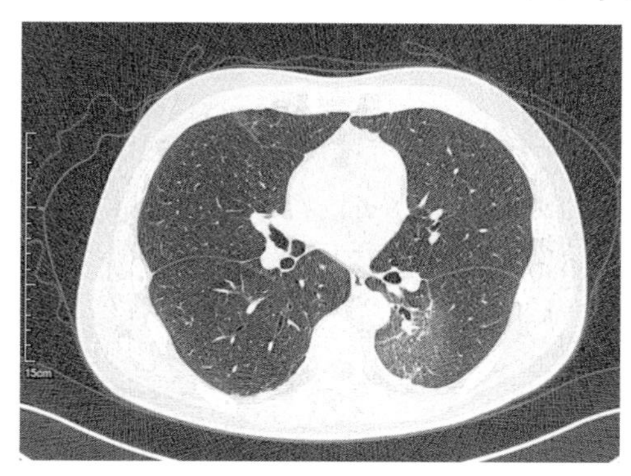

图 A1　胸膜下磨玻璃影，边界模糊

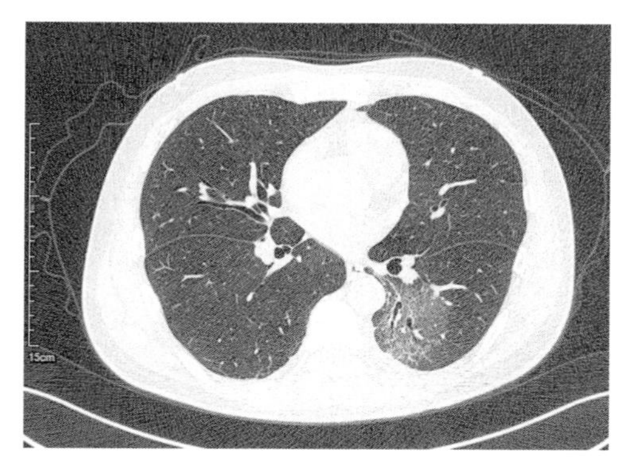

图 B1　磨玻璃影内可见细网格征

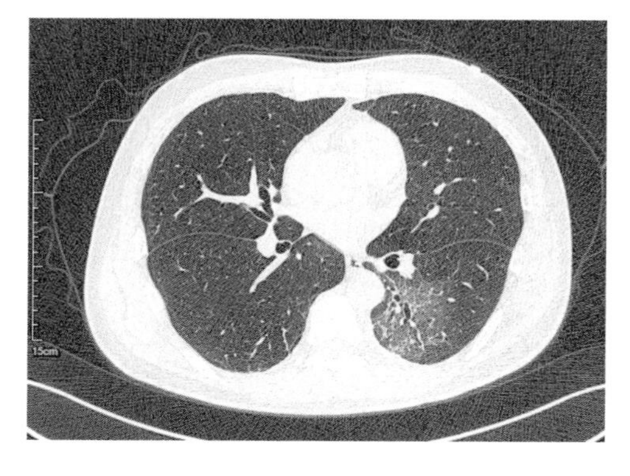

图 C1　病灶内可见稍扩张空气支气管征

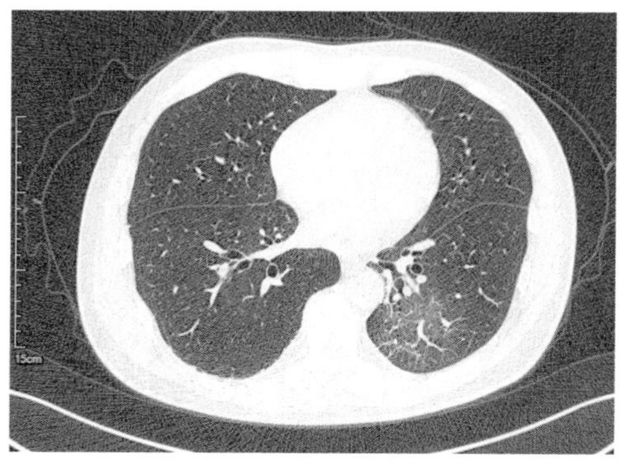

图 D1　病灶内见增粗血管影

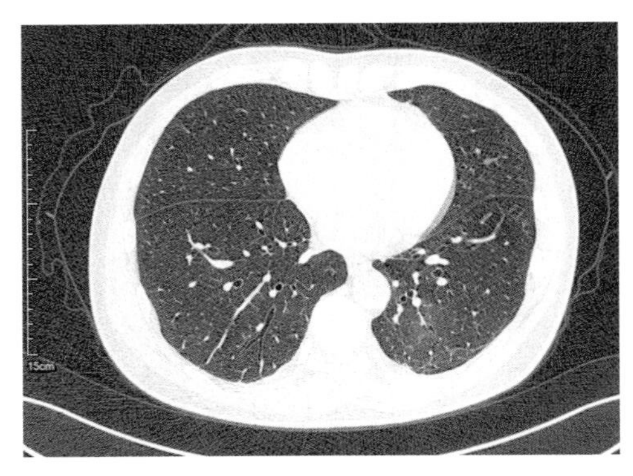

图 E1　右肺下叶可见扩张的支气管

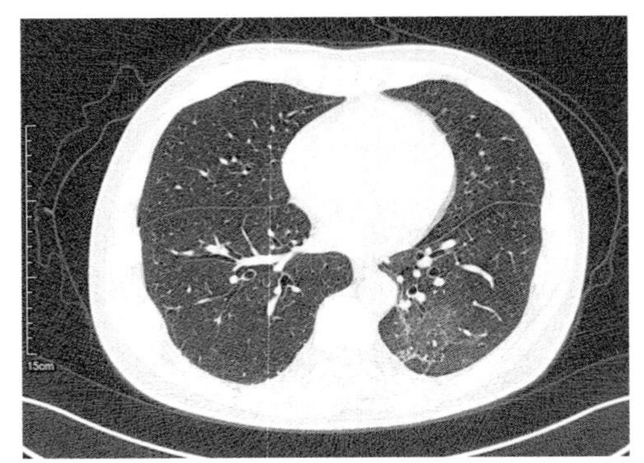

图 F1　病灶区域可见条索影

复查影像

2020 年 1 月 29 日

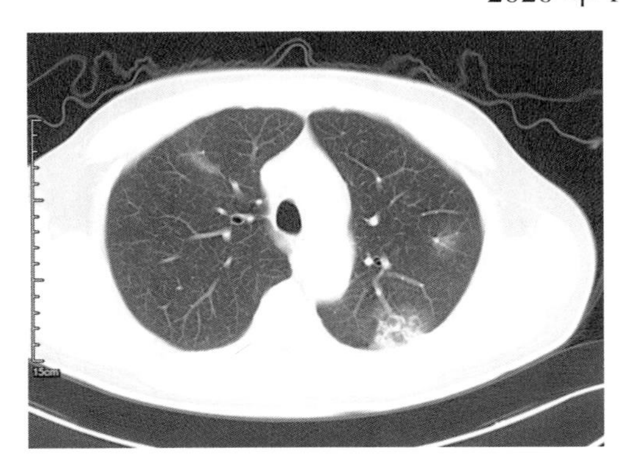

图 A2　双肺多发片状磨玻璃影，小叶核心区域分布为主，边界不清

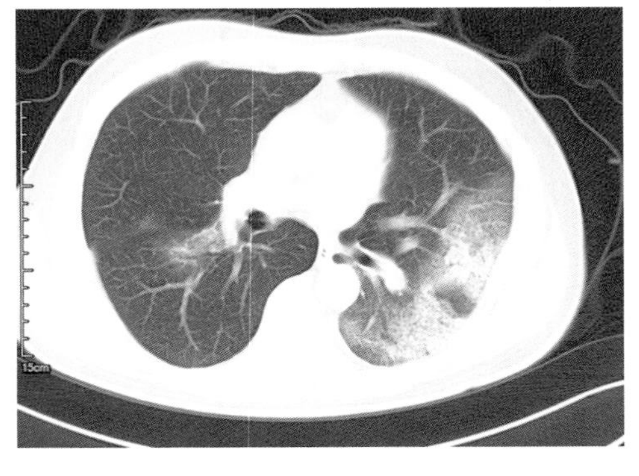

图 B2　左肺胸膜下分布大片状磨玻璃影，部分实变影，实变灶内可见增粗血管影

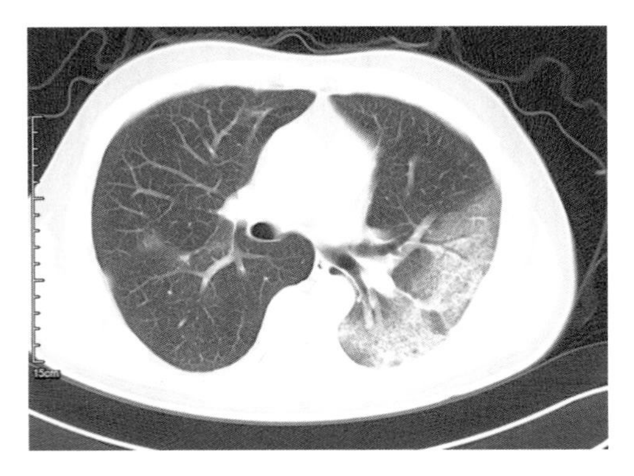

图 C2　部分磨玻璃影边界清晰，内可见空气支气管征、细网格征

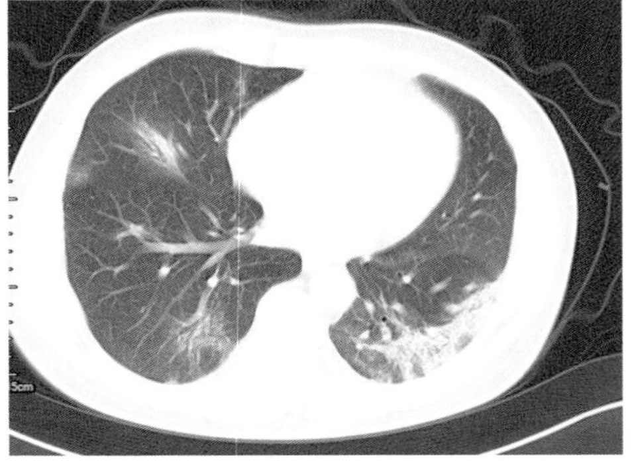

图 D2　部分病灶长轴与胸膜平行，部分病灶长轴与支气管走行一致

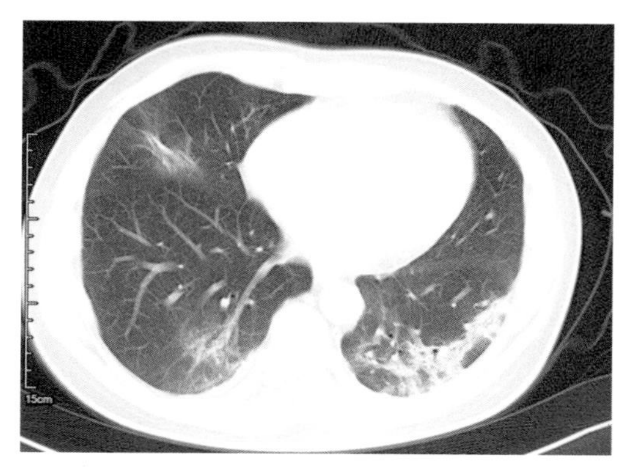

图 E2　病灶趋于实变，边缘收缩，边界清晰

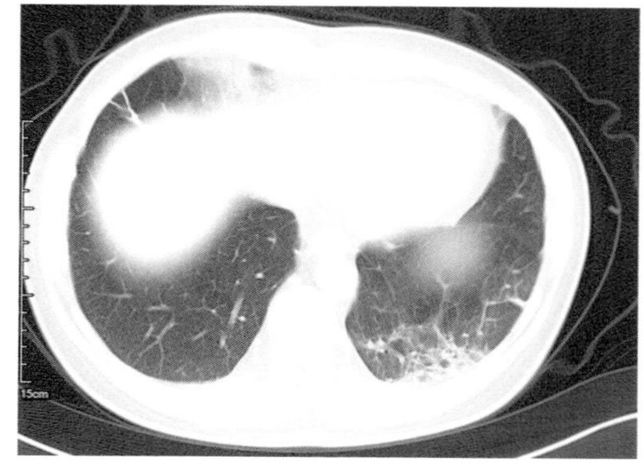

图 F2　左肺下叶出现条索影

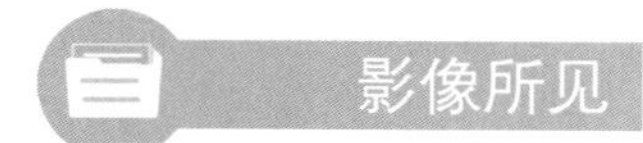

影像所见

图 A1—F1：左下肺片状磨玻璃影，胸膜下分布，长轴平行于胸膜，边界较清，病变内细网格征明显，并见支气管扩张及增粗血管影。支气管壁无增厚，无树芽征，无胸腔积液，提示新冠肺炎早期影像学改变。图 A2—F2：磨玻璃病变明显增多，以胸膜下及小叶核心区域分布为主，且部分病变互相融合，但未累及内带。最先出现的磨玻璃病变内出现实变影，密度增高，边界清晰，边缘明显收缩凹陷，并见条索影，提示病变进展。

病例分析

1. 分布：胸膜下、小叶核心区域分布为主，部分病灶长轴平行于胸膜，部分平行于支气管。

2. 密度：磨玻璃影，边界不清，部分实变影，内见细网格征。

3. 数目及形状：短期内进展为双肺多发，结节状及斑片状，部分有融合趋势或大片状磨玻璃影。

4. 支气管及血管：病灶内见增粗血管影、空气支气管征，未见支气管壁增厚及堵塞。

5. 阴性征象：未见树芽征、空洞征及反晕征，未见胸腔积液。

6. 综合分析：患者发热，急性起病，血常规指标不符合普通细菌性肺炎的表现。影像学表现为片状磨玻璃影，短期进展为双肺多发实变影，胸膜下及小叶核心区域分布为主，大部分病灶长轴平行于胸膜，部分显示细网格征，符合病毒性肺炎影像学改变。影像变化快，病灶增多、范围增大且部分病灶实变，提示病变进展。结合临床及流行病学史，根据各时间段病灶影像学的变化，符合普通型新冠肺炎早期—进展期影像学表现。

【**病例来源**】湖北省武汉市华润武钢总医院徐勋华提供

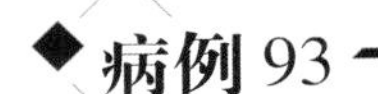

病例 93

临床资料

患者男，50 岁。因“发热 4 天、畏寒 1 天”入院。血常规：白细胞计数 5.10 × 10^9/L，淋巴细胞百分比 23.7%。新型冠状病毒核酸检测阳性。

影像资料

2020 年 2 月 3 日

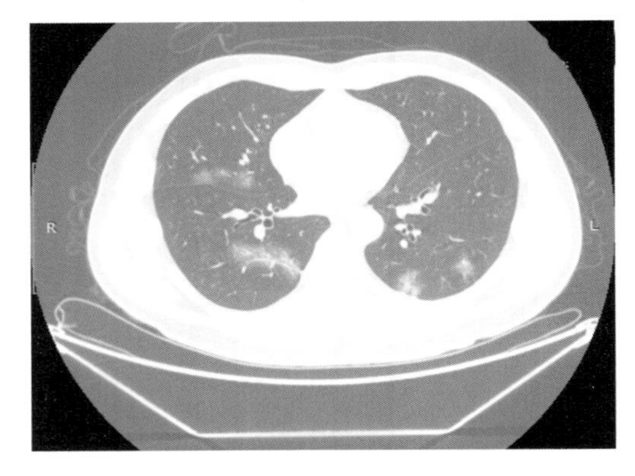

图 A　双肺多发斑片状磨玻璃影，边界不清，胸膜下及小叶核心区域分布

2020 年 2 月 8 日

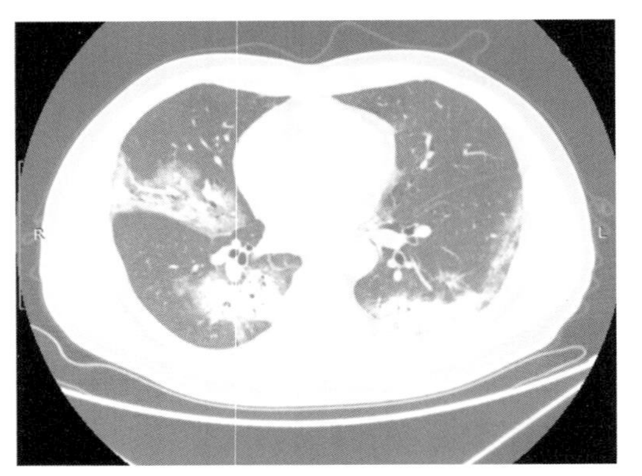

图 B　双肺病灶扩大融合，实变明显，病灶长轴平行于胸膜或叶间裂，见空气支气管征

2020 年 2 月 11 日

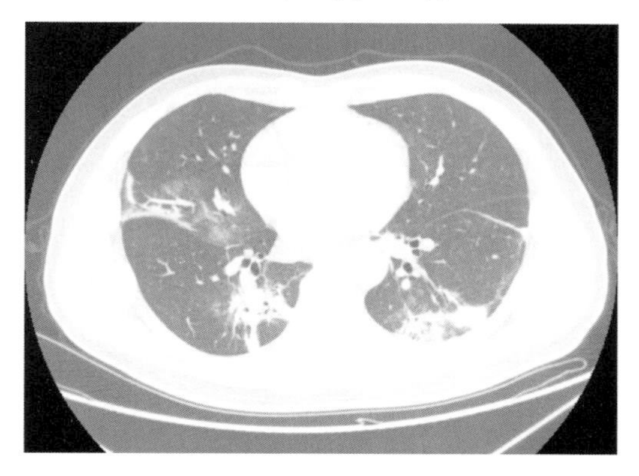

图 C　病灶范围明显缩小，实变影收缩，边缘平直，支气管轻度扩张，未见分泌物潴留

2020 年 2 月 15 日

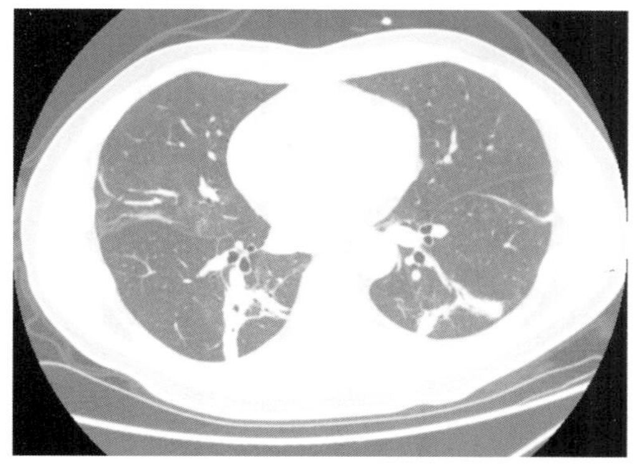

图 D　呈现较粗大条索影，边界清楚，边缘收缩

2020 年 2 月 17 日

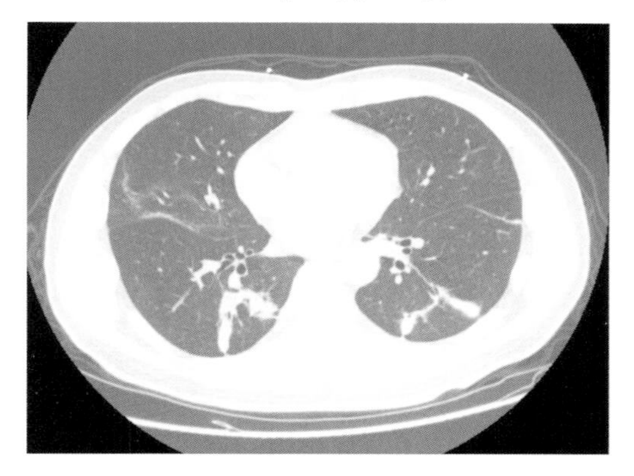

图 E　实变影较前进一步收缩

2020 年 2 月 22 日

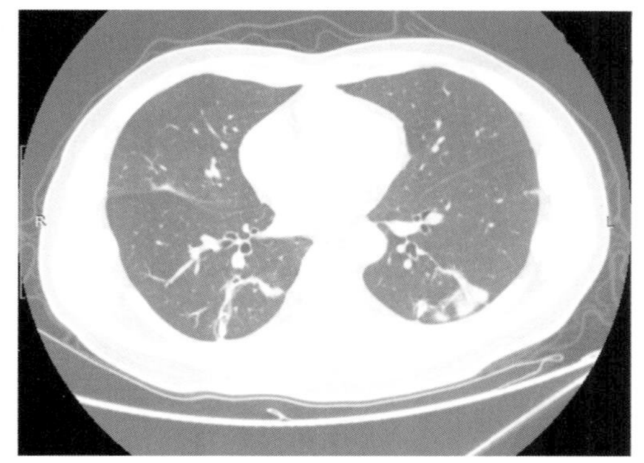

图 F　机化性改变

2020 年 2 月 27 日

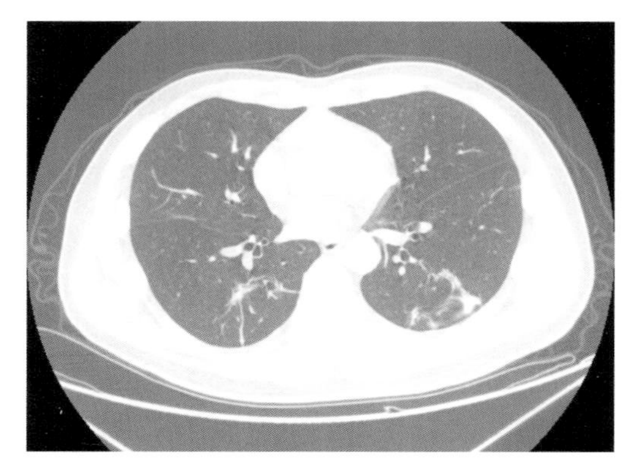

图 G　残余条索影缩小

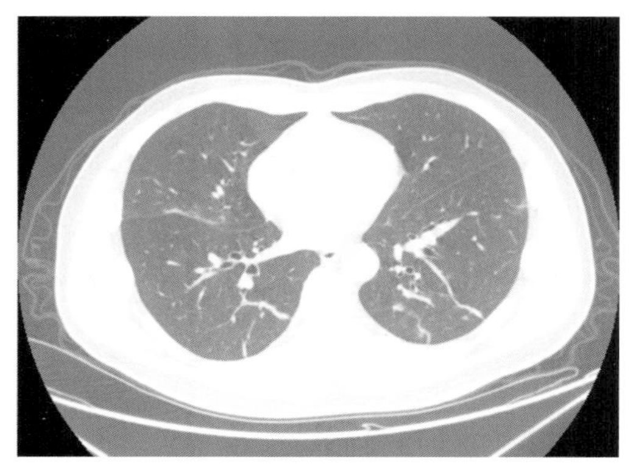

图 H　病灶基本消失

影像所见

图 A：双肺多发斑片状磨玻璃影，边界不清，胸膜下及小叶核心区域分布。图 B：病灶较前增大、融合，实变明显，见空气支气管征，病灶长轴平行于胸膜或叶间裂。短期内不同时段 CT 复查与第一次 CT 复查相比，双肺病灶逐渐减少、范围逐渐缩小，实变影收缩，边缘平直，见支气管轻度扩张，纤维化及机化性改变，后期病变基本吸收、消失，提示病变吸收好转。

病例分析

1. 分布：以胸膜下、小叶核心区域分布为主，病灶长轴多平行于胸膜。

2. 密度：磨玻璃影为主，部分实变影。早期范围明显扩大，密度增高。吸收期病变范围逐渐缩小，出现条索影。

3. 数目及形状：双肺多发，斑片状及大片状，病灶边界不清。

4. 支气管及血管：空气支气管征，轻度支气管扩张，但未见支气管壁增厚及堵塞；病灶内可见增粗血管影。

5. 阴性征象：未见胸腔积液，双肺病灶未见树芽征、空洞征、晕征及反晕征。

6. 综合分析：患者发热，病程短，血常规指标不符合普通细菌性肺炎的表现。早期影像学表现为双肺多发片状磨玻璃影，胸膜下分布为主，小叶内间质增厚，部分实变影，可见增粗血管影及空气支气管征，符合病毒性肺炎影像学改变。随访发现影像变化迅速，双肺病灶范围由先期增大、实变到明显吸收，病灶收缩伴局部机化和肺不张，与临床病情的先期加重到逐步缓解一致。结合新型冠状病毒核酸检测呈阳性，符合普通型新冠肺炎早期—进展期—修复期影像学表现。

【病例来源】 广西壮族自治区柳州市龙潭医院毛勤香、刘艳萍提供

（毛勤香　周凌燕　潘军平）

病例 94

临床资料

患者男，38 岁。发热 3 天，最高体温 37.6℃。常年在武汉工作。入院查体：体温 36.3℃，脉搏 82 次/分，呼吸 18 次/分，血压 129/89mmHg。2020 年 2 月 4 日血常规：白细胞计数 5.59×10^9/L，中性粒细胞百分比 44.4%，淋巴细胞百分比 44.4%；C－反应蛋白 4.54mg/L；脉氧饱和度 96%（未吸氧）。新型冠状病毒核酸检测阳性。

首次影像

2020 年 2 月 3 日

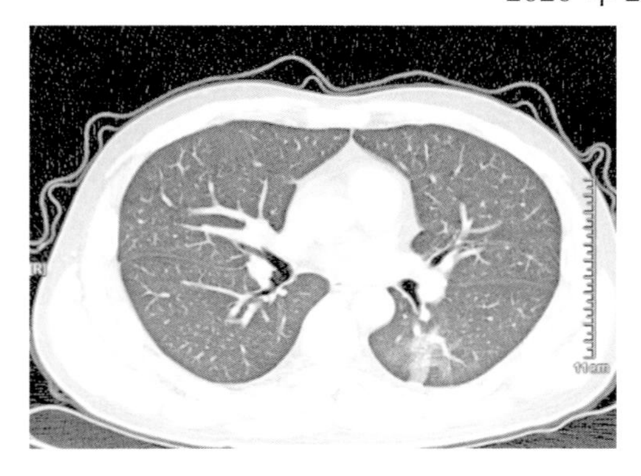

图 A1　左肺下叶背段片状密度增高影

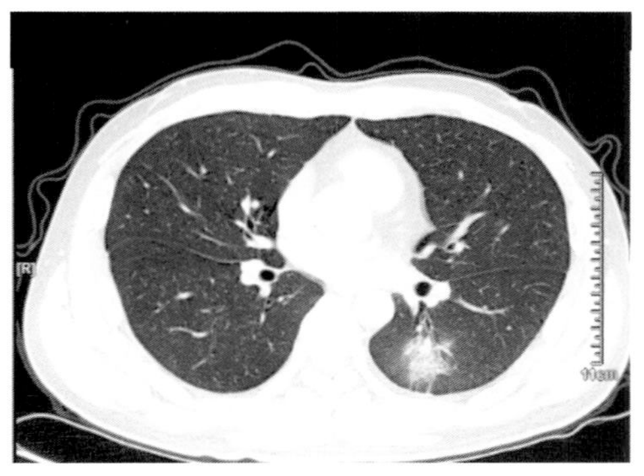

图 B1　边缘模糊，见晕征

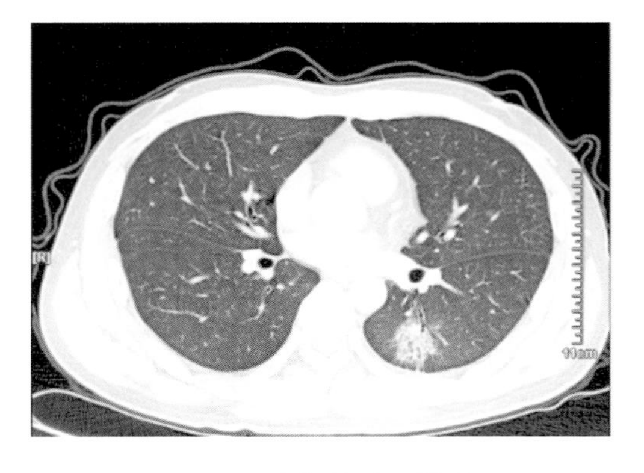

图 C1　支气管壁无增厚

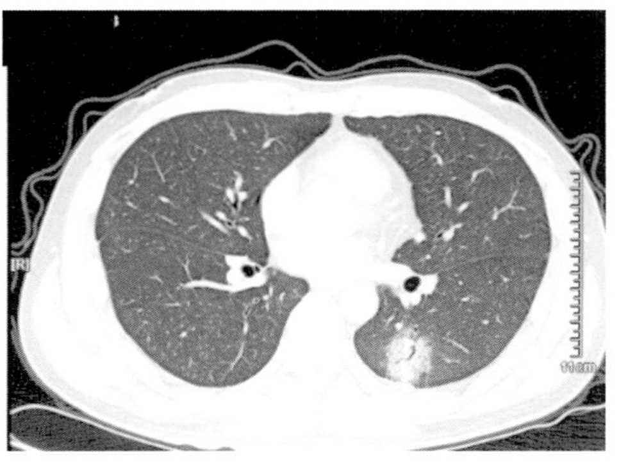

图 D1　见空气支气管征及增粗血管

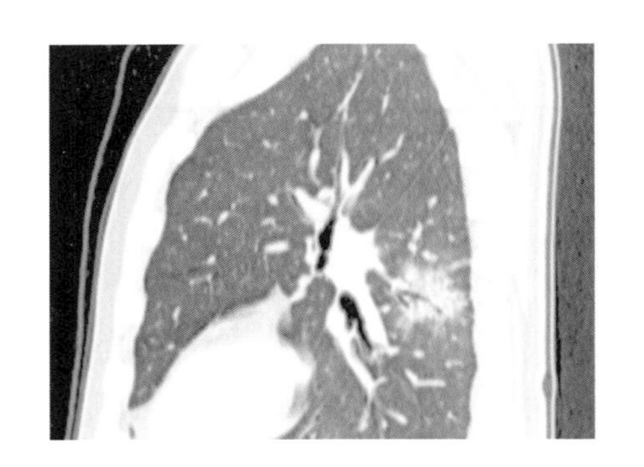

图 E1　三维重建病变内见空气支气管征

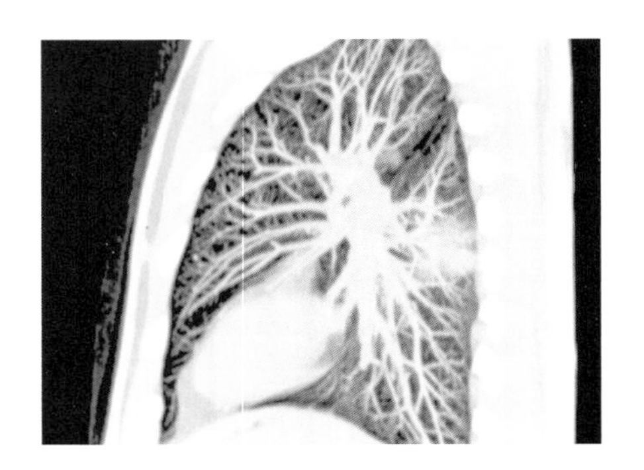

图 F1　最大密度投影见增粗血管影

复查影像

2020 年 2 月 7 日

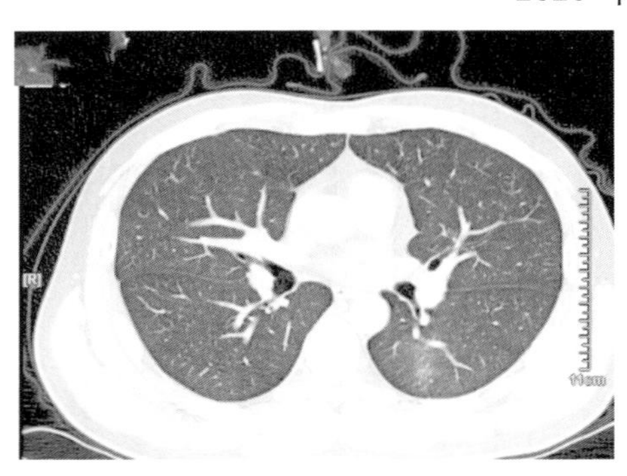

图 A2　左肺下叶背段病变缩小

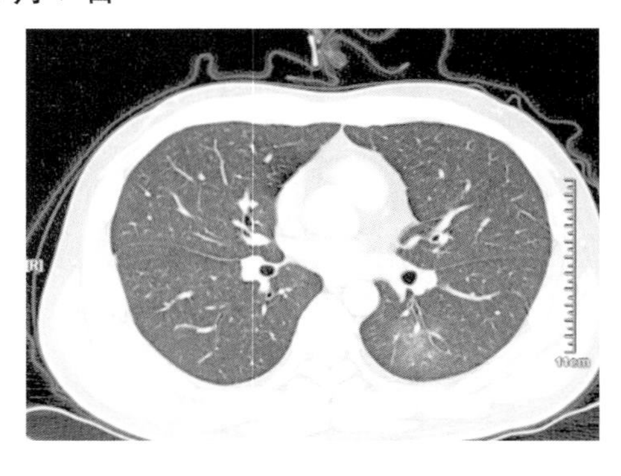

图 B2　病变密度减低

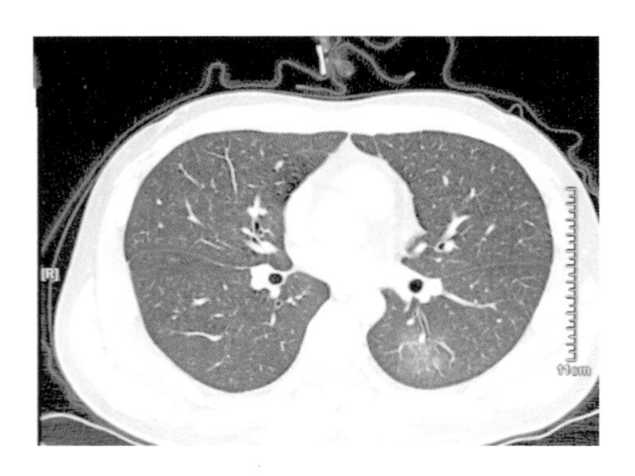

图 C2　病变呈磨玻璃影，支气管壁无增厚

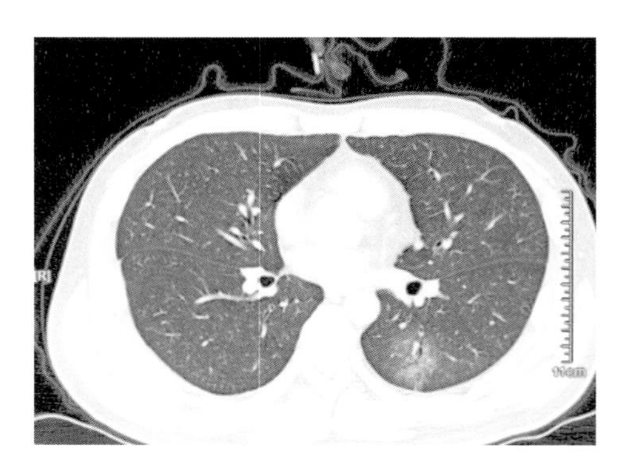

图 D2　病变内仍可见空气支气管征

2020 年 2 月 9 日

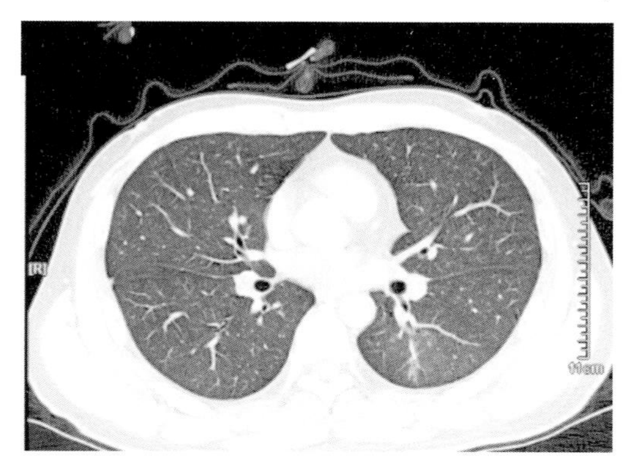

图 A3　病变内见条索状密度较高影

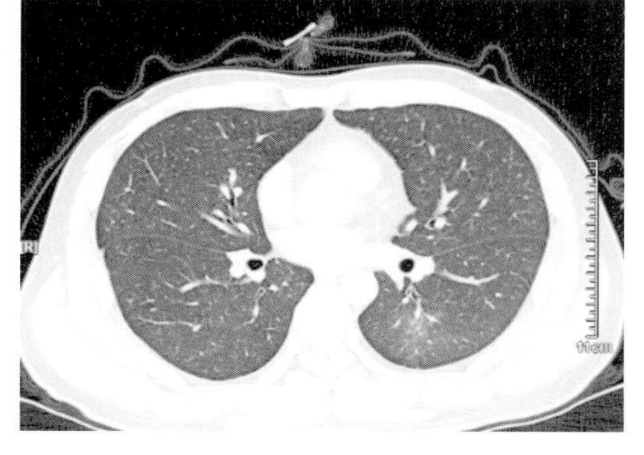

图 B3　病变进一步吸收

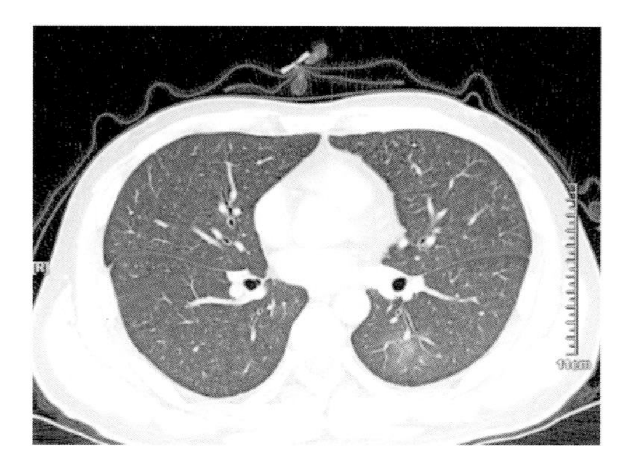

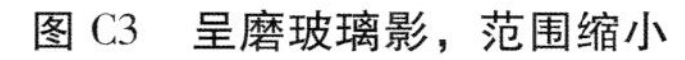

图 C3　呈磨玻璃影，范围缩小

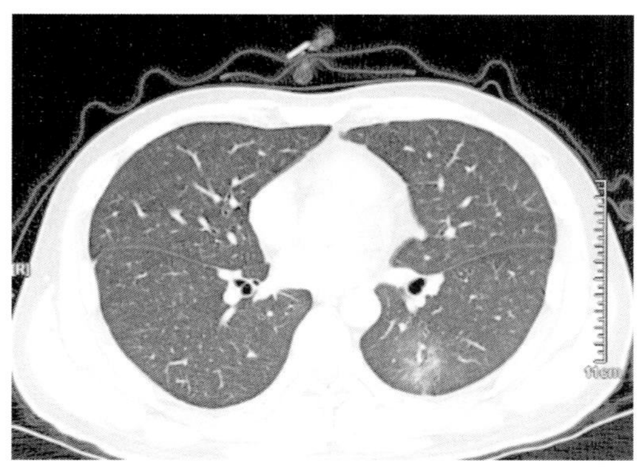

图 D3　内有少许条索影

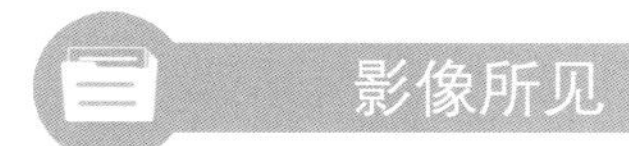

影像所见

图 A1—F1：首次 CT 见左肺下叶背段片状实变影，实性密度为主，边界欠清，见晕征，病灶内见空气支气管征。图 A2—D3：第一次及第二次不同时段复查，见病变范围逐渐缩小，密度逐渐变浅淡，内见增粗血管影、细网格征，提示病变有吸收、好转。

病例分析

1. 分布：病灶符合肺段分布。

2. 密度：以实性密度为主，边界不清，呈磨玻璃影密度。

3. 数目及形状：单发，片状。

4. 支气管及血管：病灶内可见增粗血管影。空气支气管征明显，未见分泌物潴留。

5. 阴性征象：未见胸腔积液，双肺病灶未见树芽征、空洞征及反晕征。

6. 综合分析：发热，咽痛，病程短。血常规指标不符合普通细菌性肺炎的表现。首次影像学检查显示单发片状实变影，肺段分布，可见空气支气管征及晕征，符合病毒性肺炎表现，随诊发现病灶范围缩小，密度浅淡，提示病变有吸收、好转。结合临床、实验室检查及典型流行病学史，符合普通型新冠肺炎进展期—修复期影像学表现。

【病例来源】 山西省运城市第二医院王崇军提供

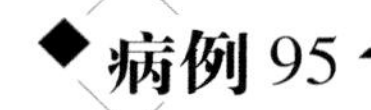

病例 95

临床资料

患者女，32 岁。发热、乏力 4 天，最高体温达 38.3℃。常年生活在武汉，2020 年 1 月 19 日乘高铁来运城。2020 年 1 月 24 日入院：体温 37.2℃，脉搏 99 次/分，呼吸 21 次/分，血压 108/70mmHg。2020 年 1 月 24 日血常规：白细胞计数 5.11×10^9/L，中性粒细胞百分比 79.5%，淋巴细胞百分比 11.7%；血沉 37mm/h；C－反应蛋白 8.13mg/L；脉氧饱和度 98%。新型冠状病毒核酸检测阳性。

首次影像

2020 年 1 月 24 日

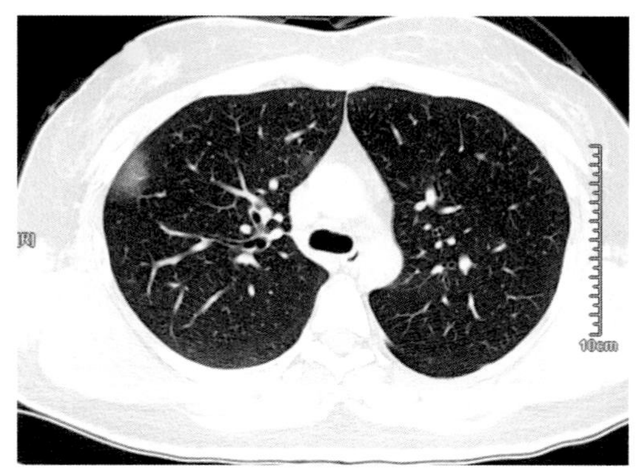

图 A1　右上肺前外侧胸膜下小片状磨玻璃影

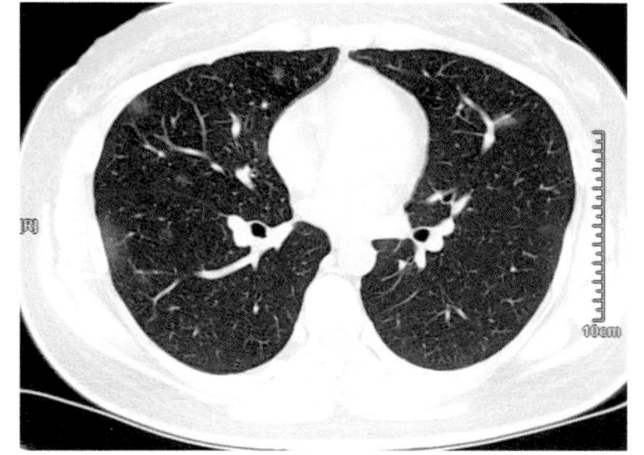

图 B1　右肺胸膜下多发小片状影，左舌叶见小叶核心区域分布的小片状影

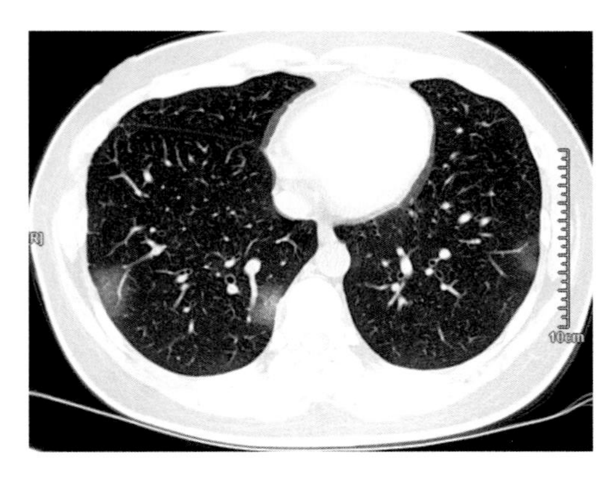

图 C1　右下肺病变可见增粗的血管

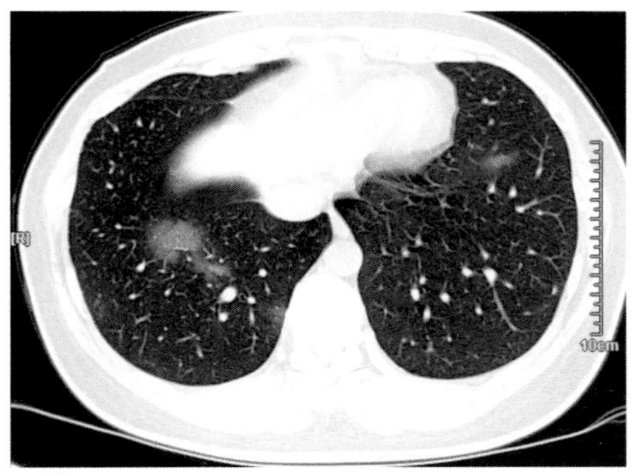

图 D1　右下肺病变见细网格征

治疗经过

经抗病毒及对症治疗，1 月 28 日病情明显好转，脉氧饱和度在 96% ~98% 之间波动。1 月 29 日血常规：白细胞计数 5.48×10^{9}/L，中性粒细胞百分比 62.8%，淋巴细胞百分比 22.1%；血沉 42mm/h；C－反应蛋白 12.1mg/L。

复查影像

2020 年 1 月 28 日

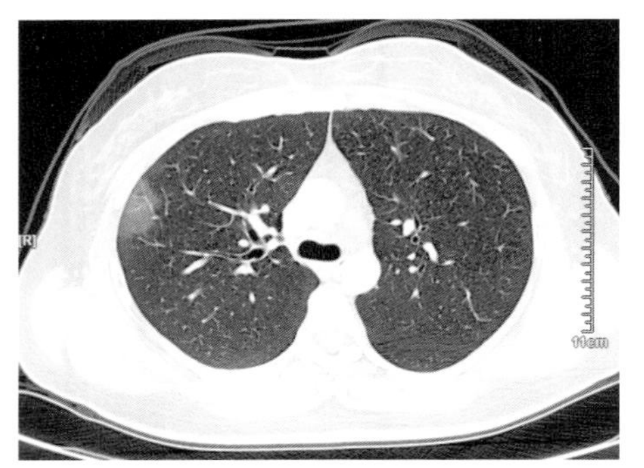

图 A2　右上肺病灶增大

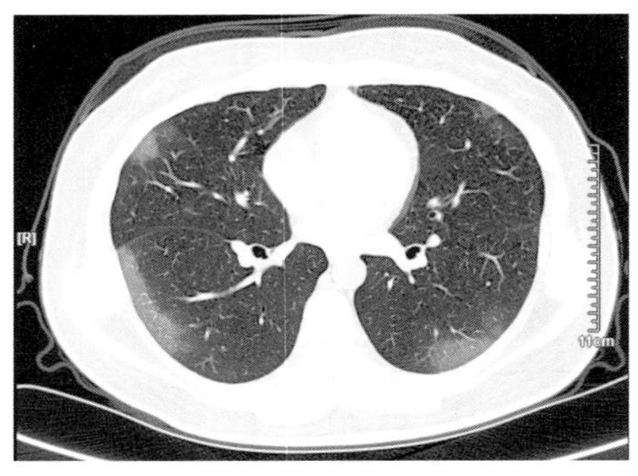

图 B2　病变沿胸膜下分布，部分融合

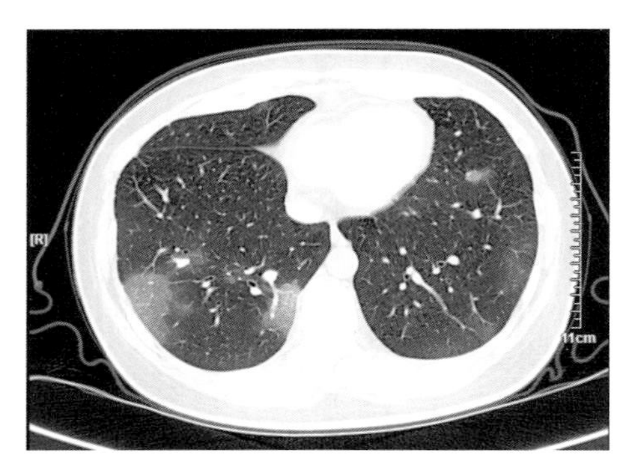

图 C2　见细网格征及增粗血管影

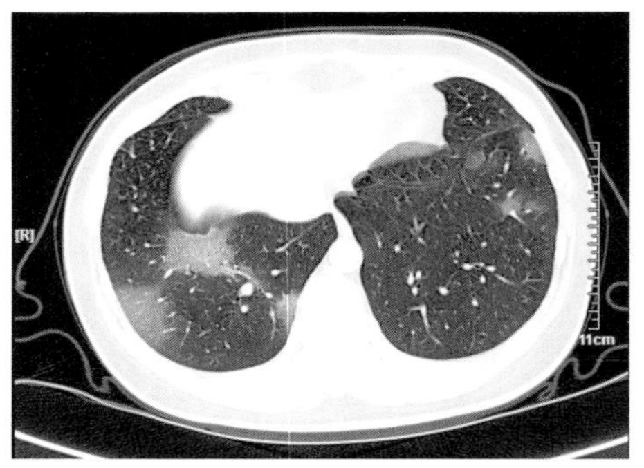

图 D2　病变增多，部分边缘有收缩

2020 年 2 月 4 日

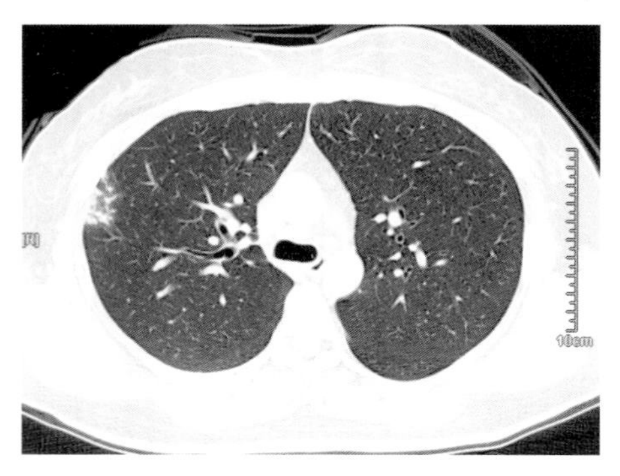

图 A3　右上肺病变缩小，密度增高

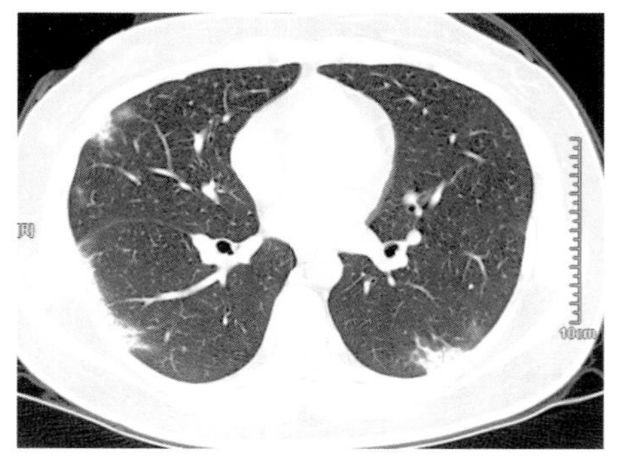

图 B3　双侧胸膜下病变缩小，密度增高

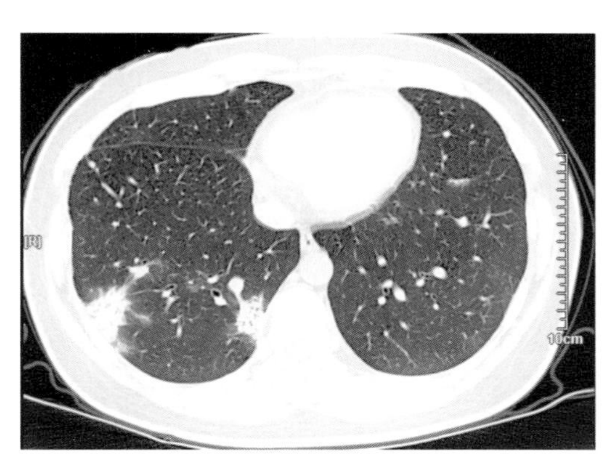

图 C3　左下肺病变基本吸收，右下肺病变吸收、缩小

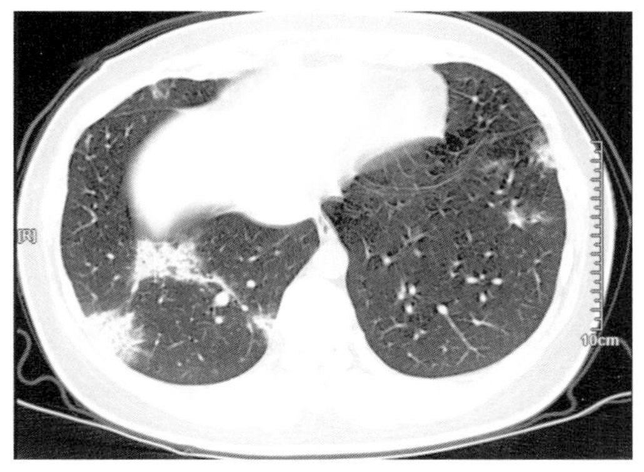

图 D3　病灶缩小，边缘收缩，密度较高

2020 年 2 月 7 日

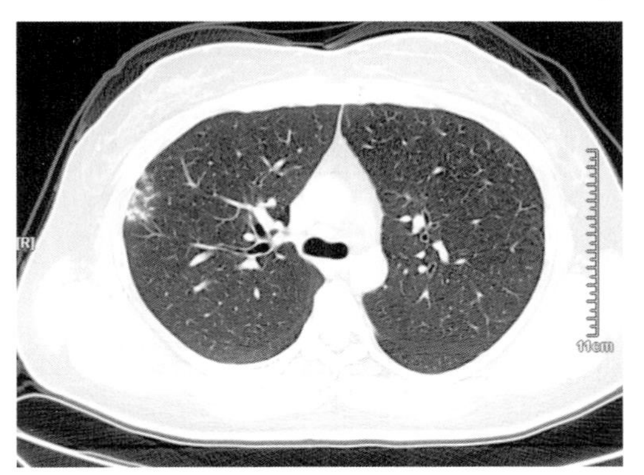

图 A4　右上肺病灶进一步吸收、缩小

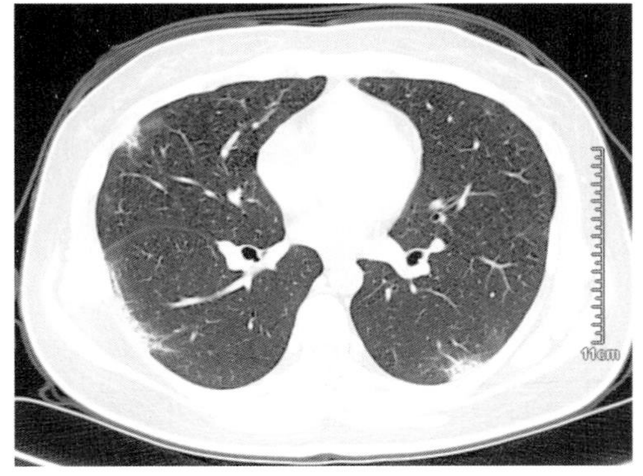

图 B4　双侧胸膜下病变进一步缩小，密度增高

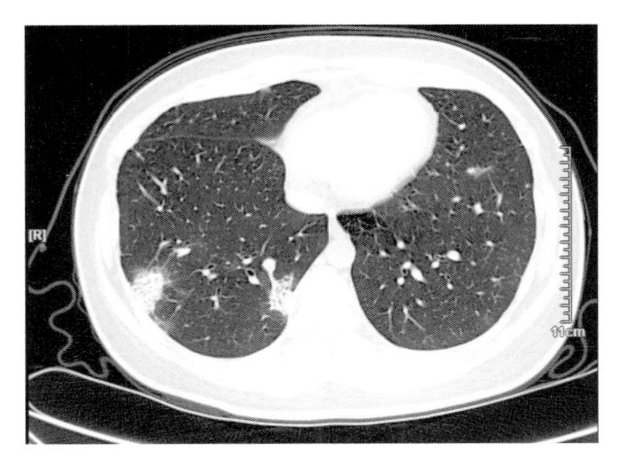

图 C4　病变缩小，趋于实性

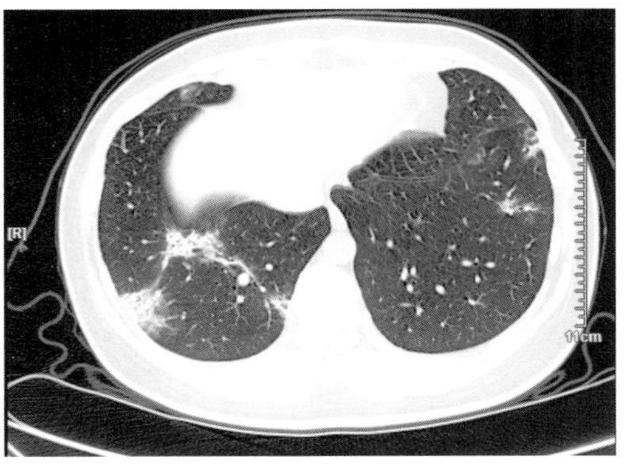

图 D4　病变收缩，密度增高，见条索影

影像所见

图 A1—D1：首次 CT 示双肺多发斑片状磨玻璃影，胸膜下及小叶核心区域分布为主，部分病灶边界不清，部分病灶内可见增粗血管影及细网格征。图 A2—D2：治疗后第一次复查 CT 见病灶范围较前明显增大融合，左肺下叶出现新发病灶，部分病变边缘密度增高，边缘收缩。图 A3—D3 及图 A4—D4：短期内第二次、第三次复查 CT 示部分病变吸收，部分出现实变，边缘收缩，出现纤维条索影，提示机化形成，病变好转。

病例分析

1. 分布：胸膜下分布为主，病灶长轴平行于胸膜。

2. 密度：磨玻璃影为主，伴随细网格征。进展期范围增大融合，密度稍增高，但边界相对清楚；修复期病灶范围缩小，边界更清，出现条索影。

3. 数目及形状：多发，斑片形，弧形，大片影，病灶边界不清。

4. 支气管及血管：未显示相关支气管异常改变。病灶内可见增粗血管影。

5. 阴性征象：未见胸腔积液，双肺病灶未见树芽征、空洞征、晕征及反晕征。

6. 综合分析：发热，乏力，病程短。血常规指标不符合普通细菌性肺炎的表现。早期影像学表现为双肺多发磨玻璃密度为主片状影，胸膜下分布为主，伴随细网格征、血管增粗征，符合病毒性肺炎影像学表现。影像变化快，双肺病灶范围由增大融合到缩小，病灶由出现实变到逐渐淡薄吸收，与临床病情的先期加重到逐步缓解相一致。结合临床及流行病学史，符合普通型新冠肺炎早期—进展期—修复期影像学表现。

【病例来源】 山西省运城市第二医院王崇军提供

病例 96

临床资料

患者女，35 岁。因“咳嗽、咳痰 6 天伴发热 5 天，腹泻 1 天”入院。疫区居民。入院查体：体温 38℃，脉搏 95 次/分，呼吸 20 次/分，血压 102/67mmHg。2020 年 1 月 30 日血常规：白细胞计数 2.47 × 10^9/L，中性粒细胞百分比 53.8%，淋巴细胞百分比 33.6%；C－反应蛋白 3.81mg/L。新型冠状病毒核酸检测阳性。

首次影像

2020 年 1 月 29 日

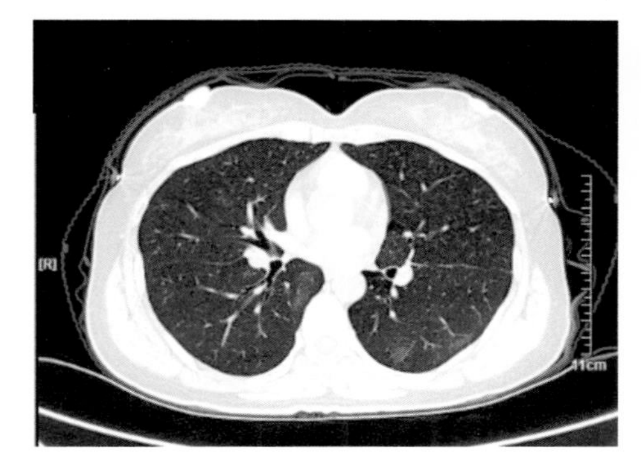

图 A1　双肺下叶背段多发小片状影，边缘模糊

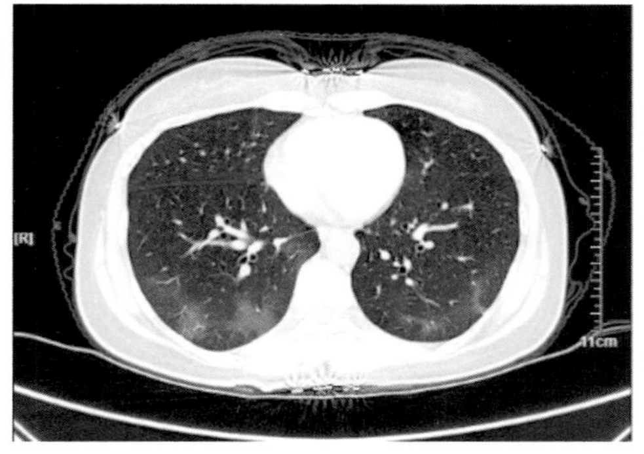

图 B1　双下肺后基底段多发团片状磨玻璃影

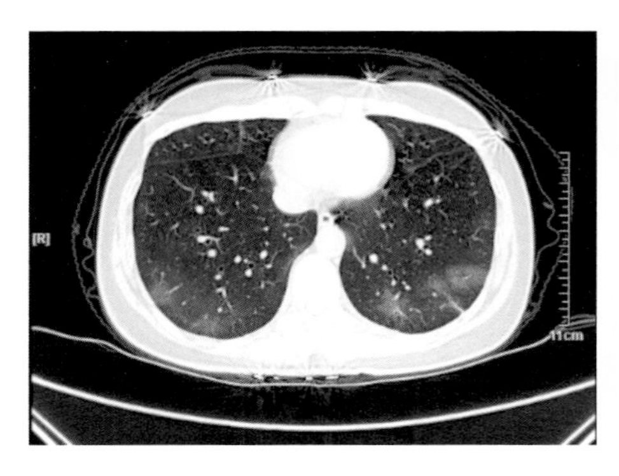

图 C1　左下肺病变出现少许条索影

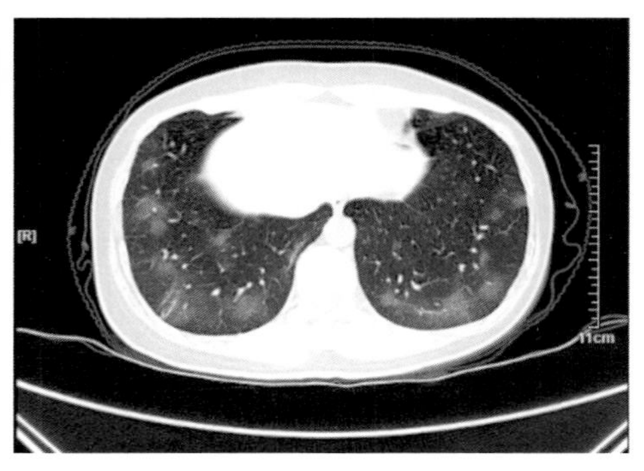

图 D1　右下肺病变内有增粗的血管

复查影像

2020 年 1 月 31 日

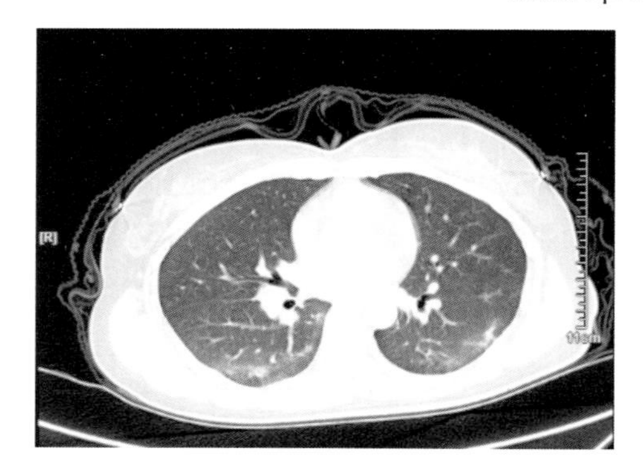

图 A2 病变较首次 CT 明显，中间密度增高

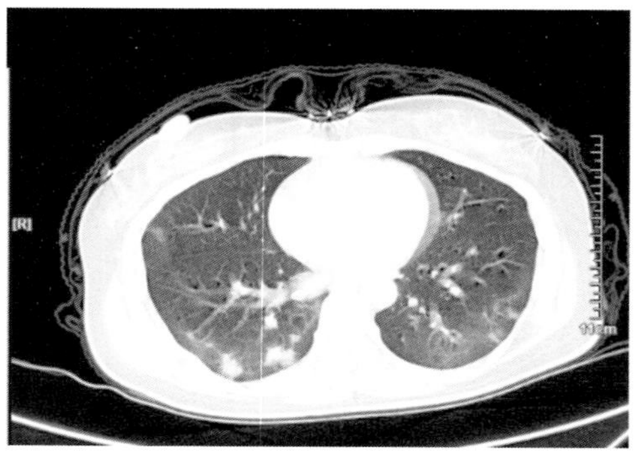

图 B2 部分病变缩小，中间呈实性改变

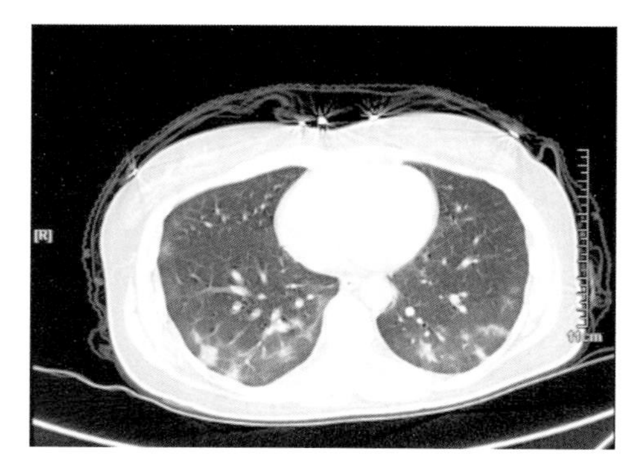

图 C2 双下肺病变缩小，密度增高

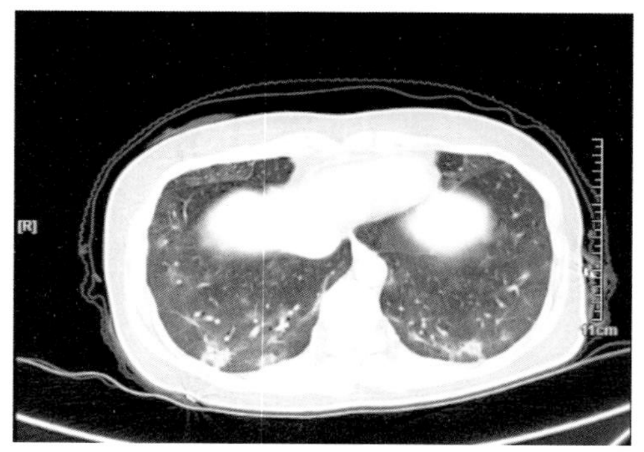

图 D2 见条索状密度较高影

2020 年 2 月 4 日

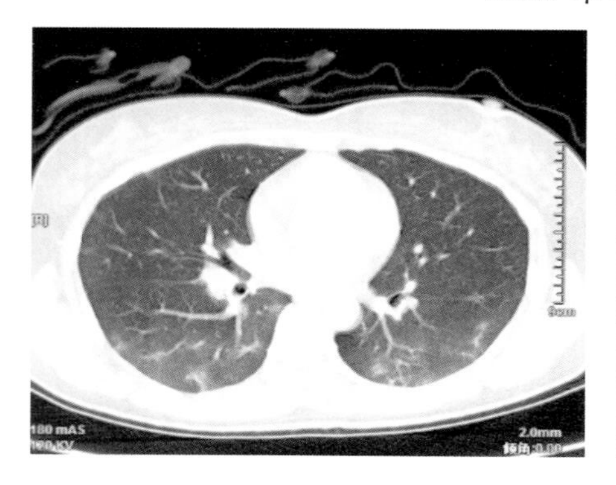

图 A3 下叶背段病变有所吸收

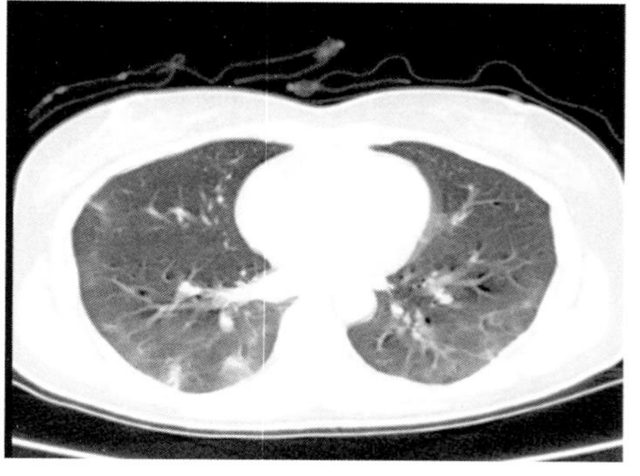

图 B3 双下肺病变进一步吸收、缩小

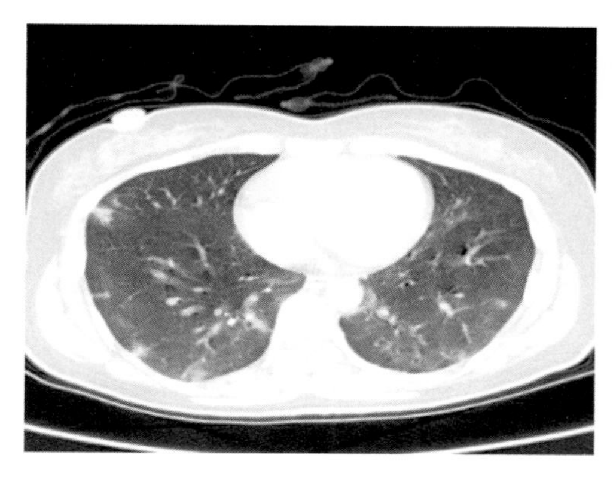

图 C3　病灶范围缩小，密度增高

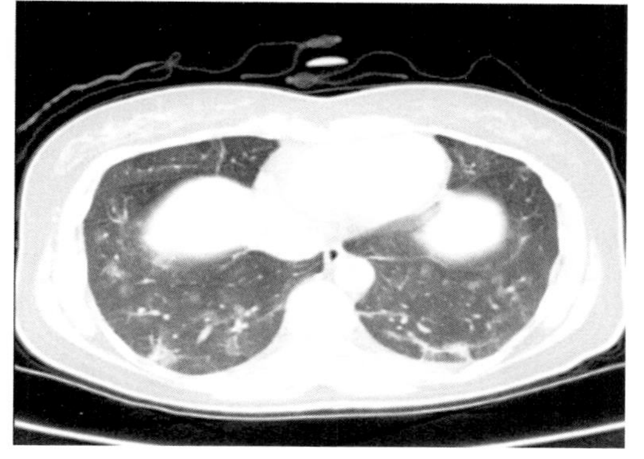

图 D3　双下肺出现较多条索影

2020 年 2 月 7 日

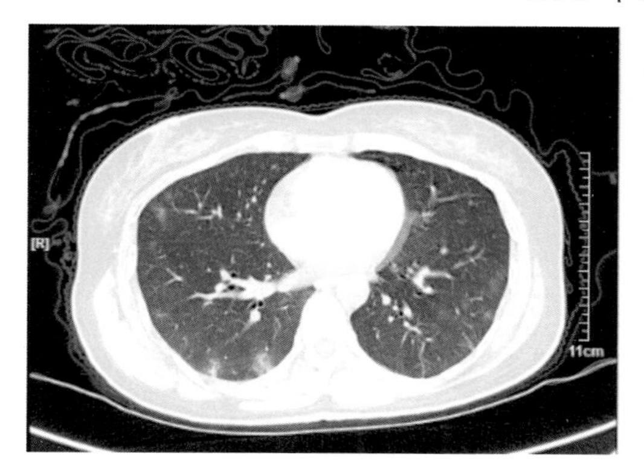

图 A4　病变缩小，中间密度较高

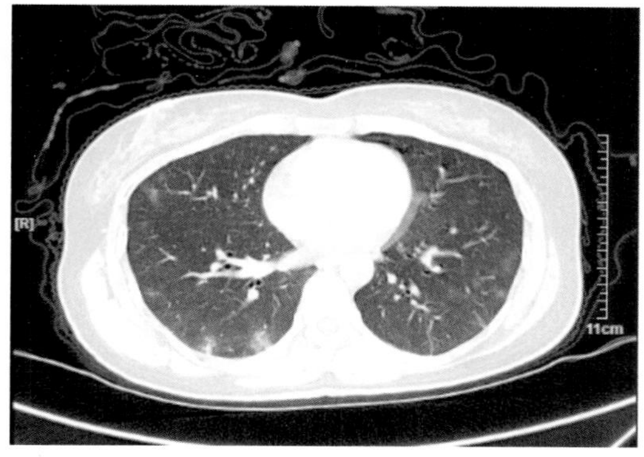

图 B4　见少许条索影

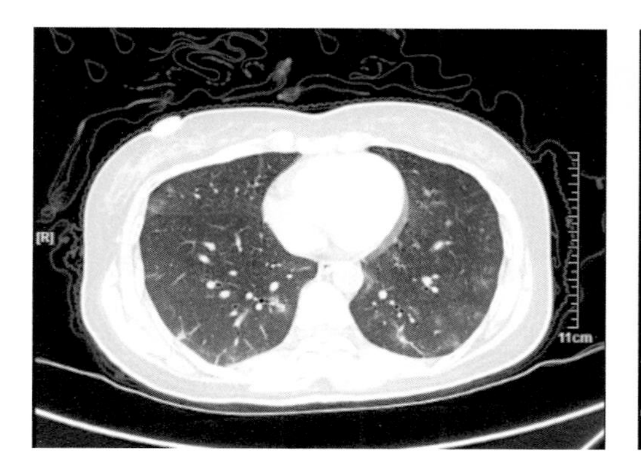

图 C4　病灶边缘明显收缩，内有条索影

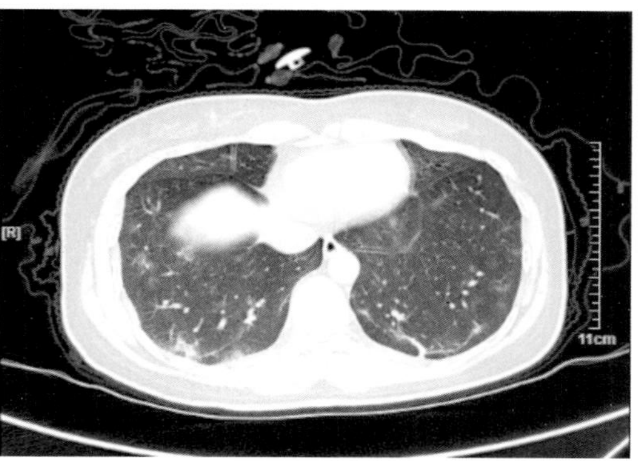

图 D4　下肺可见平行于胸膜的条索影

影像所见

图 A1—D1：首次 CT 见双肺下叶多发片状磨玻璃影，边界模糊，病灶内见增粗血管影，胸膜下及小叶核心区域分布。图 A2—D2：第一次复查 CT 见病变出现实变，边缘收缩，并见纤维条索影。图 A3—D3：第二次复查 CT 见实变病灶及磨玻璃病灶较前稍吸收，实变范围较前稍缩小，纤维条索影增多。图 A4—D4：第三次复查 CT 见实变病灶及磨玻璃病灶进一步吸收，实变边缘明显收缩，条索影进一步增多，提示机化形成，病变好转、稳定。

病例分析

1. 分布：胸膜下、小叶核心区域分布为主。

2. 密度：磨玻璃影，边界不清，密度浅淡均匀。

3. 数目及形状：双肺多发，结节状及小斑片状，部分有融合趋势。

4. 支气管及血管：与支气管分布无关，未见支气管壁增厚及堵塞，见增粗血管影。

5. 阴性征象：未见树芽征、空洞征及反晕征，未见胸腔积液。

6. 综合分析：发热，病程短，有腹泻症状。血常规指标不符合普通细菌性肺炎的表现。早期影像学表现为双肺多发片状磨玻璃影，胸膜下及小叶核心区域分布为主，病灶内见增粗血管影，符合病毒性肺炎表现。影像变化快，复查部分病灶实变收缩，边界清楚并显示条索影，提示病变有稳定趋势，最后病灶吸收也与临床转归相一致。结合临床及流行病学史，符合新冠肺炎早期—进展期—修复期影像学表现。

【病例来源】 山西省运城市第二医院王崇军提供

病例 97

临床资料

患者男，53 岁，与武汉返乡人员有密切接触史。主诉头晕，口干。体温 36.4℃，脉搏 87 次/分，血压 140/98mmHg，呼吸 19 次/分，脉氧饱和度 97%（未吸氧）。血常规：白细胞计数 3.6×10^{9}/L，淋巴细胞计数减低。新型冠状病毒核酸检测阳性。

影像资料

2020 年 1 月 26 日

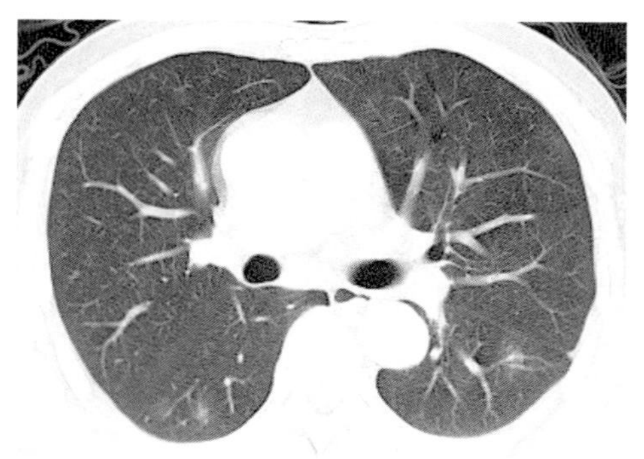

图 A　双肺多发小片状磨玻璃影，边缘模糊

2020 年 1 月 28 日

图 B　病灶增大，见细网格征

2020 年 1 月 29 日

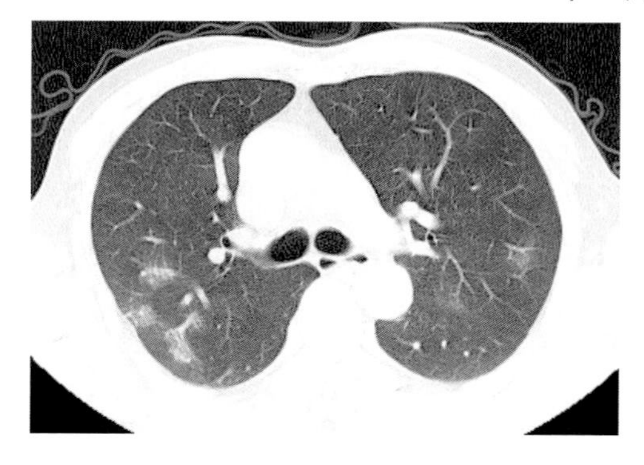

图 C　小叶核心区域分布

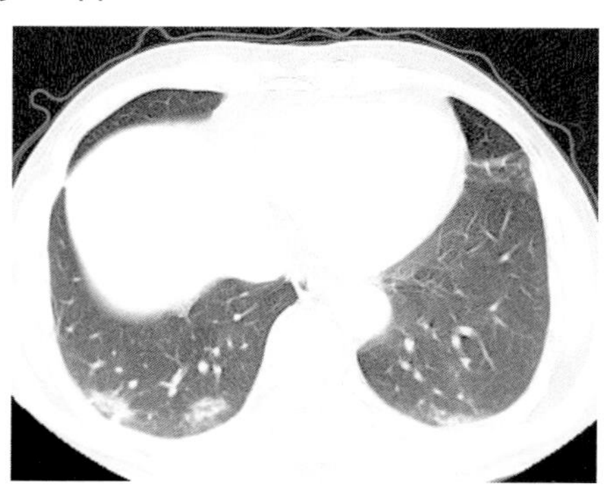

图 D　病灶密度较高，有少许实变

2020 年 1 月 31 日

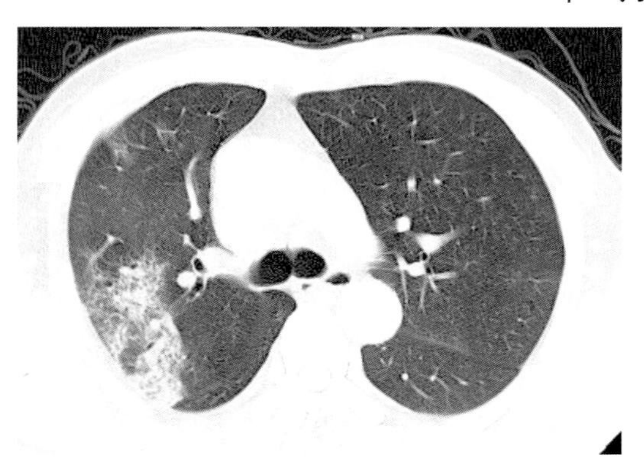

图 E　病变明显增大，内见细网格征

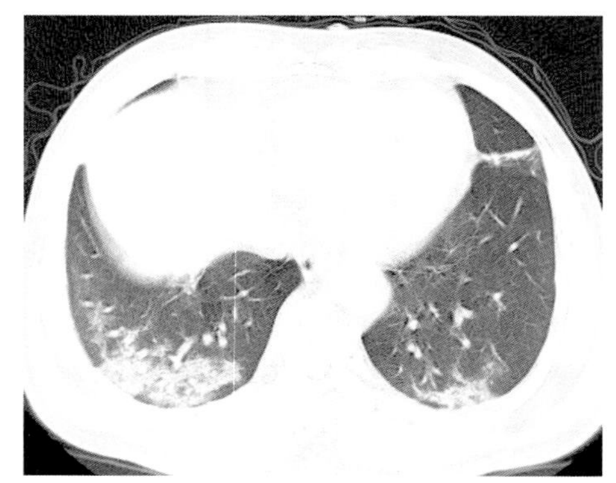

图 F　下肺病变有融合，范围增大

2020 年 1 月 31 日

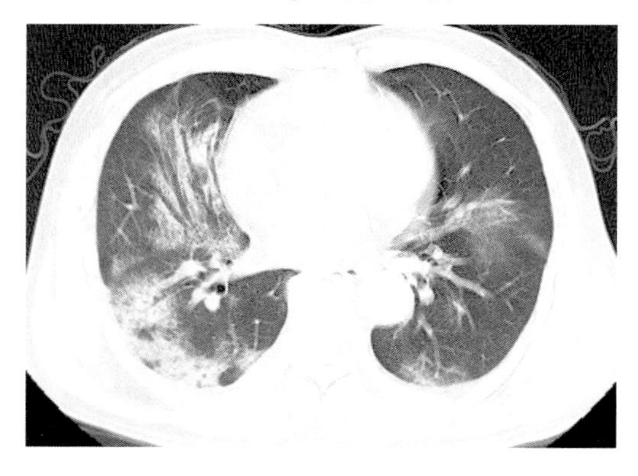

图 G　见空气支气管征

2020 年 2 月 3 日

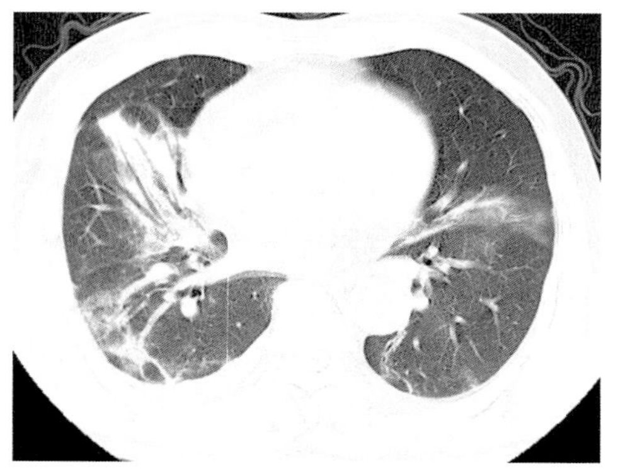

图 H　病变明显吸收，边缘收缩，双下肺出现条索影

影像所见

图 A：首次 CT 见多发小片状磨玻璃影，小叶核心区域分布。图 B：病灶增大，见细网格征。图 C—D：双肺见小叶核心区域分布磨玻璃影，分布于胸膜下，出现少许实变。图 E—G：较前片进一步加重，面积进一步增大，多发磨玻璃影融合成片，病变分布胸膜下，长轴与胸膜平行。图 H：随访 CT 示磨玻璃影吸收，出现实变，边缘收缩，范围较前缩小，病变内出现条索影，提示病变开始吸收修复。

病例分析

1. 分布：胸膜下、小叶核心区域分布；随访中出现小叶的融合，长轴与胸膜平行。

2. 密度：早期磨玻璃影，伴细网格征，随访中向实变转化，实变影出现收缩。

3. 数目及形状：多发，结节状及斑片状。

4. 支气管及血管：与支气管分布无关，未见支气管壁增厚及堵塞，随访中出现支气管扩张。

5. 阴性征象：未见树芽征、胸腔积液。

6. 综合分析：病灶首次仅为小叶核心区域分布结节状磨玻璃影。2 日后病变增大，发展为小叶分布的片状磨玻璃影，进展迅速，符合炎症改变，临床不符合普通细菌性肺炎的表现；影像学表现为多发病变，与支气管分布无关，未见支气管壁增厚及树芽征，不符合细菌性肺炎的表现。结合病变的数目、密度、变化、支气管征、典型征象（“细网格征”“胸膜平行征”）、临床症状及流行病学史，符合新冠肺炎典型表现。该病例多次随访展示了新冠肺炎从发生到迅速进展（肺小叶病变迅速融合），再到后期病变开始吸收（磨玻璃影范围及数量减少，出现纤维条索影）的全过程。该病例符合新冠肺炎早期—进展期—修复期影像学表现。

【病例来源】 黑龙江省佳木斯市传染病院滕达提供

（张　玉　廖梅香　向子云　成官迅）

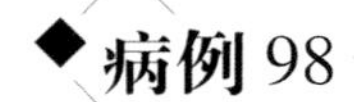

病例 98

临床资料

患者女，46 岁，有与武汉归来人员密切接触史。因“发热，咳嗽、咳痰 5 天”入院。血常规：白细胞计数 $2.93\times10^9/L$，淋巴细胞计数 $0.62\times10^9/L$。新型冠状病毒核酸检测阳性。

首次影像

2020 年 1 月 29 日

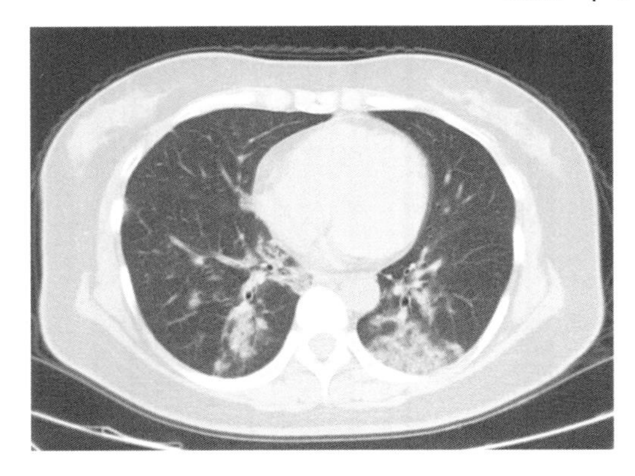

图 A　双肺多发片状实变影，边界不清，见晕征，胸膜下及小叶核心区域分布为主

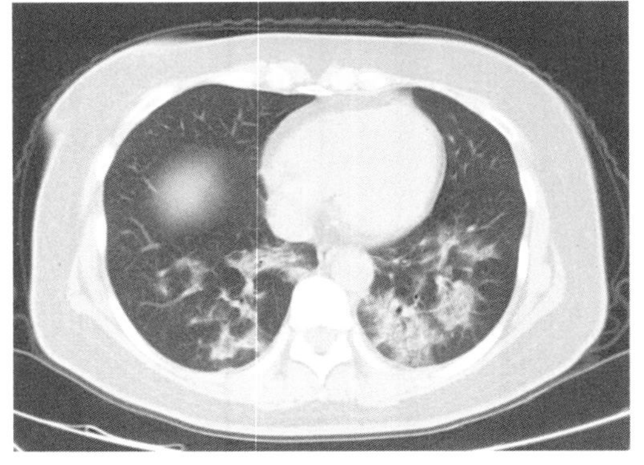

图 B　病灶内见细网格征、空气支气管征，未见分泌物潴留

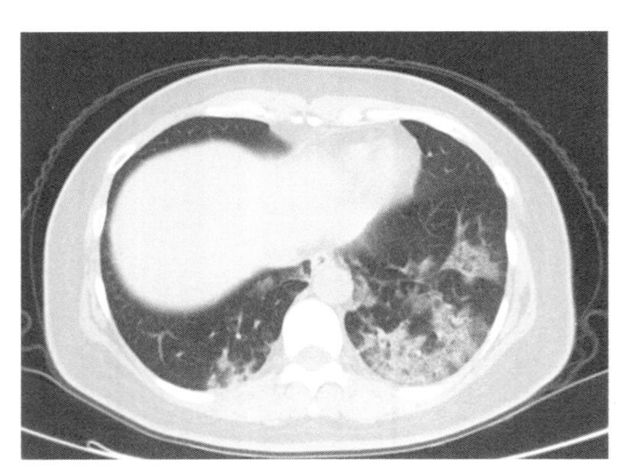

图 C　病灶不规则，部分边界清楚

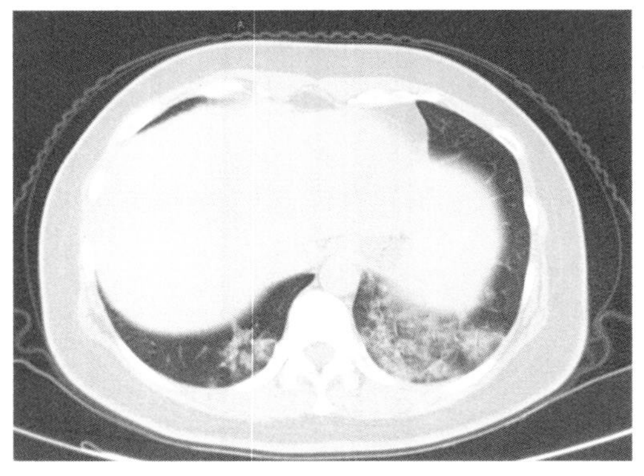

图 D　病灶密度不均匀

复查影像

2020 年 2 月 6 日

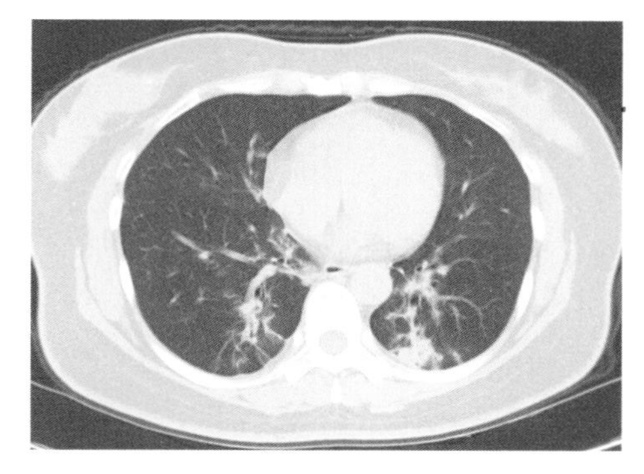

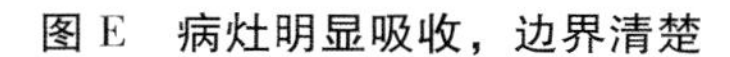

图 E　病灶明显吸收，边界清楚

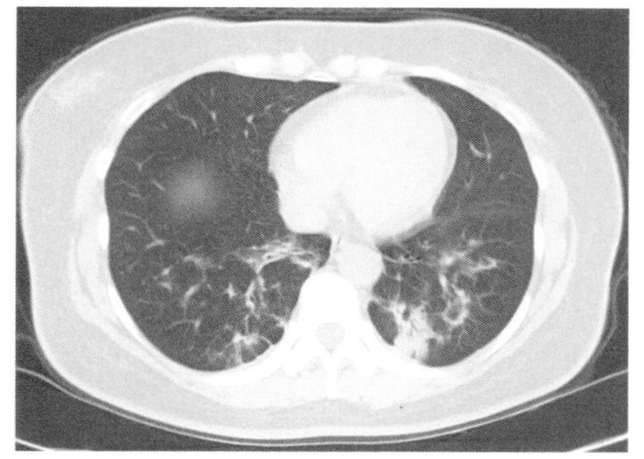

图 F　边缘收缩，残存条索影

2020 年 2 月 24 日

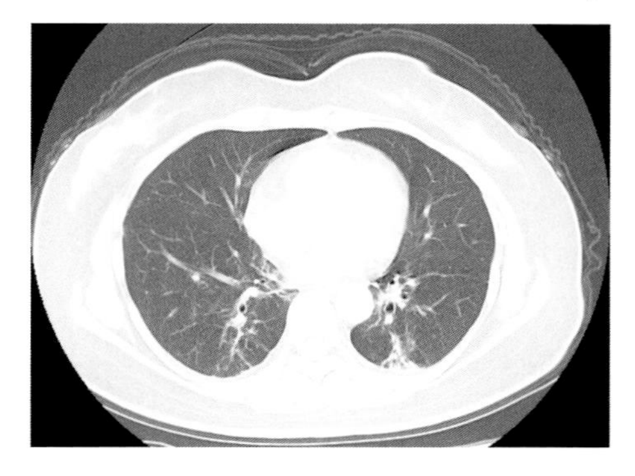

图 G　条索影，为机化修复改变

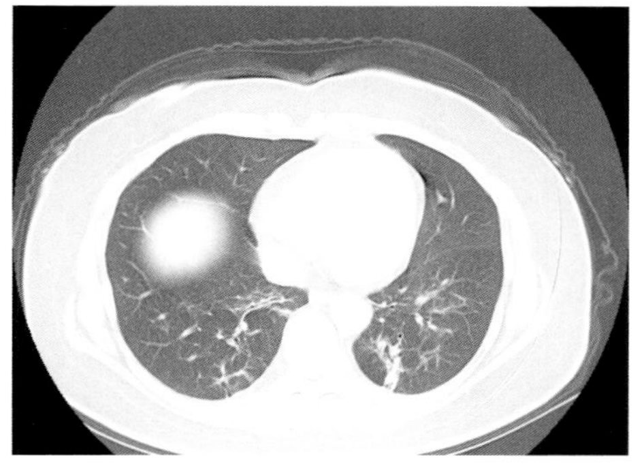

图 H　可见支气管扩张

影像所见

图 A—D：首次 CT 显示双肺多发片状实变影，胸膜下及小叶核心区域分布为主，病灶内可见细网格征、空气支气管征；密度不均匀，见晕征。图 E—F：复查 CT，见病灶范围较前明显缩小，密度增高，边界清楚，边缘平直、凹陷改变，可见少许条索影。图 G—H：再次复查 CT，见病灶范围较前进一步缩小，密度减低，条索影增加，边界清晰，边缘平直、凹陷改变，提示病灶吸收、好转。

病例分析

1. 分布：胸膜下分布为主，部分小叶核心区域或中轴间质分布。

2. 密度：以稍高密度磨玻璃影为主，可见小叶内间质增厚呈细网格征，部分实变。

3. 数目及形状：双肺多发，大小不等斑片状，部分病灶边界清楚。

4. 支气管及血管：病灶内未见增粗血管影。空气支气管征明显，部分支气管显示扩张。

5. 阴性征象：未见胸腔积液，双肺病灶未见树芽征、空洞征及反晕征。

6. 综合分析：发热，咳嗽，病程短，血常规指标不符合普通细菌性肺炎的表现。首次检查的影像学表现为双肺多发片状实变影，胸膜下分布为主，小叶内间质增厚呈细网格征，见晕征，可见空气支气管征，符合病毒性肺炎的影像学表现。治疗后复查病灶逐步吸收，结合临床及流行病学史，符合新冠肺炎进展期—修复期影像学表现。

【病例来源】 江西省九江市第一人民医院於雄提供

（於　雄　甄德强　潘军平）

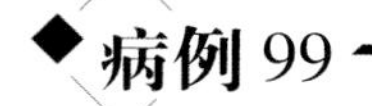

病例 99

临床资料

患者女，72 岁，因“咳嗽 25 天”入院。2020 年 2 月 22 日血常规：白细胞计数 $5.52\times10^9/L$，淋巴细胞百分比 24.6%。新型冠状病毒核酸检测阳性。

首次影像

2020 年 1 月 29 日

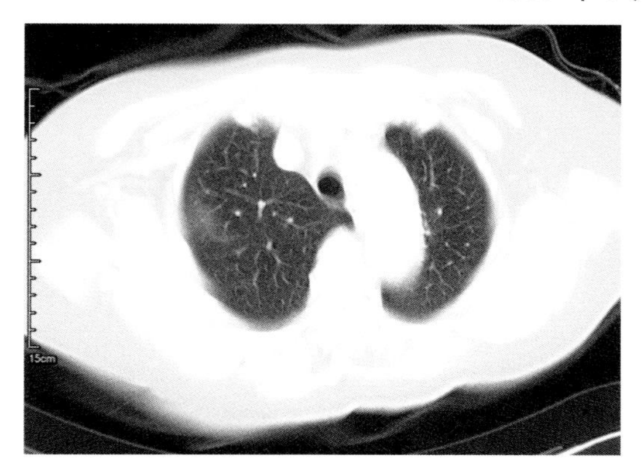

图 A　胸膜下片状磨玻璃影，边界不清

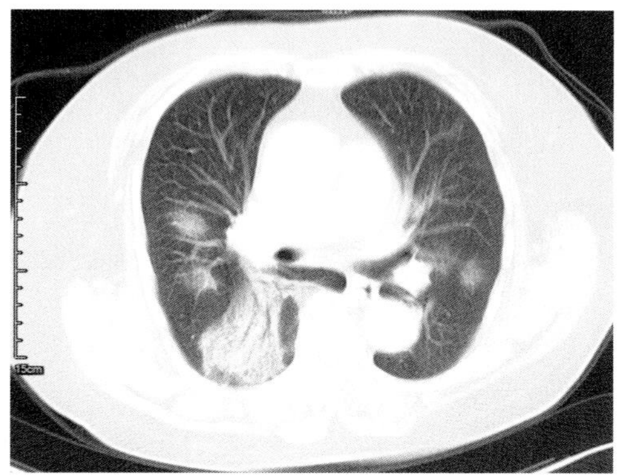

图 B　双肺多发斑片状实变影及磨玻璃影，小叶核心区域分布为主，可见细网格征及空气支气管征

复查影像

2020 年 2 月 14 日

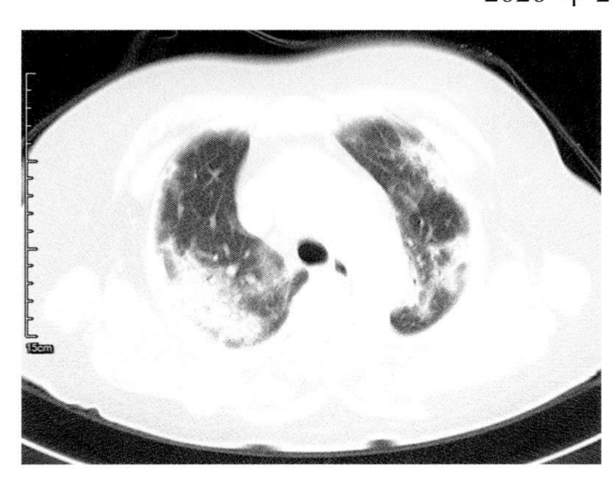

图 C　双肺多发较大范围片状实变影，多平行于胸膜，实变周围见晕征

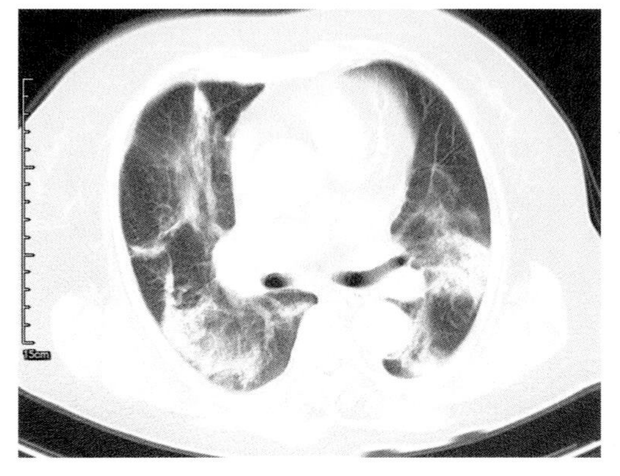

图 D　病灶增多，密度增高，胸膜下分布为主，见条索影，支气管轻度扩张

2020 年 2 月 21 日

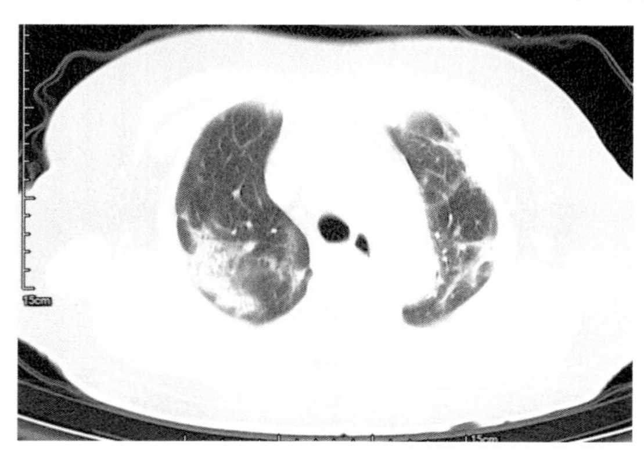

图 E　病灶有吸收，边界清晰，边缘收缩，可见条索影，右肺病灶内见增粗血管影

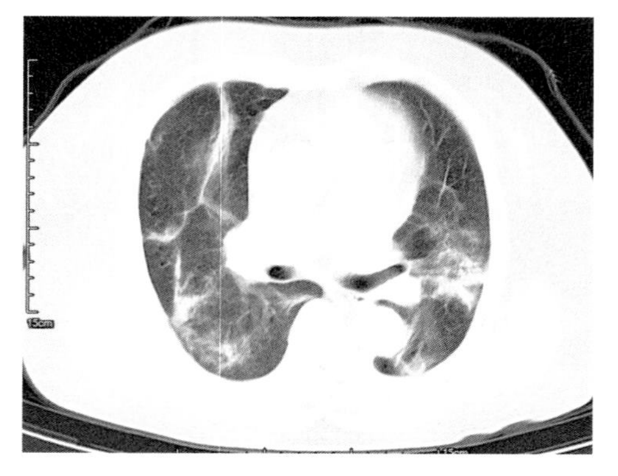

图 F　病灶明显吸收，范围缩小并见条索影

2020 年 2 月 27 日

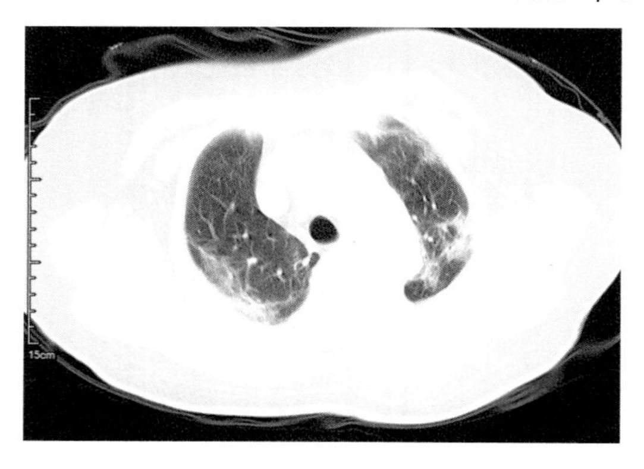

图 G　病灶范围缩小，密度减低

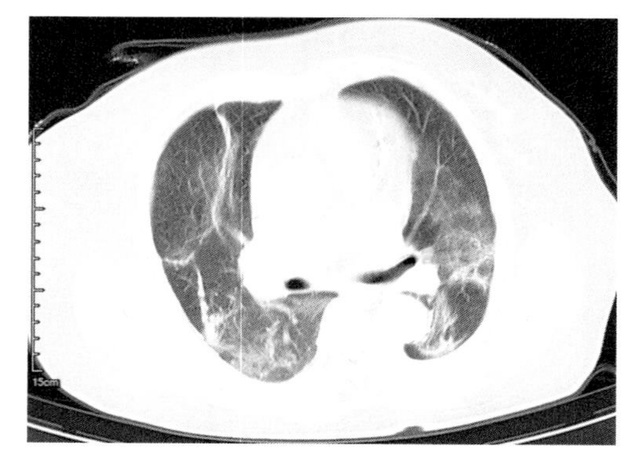

图 H　病灶进一步吸收，范围缩小，密度减低并见条索影

影像所见

图 A—B：双肺多发片状、结节状磨玻璃影及实变影，小叶核心区域分布为主，可见细网格征及空气支气管征，部分边界不清，见晕征。图 C—D：双肺病灶较前增多，范围较前增大，密度增高，胸膜下分布为主，病灶长轴平行于胸膜，可见条索影、支气管轻度扩张，边界清晰，边缘平直改变。图 E—F：病灶范围较前缩小，密度减低，条索影增多，边界清晰，边缘收缩，右肺病灶内可见增粗血管影，提示病灶较前吸收、好转。图 G—H：病灶范围较前进一步缩小，密度减低，边界清晰，

提示病灶较前进一步吸收、好转。

病例分析

1. 分布：小叶核心区域分布为主转为胸膜下分布为主，部分病灶长轴平行于胸膜。

2. 密度：实变影为主，可见小叶内间质增厚呈细网格征。进展期病灶范围扩大，实变影边界清晰，边缘可见收缩。吸收期范围逐渐缩小，密度减低，可见残留条索影。

3. 数目及形状：多发，斑片状及大片状，病灶边界不清。

4. 支气管及血管：空气支气管征并轻度扩张，病灶内可见增粗血管影。

5. 阴性征象：未见胸腔积液，双肺病灶未见树芽征、空洞征。

6. 综合分析：咳嗽、心慌、胸闷，病程较长，实验室指标不符合普通细菌性肺炎的表现。首次 CT 检查，影像学表现为双肺多发斑片状实变影、磨玻璃影，小叶核心区域分布为主，小叶内间质增厚呈细网格征，边缘可见收缩；可见增粗血管影及空气支气管征，符合病毒性肺炎影像学表现。结合临床及流行病学史，根据复查后各时间段影像上的变化，符合新冠肺炎进展期—修复期影像学表现。

【病例来源】 湖北省武汉市华润武钢总医院黄晓露提供

（黄晓露　魏贤英　曾庆思　陈　淮）

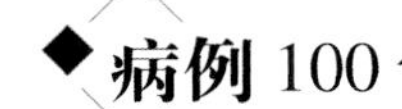

病例 100

临床资料

患者男，57 岁，于 2020 年 1 月 13 日前往武汉，15 日返回。因“发热伴右侧胸部疼痛 6 天”入院。血常规：白细胞计数 $2.73\times10^{9}/L$，中性粒细胞计数 $1.42\times10^{9}/L$，淋巴细胞计数 $0.99\times10^{9}/L$。既往有糜烂性胃炎病史数年，发现空腹血糖升高数年。新型冠状病毒核酸检测阳性。

首次影像

2020 年 1 月 25 日

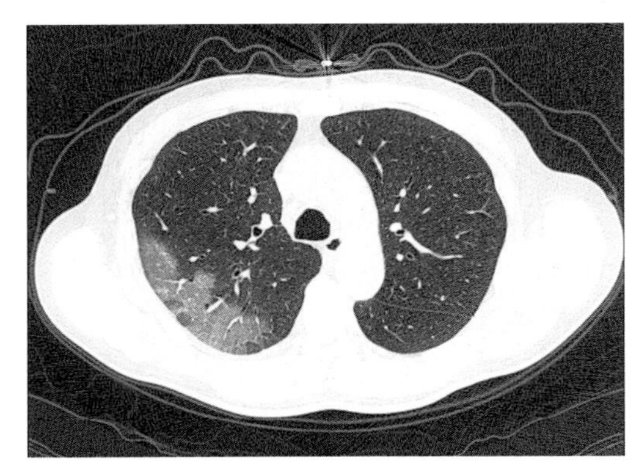

图 A1　右肺胸膜下分布片状磨玻璃影，边界清楚，可见空气支气管征

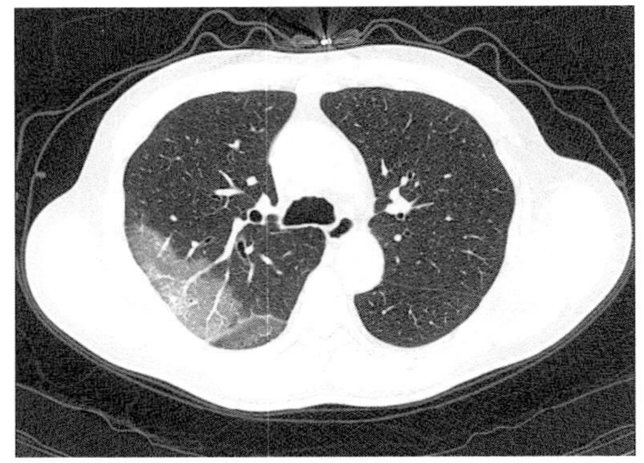

图 B1　病灶内可见细网格征及增粗血管影，局部少许实变，长轴平行于胸膜

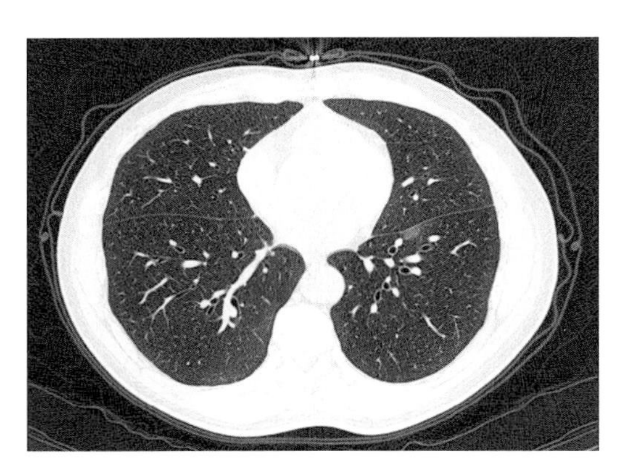

图 C1　左肺下叶前内基底段斑片状磨玻璃影

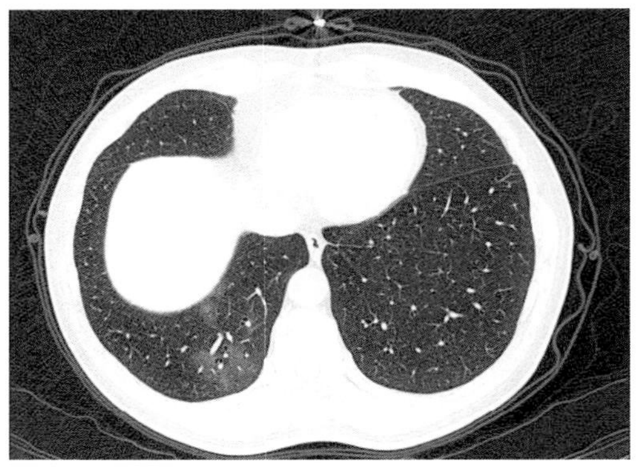

图 D1　右肺下叶片状磨玻璃影，边界不清

复查影像

2020 年 2 月 6 日

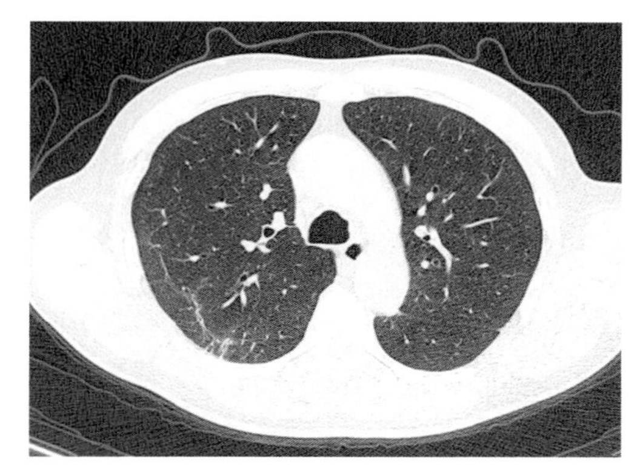

图 A2　病灶吸收迅速，范围明显缩小

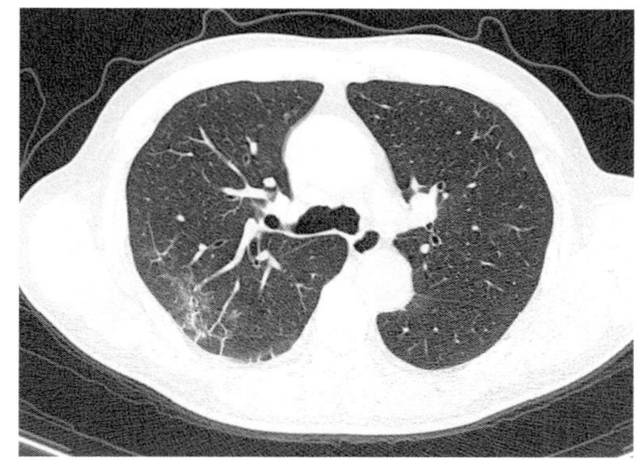

图 B2　病灶密度减低，残留条片影

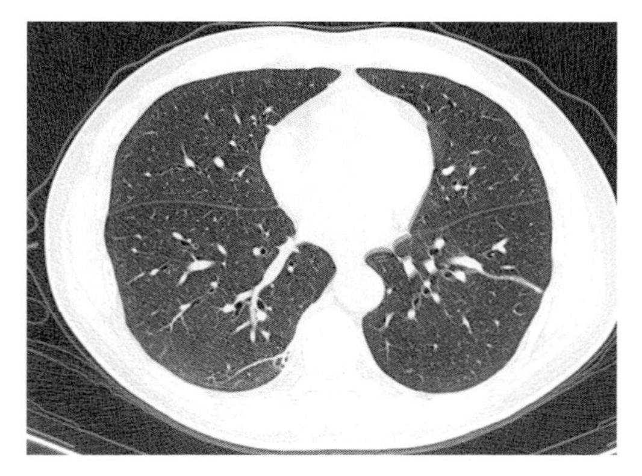

图 C2　双肺下叶条索影

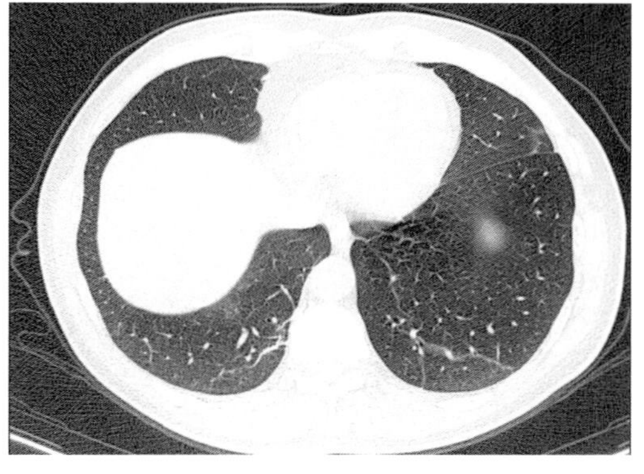

图 D2　双肺下叶条索影（较低层面）

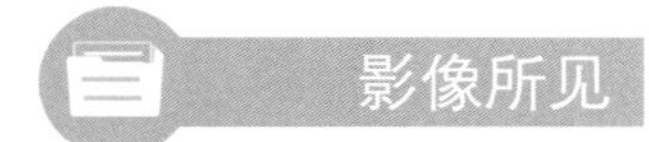

影像所见

图 A1—D1：右肺胸膜下大片状磨玻璃影及左肺下叶前内基底段斑片状磨玻璃影，沿胸膜下分布，病灶长轴平行于胸膜，病灶内可见细网格征、增粗血管影及空气支气管征，大部分边界清晰。图 A2—D2：病灶范围较前明显缩小，密度减低，部分病灶近消散，条索影增多，边界清晰，肺部病灶较前明显吸收、好转。

病例分析

1. 分布：胸膜下分布为主，部分病灶长轴平行于胸膜。

2. 密度：磨玻璃影为主，部分病灶边界清楚，部分病灶边界不清，伴随细网格征。

3. 数目及形状：双肺多发，大小不等斑片状。

4. 支气管及血管：病灶内见增粗血管影，可见空气支气管征。

5. 阴性征象：未见明显实变区及树芽征，未见空洞征及反晕征，未见胸腔积液。

6. 综合分析：发热，乏力，病程短。实验室检查指标不符合普通细菌性肺炎的表现。影像学表现为片状磨玻璃影，胸膜下分布为主，小叶内间质增厚，病灶内见增粗血管影，并可见空气支气管征，符合病毒性肺炎影像学表现。影像变化快，经治疗后吸收；结合临床及流行病学史，符合新冠肺炎早期—修复期影像学表现。

【病例来源】 江苏省无锡市第五人民医院丁啸提供

（丁　啸　吴　婧　潘军平）

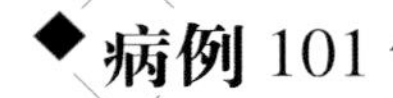

病例 101

临床资料

患者男，35 岁，因“乏力 2 天，发热 1 天”入院。有疫区居住史。血常规：白细胞计数 3.52×10^9/L，淋巴细胞计数正常。新型冠状病毒核酸检测阳性。

首次影像

2020 年 1 月 28 日

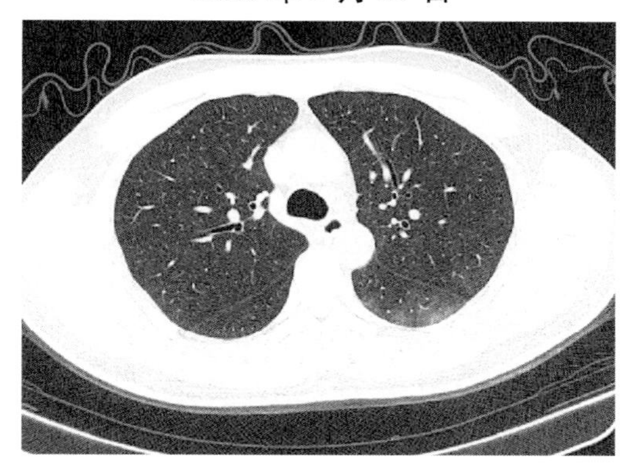

图 A1　左肺下叶背段片状磨玻璃影，内可见增粗血管影

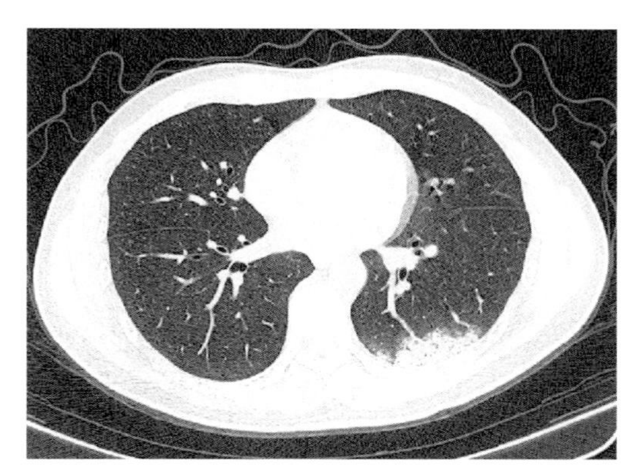

图 B1　左肺下叶胸膜下分布实变影，长轴与胸膜平行

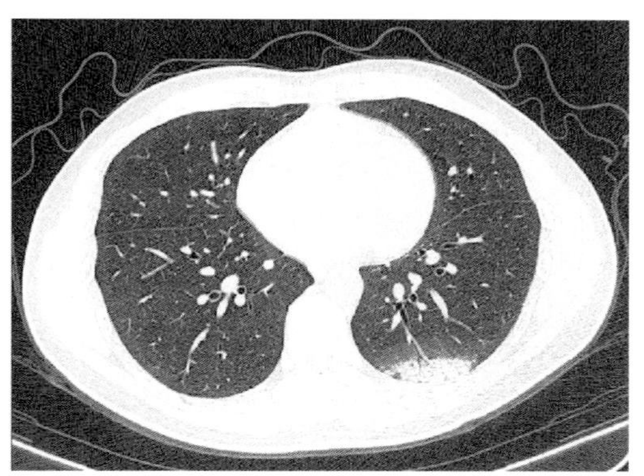

图 C1　左肺下叶实变影，支气管稍扩张

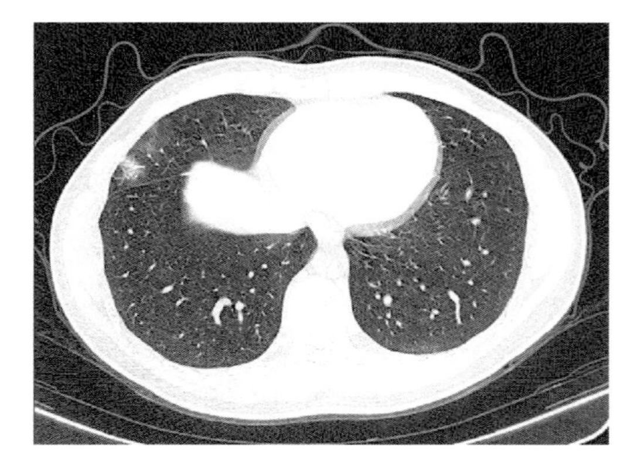

图 D1　右肺中叶磨玻璃影内见增粗血管影

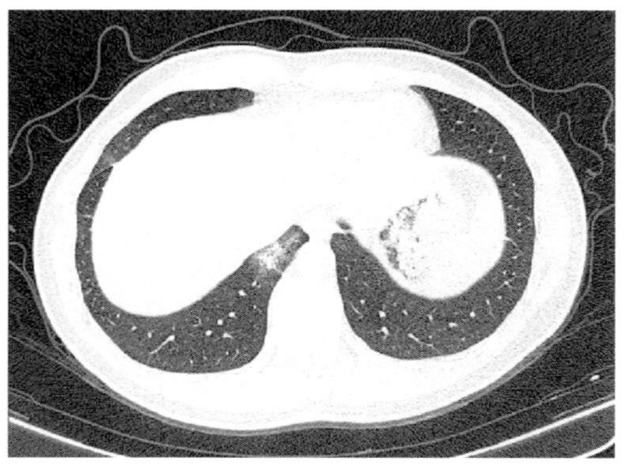

图 E1　右肺下叶后基底段磨玻璃影边界不清

复查影像

2020 年 2 月 24 日

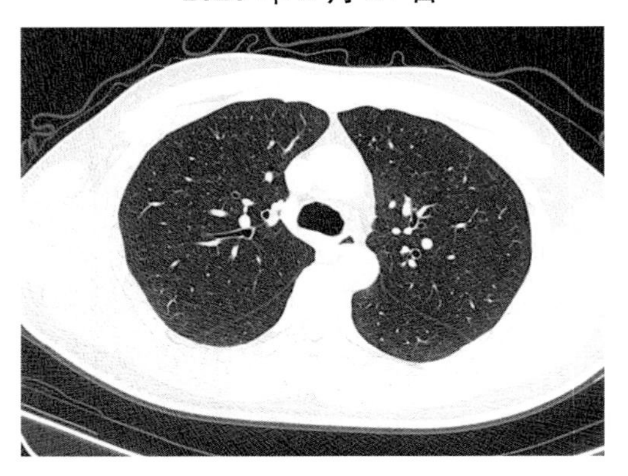

图 A2　复查原病灶吸收

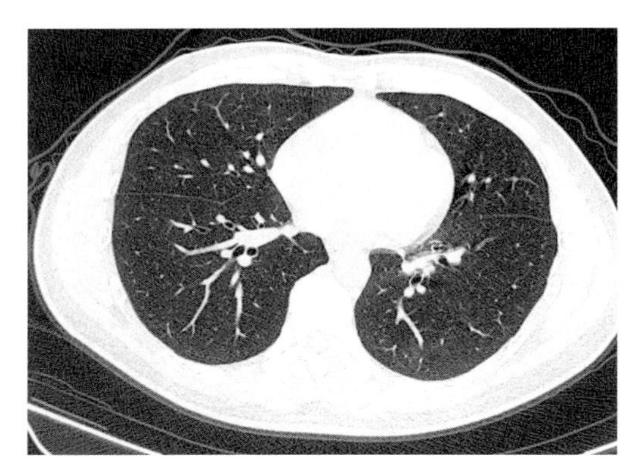

图 B2　复查原病灶吸收

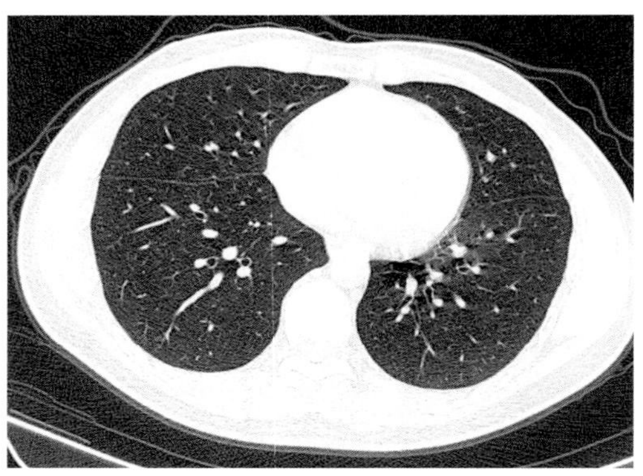

图 C2　复查原病灶吸收

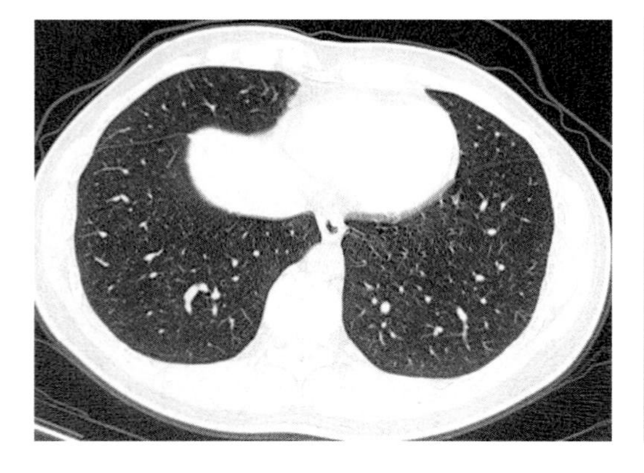

图 D2　复查原病灶吸收

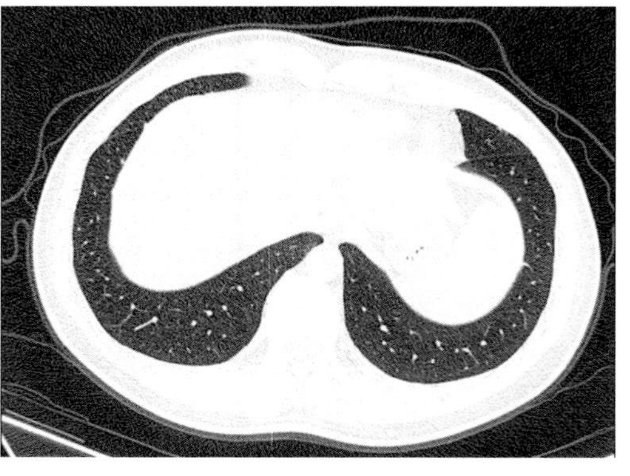

图 E2　复查原病灶吸收

影像所见

图 A1—E1：双肺多发片状磨玻璃影及实变影，沿胸膜下分布，内见空气支气管征伴支气管稍扩张，以及增粗血管影，大部分边界清晰。图 A2—E2：原病灶吸收、消散。

病例分析

1. 分布：胸膜下分布为主，长轴与胸膜平行。

2. 密度：磨玻璃影或实变影，边界不清。

3. 数目及形状：多发，结节状及小斑片状，部分有融合趋势。

4. 支气管及血管：与支气管分布无关，未见支气管壁增厚及堵塞，部分病灶见增粗血管影，实变中支气管稍扩张。

5. 阴性征象：未见明显树芽征，未见空洞征及反晕征，未见胸腔积液。

6. 综合分析：发热，乏力，病程短，血常规指标不符合普通细菌性肺炎的表现。影像学表现为双肺多发磨玻璃影及实变影，胸膜下分布为主，符合病毒性肺炎影像学表现。影像变化快，经治疗后迅速吸收，无病灶残留。结合临床及流行病学史，符合普通型新冠肺炎进展期—修复期影像学表现。

【病例来源】江苏省无锡市第五人民医院丁啸提供

（丁　啸　廖梅香　潘军平）

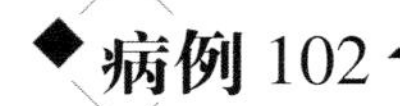

病例 102

临床资料

患者女，56 岁，发热、咳嗽 3 天。家庭中多名成员出现相同症状。患者于 3 天前出现发热，体温最高达 38.7℃，伴干咳、纳差、乏力、头痛、胸闷、气促。查体：体温 38.7℃。血常规：白细胞计数 $2.58\times10^9/L$，淋巴细胞计数 $0.88\times10^9/L$，淋巴细胞百分比 34.1%。新型冠状病毒核酸检测阳性。

首次影像

2020 年 1 月 10 日

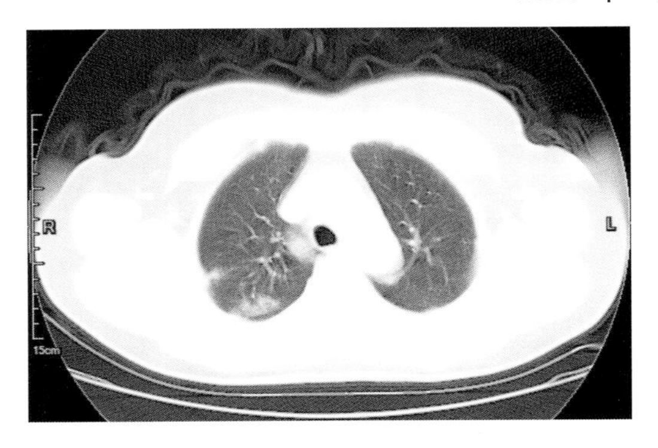

图 A1　右肺上叶胸膜下斑片状磨玻璃影，部分边界模糊

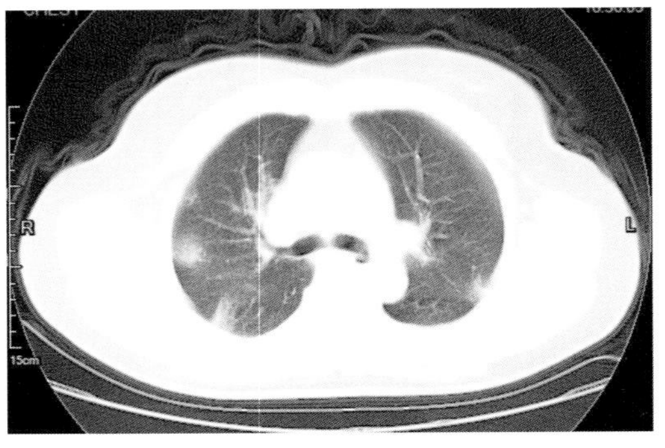

图 B1　双肺上叶胸膜下多发斑片状磨玻璃影，伴随细网格征、增粗血管影

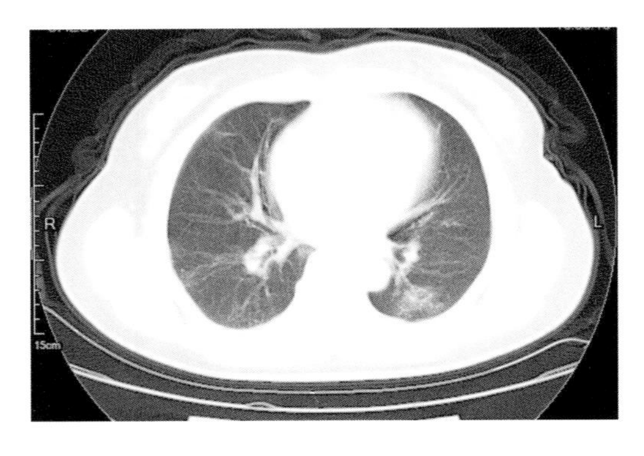

图 C1　左肺下叶小叶核心区域分布磨玻璃影

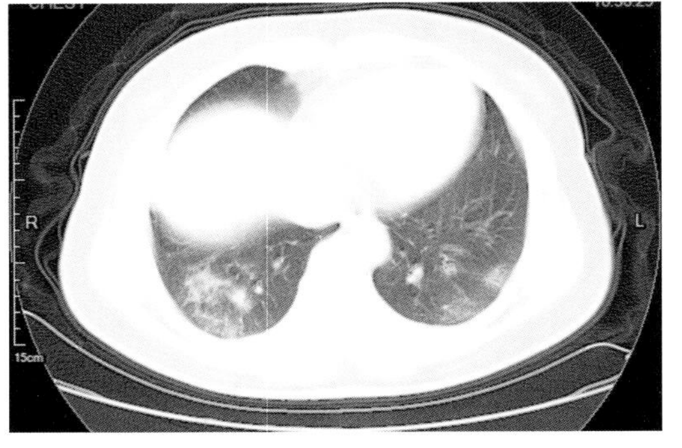

图 D1　双肺下叶多发斑片状磨玻璃影，右肺下叶病灶有融合趋势

复查影像

2020 年 1 月 18 日

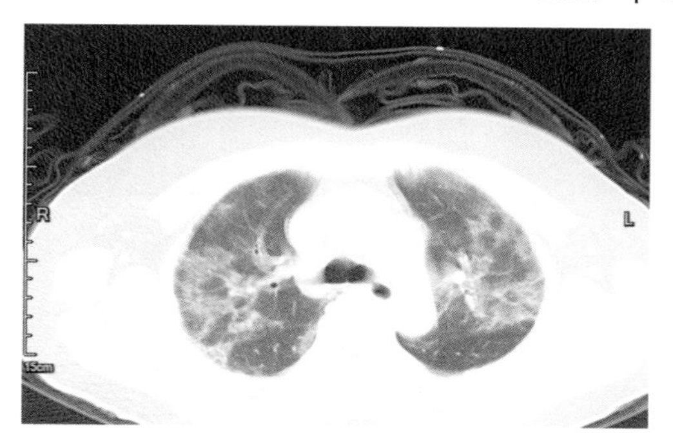

图 A2　多发斑片状磨玻璃影增大、融合

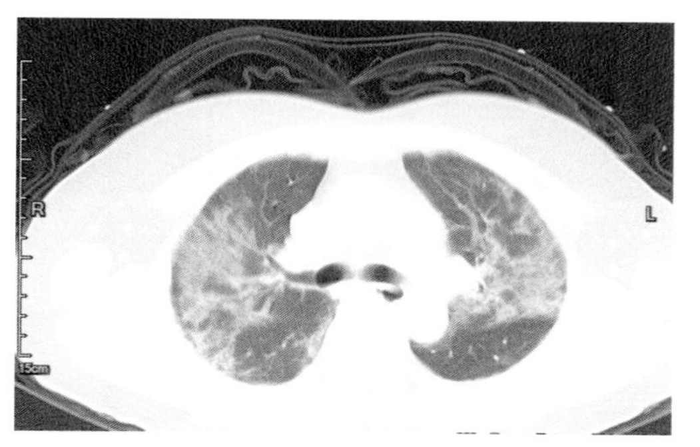

图 B2　病变向内中带扩展

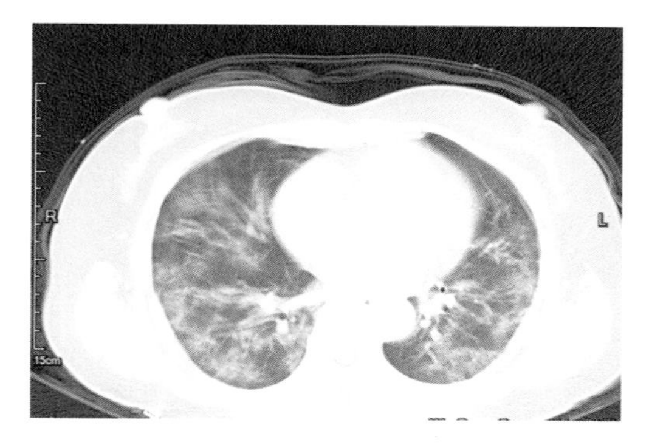

图 C2　多发磨玻璃融合，内见空气支气管征

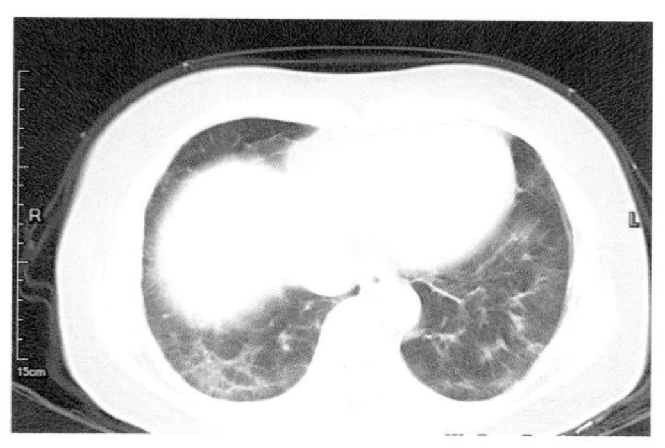

图 D2　部分小叶内间质增厚

2020 年 1 月 23 日

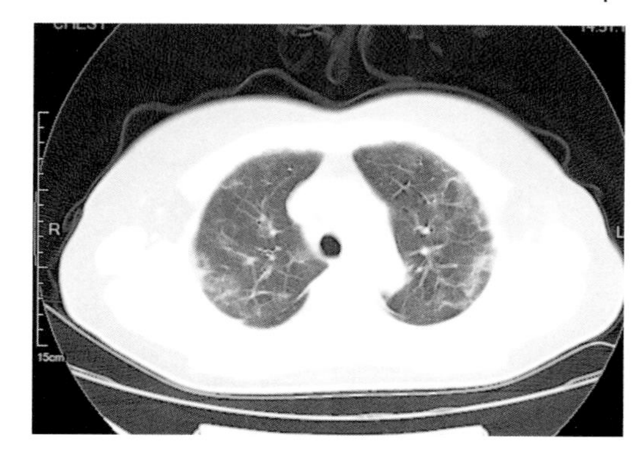

图 A3　磨玻璃影明显吸收，密度变浅淡

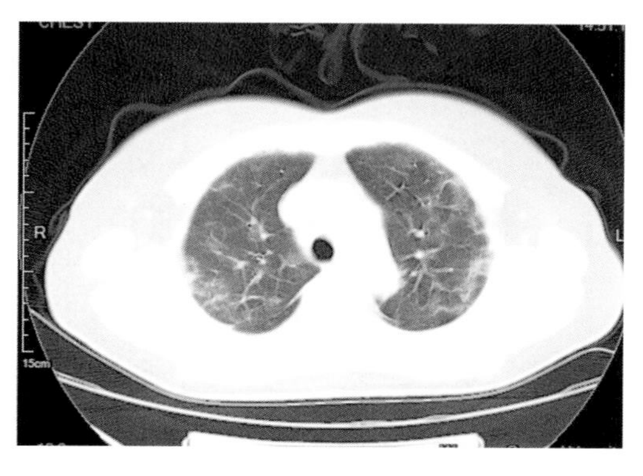

图 B3　部分磨玻璃影平行于胸膜

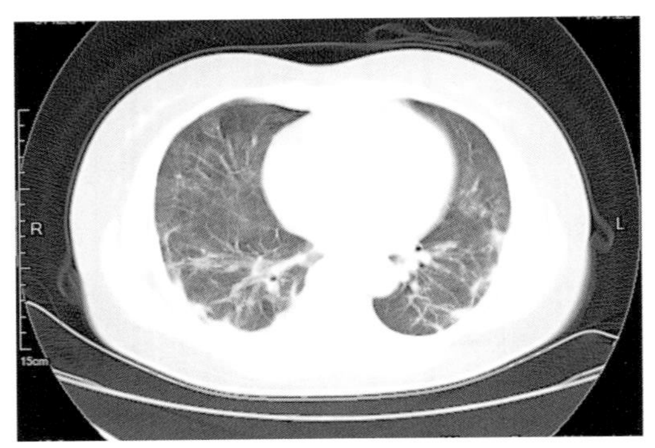

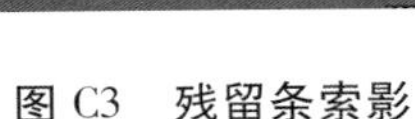
图 C3　残留条索影

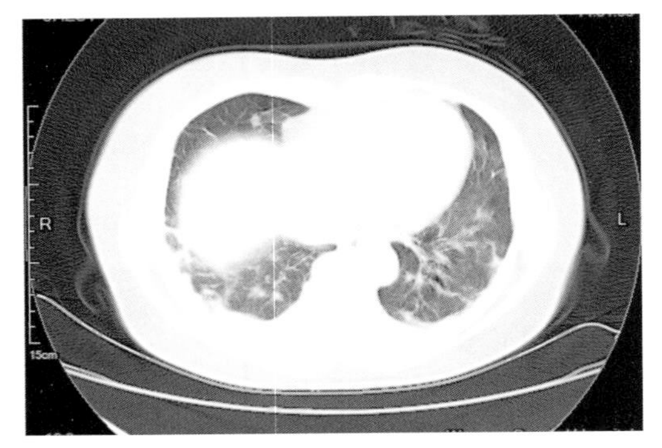

图 D3　轻度胸膜肥厚

影像所见

图 A1—D1：双肺胸膜下多发斑片状磨玻璃影，胸膜下及小叶核心区域分布，内见细网格征、增粗血管影，符合新冠肺炎早期表现。图 A2—D2：双肺多发斑片状磨玻璃影，较前增多、增大，部分融合，向内中带扩展，内见空气支气管征及小叶内间质增厚，符合新冠肺炎进展期表现。图 A3—D3：双肺病灶范围较前缩小，密度减低，部分病灶长轴平行于胸膜，条索影较前增多，边界清晰，边缘平直，胸膜增厚，符合新冠肺炎修复期表现。

病例分析

1. 分布：胸膜下分布为主。

2. 密度：磨玻璃影为主，可见小叶内间质增厚，部分实变；吸收期范围缩小，见条索影。

3. 数目及形状：多发，小斑片状及大片状，病灶边界不清。

4. 支气管及血管：空气支气管征，未见支气管壁增厚及堵塞；病灶内可见增粗血管影。

5. 阴性征象：未见胸腔积液，双肺病灶未见树芽征、空洞征、晕征及反晕征。

6. 综合分析：发热，咳嗽，乏力，病程短，血常规指标不符合普通细菌性肺炎的表现。影像学表现为双肺多发片状磨玻璃影，胸膜下分布为主，伴随细网格征，可见血管增粗征及空气支气管征，符合病毒性肺炎影像学表现。影像变化快，双肺病灶范围由初期增大、扩展至内中带，再到缩小、明显变浅淡，残留条索影，与临床病情的先期加重到逐步缓解相一致。结合临床及流行病学史，符合普通型新冠肺炎进展期—修复期影像学表现。

【**病例来源**】湖北省武汉市华润武钢总医院黄晓露提供

（黄晓露　张　捷　潘军平）

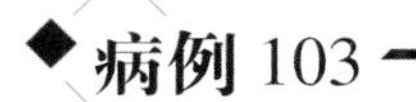

病例 103

临床资料

患者女，81 岁，有疫区生活史。7 天前无明显诱因出现胸闷气短，伴发热，最高体温 38.5℃。血常规：白细胞计数 5.4×10^{9}/L，淋巴细胞百分比 17.9%。新型冠状病毒核酸检测阳性。

首次影像

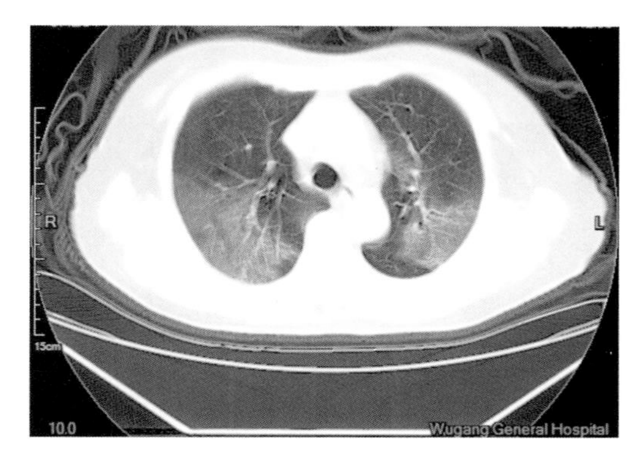

图 A　双肺大片状磨玻璃影，内见细网格征，病灶内多发增粗血管影

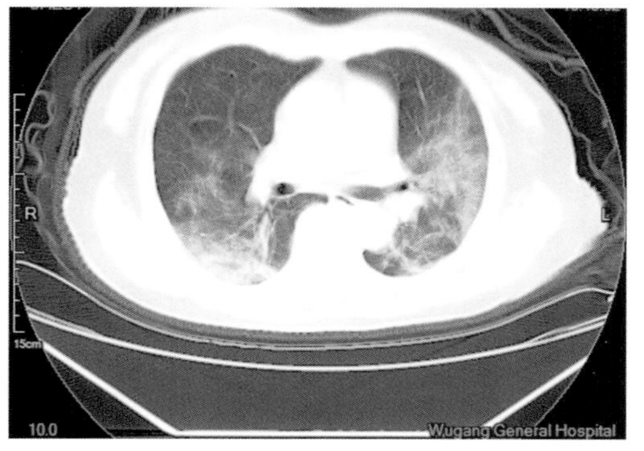

图 B　双肺病灶多发、融合，磨玻璃影边界不清，内见空气支气管征

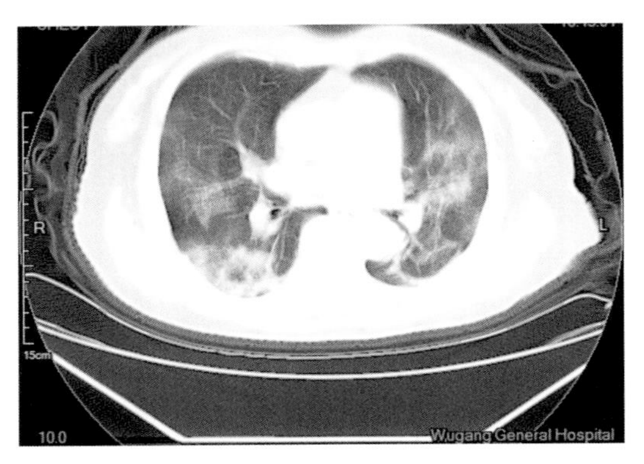

图 C　右下肺病灶有实变趋势

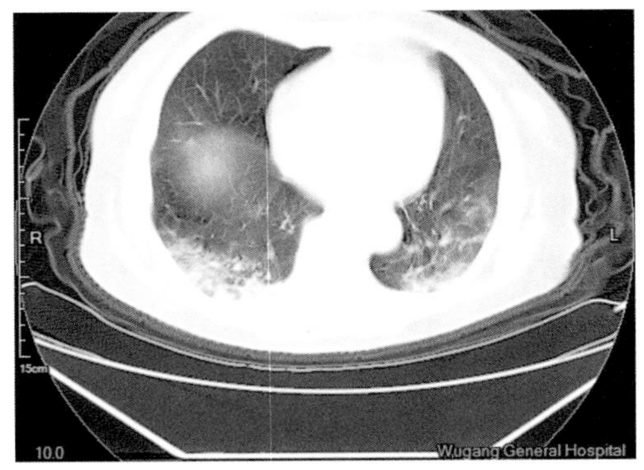

图 D　右下肺少许实变影伴条索影

复查影像

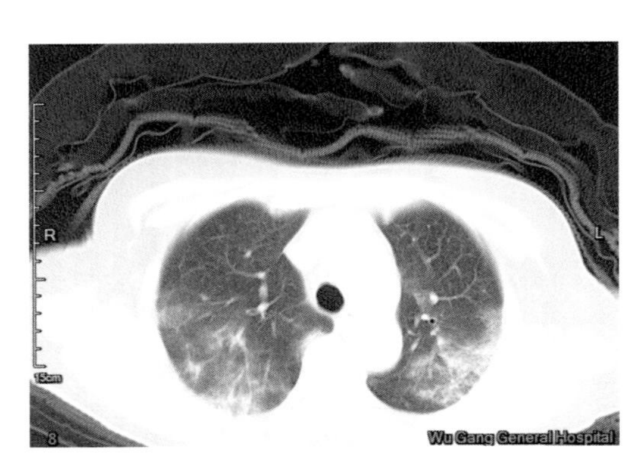

图 E　双肺胸膜下病变范围缩小、密度变浅淡

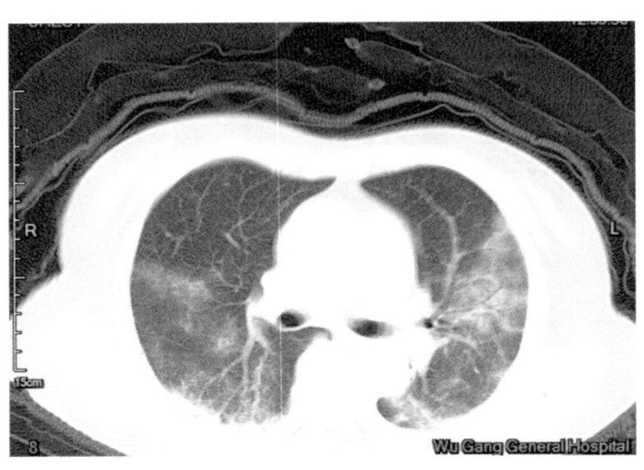

图 F　病灶吸收明显

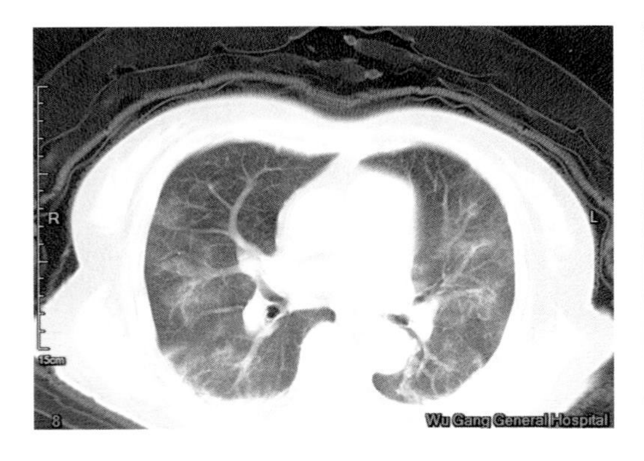

图 G　散在分布磨玻璃影，密度变浅淡

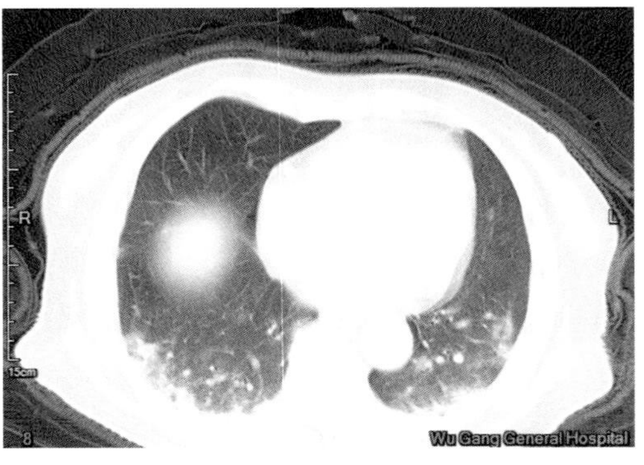

图 H　双下肺的病灶长轴与胸膜平行

影像所见

图 A—D：首次 CT 双肺见大片状磨玻璃影，胸膜下分布为主，累及内中带，边界模糊，病灶内见增粗血管影及细网格征，部分病灶有融合趋势，病灶长轴与胸膜平行，为进展期表现；图 E—H：复查图像病灶明显缩小，密度变浅淡，符合修复期表现。

病例分析

1. 分布：胸膜下分布为主，部分小叶核心区域或中轴间质分布。

2. 密度：磨玻璃影为主，部分病灶边界清楚，可见细网格征，部分实变。

3. 数目及形状：双肺多发，大小不等斑片状，边界不清。

4. 支气管及血管：病灶内可见增粗血管影；空气支气管征明显，部分支气管稍扩张。

5. 阴性征象：未见胸腔积液，双肺病灶未见树芽征、空洞征、晕征及反晕征。

6. 综合分析：发热，胸闷，气短，病程短，血常规指标不符合普通细菌性肺炎的表现。影像学表现为双肺多发片状磨玻璃影，胸膜下分布为主，多个肺叶累及内中带，长轴平行于胸膜，部分实变，可见增粗血管影，符合病毒性肺炎影像学表现。影像变化快，治疗后双肺病灶减少、范围缩小，密度减低，提示病变吸收、好转。结合临床及流行病学史，符合重型新冠肺炎进展期—修复期影像学表现。

【病例来源】湖北省武汉市华润武钢总医院陈刚提供

（陈　刚　徐勋华　潘军平　向子云）

病例 104

临床资料

患者男，68 岁，因“发热 3 天”入院。有疫区生活史。患者接触发热患者后出现发热，体温最高达39℃。入院查体：体温36.6℃，脉氧饱和度86%（未吸氧）。血常规：白细胞计数正常，淋巴细胞计数0.64×10^9/L，淋巴细胞百分比6.8%。新型冠状病毒核酸检测阳性。

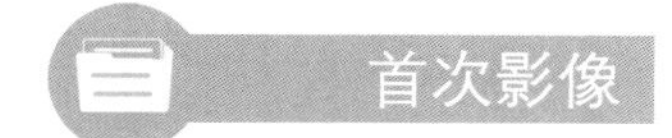

首次影像

2020年2月8日

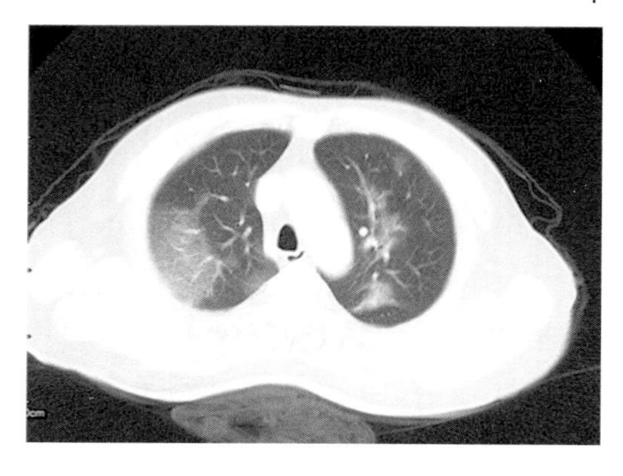

图A1　双肺上叶团片状磨玻璃影，见细网格征及增粗血管影

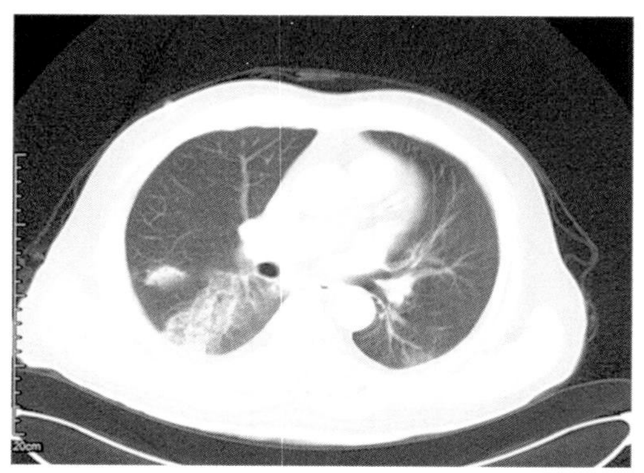

图B1　右肺病变内有条索影

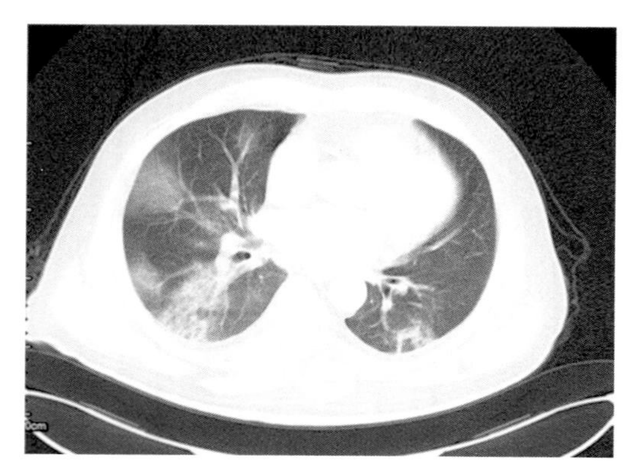

图C1　右肺中叶及双肺下叶有片状磨玻璃影

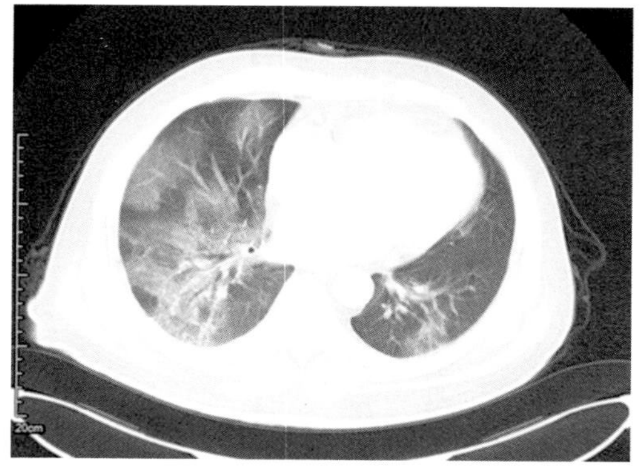

图D1　双下肺多发片状影，右下肺病变内有空气支气管征

复查影像

2020 年 2 月 15 日

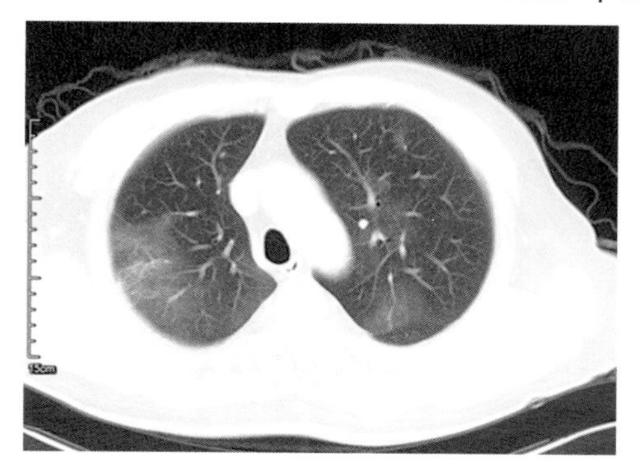

图 A2　双上肺病变有所吸收

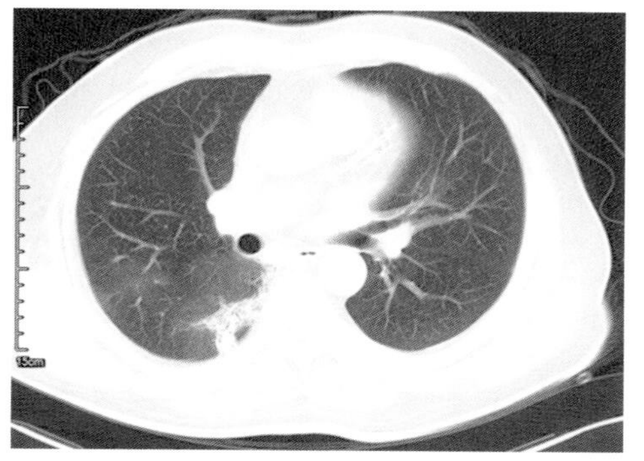

图 B2　右肺病变吸收、缩小

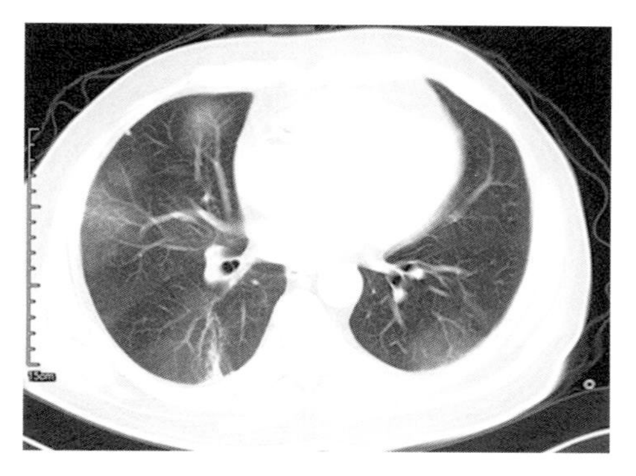

图 C2　右肺中叶及双下肺病变缩小、变淡

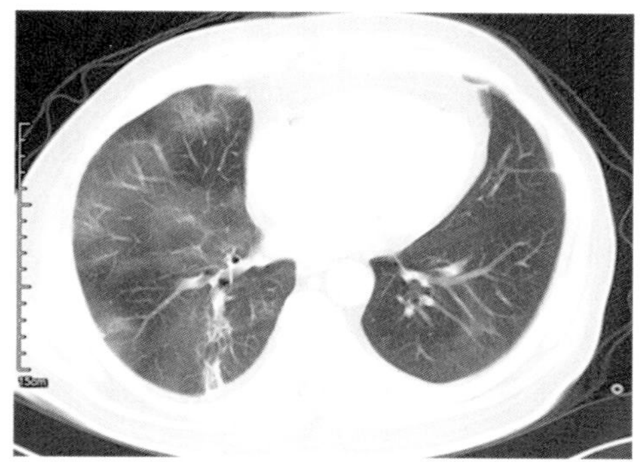

图 D2　双下肺病变吸收、缩小，右下肺出现条索影

2020 年 2 月 25 日

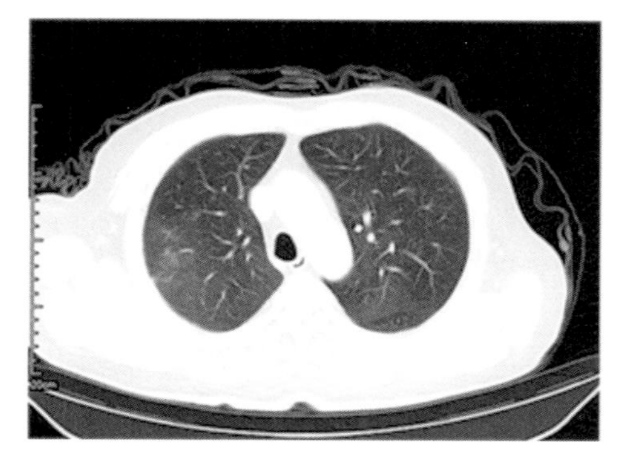

图 A3　双上肺病变进一步吸收

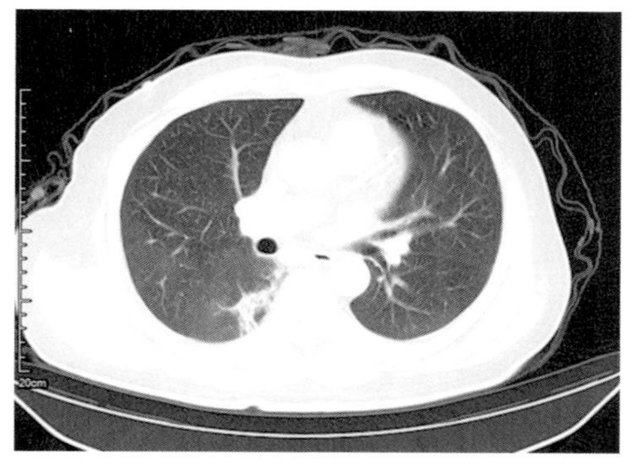

图 B3　右下叶背段见条索影，密度较高

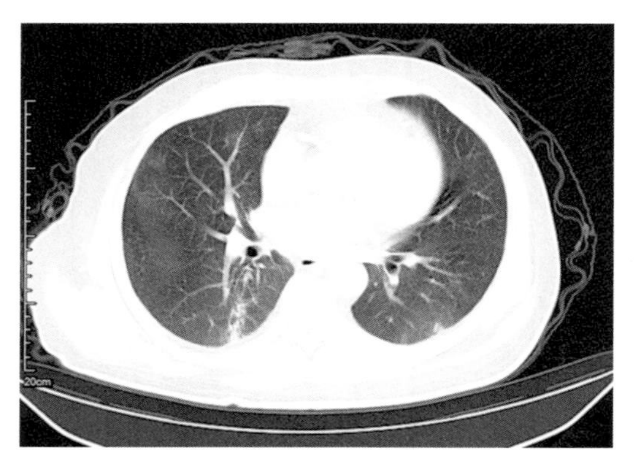

图 C3　双下肺病变吸收明显，后部见条索影

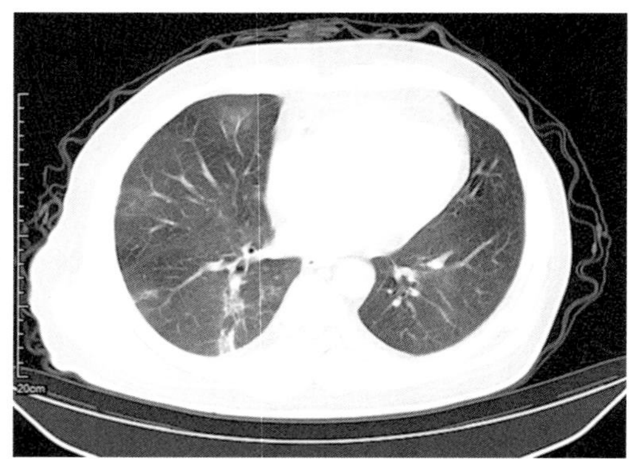

图 D3　双下肺病变大部分吸收，右下肺后部见条索影

影像所见

图 A1：双肺上叶见团片状磨玻璃影，以胸膜下分布为主，部分病灶小叶核心区域分布，内有细网格征及增粗血管影；图 B1：右肺沿支气管分布为主的磨玻璃影，内有条索影；图 C1、图 D1：双下肺见大片状磨玻璃影，右肺显著，由胸膜下延伸至内中带，边界清晰，部分实变、条索影形成，边缘收缩，内见增粗血管影。图 A2、图 A3：磨玻璃影较前减少以至消散；图 B2、图 B3：右下肺胸膜下实变形成，边缘平直、收缩，范围缩小；图 C2—D2、图 C3—D3：双肺磨玻璃影渐消散，病灶减少，部分实变、条索影形成，病灶趋向吸收。

病例分析

1. 分布：胸膜下、小叶核心区域分布。
2. 密度：磨玻璃影，少许实变，伴随细网格征。
3. 数目及形状：多发，结节状及片状。
4. 支气管及血管：未见支气管壁增厚及堵塞，见增粗血管影。
5. 阴性征象：未见树芽征、胸腔积液、晕征及反晕征。
6. 综合分析：起病急，发热，白细胞不高，淋巴细胞低，不符合普通细菌性肺炎的表现。影像学表现为病变沿胸膜下及肺小叶分布，多发磨玻璃影及细网格征，均符合病毒性肺炎影像学表现。病灶演变分析：2 月 8 日初次 CT，肺部大片磨玻璃影累及内中带，符合重型影像学改变，但部分磨玻璃影内有条索影形成，少许实变边缘收缩，提示病灶进展但也有好转趋势；2 月 15 日复查 CT 可见磨玻璃影进一步消散，右下肺实变形成，边缘收缩，条索影明显，提示病灶好转，病变向机化转变，进入病灶修复期；2 月 25 日再次复查提示病灶继续吸收，实变进一步变小，病灶趋向稳定。本例有发热等临床症状，符合新冠肺炎影像学表现，淋巴细胞降低，后经新型冠状病毒核酸检测为阳性，确诊为新冠肺炎。疾病演变提示：一旦病灶有实变，边缘收缩，条索影、磨玻璃影减少等征象出现，即提示患者预后良好，符合新冠肺炎进展期—修复期影像学表现。

【病例来源】 湖北省武汉市华润武钢总医院徐勋华提供

（徐勋华 陈 刚 潘军平）

◆病例 105

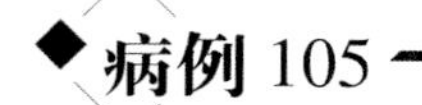

临床资料

患者男，74 岁。无症状筛查。有与确诊新冠肺炎病人密切接触史。既往高血压病史 20 年，糖尿病病史 10 年。新型冠状病毒核酸检测阳性。

首次影像

2020 年 2 月 5 日

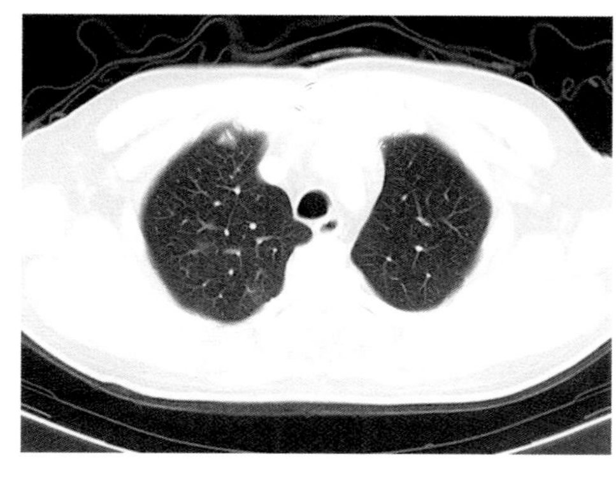

图 A 胸膜下淡薄片状磨玻璃影，边界模糊

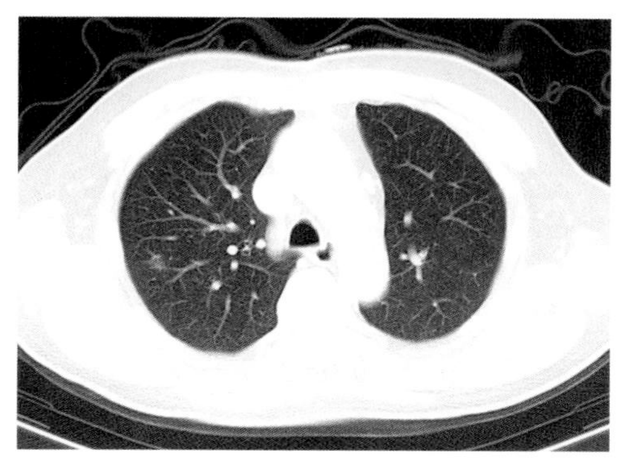

图 B 小叶核心区域分布

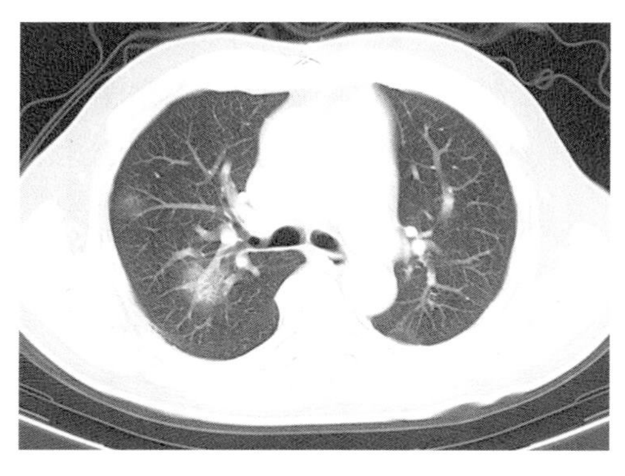

图 C　小叶核心区域分布，内见增粗血管影

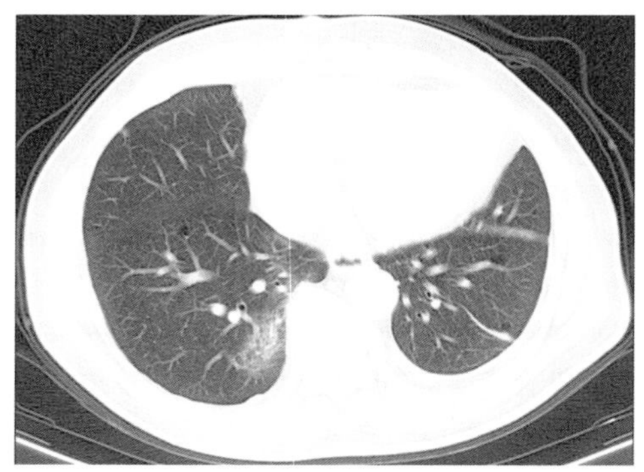

图 D　胸膜下分布片状磨玻璃影，内见细网格征

复查影像

2020 年 2 月 7 日

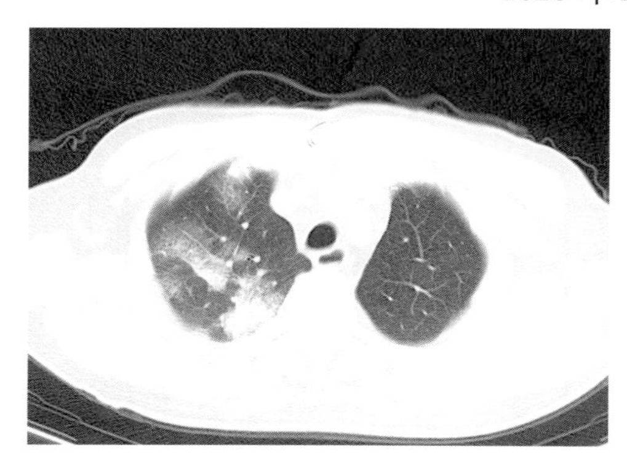

图 E　病灶较前增多、增大，局部实变，实变区边界清楚

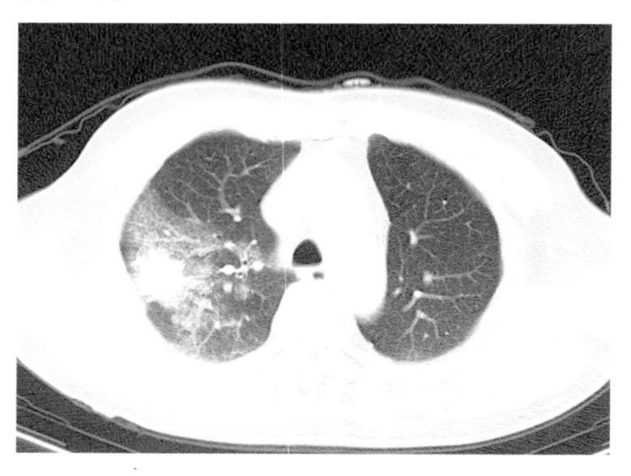

图 F　病灶明显增大，密度增高，实变，磨玻璃影内见细网格征

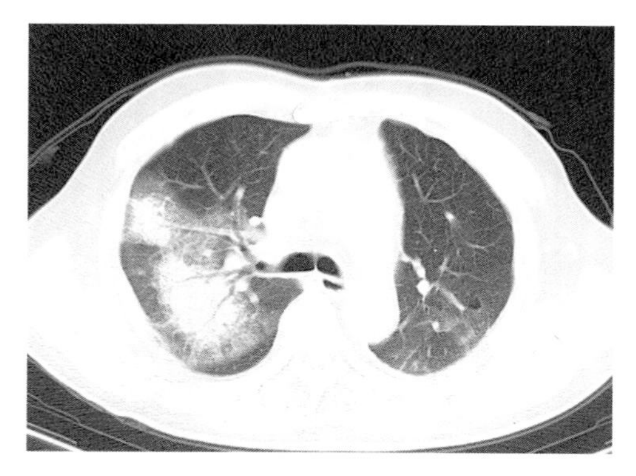

图 G　病灶朝内中带扩展，见空气支气管征

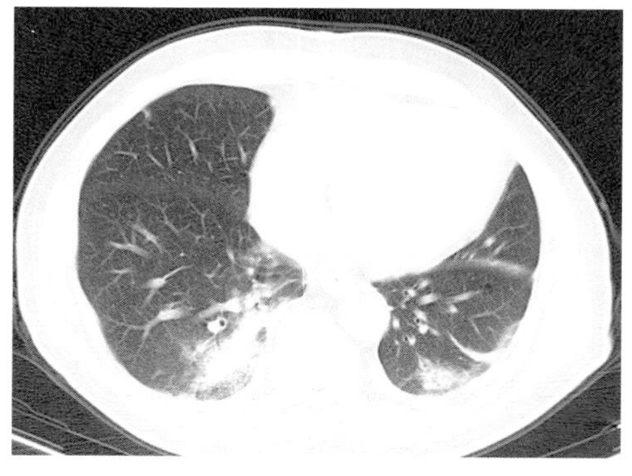

图 H　病灶增大实变，新发病灶，少量胸腔积液

2020 年 2 月 17 日

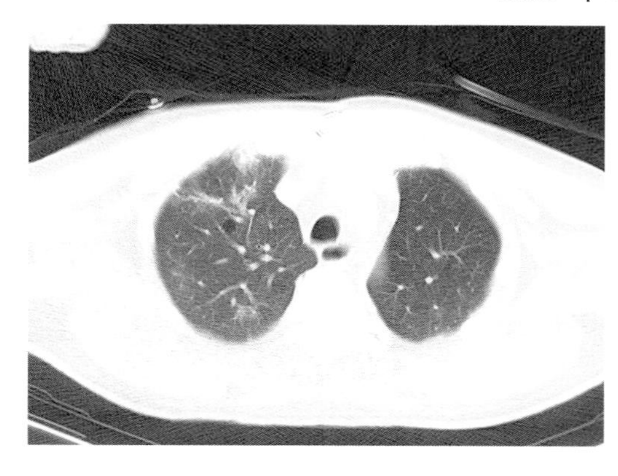

图 I　病灶较 2 月 7 日缩小，密度减低，出现条索影

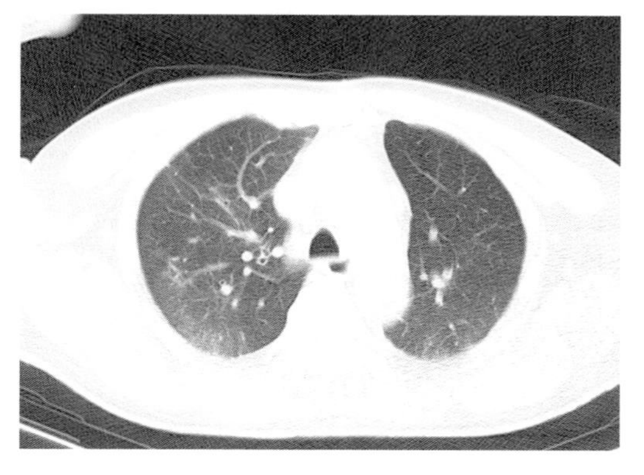

图 J　病灶较 2 月 7 日缩小，密度减低、变浅淡

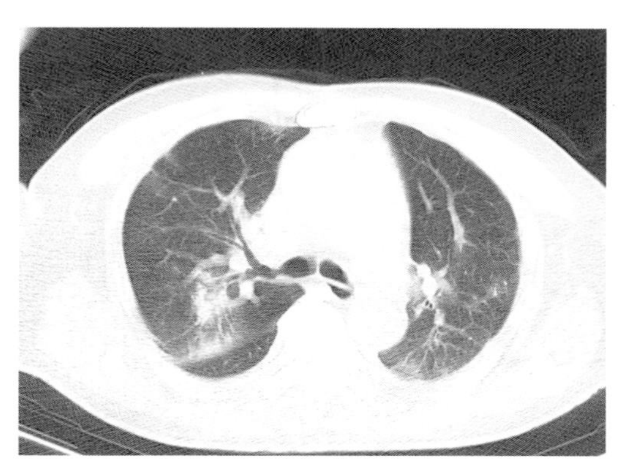

图 K　病灶较前缩小，密度减低，有新发病灶

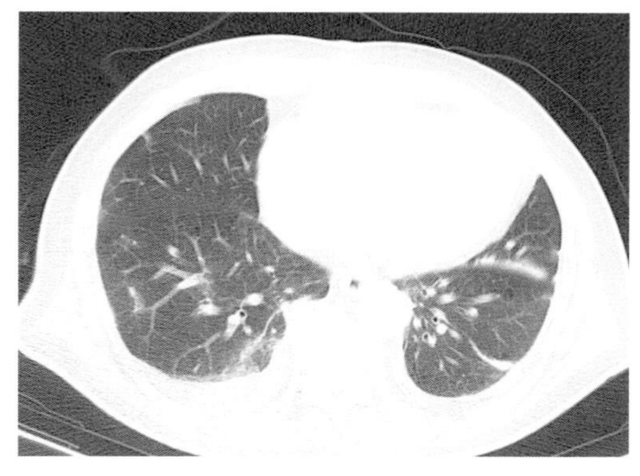

图 L　病灶较前基本吸收，见条索影、胸腔积液

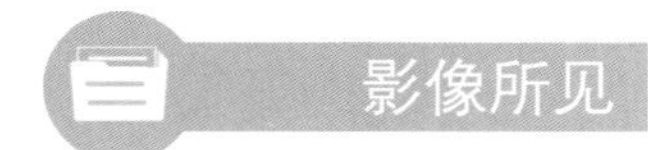

影像所见

图 A—D：双肺多发病变，磨玻璃影为主，胸膜下及小叶核心区域分布，病变内可见细网格征及增粗血管影，符合新冠肺炎早期改变；图 E—H：第一次复查后病变增多，密度增高，病变累及内中带，部分实变；图 I—L：第二次复查后病变范围缩小，病灶减少，密度减低，出现条索影，符合新冠肺炎修复期表现。

病例分析

1. 分布：胸膜下分布为主，长轴平行于胸膜，部分小叶核心区域分布。

2. 密度：早期磨玻璃影为主，伴随细网格征；进展期病灶融合、实变，密度增高，向内中带扩展；修复期病灶变小，密度减低，出现条索影。

3. 数目及形状：双肺多发，斑片状及大片状磨玻璃影，边界不清。

4. 支气管及血管：支气管走行自然，支气管壁稍增厚及扩张，病灶内见增粗血管影。

5. 阴性征象：未见树芽征、晕征及反晕征。进展期出现少量胸腔积液。

6. 综合分析：患者早期无症状，有糖尿病病史，不符合普通细菌性肺炎临床表现。影像学表现为双肺多发片状磨玻璃影，胸膜下分布为主，小叶内间质增厚，部分实变，可见增粗血管影及空气支气管征，符合较典型病毒性肺炎影像学改变。复查病灶变小，密度减低，出现条索影，提示病变有吸收、好转。结合流行病学史及核酸检测，符合普通型新冠肺炎早期—进展期—修复期影像学表现。

【病例来源】 江苏省无锡市第五人民医院丁啸提供

（张　捷　廖梅香　潘军平）

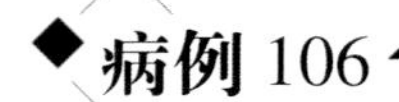

病例 106

临床资料

患者男，50 岁，有疫区生活史。因“咳嗽 1 周、发热 3 天”入院。2020 年 1 月 11 日血常规：白细胞计数 $5.6\times10^9/L$，中性粒细胞百分比 73%。2020 年 1 月 16 日血常规：白细胞计数 $9.99\times10^9/L$，淋巴细胞百分比 3.3%；C－反应蛋白 152.51mg/L；脉氧饱和度 90%（未吸氧）。2020 年 2 月 26 日血常规：白细胞计数 $6.96\times10^9/L$，淋巴细胞百分比 20.3%；C－反应蛋白 6.22mg/L。既往病史：2014 年诊断为格林巴利综合征。新型冠状病毒核酸检测阳性。

首次影像

2020 年 1 月 13 日

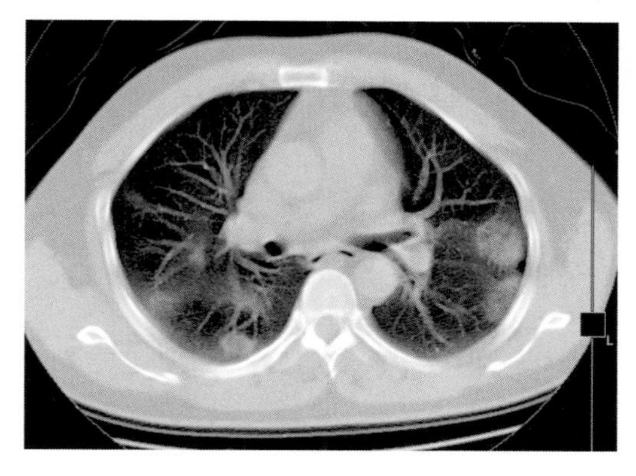

图 A　双肺多发片状磨玻璃影，胸膜下分布为主，边界较清楚

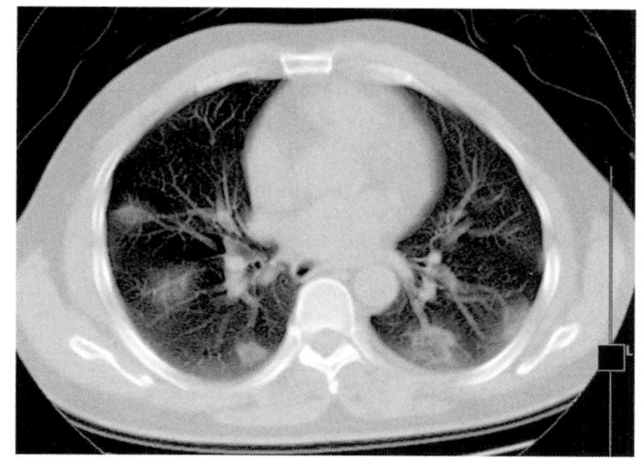

图 B　病灶区见增粗血管影，部分病灶密度不均，可见反晕征

复查影像

2020 年 1 月 16 日

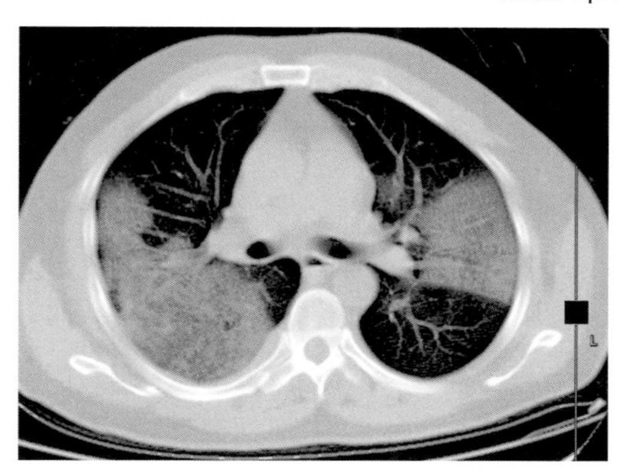

图 C　病灶范围较前明显增大、融合并累及内中带

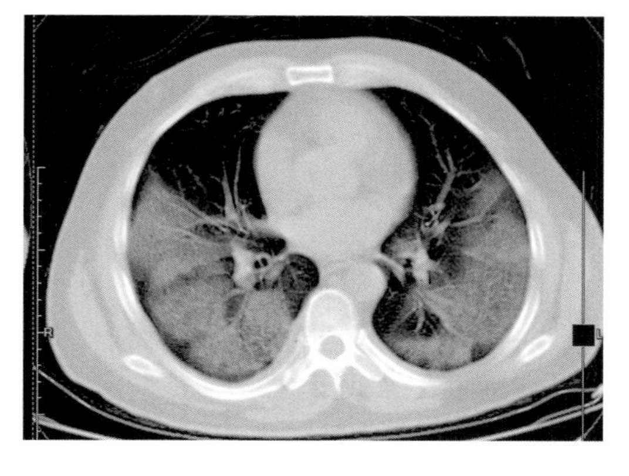

图 D　见明显细网格征及空气支气管征，双侧胸腔新增少量积液

2020 年 1 月 24 日

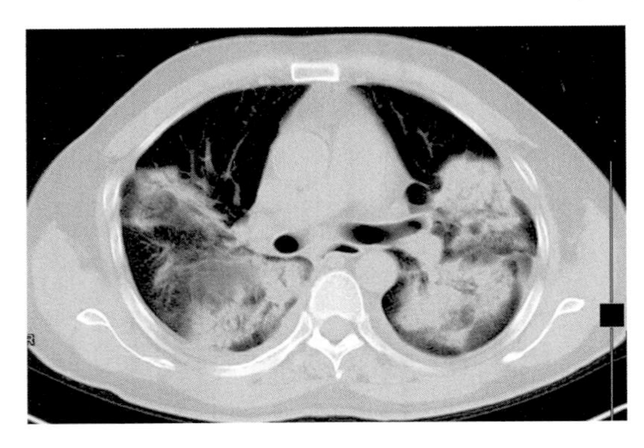

图 E　病灶趋于不均匀实变，边缘清楚收缩。部分病灶较前缩小；部分新增片状实变影

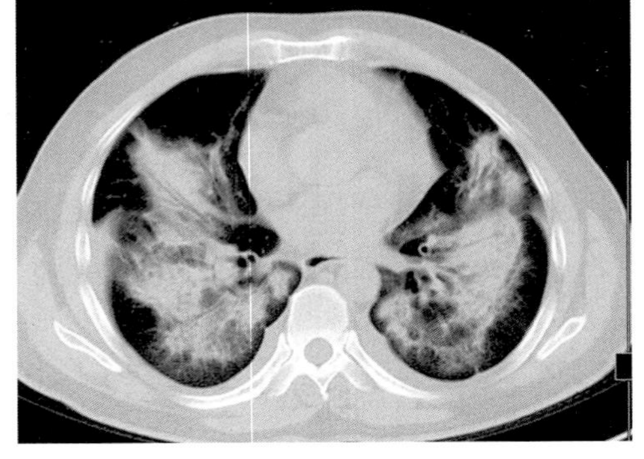

图 F　临近胸膜牵拉增厚，周围见纤维条索影，可见支气管扩张。双侧胸腔积液较前有所增多

2020 年 2 月 29 日

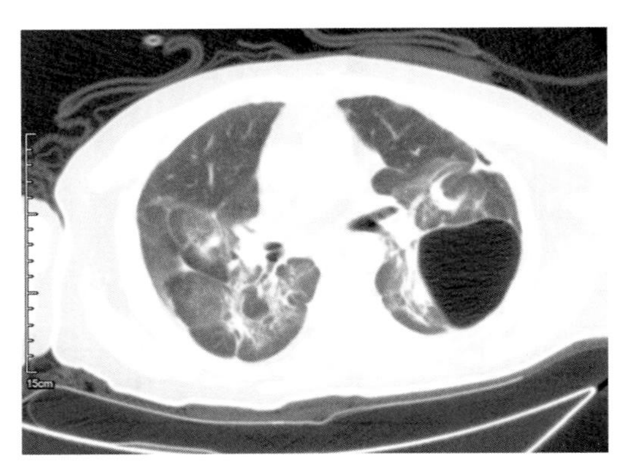

图 G　双肺病灶范围明显缩小，代之以条索影，病灶边缘明显收缩。左肺出现囊腔影

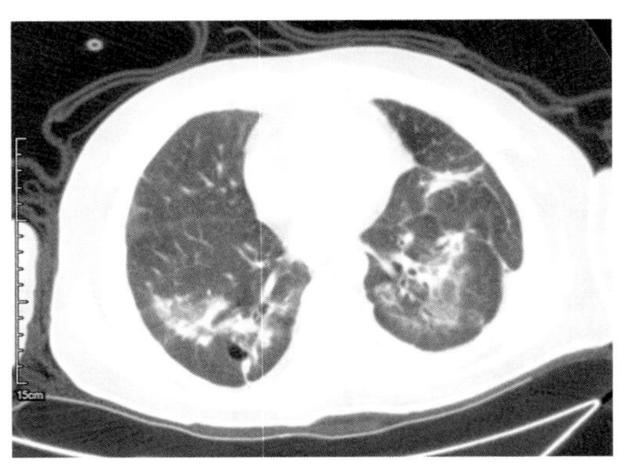

图 H　双肺病灶范围缩小，密度减低，条索影增加，右肺下叶亦出现肺气囊

影像所见

图 A、图 B：双肺多发小片状磨玻璃影，胸膜下及小叶核心区域分布为主，部分病灶可见反晕征；图 C、图 D：第一次复查病灶进展，融合成大片状，累及内中带，病灶内可见细网格征及增粗血管影，双侧胸腔出现少量积液；图 E、图 F：第二次复查病变实变明显，部分病灶收缩，较前缩小，其他肺野出现新发病灶，病灶

内见扩张支气管影，双侧胸腔积液较前增多；图 G、图 H：第三次复查病变明显吸收，病灶内出现空洞征及条索影。

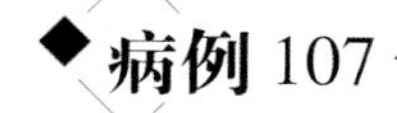

病例分析

1. 分布：双肺多发，胸膜下及小叶核心区域分布为主。

2. 密度：磨玻璃影为主，细网格征明显。密度不均，可见反晕征。进展期范围扩大并出现实变。吸收期范围逐渐缩小，边缘收缩，密度减低，出现条索影及空洞征。

3. 数目及形状：多发，斑片及大片状，病灶边界清晰。

4. 支气管及血管：空气支气管扩张，未见支气管壁增厚及堵塞；见增粗血管影。

5. 阴性征象：双肺病灶未见树芽征；病灶扩大时出现少量胸腔积液。

6. 综合分析：患者有发热、关节痛等症状，病程短，血常规指标不支持普通细菌性肺炎的表现。影像学表现为双肺多发片状磨玻璃影，胸膜下分布为主，伴随细网格征，可见反晕征，部分实变，可见增粗血管影及空气支气管征，符合较典型病毒性肺炎影像学表现。影像变化快，期间病灶范围扩展到内中带，实变明显，影像出现此起彼伏。治疗后最终病灶由磨玻璃、实变影收缩到变淡、吸收，与临床病情的先期加重再逐步缓解相一致。结合临床及流行病学史，符合新冠肺炎进展期—修复期影像学表现。

【病例来源】 湖北省武汉市华润武钢总医院徐勋华提供

（毛勤香　周凌燕　徐勋华）

病例 107

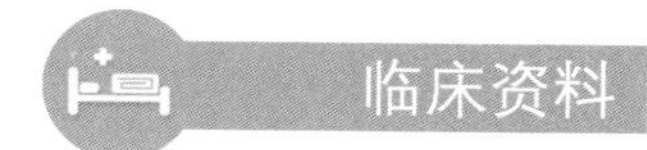

临床资料

患者男，53 岁，发热 5 天。否认流行病学史。2020 年 2 月 11 日血常规：白细

胞计数 $4.44 \times 10^9/L$，淋巴细胞计数 $1.72 \times 10^9/L$，淋巴细胞百分比 38.7%；C－反应蛋白 40.6mg/L。新型冠状病毒核酸检测阳性。

影像资料

2020 年 2 月 10 日

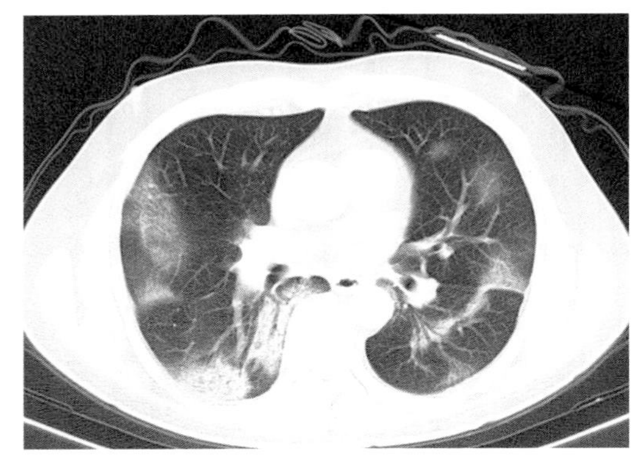

图 A　双肺多发片状磨玻璃影，胸膜下、小叶核心区域分布为主

2020 年 2 月 12 日

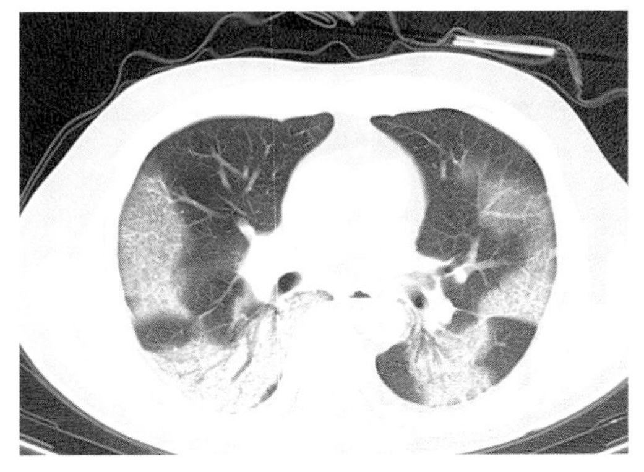

图 B　病灶增大、融合，长轴平行于胸膜，可见细网格征、空气支气管征

2020 年 2 月 19 日

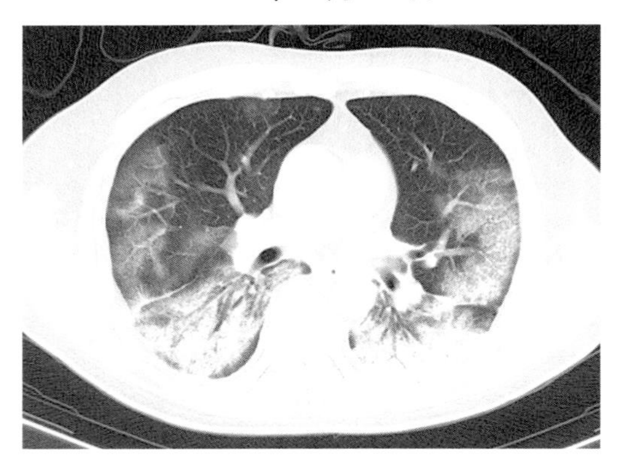

图 C　病灶范围扩大，密度增高、实变，支气管稍扩张，未见明显分泌物潴留

2020 年 2 月 26 日

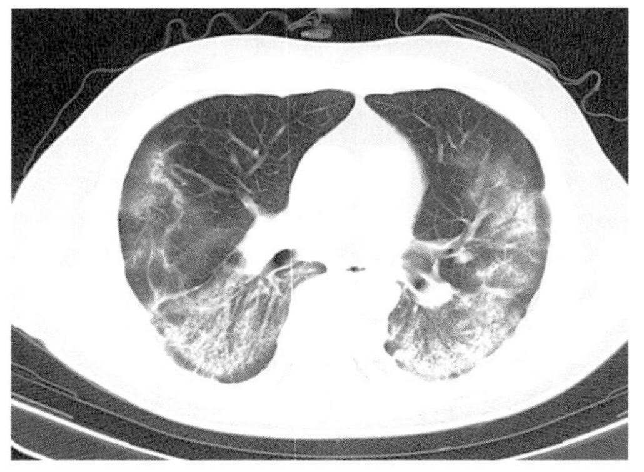

图 D　病灶较前范围缩小，密度减低，边缘收缩，右肺条索影，伴随碎石路征

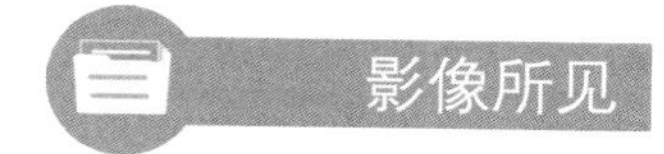

影像所见

图 A：双肺胸膜下及小叶核心区域分布小片状磨玻璃影，边界模糊；图 B：第一次复查病变范围增大，病变相互融合，胸膜下分布为主，长轴与胸膜平行，病灶内可见细网格征及增粗血管影；图 C：第二次复查病变进一步发展，累及内中带；图 D：第三次复查病变明显吸收、好转，病灶范围缩小，密度变浅淡。

病例分析

1. 分布：胸膜下分布为主，病灶长轴多平行于胸膜；部分病灶小叶核心区域分布。

2. 密度：磨玻璃影为主，伴随细网格征；进展期范围扩大，实变明显；修复期范围逐渐缩小，边缘收缩，密度减低，出现条索影。

3. 数目及形状：多发，斑片状及大片状，病灶边界不清。

4. 支气管及血管：实变区空气支气管征，未见支气管壁增厚及堵塞。病灶内可见增粗血管影。

5. 阴性征象：未见胸腔积液，双肺病灶未见树芽征、空洞征、晕征及反晕征。

6. 综合分析：发热，病程短，血常规指标不符合普通细菌性肺炎的表现。影像学表现为双肺多发片状磨玻璃影，胸膜下分布为主，伴随细网格征，部分实变，可见增粗血管影及空气支气管征，符合较典型病毒性肺炎表现。虽然否认流行病学史，但仍应高度怀疑为新冠肺炎。影像变化快，期间病灶范围扩展到内中带，实变明显。治疗后最终病灶由实变到吸收，密度变浅淡，与临床病情的先期加重再逐步缓解相一致。结合两次新型冠状病毒核酸检测阳性，符合新冠肺炎进展期—修复期影像学表现。

【病例来源】 江苏省无锡市第五人民医院丁啸提供

病例 108

临床资料

患者女，76 岁，有疫区生活史。因“咳嗽、咳痰 7 天，发热 3 天”入院。血常规：白细胞计数 $4.11 \times 10^9/L$，淋巴细胞百分比 11.4%。新型冠状病毒核酸检测阳性。

首次影像

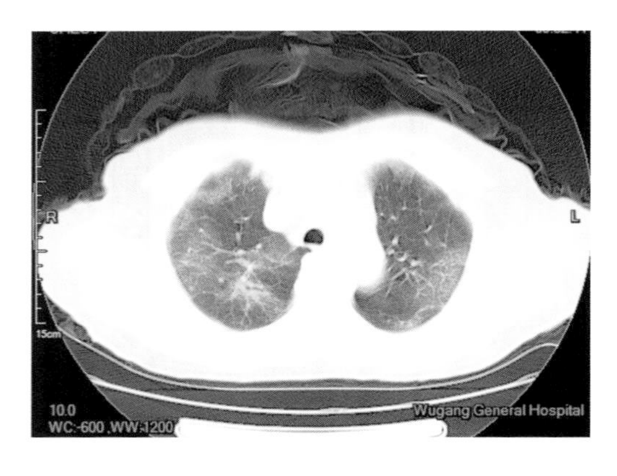

图 A　双上肺片状磨玻璃影，边界不清，小叶内间质增厚。病灶内见增粗血管影

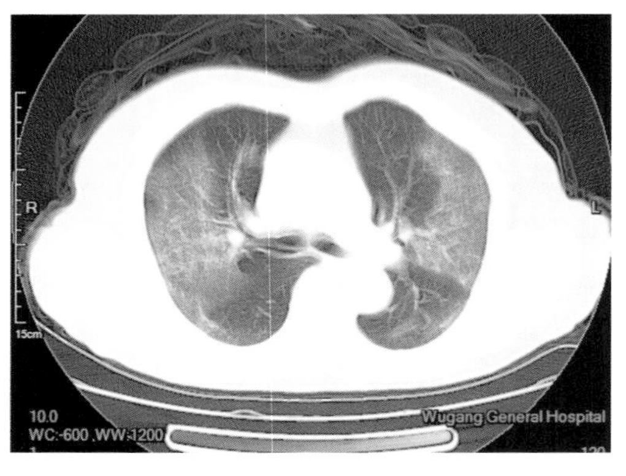

图 B　病变以胸膜下分布为主，长轴平行于胸膜。空气支气管内未见分泌物潴留

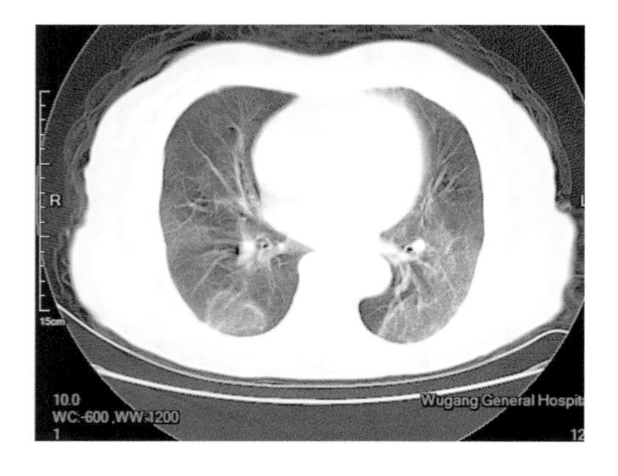

图 C　双下肺见团片状磨玻璃影

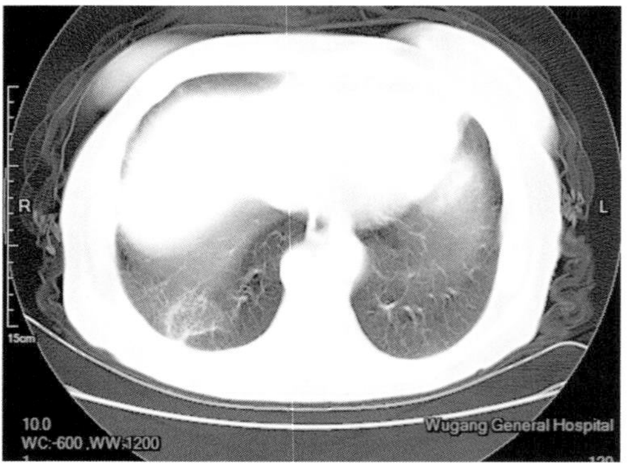

图 D　右下叶后基底段片状磨玻璃影，边缘有少许条索影

复查影像

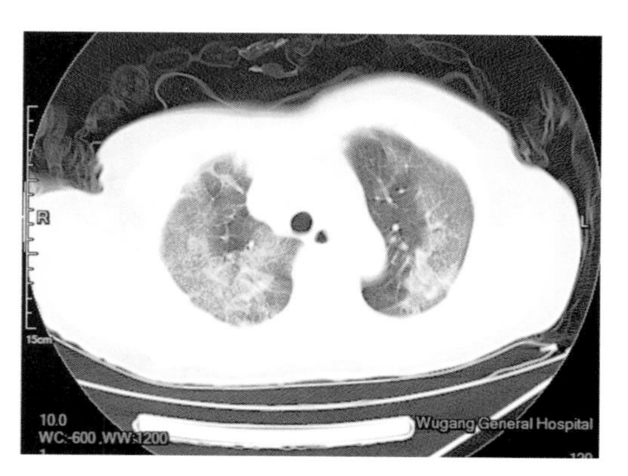

图 E　双肺病灶范围增大、融合，出现实变区

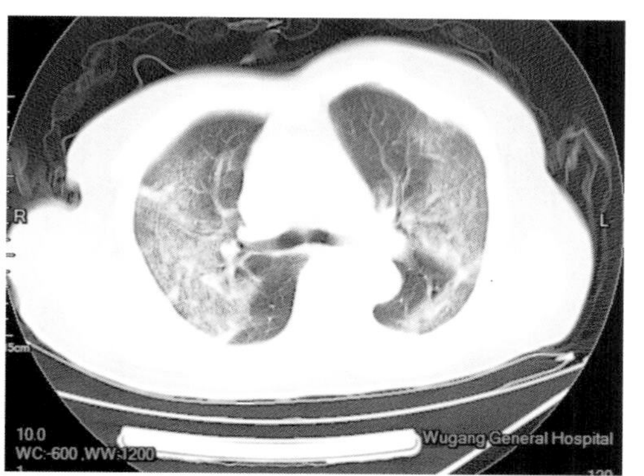

图 F　实变区明显，边界清楚

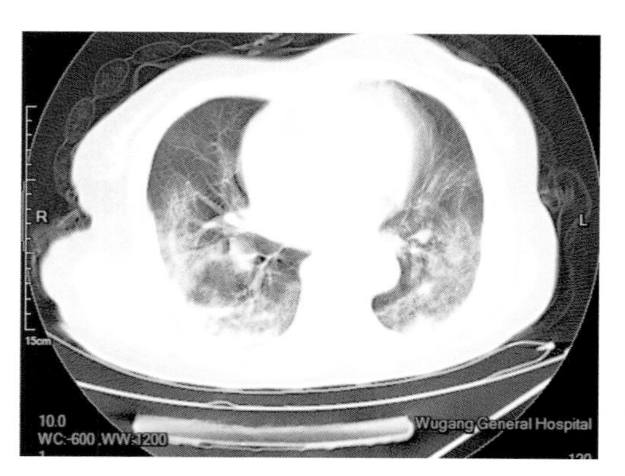

图 G　病灶内出现条索影

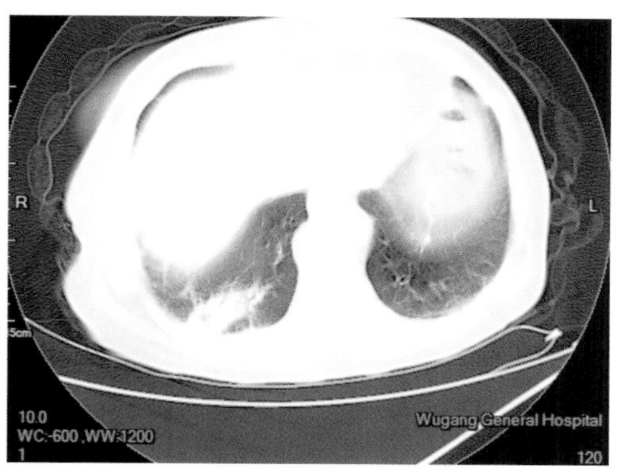

图 H　病灶区域密实，边界清楚

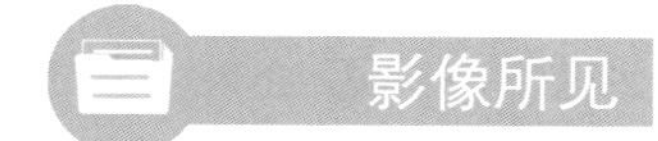

影像所见

图 A—D：入院 CT 见双肺片状磨玻璃影，胸膜下分布为主，长轴平行于胸膜，边界不清，病灶区域小叶内间质增厚，空气支气管内未见分泌物潴留及管壁增厚，病灶内见增粗血管影。图 E—H：治疗 3 天后复查 CT 示双肺病灶范围增大、融合，由胸膜下分布逐渐向双肺内中带进展，出现实变区，病灶边界较前清楚，病灶内出现条索影。

病例分析

1. 分布：胸膜下分布为主，部分病灶长轴平行于胸膜。

2. 密度：磨玻璃影为主，伴部分实变影及条索影，磨玻璃影内见小叶内间质增厚。

3. 数目及形状：斑片状、大片状。

4. 支气管及血管：空气支气管征，未见分泌物潴留及管壁增厚，病灶内见增粗血管影。

5. 阴性征象：未见树芽征、空洞征及反晕征，未见胸腔积液。

6. 综合分析：发热，病程短，血常规指标不符合普通细菌性肺炎的表现。胸部CT显示双肺大片状磨玻璃影，胸膜下分布为主，部分实变，伴细网格征，长轴与胸膜平行，符合病毒性肺炎影像学表现。短期内复查，双肺病变扩大融合、密度增高，累及双肺内中带，符合新冠肺炎进展期向重型演变的影像学表现。

【病例来源】 湖北省武汉市华润武钢总医院陈刚提供

（徐勋华　冯连彩　潘军平）

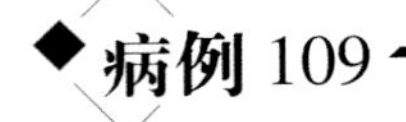

病例 109

临床资料

患者男，74岁，有疫区生活史，于2020年1月12日受凉后发热，伴乏力、纳差，不伴咳嗽、咳痰。最高体温：39.8℃。2020年1月17日血常规：白细胞计数 9.40×10^9/L，淋巴细胞百分比19.7%；2020年1月19日血常规：淋巴细胞百分比12.5%；2020年1月21日血常规：淋巴细胞百分比6.8%。新型冠状病毒核酸检测阳性。

首次影像

2020 年 1 月 19 日

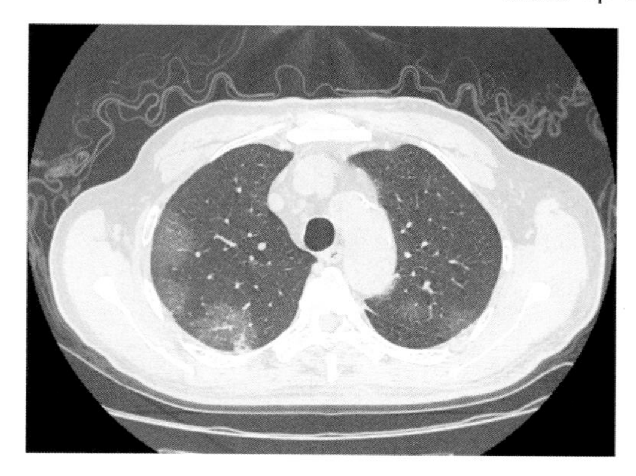

图 A　双肺多发片状磨玻璃影，边界不清，胸膜下分布为主，病灶内见增粗血管影

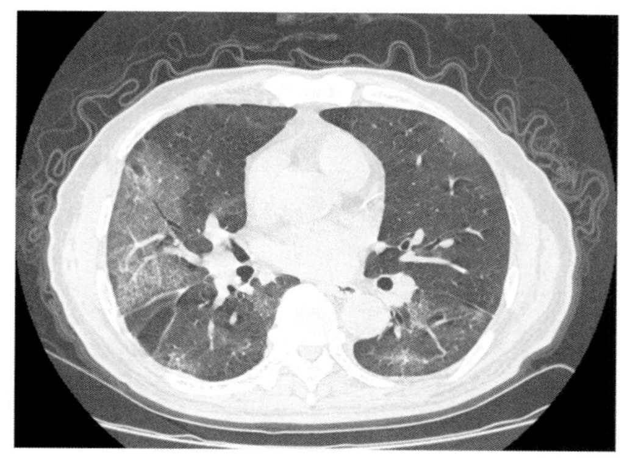

图 B　病灶长轴平行于胸膜，见细网格征及空气支气管征

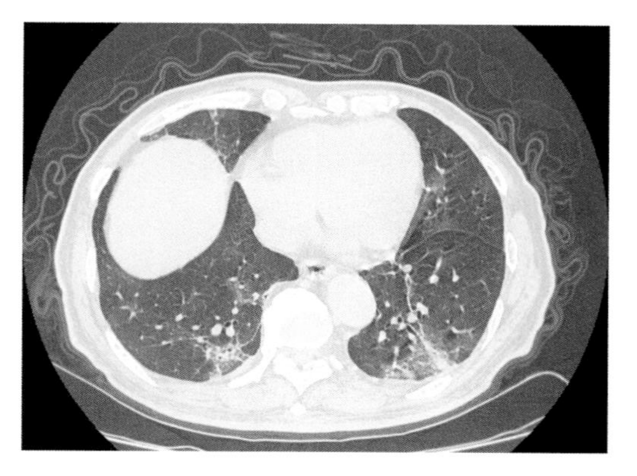

图 C　下肺病灶密度偏高，边界较清楚，边缘收缩

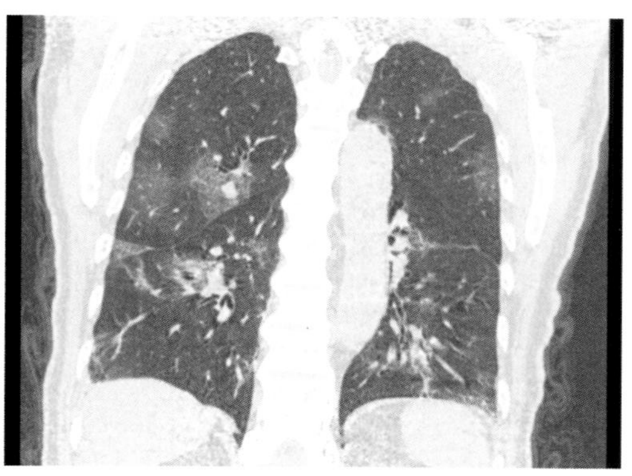

图 D　部分病灶叶间裂下（胸膜下）及小叶核心区域分布，支气管内未见分泌物潴留

复查影像

2020 年 1 月 21 日

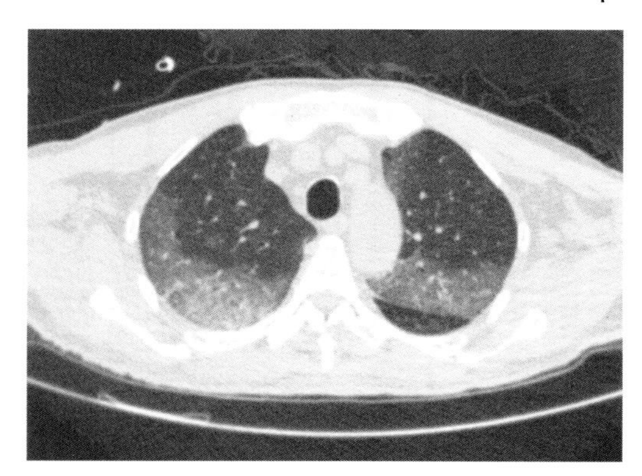

图 E　短期内病灶范围迅速扩大融合，病灶长轴平行于胸膜

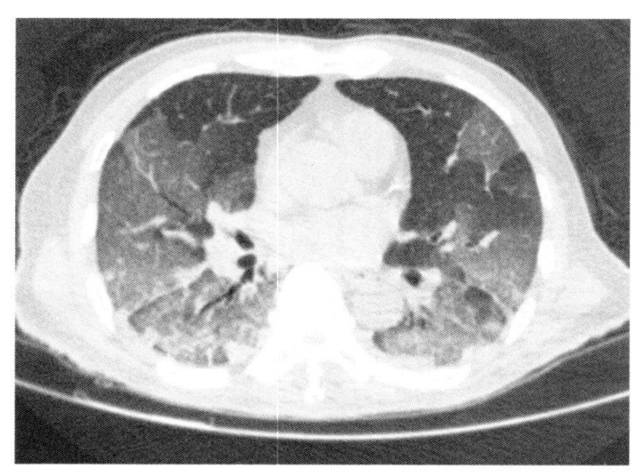

图 F　磨玻璃影向内中带蔓延，空气支气管内未见明显分泌物潴留

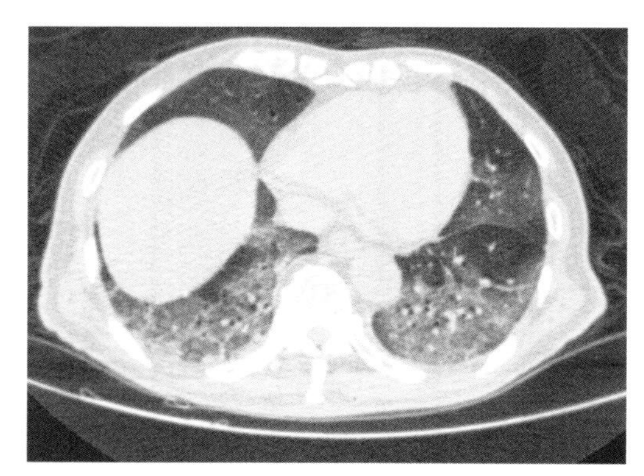

图 G　未见胸腔积液

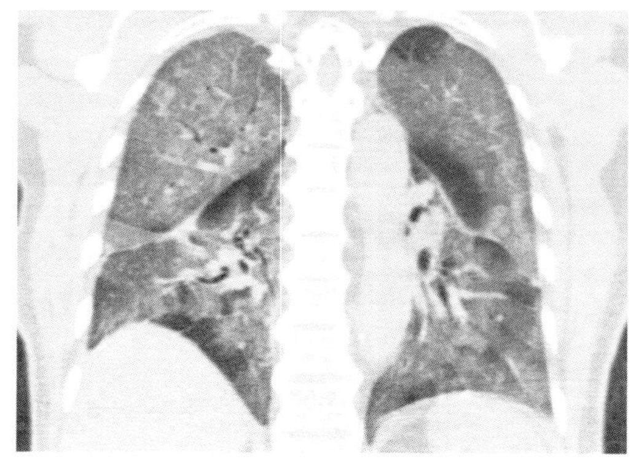

图 H　双肺弥漫磨玻璃影，几乎占据所有肺叶，可见少许实性密度区

影像所见

图 A—D：双肺弥漫斑片状及大片状磨玻璃影，呈胸膜下及叶间裂下分布，磨玻璃病灶内部可见细网格征、空气支气管征、增粗血管影；双肺部分病灶内密度欠均匀，可见少许实变影，大部分病灶边界清晰。图 E—H：双肺弥漫性磨玻璃影，

病变范围明显增大、逐渐融合，由胸膜下分布逐渐向双肺内中带进展；病变密度增高、变实。病灶边界仍清晰可辨，可见碎石路征。

病例分析

1. 分布：胸膜下分布为主，部分小叶核心区域分布。
2. 密度：磨玻璃影为主，伴部分实变影及条索影，磨玻璃影内见细网格征。
3. 数目及形状：斑片状、大片状，弥漫。
4. 支气管及血管：空气支气管征，管内未见分泌物潴留及支气管壁增厚，病灶内见增粗血管影。
5. 阴性征象：未见明显树芽征、空洞征及反晕征；未见胸腔积液。
6. 综合分析：持续发热伴呼吸道症状，经抗感染治疗后症状反复，胸部 CT 显示双肺多发片状磨玻璃影，胸膜下分布为主，部分实变，内见细网格征，长轴与胸膜平行，符合病毒性肺炎影像学表现。短期内复查，双肺病变迅速扩大融合、密度增高，累及双肺多叶段内中带，患者影像加重的同时伴有淋巴细胞及血氧饱和度进行性降低。结合临床表现、流行病学史及血常规检查结果，符合新冠肺炎进展期向重型演变的影像学表现。

【病例来源】江西省九江市第一人民医院於雄提供

（王　红　潘军平）

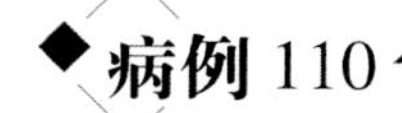

病例 110

临床资料

患者男，37 岁，3 天前无明显诱因出现阵发性咳嗽，咳少许白痰，1 天前出现发热，体温最高达 39.8℃，伴全身肌痛、畏寒、纳差及乏力不适。患者 2 周前与疫区人员有过近距离接触，过去有糖尿病病史，自诉口服中药降糖。血常规：白细胞

计数 4.7×10^9/L，中性粒细胞百分比 70.1%，淋巴细胞百分比 23%；C－反应蛋白 99.1mg/L；降钙素原 0.13μg/L；肺炎衣原体 IgG 30.6AU/mL，肺炎衣原体 IgM 0.06COI，肺炎支原体 IgG 94.9AU/mL，肺炎支原体 IgM 0.36COI；痰抗酸杆菌涂片：未发现抗酸杆菌；CD4 细胞计数 104/μL，CD8 细胞计数 182/μL。新型冠状病毒核酸检测阳性。

首次影像

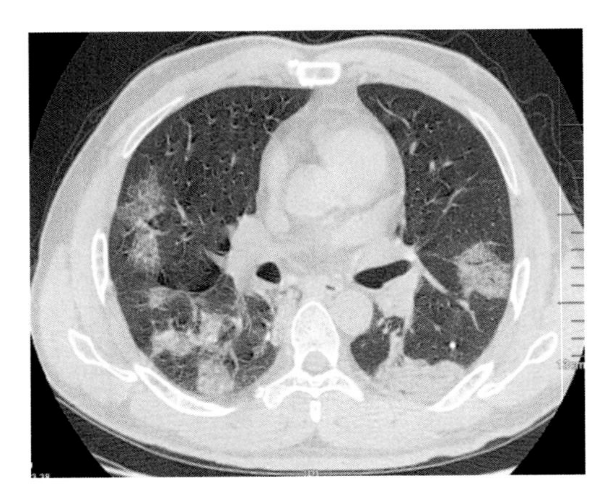

图 A　双肺胸膜下多发磨玻璃影，边界清楚，边缘平直，内见细网格征

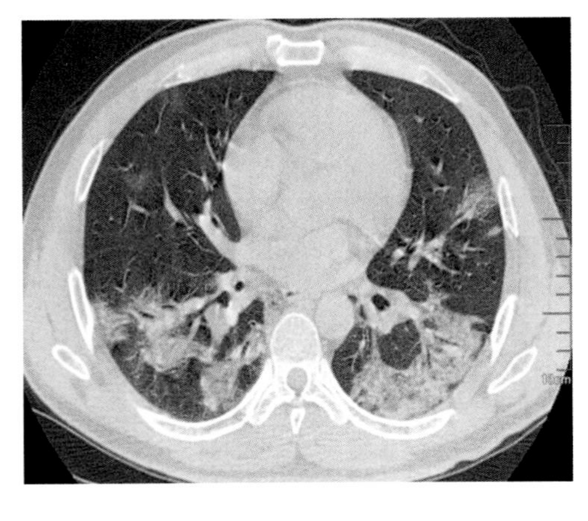

图 B　左肺下叶病灶长轴平行于胸膜，右肺下叶小叶核心区域分布

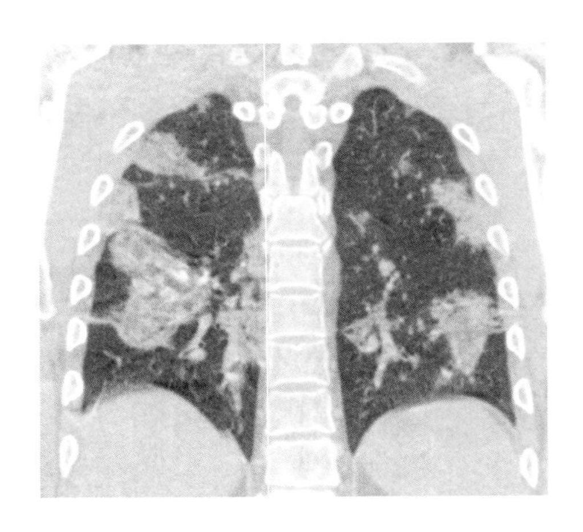

图 C　病灶内见空气支气管征、增粗血管影

复查影像

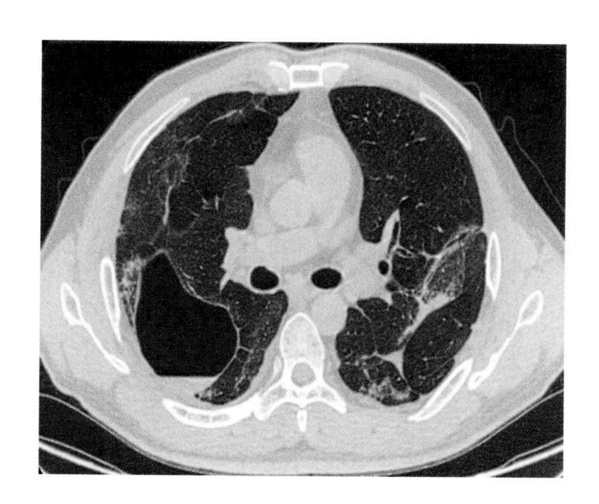

图 D　右肺下叶囊腔影，其内见小液平

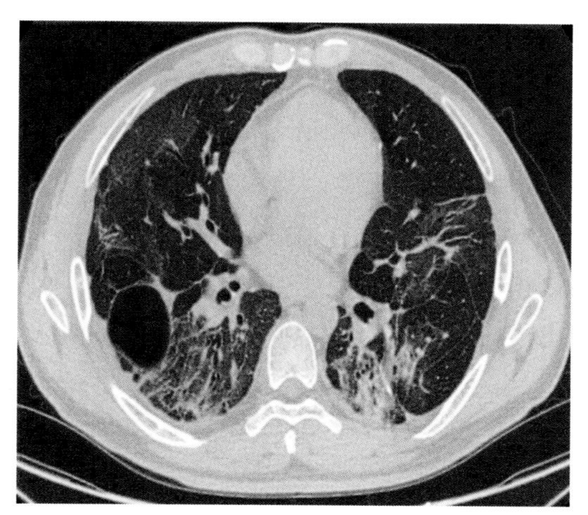

图 E　原有病灶密度变浅淡，出现纤维条索影

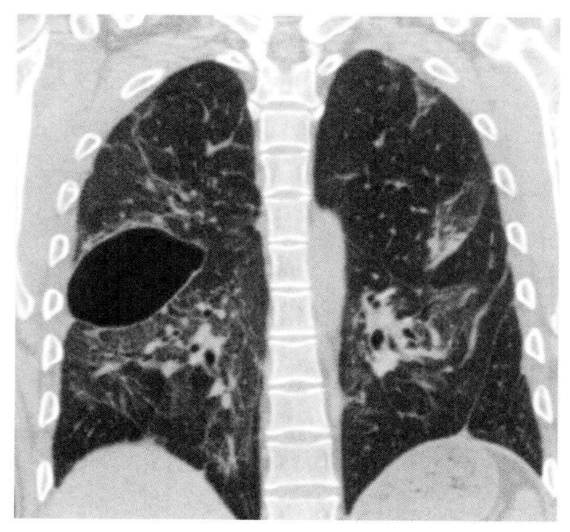

图 F　原有病灶部分吸收，小叶间隔增厚

影像所见

图 A—C：起病前 5 天 CT 见双肺多发片状磨玻璃影，胸膜下及小叶核心区域分布，边界较清晰，边缘平直，病变内见细网格征、空气支气管征、增粗血管影，分布以外后方为主，不按肺段分布，双侧后胸膜稍厚。纵隔淋巴结未见明显肿大。图

D—F：抗新型冠状病毒治疗25天后复查，双肺磨玻璃影病变较前吸收减少，密度变浅淡，纤维化病灶较前增多，右肺下叶出现囊腔影，内有小液平。小叶间隔增厚，双侧胸膜略增厚。

病例分析

1. 分布：双肺外带胸膜下、小叶核心区域分布，后方为主。

2. 密度：磨玻璃影为主，部分实变影。

3. 数目及形状：多发，斑片状。

4. 支气管及血管：病变内见细网格征、增粗血管影、空气支气管征，未见支气管壁增厚，小叶间隔增厚。

5. 阴性征象：未见淋巴结肿大、树芽征、胸腔积液等。

6. 综合分析：双肺胸膜下、小叶核心区域分布磨玻璃影，可见细网格征、空气支气管征、增粗血管影，结合流行病学史、临床症状、血常规检查结果符合病毒性肺炎表现；患者呼吸道病原体九联检测排除普通病毒及非典型病原体感染，咽拭子新型冠状病毒核酸检测阳性，符合新冠肺炎进展期肺部改变。该患者有糖尿病病史，免疫力低下，故抗病毒时间较长，病变吸收较慢，咽拭子新型冠状病毒核酸检测复查呈阳性，持续时间长，25天后复查，右下肺出现囊腔影，考虑支气管黏液栓塞所致。

【病例来源】 湖南省怀化市第一人民医院易文中提供

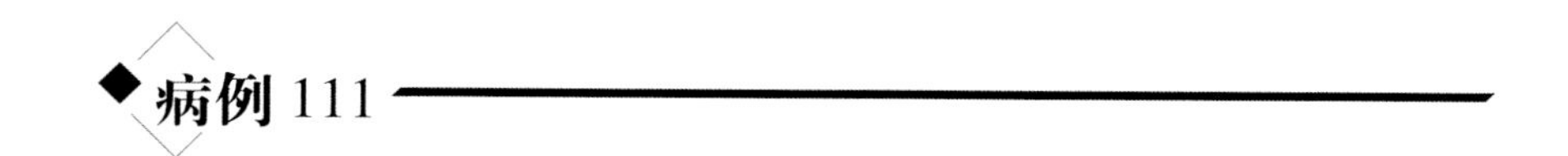

病例111

临床资料

患者女，18岁，从疫区返乡，于10天前出现单咳，干咳为主，有发热，体温最高达39.1℃，伴畏寒、寒战、咽痛及全身酸痛。予以抗病毒、对症治疗，疗效欠佳。1天前症状加重，持续高热，伴气促，血氧饱和度下降且不能维持在90%以上，考虑重型急性呼吸窘迫综合征（ARDS），给予气管插管及呼吸机治疗。血常规：白细胞计数 5.0×10^9/L，中性粒细胞百分比 90%；C－反应蛋白 3.8mg/L，淋巴细胞计数 1 369/μL；降钙素原 0.05μg/L。新型冠状病毒核酸检测阳性。

首次影像

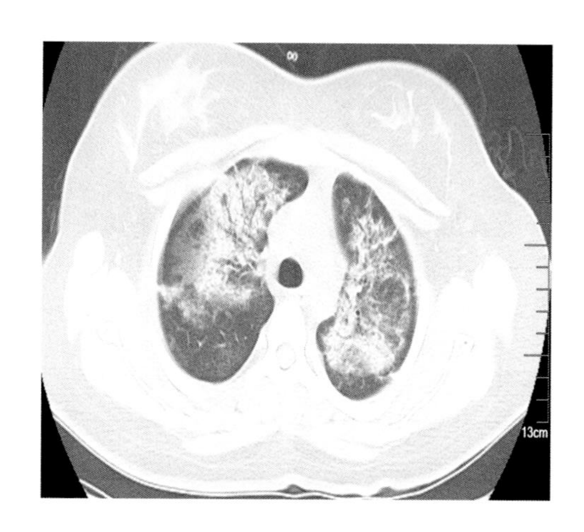

图 A　双肺上叶实变、磨玻璃影，边缘收缩、平直，支气管扩张

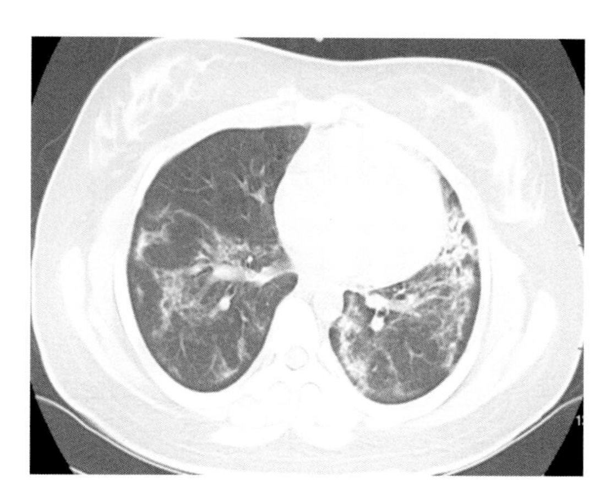

图 B　多发胸膜下及小叶核心区域，左肺下叶长轴平行于胸膜

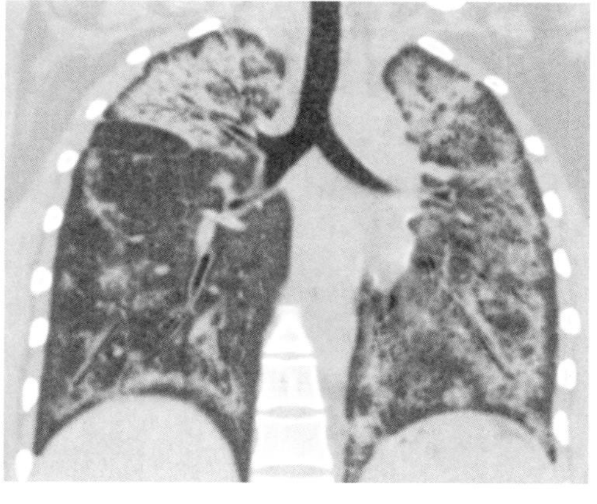

图 C　部分中轴间质分布

复查影像

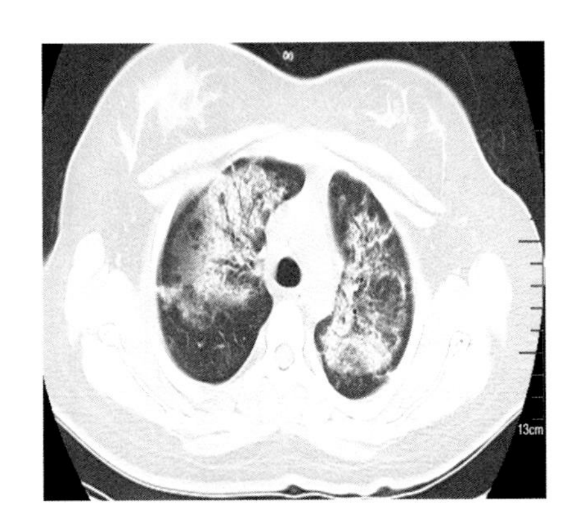

图 D　病灶未有明显变化

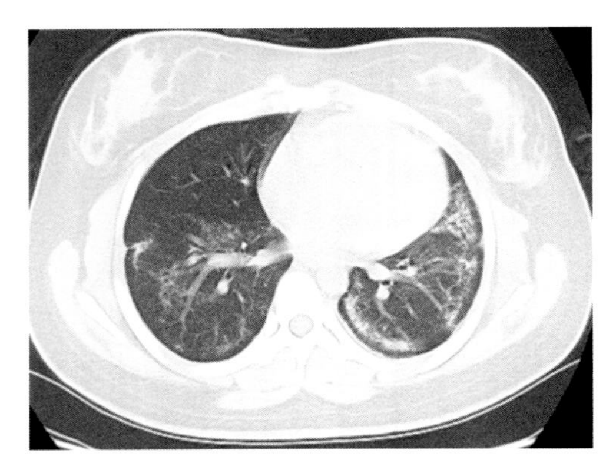

图 E　与前片对比，病灶部分吸收

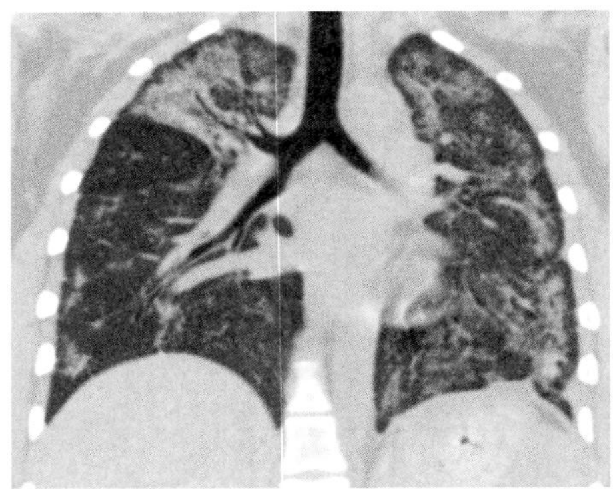

图 F　实变病灶密度较前减低

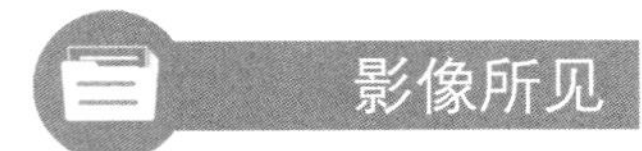

影像所见

图 A—C：症状加重前 10 天 CT 容积扫描示双肺可见较散在片状、斑片状实变及磨玻璃影，内中带为主，实变影边缘收缩、平直，以双上肺明显，内见细网格征及空气支气管征，双肺少许纤维条索影，病灶内见增粗血管影，无胸腔积液。图 D—F：抗新型冠状病毒治疗 9 天后复查，双肺病灶较前吸收、减少，双肺上叶病灶密度较前减低。

病例分析

1. 分布：胸膜下、小叶核心区域或中轴间质分布，双上肺为主。

2. 密度：实变为主，边界清楚，部分呈磨玻璃影，有纤维条索影，可见小叶间隔增厚。

3. 数目及形状：多发，斑片状及大片状。

4. 支气管及血管：病变内见空气支气管征。

5. 阴性征象：未见淋巴结肿大、树芽征、胸腔积液等。

6. 综合分析：胸膜下、小叶核心区域及中轴间质分布，由外向内发展。持续高热，血常规检查白细胞计数正常，淋巴细胞计数减低，降钙素原不高，结合流行病学史，符合病毒性肺炎表现；患者呼吸道病原体九联检测排除普通病毒及非典型病原体感染，咽拭子新型冠状病毒核酸检测阳性，符合新冠肺炎危重型肺部表现。该患者没有基础疾病，但淋巴细胞计数减低，提示免疫力低下，病情重，病变吸收较慢，有肺纤维化。

【病例来源】 湖南省怀化市第一人民医院易文中提供

（曾庆思　陈　淮　徐勋华　成官迅）

六、 儿童患者 CT 征象分析

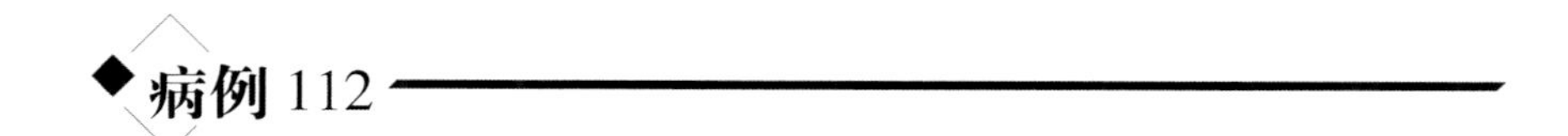

病例 112

临床资料

患者男，10 岁 7 个月，有疫区生活史。因“持续发热 5 天，乏力半天”入院。血常规：白细胞计数 $6.34 \times 10^{9}/L$，淋巴细胞百分比 13.5%；C－反应蛋白 4mg/L。新型冠状病毒核酸检测阳性。

首次影像

2020 年 1 月 29 日

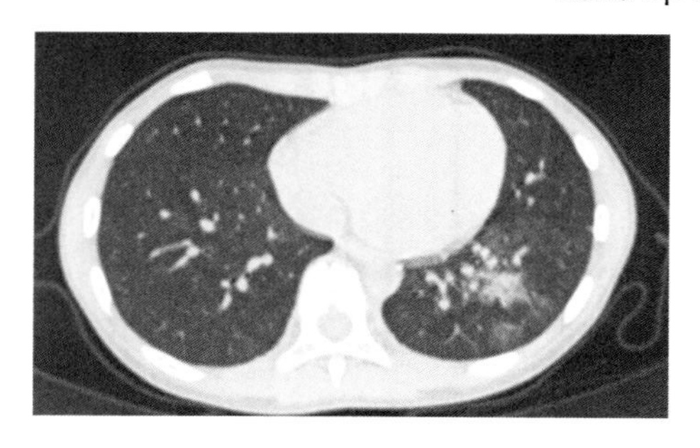

图 A1 左肺下叶斑片影，中心密度较高，病变呈实变影和磨玻璃影共存

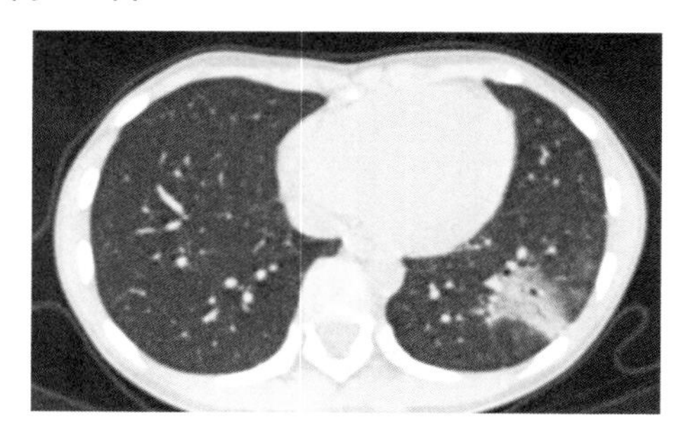

图 B1 其内可见空气支气管征及增粗血管影，部分边界尚清

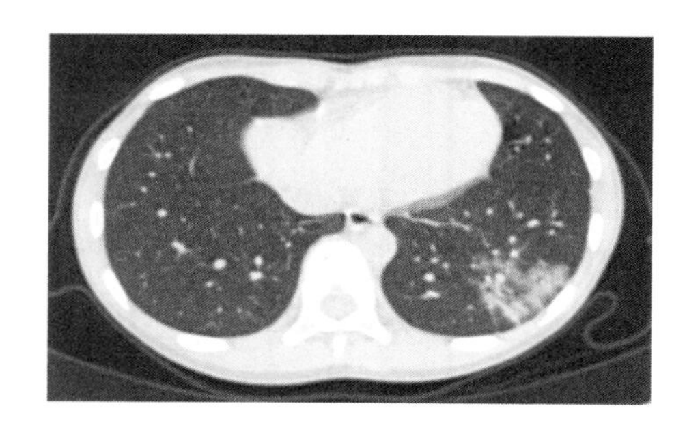

图 C1 病变长轴平行于胸膜

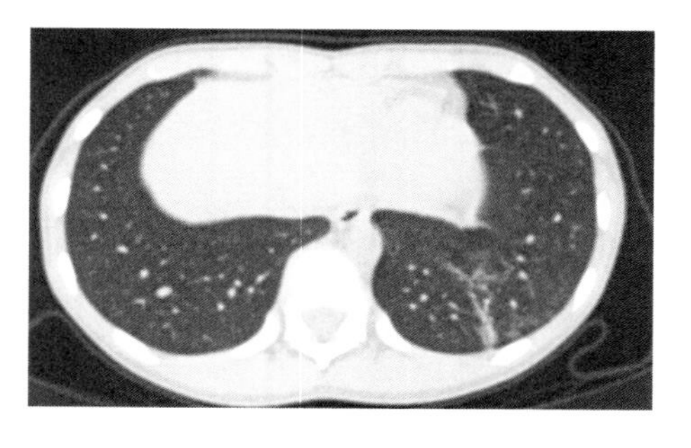

图 D1 左下肺少许条索影

复查影像

2020 年 2 月 7 日

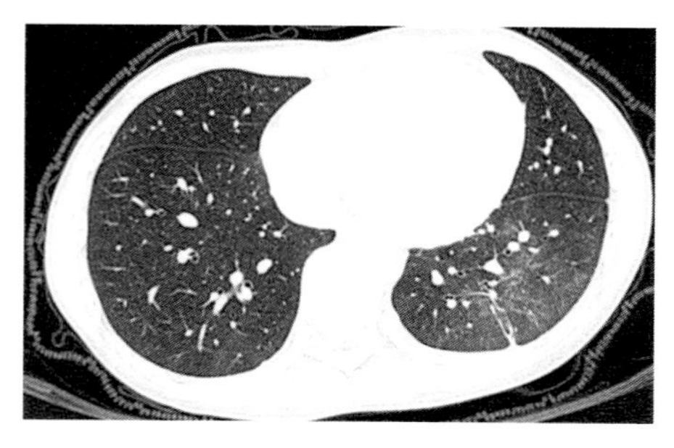

图 A2 较前密度减低，出现条索影

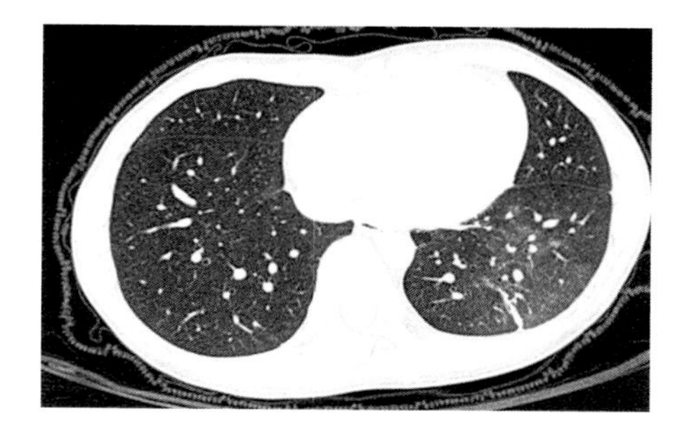

图 B2 实变影较前密度减低，呈淡薄磨玻璃影

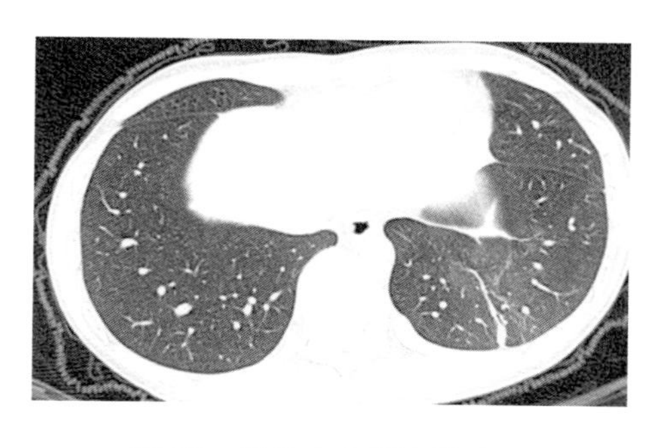

图 C2　较前实变影明显减少

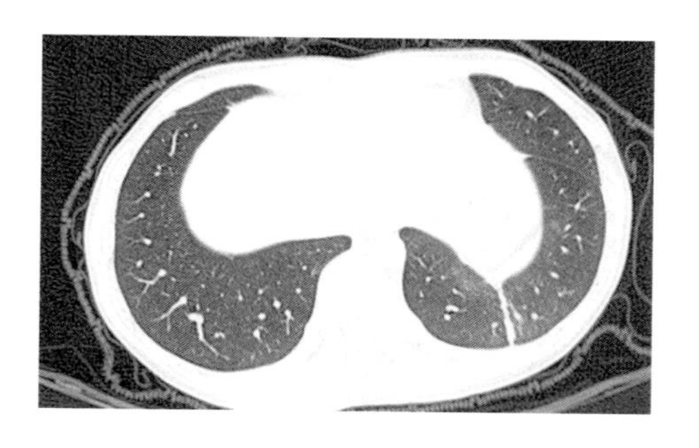

图 D2　较前出现条索影

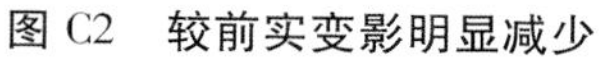

影像所见

图 A1—D1：左肺下叶可见多发片状、斑片状磨玻璃影及实变影，实变影边界清楚，磨玻璃影边界模糊，病灶内可见增粗血管影及空气支气管征，以外带胸膜下分布多见，部分见小叶核心区域分布。图 A2—D2：左肺下叶原有病灶范围缩小，密度减低，边界清楚，有纤维条索影出现，无新发病灶，呈好转趋势。

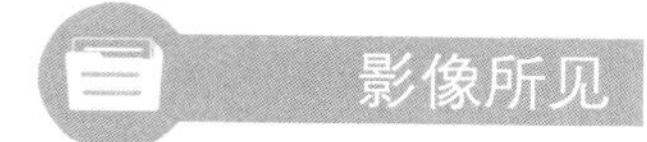

病例分析

1. 分布：胸膜下、小叶核心区域分布。
2. 密度：磨玻璃影及实变影。
3. 数目及形状：多发，斑片状、片状。
4. 支气管及血管：与支气管分布无关，未见支气管壁增厚及堵塞，见增粗血管影、空气支气管征。
5. 阴性征象：未见树芽征、胸腔积液、晕征及反晕征。
6. 综合分析：发热，白细胞不高，不符合普通细菌性肺炎的临床表现。影像上左下肺病变，非叶段分布，支气管壁不厚，有实变，无坏死，无空洞征、树芽征，无胸腔积液，符合病毒性肺炎表现，咽拭子新型冠状病毒核酸检测阳性。复查片显示原病灶磨玻璃影减少，实变影减少，密度减低，出现纤维条索影，无新病灶出现，均提示病变吸收、好转。结合临床及流行病学史，符合普通型新冠肺炎进展期—修复期影像学表现。

【病例来源】 湖北省武汉市华润武钢总医院王潇提供

（张　捷　徐　晓　徐勋华）

病例113

临床资料

患者女，11岁，有与新冠肺炎患者密切接触史。血常规：白细胞计数8.77×10^9/L，淋巴细胞计数3.09×10^9/L。新型冠状病毒核酸检测阳性。

影像资料

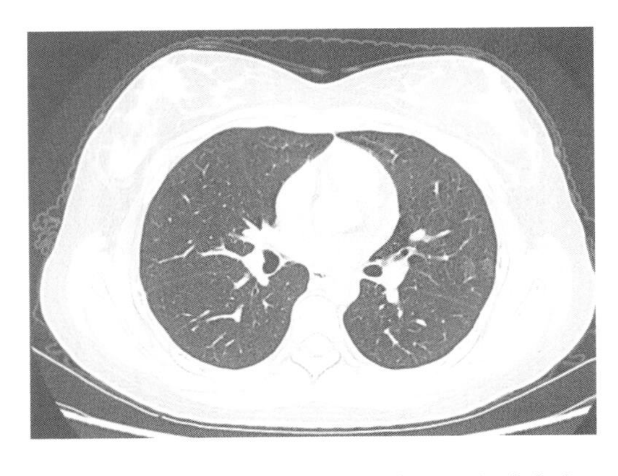

图A　左肺上叶外侧胸膜下见小叶大小磨玻璃影，边界欠清

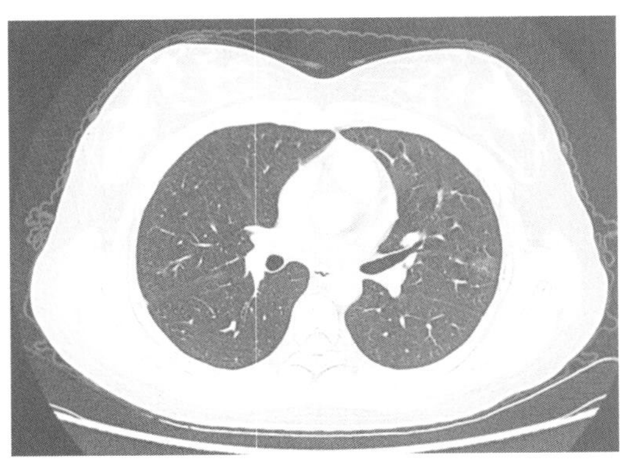

图B　磨玻璃影位于小叶核心区域

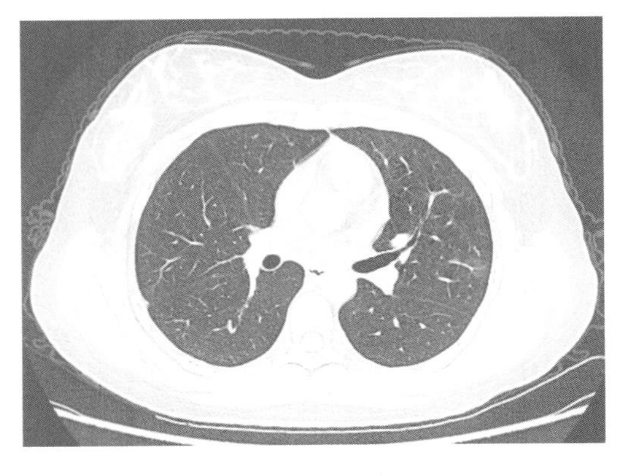

图C　磨玻璃影内见增粗血管影

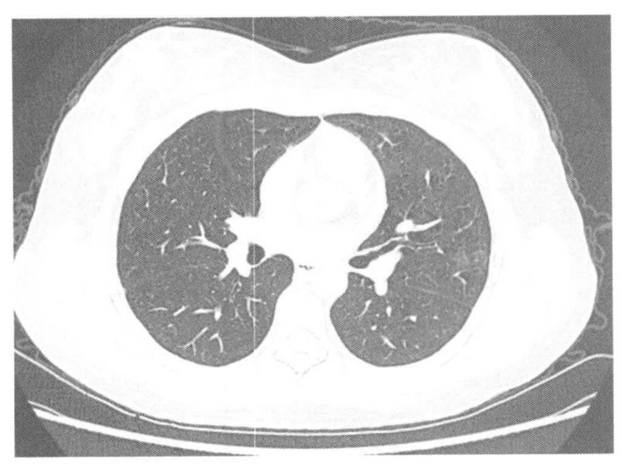

图D　支气管壁无增厚

影像所见

图 A—D：左上肺外侧胸膜下多发小斑片状磨玻璃影，边界不清，病灶内见增粗血管影，病变区支气管壁无增厚。

病例分析

1. 分布：左肺上叶外侧胸膜下、小叶核心区域分布。
2. 密度：磨玻璃影，边界不清，密度较均匀。
3. 数目及形状：多发，小斑片状。
4. 支气管及血管：支气管未见扩张，病灶内见增粗血管影。
5. 阴性征象：未见明显实变区，未见树芽征、空洞征及反晕征，未见胸腔积液。
6. 综合分析：无发热，病程短；血常规指标不符合普通细菌性肺炎的表现。影像学表现为多发胸膜下磨玻璃影，病变内见增粗血管影，符合病毒性肺炎影像学表现。结合临床及流行病学史，符合新冠肺炎早期影像学表现。

【病例来源】 江苏省昆山市第一人民医院（江苏大学附属昆山医院）方军提供

（潘军平　成官迅　徐勋华　曾庆思）

七、X 线平片及移动 DR 影像分析

病例 114

临床资料

患者男，51 岁，发热，活动后有胸闷、气促，精神欠佳，偶有咳嗽，多为干咳。

有与新冠肺炎患者接触史。体温在37℃~38℃之间波动，血氧饱和度为98%（鼻导管吸氧）。2020年1月25日临床初步诊断：病毒性肺炎，低氧血症。2020年1月29日血常规：白细胞计数正常，中性粒细胞百分比80.9%，淋巴细胞计数0.73 × 10^9/L，淋巴细胞百分比14.5%；C-反应蛋白18.69mg/L。新型冠状病毒核酸检测阳性。

影像资料

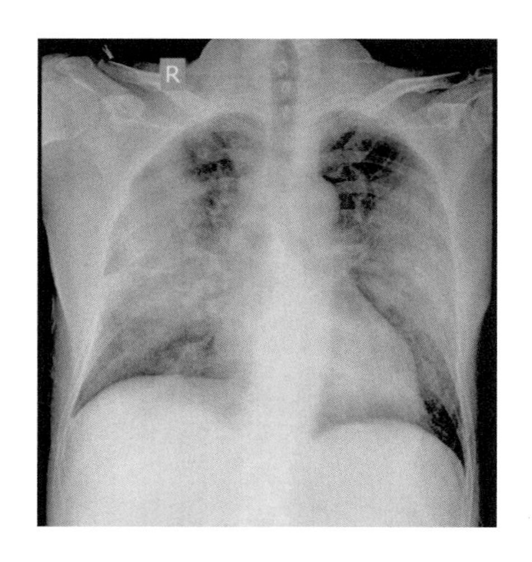

影像所见

胸部正位片示双中下肺中外带见片絮状密度增高影，密度不均，边界模糊，右侧叶间胸膜增厚，右心缘上部模糊，右侧肋膈角变浅。

病例分析

患者双中下肺中外带有不均匀片絮状密度增高影，右肺部分病灶较实，左肺病变内见肺纹理走行影，病灶无叶段性分布趋势，符合病毒性肺炎表现。结合患者流行病学史、临床症状及淋巴细胞减低、C-反应蛋白升高，疑似新冠肺炎表现。后经核酸检测确诊。胸片由于空间和密度分辨率较低，对肺部病变的具体形态、密度、数目及分布显示不全面，需进一步行CT检查了解病变具体情况。

【病例来源】 湖北省武汉市华润武钢总医院王潇提供

病例 115

临床资料

患者男，56 岁，发热一周，咯血 8 小时，体温最高达 39.4℃。常居武汉。2020 年 1 月 26 日血常规：白细胞计数 5.70×10^9/L，淋巴细胞计数 0.66×10^9/L，淋巴细胞百分比 11.6%；C－反应蛋白 63.44mg/L。2020 年 1 月 29 日血常规：白细胞计数 3.79×10^9/L，淋巴细胞百分比 9.5%，淋巴细胞计数 0.36×10^9/L；C－反应蛋白 93.13mg/L。新型冠状病毒核酸检测阳性。

影像资料

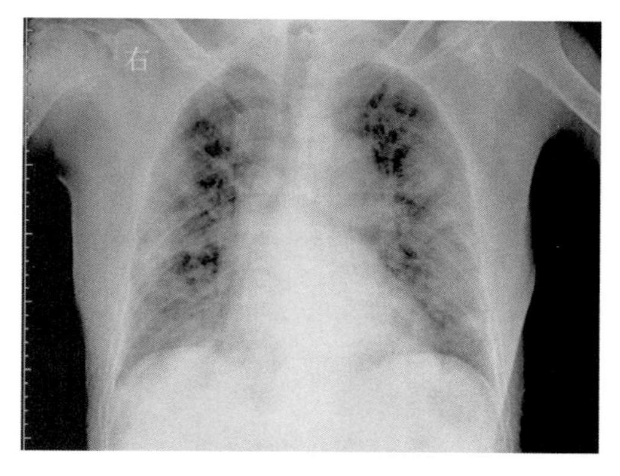

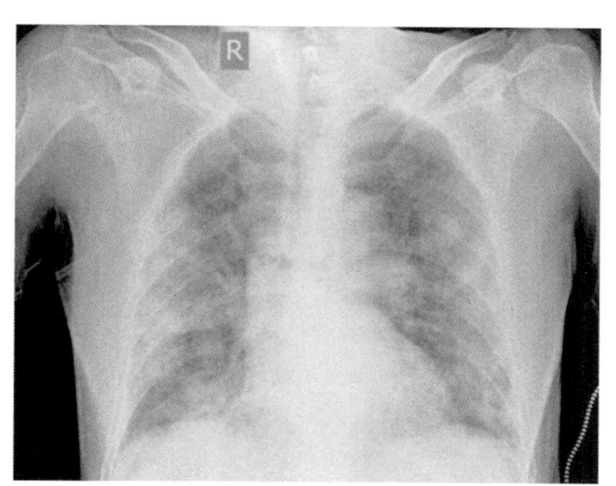

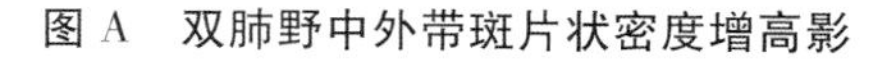
图 A　双肺野中外带斑片状密度增高影

图 B　病变较前增多，密度增高

影像所见

图 A：2020 年 1 月 26 日胸片示双肺野中外带可见斑片状密度增高影，边缘不清，密度不均。图 B：2020 年 1 月 29 日胸片示肺部病灶较前范围增大，密度增高，朝内中带进展，可见细网格征。

病例分析

患者双肺病变以中外带分布为主，不按叶段分布，三天后复查显示片影较前增多，密度增高。该患者起病急，白细胞及淋巴细胞计数降低，不符合普通肺炎的临床表现。结合流行病学史、影像学表现及血常规检查结果，符合病毒性肺炎表现。

【病例来源】 湖北省武汉市华润武钢总医院余惠丽提供

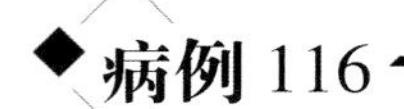

病例 116

临床资料

患者男，70 岁。有疫区居住史。2020 年 1 月 20 日无明显诱因出现咳嗽、咳白痰。痰量多，可咳出，伴纳差、乏力、发热。2020 年 1 月 25 日血常规：白细胞计数 $14.66\times10^9/L$，淋巴细胞计数 $0.61\times10^9/L$，淋巴细胞百分比 4.2%；C－反应蛋白 243.85mg/L。2020 年 1 月 26 日患者出现精神差及明显呼吸困难。查：唇绀，双肺呼吸音低，指脉氧饱和度 40% ~70%。新型冠状病毒核酸检测阳性。

影像资料

2020 年 1 月 20 日

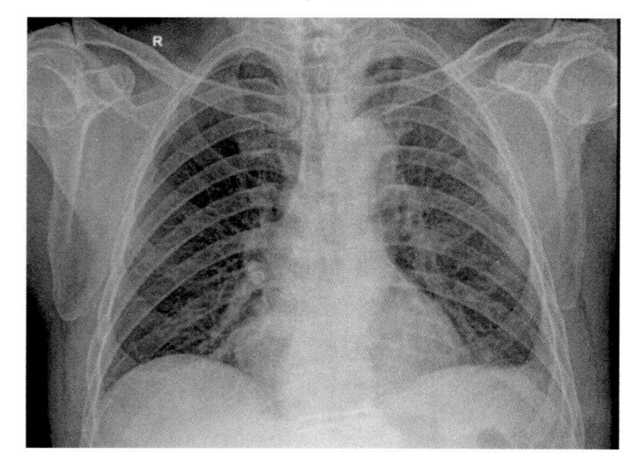

图 A　左下肺近膈面少许小片状密度增高影

2020 年 1 月 26 日

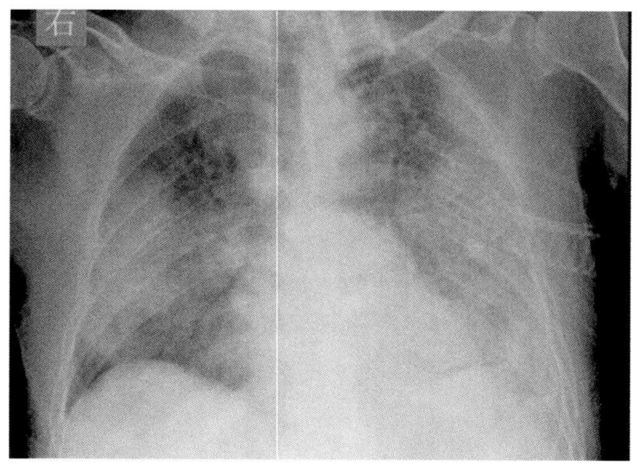

图 B　双中下肺大片状密度增高影，部分区域累及内中带

影像所见

图 A：首次胸部正位片示左下肺近膈面少许小片状密度增高影，左侧肋膈角变钝。图 B：6 天后床边胸片示双肺野透亮度减低，双肺中下野外带见大片状密度增高影，部分区域累及内中带，以左侧为著，左侧膈面外侧显示欠清，肋膈角变钝。

病例分析

患者首次胸片仅见左下肺少许病变，左侧少量胸腔积液；6 天后快速进展为双肺大片实变影，不按叶段分布；左侧胸腔积液亦较前增多。结合患者流行病学史、临床症状及血常规检查中淋巴细胞减低、C－反应蛋白升高，符合新冠肺炎早期向重型演变的影像学表现。

【病例来源】 湖北省武汉市华润武钢总医院黄晓露提供

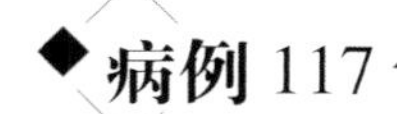

病例 117

临床资料

患者男，56 岁，有疫区生活史，因“畏寒、发热、咳嗽 6 天”入院。咳嗽时伴胸闷、胸痛，活动后伴喘息。2020 年 1 月 15 日血常规：白细胞计数 $2.94 \times 10^9/L$，淋巴细胞计数 $0.47 \times 10^9/L$；2020 年 1 月 25 日血常规：中性粒细胞百分比 82.7%，淋巴细胞计数 $0.56 \times 10^9/L$，淋巴细胞百分比 5.9%。指脉氧饱和度较差。新型冠状病毒核酸检测阳性。

影像资料

2020 年 1 月 13 日

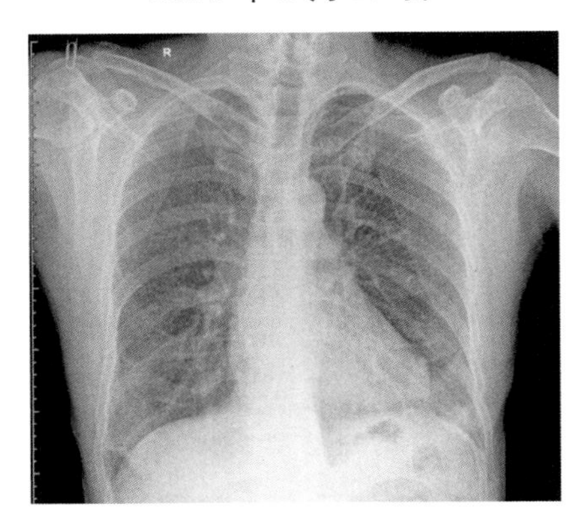

图 A　双肺下叶肋膈角区小斑片状密度增高影

2020 年 1 月 20 日

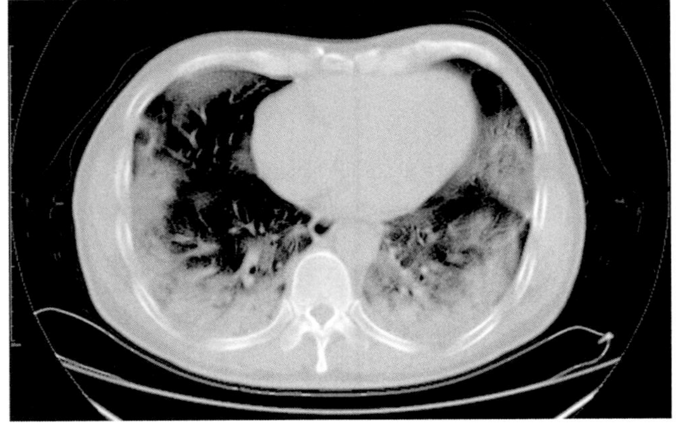

图 B　CT 显示肺外带磨玻璃影，部分实变，见空气支气管征

2020 年 1 月 27 日

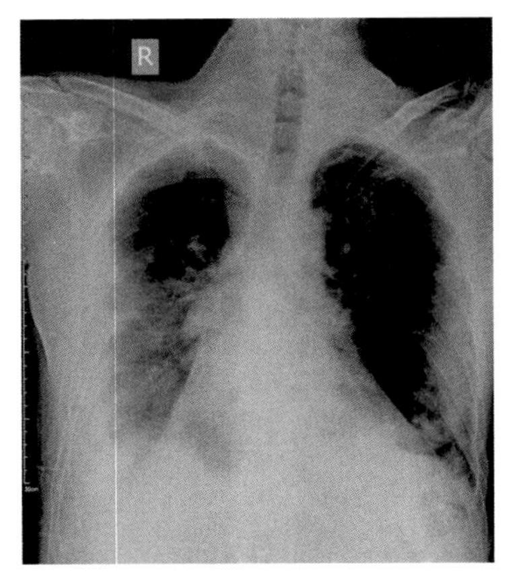

图 C　双肺多发斑片状影，出现胸腔积液及心包积液影像改变

影像所见

图 A：双肺下叶肋膈角区见小斑片状密度增高影，部分边界稍模糊。图 B：双

肺外带磨玻璃影，部分密度朝实变发展，边界尚清，病变长轴与胸膜平行；部分区域累及内中带，内可见稍扩张的空气支气管。图 C：双肺多发斑片状、片状密度增高影，边界模糊，可见少许条索影，中下肺野为主，双肺外带可见弧形高密度影，右侧为重，两侧肋膈角变钝，右侧为重；心影较第一次胸片增大，边缘平直，提示有心包积液。

病例分析

患者 2020 年 1 月 13 日胸片显示双肺下野外带靠侧胸膜处有小片状影。2020 年 1 月 20 日 CT 显示双肺多发病灶融合，病灶长轴与胸膜平行，部分累及内中带，部分实变，病灶较上次片明显进展；2020 年 1 月 27 日胸片显示肺部病变范围有所缩小，两侧胸腔积液增多。该患者有流行病学史，临床上出现发热，淋巴细胞减低，综合以上多次影像变化，符合新冠肺炎早期向重型演变的表现，有胸腔积液，提示继发急性呼吸窘迫综合征或心功能不全。

【病例来源】 湖北省武汉市华润武钢总医院徐勋华提供

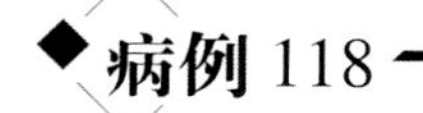

病例 118

临床资料

患者男，38 岁，有疫区居住史。畏寒发热 11 天，咳喘 3 天，咳嗽咳痰为间断性。血常规正常，流感病毒检测阴性；2020 年 1 月 18 日肺部 CT：双侧肺炎；患者于此期间最高体温 40℃。2020 年 1 月 26 日血常规：白细胞计数 $14.43\times10^9/L$，淋巴细胞百分比 5.6%。2020 年 2 月 8 日血常规：白细胞计数 $11.90\times10^9/L$，淋巴细胞百分比 15.4%；C－反应蛋白 56.49mg/L。新型冠状病毒核酸检测阳性。

影像资料

2020 年 1 月 16 日

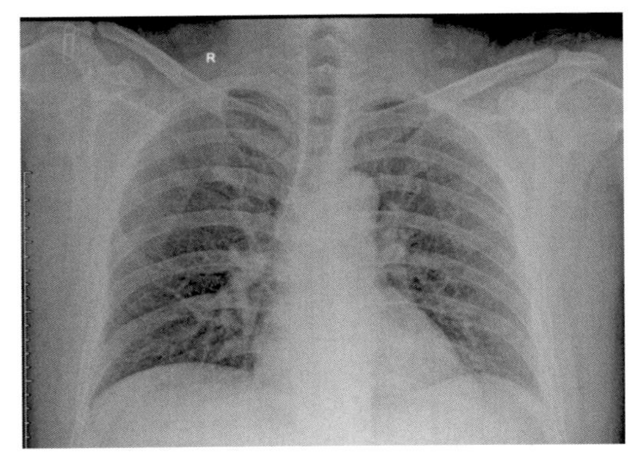

图 A　右下肺少许条索影

2020 年 1 月 19 日

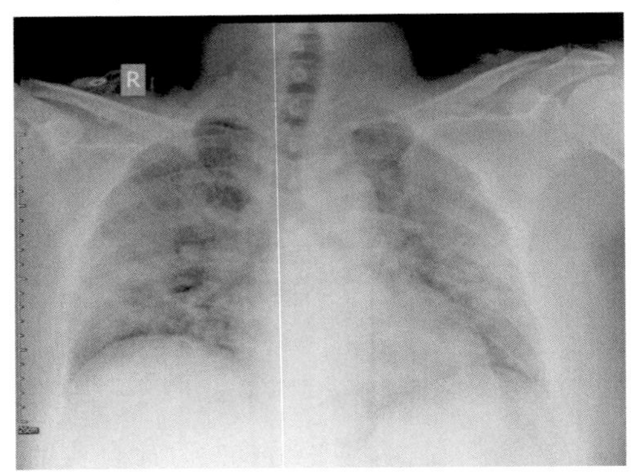

图 B　双肺大片状密度增高影，以中外带为主

2020 年 2 月 8 日

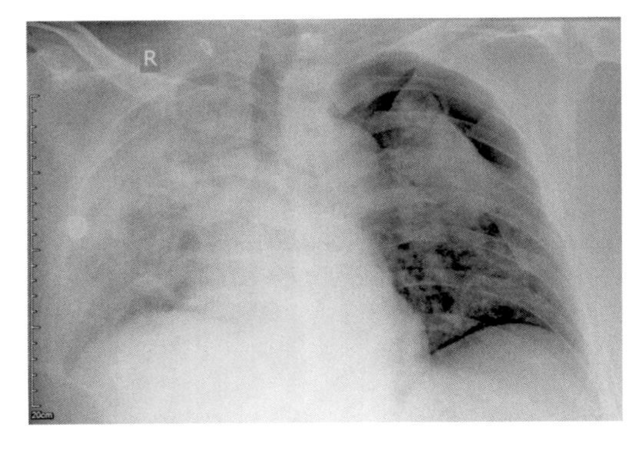

图 C　肺部病变融合、实变，左侧出现气胸

2020 年 2 月 15 日

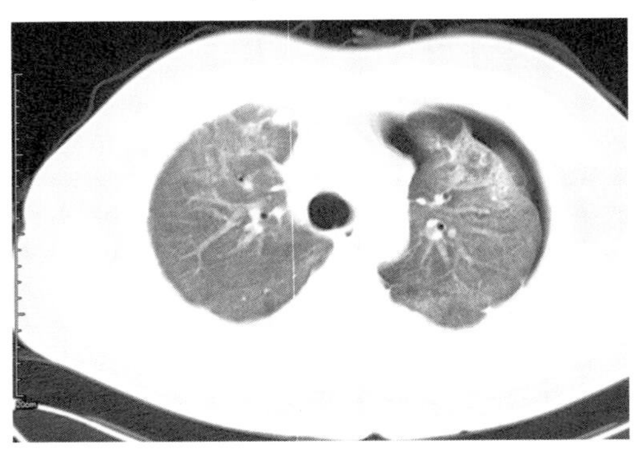

图 D　肺部磨玻璃影及左侧气胸

影像所见

图 A：双中下肺纹理增粗、模糊，右下肺见少许条索影。图 B：双肺大片状密度增高影，中外带为主，边界模糊。图 C：双肺大片状高密度影，部分实变，中外带为主，累及内带，左侧出现气胸。图 D：双肺见弥漫分布的磨玻璃影，有少许实变，左侧出现气胸。

病例分析

多次复查显示：双肺由未见明显实变，到中外带大片状高密度影，不按叶段分布，病灶密度逐渐增高，范围增大，朝内带进展，左侧出现气胸。该患者有流行病学史，临床有发热，白细胞计数偏高，淋巴细胞百分比偏低，新型冠状病毒核酸检测阳性，符合新冠肺炎早期—进展期表现。

【病例来源】 湖北省武汉市华润武钢总医院徐勋华提供

（徐勋华　向子云　曾庆思）

第四章

鉴别诊断

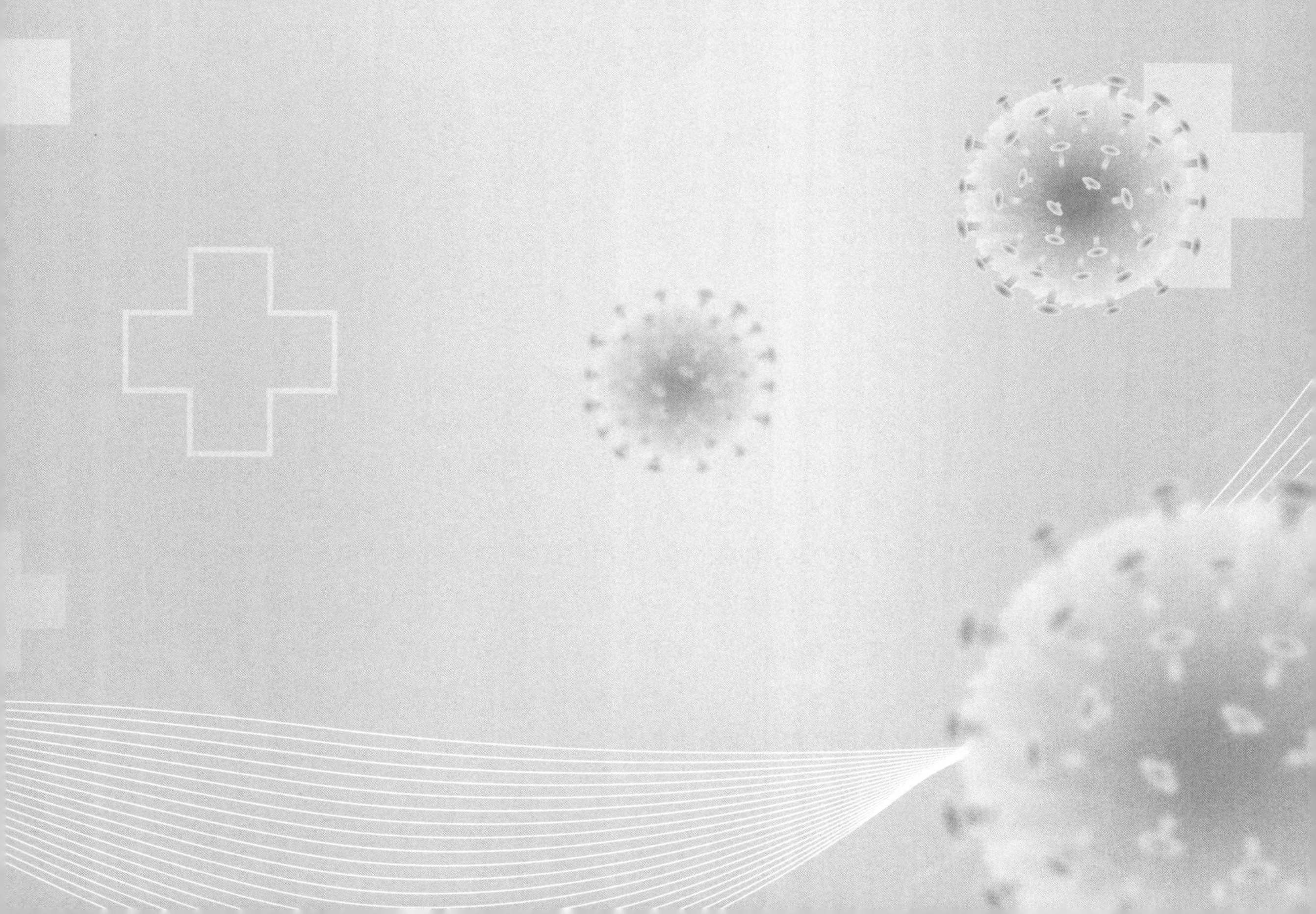

一、其他病毒性肺炎

（一）概述

目前已知能感染人类，并引发呼吸道症状的病毒有：①RNA 病毒：流感病毒（最常见）、副流感病毒、呼吸道合胞病毒、人偏肺病毒、麻疹病毒、鼻病毒、肠道病毒及冠状病毒；②DNA 病毒：EB 病毒、腺病毒、单纯疱疹病毒、带状疱疹病毒及巨细胞病毒。其中引起成人下呼吸道感染的常见病毒为流感病毒。不同病毒的发病年龄、季节性、临床表现、影像特征等不同，预后也不同。

（二）病毒性肺炎的共性及影像学表现

病毒沿着支气管蔓延，在上呼吸道引起“感冒”症状，影像上可无特殊表现，直到与下呼吸道受体结合，引起下呼吸道感染，导致支气管炎、终末细支气管炎，表现为树芽征；累及周围间质，表现为磨玻璃影、小叶间隔增厚和细网格征；最后累及肺泡，引起水肿、出血，表现为渗出及实变。鉴于以上的病理生理特点，常见影像表现如下：

（1）树芽征与腺泡结节（为超早期表现）。

（2）小叶间隔及小叶内间质增厚，网格状背景，间质改变（最主要的影像学表现）。

（3）磨玻璃影与实变（包括球形）影。

（4）分布：常多段、弥漫分布。

（5）支气管走行正常，见增粗血管影。

（三）各论

1. 流感病毒。

流感病毒属于正黏病毒科，单链 RNA 病毒，分为甲、乙、丙、丁四型。甲型流感病毒亚型主要有 H1N1（甲 1）、H2N2（甲 2）、H3N2（甲 3）三种。其他甲型流感病毒称为禽流感病毒，但其致病性差异极大。感染人的禽流感病毒亚型为 H5N1、H7N2、H7N3、H7N7、H7N9、H9N2 等。其中 H5N1 型病毒感染引起的禽流感病情重、病死率高，称为高致病性禽流感。从 2013 年开始，H7N9 型较为流行。H7N9 感染者主要是在发病前 1 周内接触过禽类或者到过活禽市场者，特别是老年人。

乙型流感病毒抗原性比较稳定，人类是其唯一的宿主，可在局部地区流行。丙型流感病毒抗原性最稳定，对人类危害较小。

临床资料

患者女，36岁，发热、气喘入院。血常规：白细胞计数 $9.76\times10^9/L$，血红蛋白 113g/L，中性粒细胞计数 $8.0\times10^9/L$。核酸检测确诊流感病毒。

影像资料

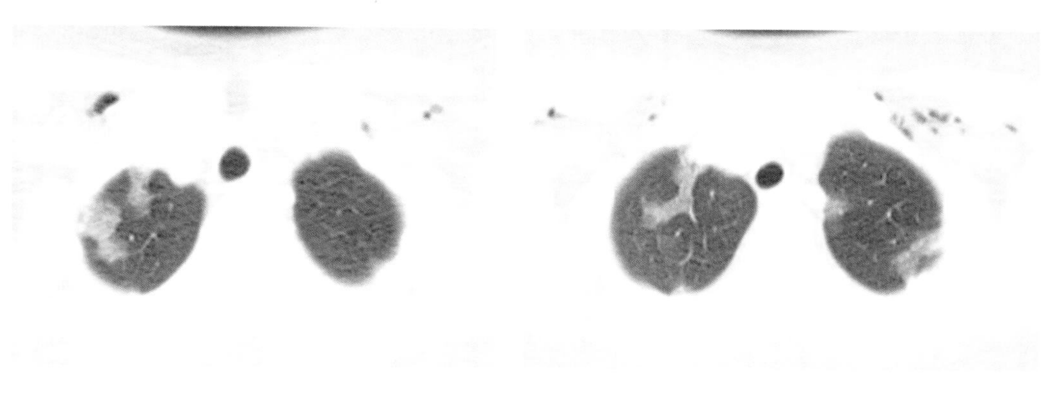

图 A　　　　图 B

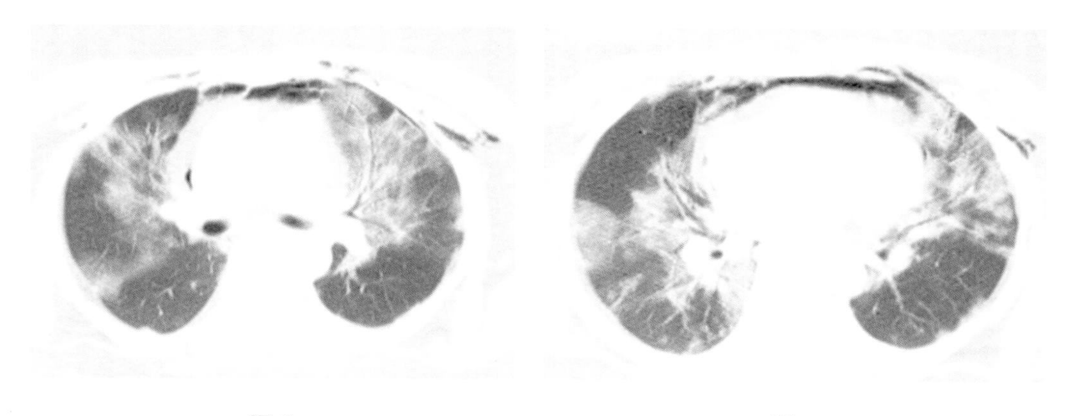

图 C　　　　图 D

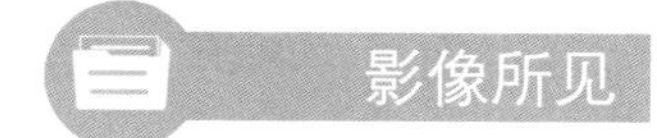

影像所见

双肺弥漫分布磨玻璃影，部分呈小叶分布，病灶累及肺部内中带；支气管走行自然，磨玻璃影内见细网格征。

【与新冠肺炎鉴别】 病变的分布、密度、支气管走行及细网格征都符合病毒性肺炎表现，从影像上无法与重型新冠肺炎鉴别，需要结合临床病史、流行病学史及核酸检测共同诊断。

2. 腺病毒。

腺病毒是一种双链 DNA 病毒，具有 50 多种确定的血清型，占儿童所有呼吸道感染的 5% ~10%。它可以引起呼吸道上皮细胞溶解，并影响细支气管末端。腺病毒多见于儿童。成人腺病毒主要见于年轻男性。相对于其他病毒性肺炎（如流感病毒及冠状病毒），腺病毒累及实质明显，故影像实变较明显。

临床资料

患者男，24 岁。发热、咳嗽、咳痰 1 周。1 周前无明显诱因出现发热，体温波动于 38℃ ~39℃之间，伴咳嗽及少许黄白色黏液痰。高热时轻微头痛，无恶心、呕吐、腹泻、乏力、全身酸痛等。无疫区旅居史。血常规：白细胞计数 $3.10\times10^{9}/L$，淋巴细胞计数 $0.51\times10^{9}/L$，淋巴细胞百分比 16.2%。肺泡灌洗液基因检测腺病毒阳性，咽拭子腺病毒核酸检测阳性。

影像资料

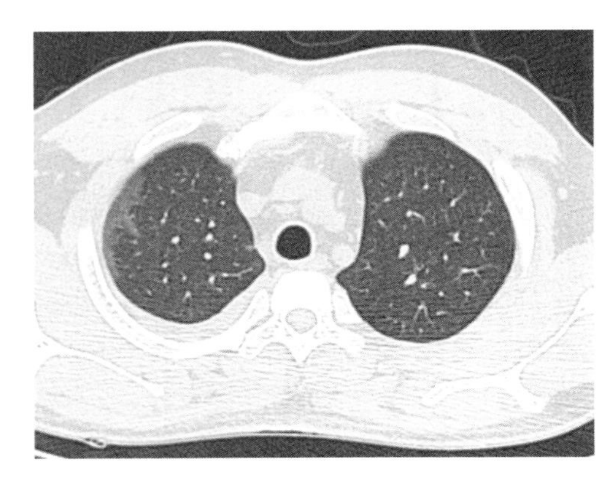

图 A

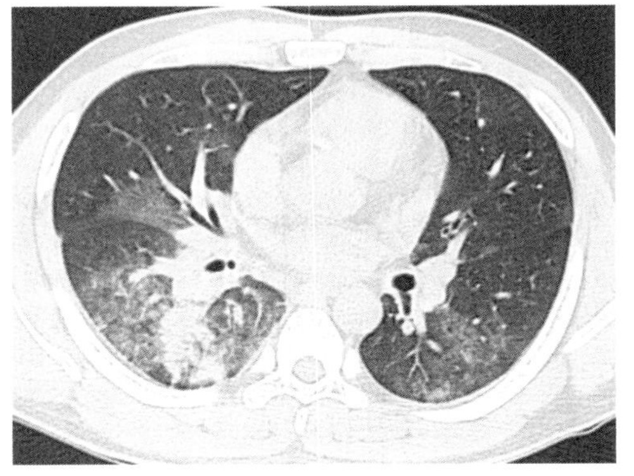

图 B

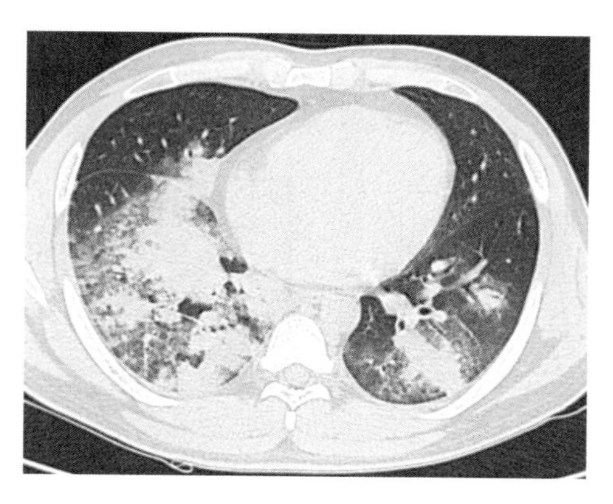

图 C

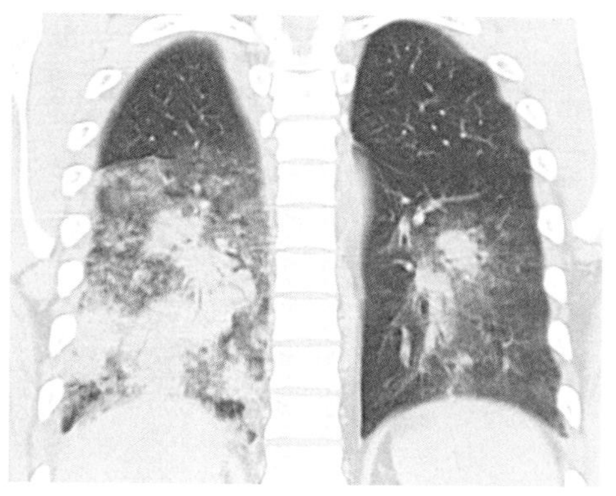

图 D

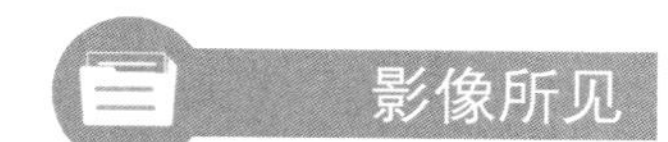

影像所见

双肺多发斑片状磨玻璃影及实变影，病变可见增粗血管影及细网格征；可见空气潴留，未见支气管扩张、支气管壁增厚、堵塞等；胸膜及叶间裂未见明显增厚牵拉。

【与新冠肺炎鉴别】 腺病毒在年龄上具有特点，该病例符合其好发年龄。影像学表现以实变为主，分布与新冠肺炎外周及小叶分布不同。

3. 疱疹病毒。

疱疹病毒是大型 DNA 病毒，可引起原发（急性）或非原发（慢性或潜伏）感染，包括 1 型和 2 型单纯疱疹病毒（HSV）、3 型水痘带状疱疹病毒、4 型 EB 病毒、5 型巨细胞病毒（CMV）、6 型和 7 型疱疹病毒尚未命名、8 型卡波西肉瘤相关病毒。

（1）单纯疱疹病毒。

HSV 肺炎在健康个体中很少见，通常是局部的，在免疫功能低下的患者中多见。下呼吸道受累有两种可能的途径：吸入或将口咽感染扩展到下呼吸道系统，以及败血症患者的血行扩散。HSV 感染在病理评估中可显示三种肺部受累形式：坏死性气管支气管炎、坏死性肺炎和间质性肺炎。影像常为双侧对称磨玻璃影，间质分布见细网格征，胸腔积液常见。

【与新冠肺炎鉴别】 单纯疱疹病毒使健康宿主感染肺炎少见，影像学表现以间质分布为主，胸腔积液相对多见，结合宿主免疫、临床及核酸检测，与新冠肺炎不难鉴别。

（2）3 型水痘带状疱疹病毒（α 疱疹病毒）。

水痘带状疱疹病毒感染（即水痘）通常是儿童的自限性良性疾病。但是，传播的水痘带状疱疹病毒感染可能导致 9% ~50% 的死亡率，而肺炎是最常见和最严重的并发症。淋巴瘤患者，免疫功能低下、怀孕的患者感染的风险增加。水痘感染的诊断通常可以根据临床发现（皮疹、肺部症状、与水痘患者的接触史）来确定。影像特点：常为结节（1cm 以内小结节）伴晕征。

临床资料

患者男，32 岁，因“疱疹样皮疹伴发热、咳嗽 1 天”入院。白细胞计数 $5.78\times10^9/L$，中性粒细胞计数 $2.22\times10^9/L$，淋巴细胞百分比 36.8%，肺炎支原体 IgM 阴性，给予抗病毒治疗后好转。

影像资料

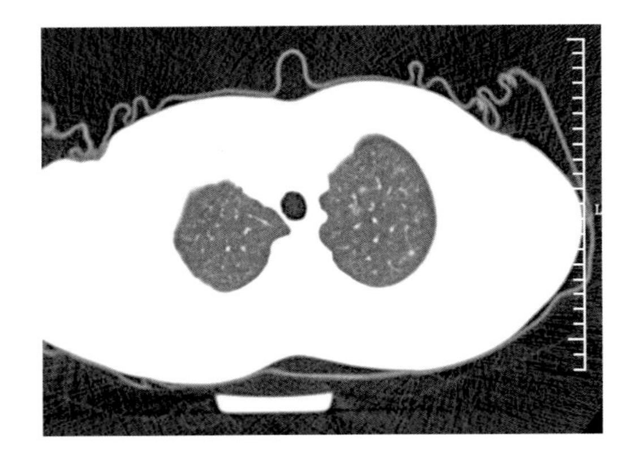

图 A　左肺上叶尖后段多发微结节影伴晕征

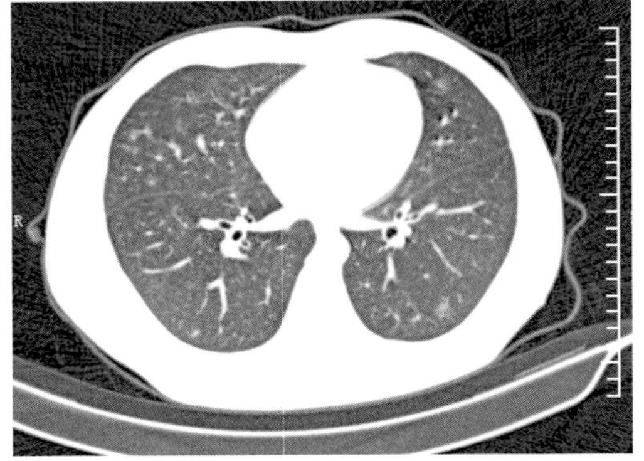

图 B　双肺多发微结节影，形态相似，边界模糊

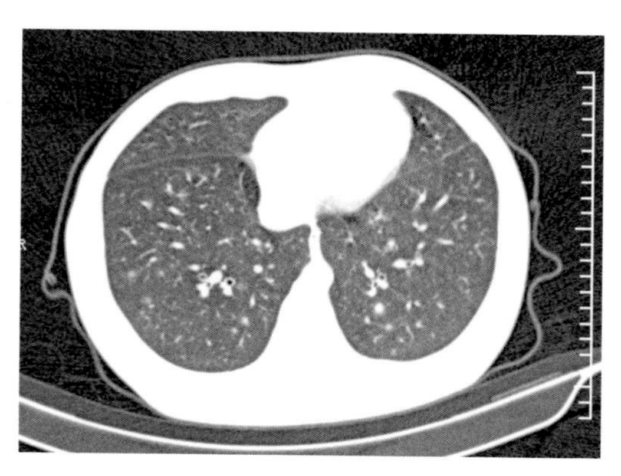
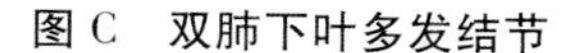

图 C　双肺下叶多发结节

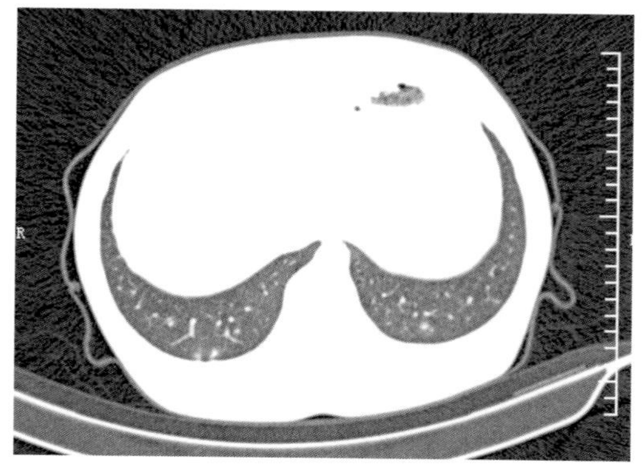

图 D　双肺下叶后基底段结节，胸膜下分布

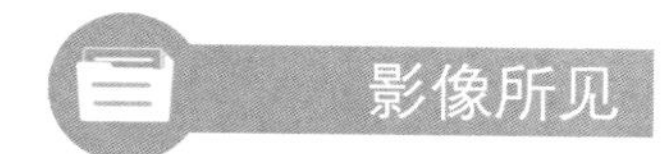

影像所见

双肺多发微结节影，大小不一，形态类似，随机分布，多数结节边缘见晕征，呈点晕征，边界模糊。

【与新冠肺炎鉴别】新冠肺炎以多发结节影伴晕征表现极少，结合皮疹等临床表现有助于鉴别。

（3）5 型巨细胞病毒（β 疱疹病毒）。

巨细胞病毒是常见的人类病原体，通常在免疫功能正常的患者中引起无症状感染或轻度流感样症状。但在免疫受损的患者中常引起危及生命的肺部感染。移植和长期糖皮质激素治疗是重要的危险因素。在接受移植的患者中，T 细胞介导的免疫反应诱导了肺部表达的抗原，导致严重的坏死性肺炎。

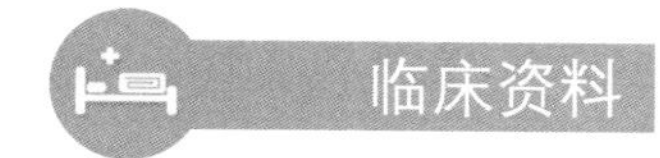

临床资料

患者男，35 岁。无明显诱因出现畏寒、发热。有肾移植手术史。

影像资料

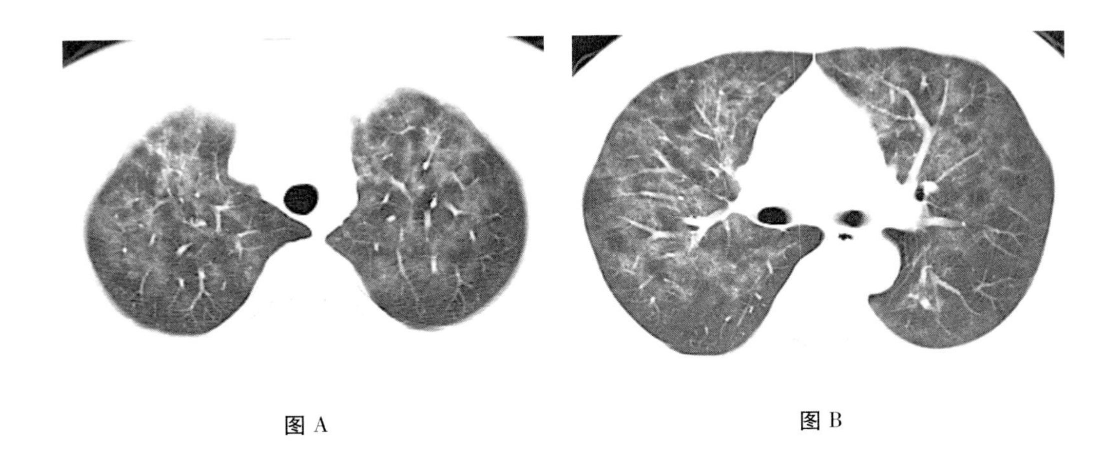

图 A　　图 B

影像所见

双肺见弥漫分布斑片状磨玻璃影，形态类似，双侧对称，向心性分布为主。病变边界模糊，内见细网格征。

【与新冠肺炎鉴别】 新冠肺炎分布以外周为主，进展期向内带发展。本例分布以中心为主，与新冠肺炎分布不同。有肾移植手术史，符合巨细胞病毒危险因素，结合病史，有助于二者鉴别。

【病例来源】 广东省深圳市龙岗区人民医院［香港中文大学（深圳）附属第三医院（筹）］向子云提供

（四）病毒性肺炎之间的鉴别

	新冠肺炎	流感病毒性肺炎	腺病毒性肺炎	疱疹病毒性肺炎
发病年龄	均可	均可	儿童/青年男性	均可
宿主免疫	免疫正常	免疫正常	免疫正常	免疫低下或缺陷

（续上表）

	新冠肺炎	流感病毒性肺炎	腺病毒性肺炎	疱疹病毒性肺炎
临床症状	发热、咳嗽、乏力等，也可无症状	发热、咽痛、腹泻、肌痛等	无差别	水痘、皮疹
影像分布	局灶/多发/弥漫	局灶/多发/弥漫	多单片或多片	弥漫/多发
密度	磨玻璃影为主	磨玻璃影为主	实变为主	磨玻璃影/结节
合并胸腔积液	轻型无，重型有			较常见
征象	细网格征/晕征/反晕征/小叶闲置征/胸膜平行征	细网格征/晕征/反晕征/小叶闲置征/胸膜平行征	实变为主	水痘点晕征/CMV 细网格征

（五）小结

病毒性肺炎影像学表现具有一定共性，均累及间质，故主要表现为磨玻璃影。不同病毒的宿主、临床症状及影像学表现存在各自不同的特点。新型冠状病毒可感染免疫正常宿主，相应新冠肺炎以典型的外周及小叶核心区域分布为特点，但影像学表现很难与流感病毒性肺炎等鉴别，需要新型冠状病毒核酸检测以资区别。

（吴　婧　成官迅　向子云）

二、支原体肺炎

（一）概述

支原体是介于细菌和病毒之间，能独立生存的最小微生物，无细胞壁，能引起人类感染，在有氧和无氧环境中均能生长，具有细菌的某些特性，是常见的非典型病原体。支原体肺炎主要好发于儿童和青少年，一般预后良好，偶有发展为急性呼吸窘迫综合征和肺间质纤维化。临床表现包括发热、咳嗽等，无特异性，病程相对较长，常在 2 周至 4 周。血常规检查可表现为白细胞计数正常或轻度升高。

支原体肺炎由支气管黏膜上皮开始，引起支气管壁水肿增厚，炎细胞堆积，浸润周围的支气管血管（中轴间质）。炎症往下延续引起支气管炎，向内引起管腔狭窄，向外沿着中轴间质往周围间质（小叶和肺泡间隔）发展，进一步累及肺泡，引起渗出实变，导致支气管肺炎。

（二）支原体肺炎的临床特点及影像学表现

（1）临床特点：①症状轻，影像重，病程较长。②主要好发于儿童和青少年。

（2）影像学表现：①支气管壁增厚、支气管周围炎。②腺泡结节、树芽征、树雾征（见病例1）。③结节融合，大片实变，部分边缘收缩。④分布较广泛。

（三）病例展示

病例1：患者男，34岁，咳嗽2周入院。

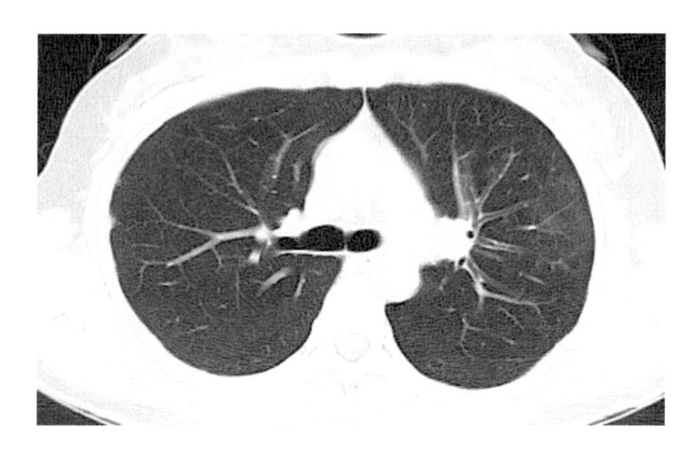

图A　支气管壁增厚

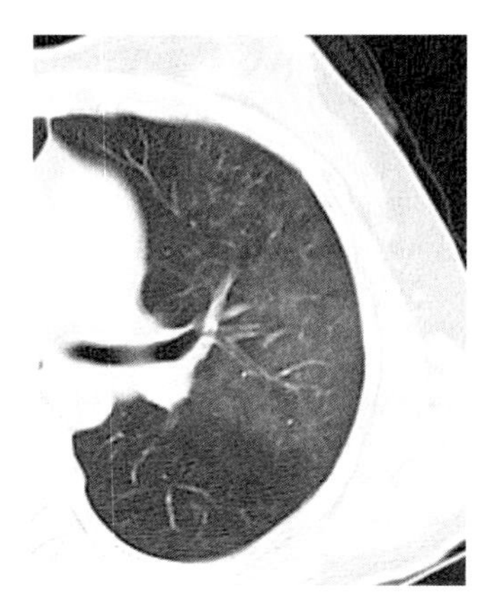

图B　沿支气管走行磨玻璃影

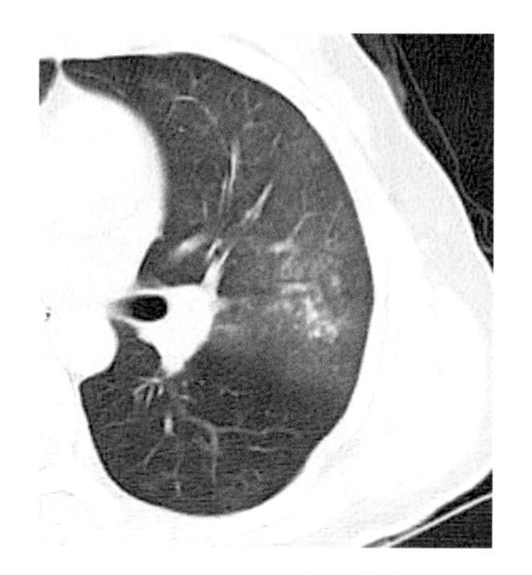

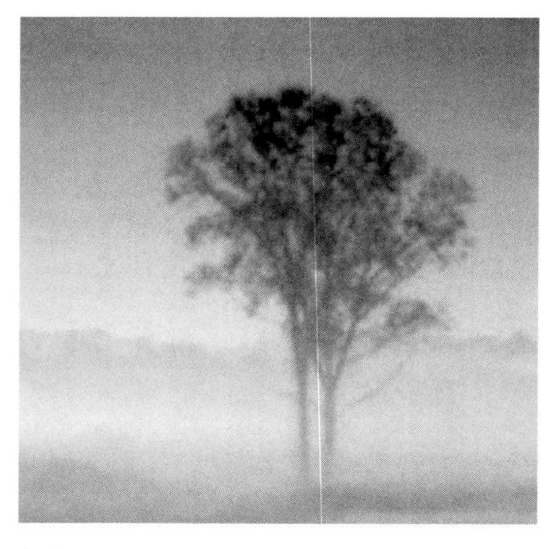

图C、图D　沿支气管叶段分布，磨玻璃影内结节状实变，符合“树雾征”

树雾征：树枝类似支气管，树叶即腺泡。炎症沿着支气管蔓延，支气管壁增厚。支气管周围都是间质，间质是无处不在、没有边界的。当病变向支气管周围蔓延时，就像在空气中点了一根烟，烟向四周蔓延，犹如雾，这就是树雾，雾即是炎症间质蔓延的表现。树雾征为支原体肺炎典型表现，支气管壁增厚，沿支气管叶段走行，可见大片磨玻璃影（间质蔓延）。

病例 2：患者女，32 岁，咳嗽入院。

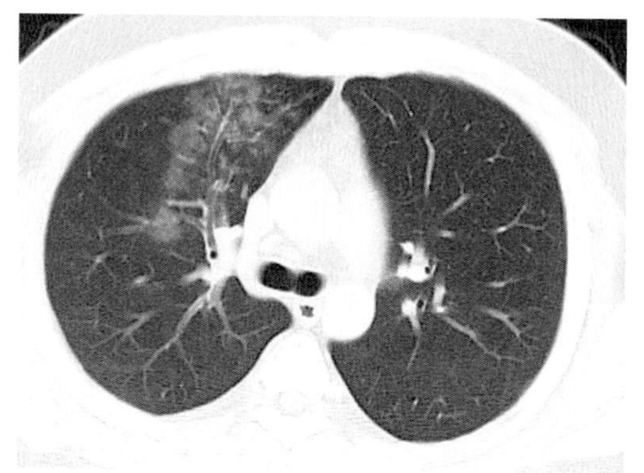

图 A　磨玻璃影沿支气管走行

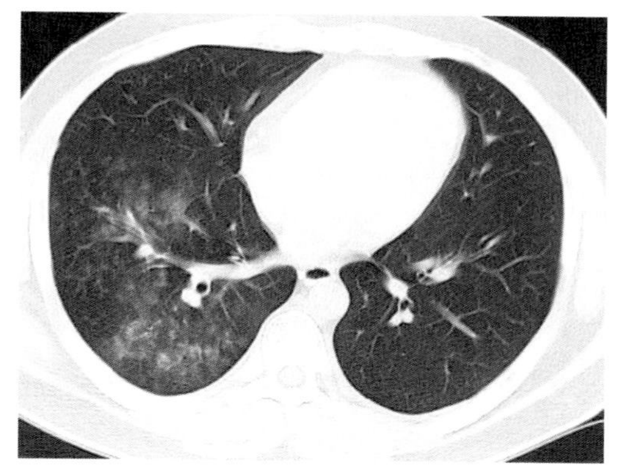

图 B　支气管壁增厚，磨玻璃影沿支气管走行

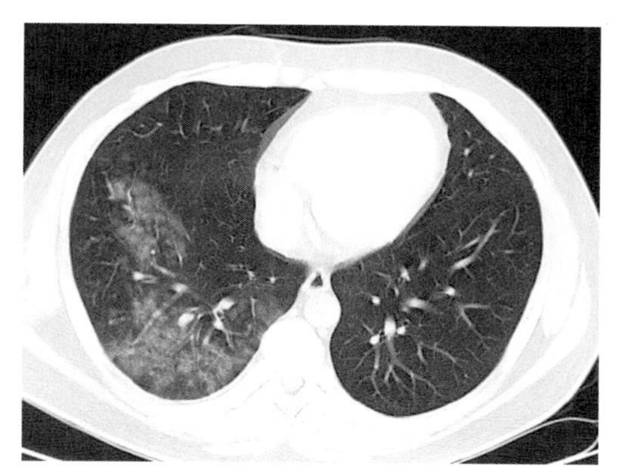

图 C　多发磨玻璃影，沿支气管走行

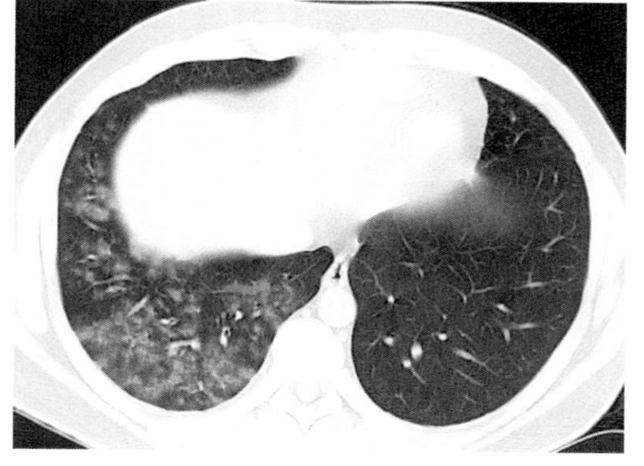

图 D　支气管壁增厚，未见空洞坏死

【与新冠肺炎鉴别】新冠肺炎少见支气管壁增厚，分布为肺周边胸膜下及小叶核心区域，与支气管分布无关，早期胸膜下磨玻璃影密度均匀，边界清楚。发病年龄无特异性，大部分有流行病学史。

（四）支原体肺炎与新冠肺炎的鉴别

	支原体肺炎	新冠肺炎
病史	长	短
发病年龄	儿童及青少年	均可
影像分布	支气管分布	胸膜下、小叶核心区域分布
磨玻璃影边界	模糊	模糊/稍清楚
重力分布趋势	无	轻型无，重型或合并肺水肿有
空腔或空洞	无	无
征象	支气管壁增厚/树雾征	细网格征/晕征/反晕征/小叶闲置征

（五）小结

支原体肺炎作为间质侵犯为主的病变，和新冠肺炎有类似处，均以磨玻璃影为主，但分布不同，支原体肺炎沿支气管走行，常见支气管壁增厚，且年龄以儿童和青少年为主。血常规及支原体抗体检测也有助于鉴别，预后较好。

（吴　婧　成官迅　向子云）

三、早期肺腺癌

（一）概述

肺腺癌是肺癌中最常见的肿瘤。肺腺癌是从不典型增生（AAH）、原位腺癌（AIS）、微浸润腺癌（MIA）到浸润性腺癌（IAC）逐步发展而来的，对应影像学表现为：纯磨玻璃结节、混合磨玻璃结节及实性结节。其中早期肺腺癌即原位腺癌和微浸润腺癌，与新冠肺炎超早期及早期影像极为相似，需要进行鉴别。

（二）早期肺腺癌的病理图示及影像学表现

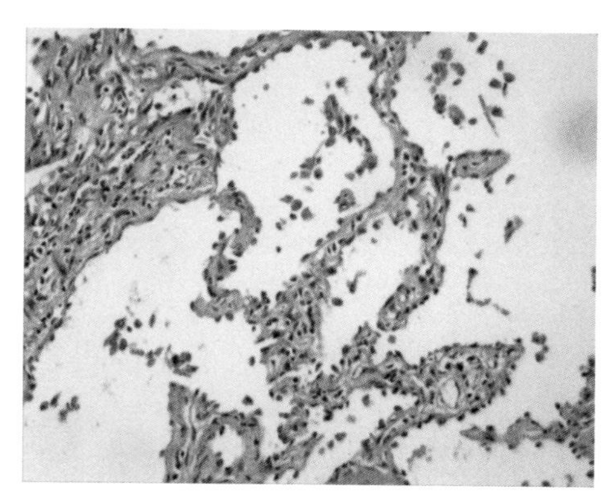

图 A　病理示原位腺癌，沿肺泡壁生长，无间质、血管及胸膜侵犯，缺乏腺泡、乳头、实体及微乳头生长方式

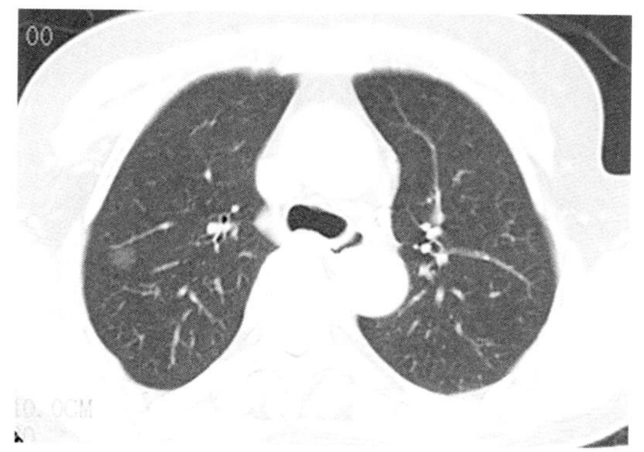

图 B　CT 示右上肺见一枚结节状磨玻璃影，边界清楚

（三）病例展示

患者男，46 岁，体检发现右肺结节，无咳嗽、咳痰、发热。相关实验室检查均呈阴性。

手术切除。病理结果：原位腺癌（非黏液型）。

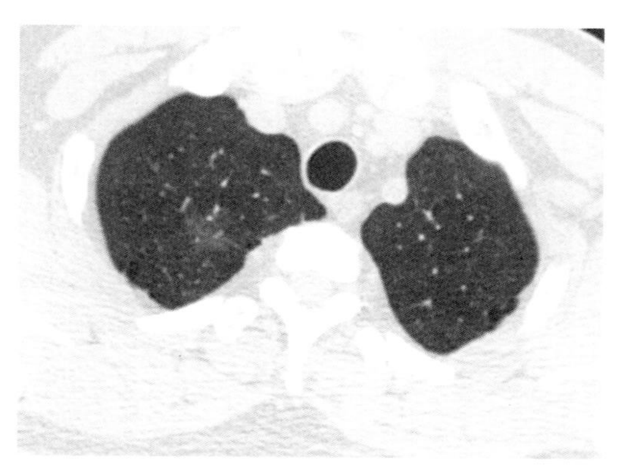

图 A

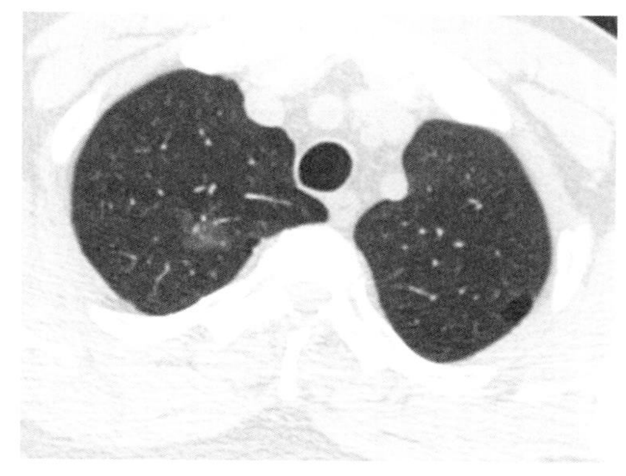

图 B

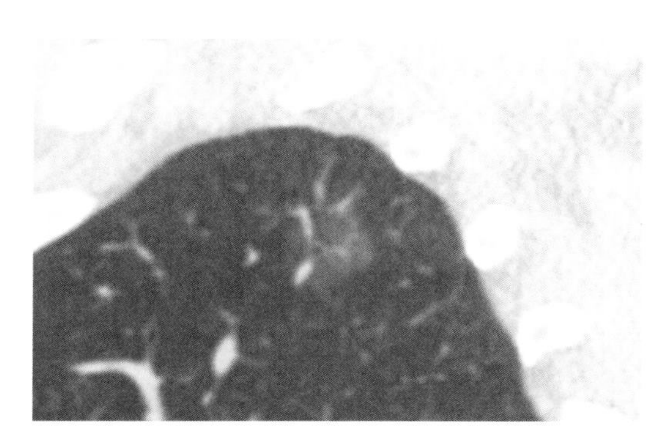

图 C

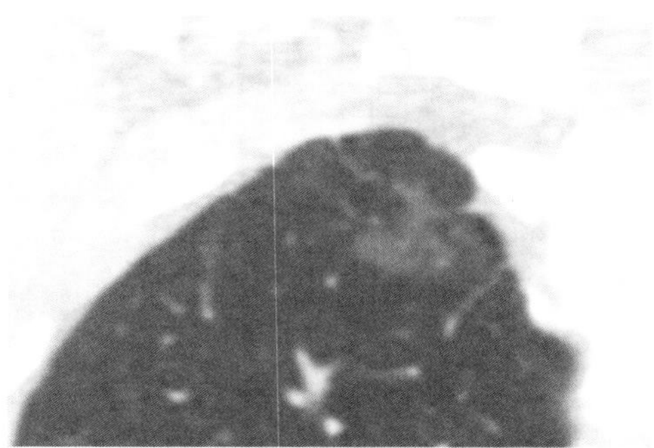

图 D

CT 示：右肺上叶尖段胸膜下见单个结节状磨玻璃影，形态不规则，边缘分叶状，密度均匀，边界清晰，邻近胸膜可见牵拉凹陷（图 A、图 D）；其内血管部分受侵，边界不清（图 C）。

（四）早期肺腺癌与新冠肺炎的鉴别

	早期肺腺癌	新冠肺炎
病史	体检发现	短
临床症状	无	发热、咳嗽、咳痰、咽痛、腹泻等，也可无症状
发病年龄	多见于 30 岁以上	均可
实验室检查	白细胞正常，或癌胚抗原增高	白细胞正常或减低和/或淋巴细胞减低
影像分布	局灶/多发/分布无规律	局灶/多发/弥漫，胸膜下、小叶核心区域分布
疾病变化	惰性，可长达数年无变化或缓慢变化	迅速
边界	清楚	模糊/稍清楚
边缘	光滑、分叶	光整或不规则
密度	纯磨玻璃影/混合磨玻璃影	磨玻璃影，可伴有实变影
空泡征	可有	无
病灶内血管	边界不清	边界清楚
邻近胸膜	无变化或可见牵拉凹陷	无变化或可见增厚

（五）小结

肺原位腺癌，多见于30岁以上患者，儿童、青少年罕见。常为体检偶然发现，无临床症状，实验室检查呈阴性。病变为惰性，进展缓慢，短时间复查CT影像学表现无变化。结合流行病学史、临床病史、血常规检查及动态随访复查，有助于与新冠肺炎超早期及早期病变进行鉴别。

（於　雄　冯连彩　潘军平）

四、肺炎型黏液腺癌

（一）概述

1999年世界卫生组织肺肿瘤分类中将支气管肺泡癌分为黏液型、非黏液型和混合型三种。2011年支气管肺泡癌更名为肺腺癌，并把肺黏液腺癌列为肺腺癌中的一种特殊类型。黏液腺癌是腺癌中一种少见的类型，占腺癌的0.14%～3.4%。根据影像学表现，黏液腺癌主要分为两种类型：结节肿块型和肺炎型。前者与普通腺癌在影像学表现上难以区分，但不易漏诊。后者主要表现为大片状高密度影，易误诊为肺炎，称为肺炎型黏液腺癌（pneumonia type mucinous adenocarcinoma，PTMA）。

（二）肺炎型黏液腺癌的临床特点及影像学表现

（1）患者有咳白色泡沫状黏液痰的病史，患病时间较长。

（2）病灶常多发，因分泌大量黏液呈现重力效应，肿瘤具有一定占位效应，故边缘呈膨隆改变。

（3）因大量黏液分泌、堵塞，所以密度偏低，同时血管受肿瘤组织挤压、牵拉，但侵袭较少，所以血管显影清晰，但走行稍僵硬，边缘欠光滑，形成血管造影征。

（4）支气管受黏液的堵塞，影像上支气管粗细不均、走行僵直，呈枯树枝征。

（5）黏液及坏死物排出，形成空腔及空洞，部分蜂窝样改变。

（6）少有胸腔积液。

（7）2型肺泡上皮发生的肿瘤增殖，形成边界清楚的磨玻璃影，呈碎石路征。

（三）病例展示

病例 1：患者女，70 岁，咳大量白色黏液痰半年。

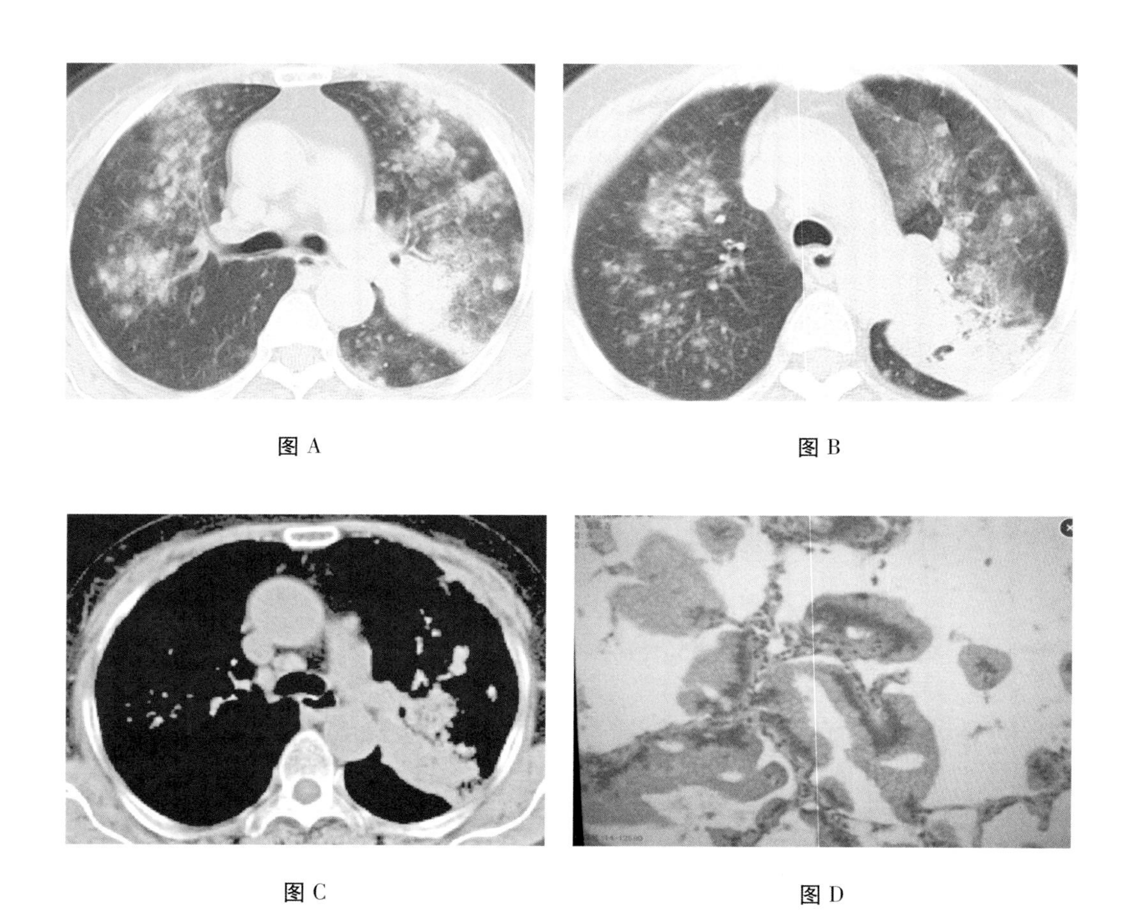

图 A　　图 B

图 C　　图 D

CT 示双肺多发斑片状实变影及磨玻璃影，左侧叶间裂受压明显，有重力效应，但病理图显示胸膜无明显受侵。支气管粗细不均，局部闭塞，左肺上叶局部见实变，内见小空泡形成，左肺门及纵隔淋巴结肿大。

【与新冠肺炎鉴别】 患者病史长，临床以黏液痰为主。影像学表现为多发边界清楚的结节状磨玻璃影，实变影边缘膨隆，病变以中、内带为主，很少累及胸膜下，支气管粗细不均，有淋巴结肿大。

病例2：患者女，73岁，咳白色黏液痰10天。

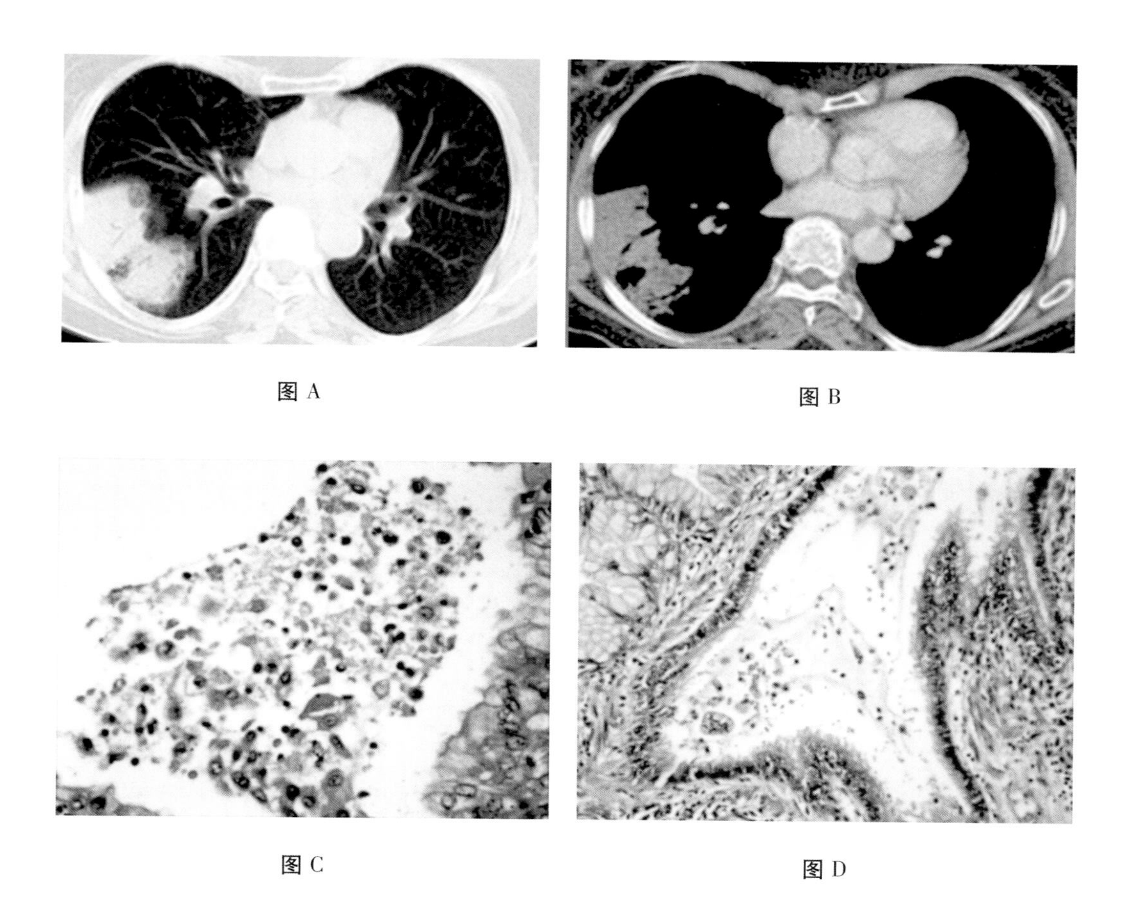

图A 图B

图C 图D

右肺见大片状实变影，其内密度不均匀，病变边界模糊，局部见小支气管充气，但支气管粗细不均。病理图显示肺泡壁断裂，黏液填满肺组织，内见大片坏死。支气管未遭到破坏，内见大量黏液填塞。

【与新冠肺炎鉴别】患者临床上以白色黏液痰为主，未见发热、咽痛、腹泻等症状。影像上显示右肺单发的实变密度影，密度不均匀，边界模糊，占位效应不明显，影像学表现难以同新冠肺炎鉴别，但不符合典型病毒性肺炎表现，需要结合血常规检查、病理检查等综合判断。

病例3：患者女，40岁，咳大量白色黏液痰3个月。

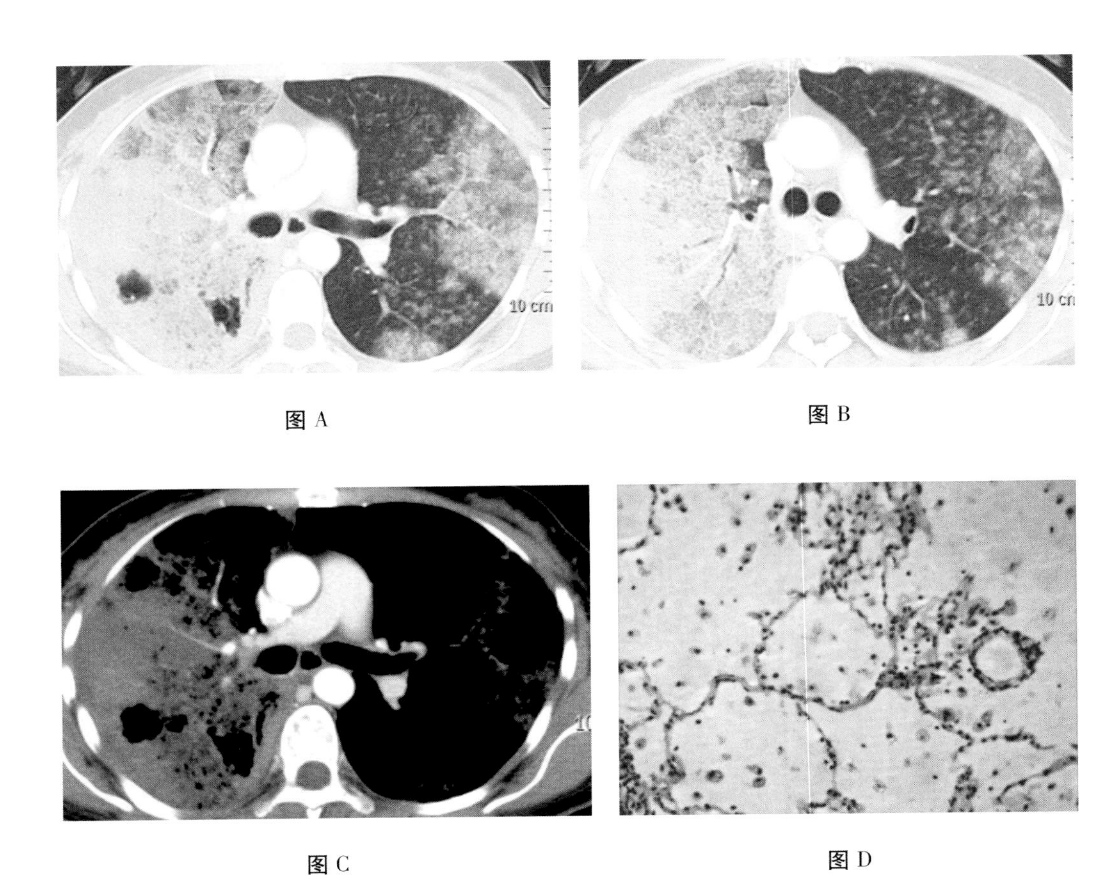

图A　图B

图C　图D

双肺见斑片状实变及磨玻璃影，实变内见空腔影，空腔影内见丝状高密度影，为残余肺组织，支气管粗细不均，呈支气管枯树枝征。此外，增强后弱强化，见血管造影征，病理图上大量黏液占据肺泡，故CT上强化弱。

【与新冠肺炎鉴别】 患者病程长，临床上以白色黏液痰为主，无发热等感染症状表现。影像学表现为病变多发，形态各异，右肺大片状实变影，实变区内见坏死及空腔改变，左肺实变影、磨玻璃影混合存在，难以与危重型新冠肺炎鉴别，需要结合血常规检查、病理检查等综合判断。

病例4：患者男，76岁，体检发现双肺病变。

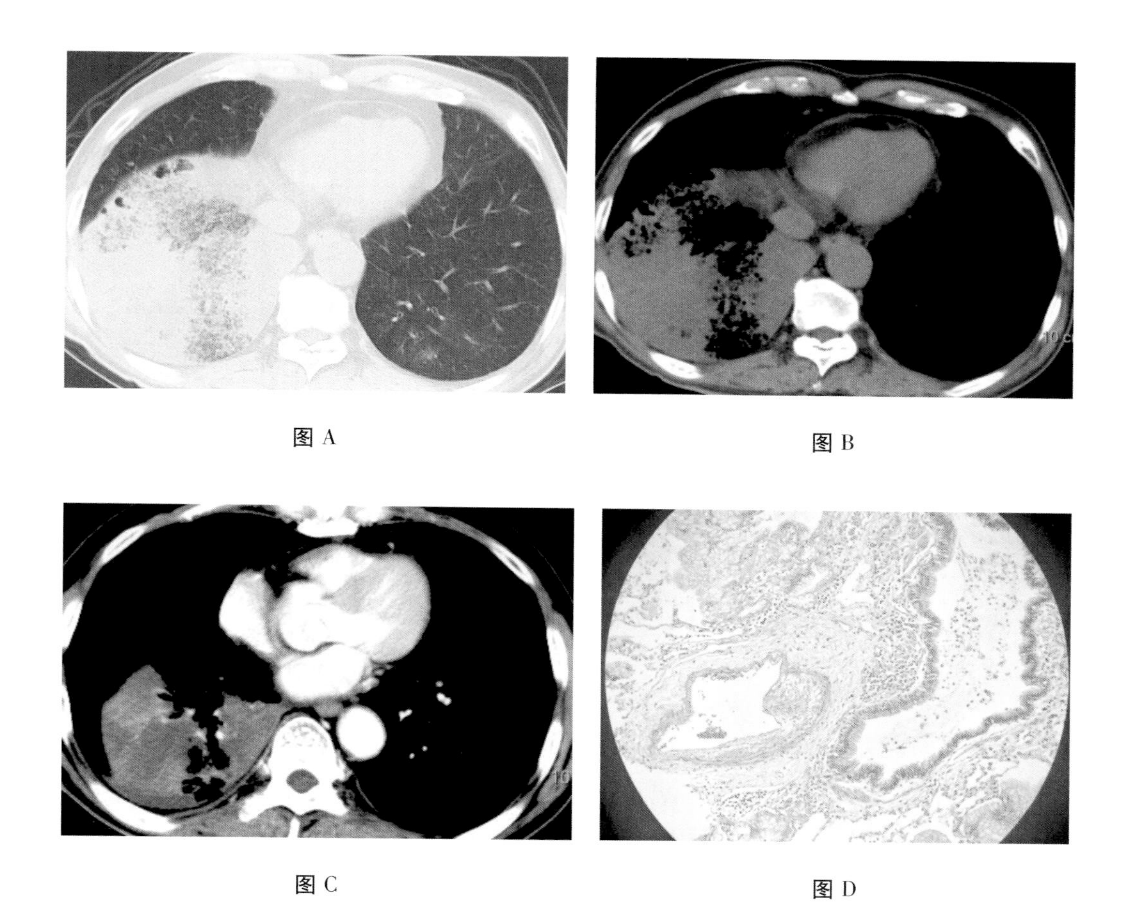

图A 图B

图C 图D

CT显示双肺斑片状高密度影，右下肺为著，平扫CT值16HU，增强后呈不均匀强化，低强化区CT值20HU，高强化区CT值54HU。病理图显示黏液腺癌。周围肺泡内较多黏液成分（脱水处理时流掉一部分），故CT强化弱，肿瘤区则强化明显。支气管内有明显的黏液填塞。此外，肺动脉没有受侵犯，因此在CT增强上显示血管造影征。

【与新冠肺炎鉴别】 患者无症状，无流行病学史。影像学表现以实变为主，其内常见坏死，实变边界清楚，有占位效应，血管及支气管改变均不符合病毒性肺炎影像学表现。

（四）肺炎型黏液腺癌与新冠肺炎的鉴别

	肺炎型黏液腺癌	新冠肺炎
病史	长	短
临床症状	白色黏液痰为主	发热、咽痛、腹泻、肌痛等，也可无症状
实验室检查	肿瘤指标癌胚抗原常高	淋巴细胞减低
影像分布	局灶/多发/弥漫	局灶/多发/弥漫，胸膜下、小叶核心区域分布
疾病变化	较慢	迅速
实变边缘	膨隆	平直、收缩
磨玻璃影边界	清楚	模糊/稍清楚
重力分布趋势	明显	轻型无，重型或合并肺水肿有
空腔或空洞	有	无
征象	碎石路征/血管造影征/支气管枯树枝征	细网格征/晕征/反晕征/小叶闲置征

（五）小结

黏液腺癌，男女发病无明显区别，临床表现主要为咳大量白色黏液痰，病史较长。影像学表现分为结节肿块型和肺炎型，后者常弥漫多发，结节肿块型黏液腺癌不易漏诊，但与普通腺癌鉴别有困难，CT 增强可能是比较好的手段；而肺炎型黏液腺癌极易误诊为肺炎，尤其是新冠肺炎。结合临床、流行病学史、血常规检查，还有特异性的 CT 征象：边界清楚的磨玻璃影、支气管枯树枝征、血管造影征、空洞/空腔征、重力分布（叶间裂膨隆）等，鉴别诊断不困难。建议患者随访复查也是有效的鉴别手段。

（吴　婧　王兆宇　廖梅香）

五、 肺曲霉病

（一）概述

曲霉菌有 200 多种，广泛分布于自然界和居民生活区，也可寄生于正常人体皮肤和上呼吸道。造成感染常见于免疫功能受损或一次性大量吸入曲霉菌。肺曲霉病在肺真菌感染中排第一位，现有的曲霉菌感染分型有以下四种：①单纯曲霉球；②慢性肺曲霉病（CPA），包括慢性空洞性肺曲霉病（CCPA）、慢性坏死性肺曲霉病（CNPA）和慢性纤维化肺曲霉病；③过敏性支气管肺曲霉病（ABPA）；④侵袭性肺曲霉病（IPA），包括气道侵袭性肺曲霉病和血管侵袭性肺曲霉病；其中 IPA 与病毒性肺炎和细菌性肺炎表现有相似之处，临床工作中因容易混淆而误诊。

（二）IPA 的临床特点及影像学表现

IPA 分气道 IPA 和血管 IPA 两种，两者临床特点与影像学表现不同：

1. 气道 IPA。

（1）可有慢阻肺、糖尿病等免疫受损病史，也可见于正常免疫力患者，临床表现多有憋喘、喘息等，患病时间多在 1 ~2 周。

（2）目前国内学者多支持将气道 IPA 分三型：I. 气管与主支气管型，主要侵犯气管、主支气管，也可以累及远端；II. 中央支气管型，分两个亚型：以支气管腔扩张为主的 IIa 型和以支气管壁增厚、周围实变为主的 IIb 型；III. 外周支气管肺炎型（外周型），主要是累及中外带细支气管及肺实质。

（3）II 型和 III 型特征性表现包括：双肺弥漫、较对称累及中央或外周支气管，出现广泛支气管壁增厚、壁外侵犯（实变影和磨玻璃影）、支气管扩张（甚至类空洞出现）和树芽征等。

【病例展示】

病例 1：患者男，66 岁，发热、咳嗽、憋喘 12 天，最高体温 39℃；肺泡灌洗液培养结果：可见曲霉菌生长。胸部 CT 显示双肺支气管壁增厚，以中央型支气管为主，支气管周围可见斑片状实变影及磨玻璃影，远端可见树芽征。

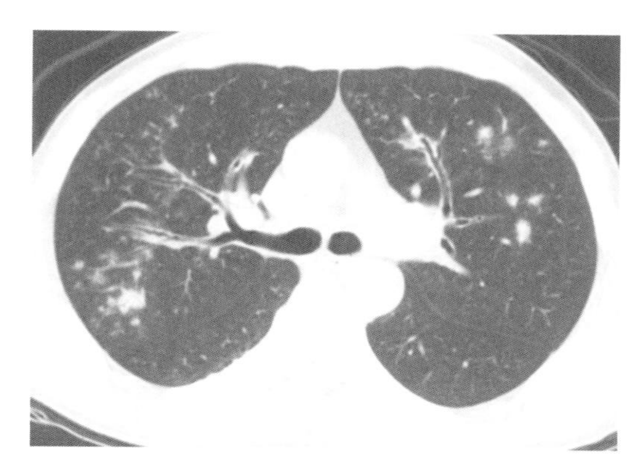

图 A

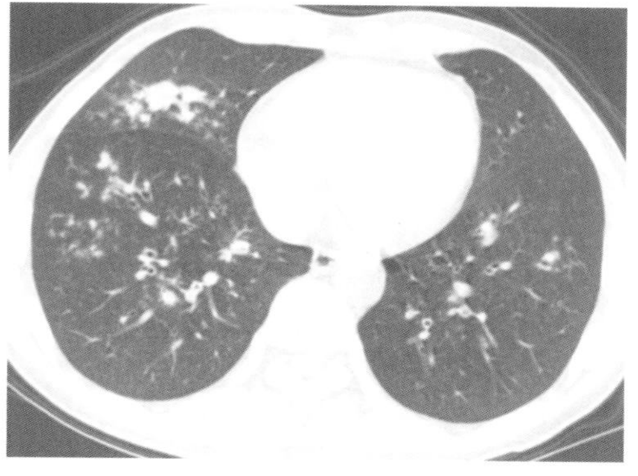

图 B

【与新冠肺炎鉴别】 患者无流行病学史，临床病史长，气喘常见。影像学表现为双肺支气管壁增厚，壁外沿支气管血管束分布磨玻璃影和实变影，并可见树芽征，而新冠肺炎主要表现为胸膜下磨玻璃影。

病例 2：患者男，13 岁，低热、咳嗽、喘息 15 天，伴胸闷 10 天。痰检及痰培养结果：曲霉菌。胸部 CT 显示双肺广泛中央支气管壁增厚伴局部支气管有扩张，支气管壁外散在分布实变影，形状不规则，沿支气管周围分布。

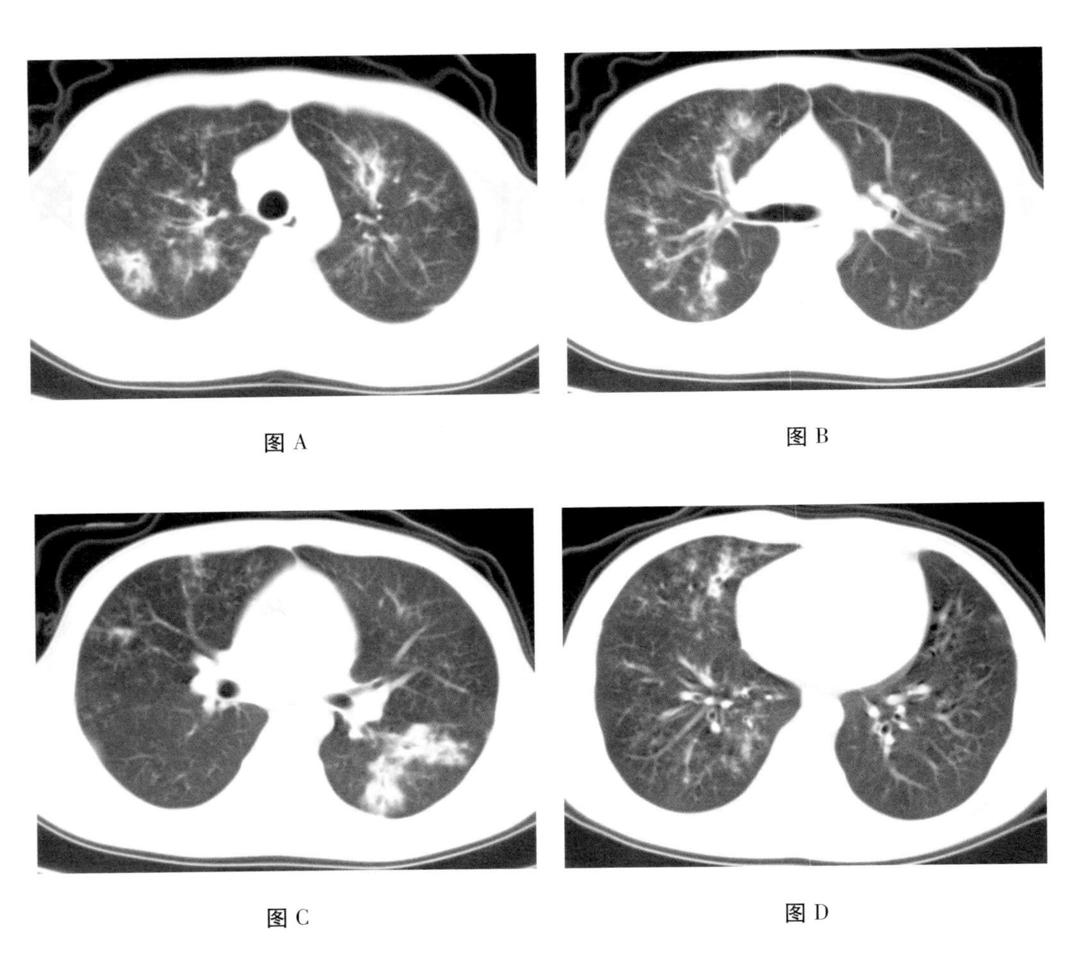

图 A　图 B

图 C　图 D

【与新冠肺炎鉴别】 患者无流行病学史，临床以咳嗽、喘息为主。影像学表现为双肺广泛支气管壁增厚伴壁外实变，沿气道分布。

2. 血管IPA。

（1）常见于免疫功能严重受损，如慢性消耗性疾病、菌群失调、长期大量激素治疗、恶性肿瘤化疗后，血常规检查多有中性粒细胞缺乏症，特别是中性粒细胞计数小于 $0.5\times10^9/L$ 的重度免疫抑制患者。

（2）影像学表现：双肺病变常多发，典型表现为外周胸膜下分布的结节状及楔形实变影，符合血道分布特征，结节边缘可见磨玻璃晕征，部分病灶呈反晕征。动态观察，随着免疫力的恢复以及白细胞和中性粒细胞计数的升高，结节逐渐出现空气新月征和空洞征；不典型表现包括大片状实变影和磨玻璃影等。

【病例展示】

患者男，55岁，白血病化疗后发热、咳嗽3天，血常规：白细胞计数 $1.59\times10^9/L$，中性粒细胞计数 $0.39\times10^9/L$。穿刺病理结果：肺曲霉病。胸部CT显示双肺多发结节伴晕征，胸膜下分布为主，左肺下叶胸膜下可见楔形实变影。

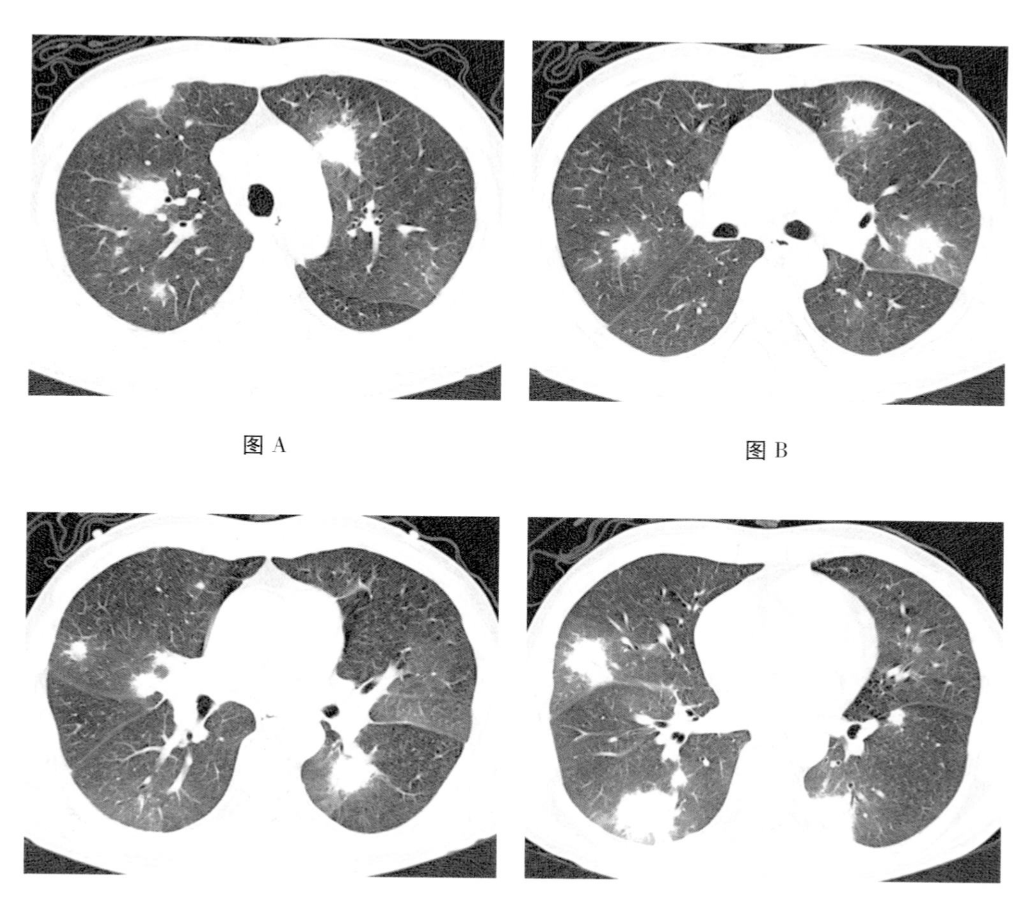

图A　图B

图C　图D

【与新冠肺炎鉴别】患者无流行病学史，有恶性肿瘤化疗后中性粒细胞缺乏症病史。双肺血道分布的结节及实变，不符合病毒性肺炎间质分布特点。

（三）小结

肺曲霉病临床并不少见，其中IPA属于肺曲霉病的严重类型，诊断治疗不及时可导致死亡。影像学表现上气道IPA和血管IPA各有特征，前者主要表现为双肺弥漫气道壁增厚伴壁外侵犯、支气管扩张和树芽征；后者主要表现为外周胸膜下分布的结节状和楔形实变影，周围伴晕征，动态观察结节可出现空气新月征和空洞征。结合流行病学史、临床表现和血常规检查，IPA与新冠肺炎不难鉴别。

（强　军　赵永兵　成官迅）

六、 细菌性肺炎

（一）概述

肺炎是终末气道、肺泡和肺间质的炎症。细菌性肺炎是由肺部病原菌感染引起的，它是最常见的肺炎，也是最常见的感染性疾病之一，主要包括肺炎链球菌、金黄色葡萄球菌、肺炎克雷伯菌、流感嗜血杆菌、铜绿假单胞菌等所致肺炎。细菌性肺炎症状变化较大，可轻可重，取决于病原体和宿主的状态，常见症状为咳嗽、咳痰，或原有呼吸道症状加重，并出现脓性痰或血痰，伴或不伴胸痛。抗生素治疗是细菌性肺炎药物治疗的主要手段。本部分将总体介绍细菌性肺炎的共性及常见的几种细菌性肺炎，以与新冠肺炎相区别。

（二）细菌性肺炎的共性及影像学表现

细菌性肺炎在影像学上主要表现为大叶性肺炎和小叶性肺炎，初期多为磨玻璃影，进展期为肺实变，修复期复为磨玻璃影，少见肺萎陷和支气管扩张，多见胸膜渗出，在肺炎的基础上，可伴发胸腔积液、胸膜肥厚、脓肿、肺气囊、脓毒性肺栓塞、脓胸。

（1）大叶性肺炎：主要病理改变为肺泡内渗出性炎症。病变可发展到整个肺叶，故称大叶性肺炎。一个肺叶完全或大部分呈实变影，内可见透亮的空气支气管征，肺叶容积无明显改变，病变到达叶间裂时边缘锐利，主要由肺炎链球菌引起，也可见于肺炎克雷伯菌、军团菌感染。实变影内亦可见小空洞或低密度灶，见于细菌或真菌，如葡萄球菌、克雷伯氏菌、绿脓杆菌、厌氧菌等。

（2）小叶性肺炎：由支气管炎和细支气管炎发展到肺泡炎，炎症主要位于肺小叶内，故称小叶性肺炎。常见病原体是金黄色葡萄球菌，也见于肺炎链球菌、革兰氏阴性杆菌、霉菌、肺炎支原体和病毒。CT 显示支气管周围有结节和小片状影，由于病变沿支气管分布，往往限于肺段的解剖范围，此为与肺泡性肺炎的主要不同之处。因支气管管腔炎性狭窄，空气支气管征不常见，但可引起病变范围缩小。

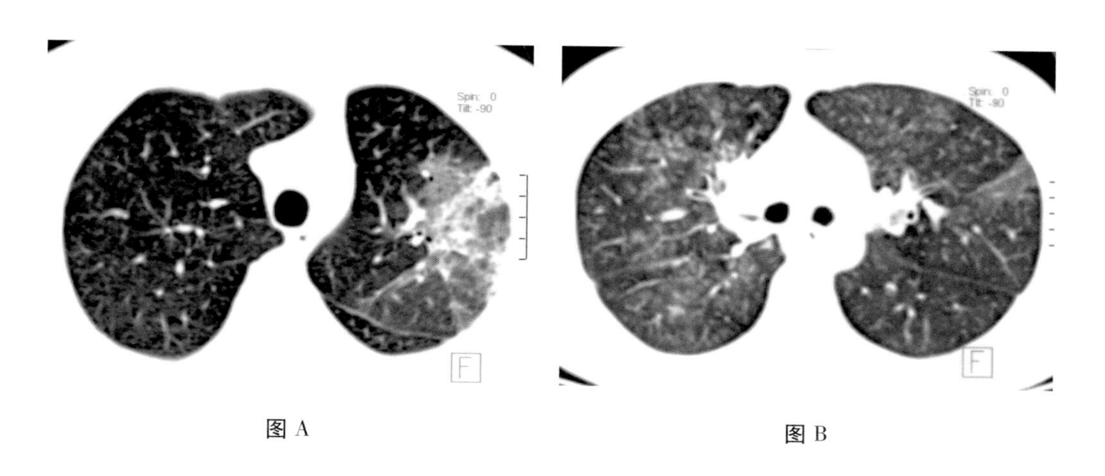

图 A　　图 B

【与新冠肺炎鉴别】沿支气管走行分布，支气管壁增厚。

（三）各论

1. 肺炎链球菌肺炎。

肺炎链球菌是儿童感染性疾病的主要致病菌，肺炎链球菌是革兰氏阳性双球菌，菌体呈矛尖状，宽端相对，单个或成对排列，外覆荚膜多糖。荚膜多糖是其主要的毒力因子，毒力的大小与荚膜中聚集的多糖的结构和含量有关，它可抵抗人体免疫系统中吞噬细胞的吞噬作用，并可降低体液免疫中补体激活能力。当人体免疫功能正常时肺炎链球菌是寄居在人类口腔和鼻咽腔的正常菌群之一，婴儿在出生后不久便开始有肺炎链球菌定居。肺炎链球菌带菌率随年龄、季节和免疫状态的不同而不同，当机体受到损伤时，有毒力的肺炎链球菌就会侵袭人体，引起疾病。

【病例展示】

病例1：患者男，44岁，7天前受凉后出现发热，以晚上为主，最高体温可达40.5℃，咳少量白痰。痰涂片示：革兰氏阳性球菌为主，链状多见。

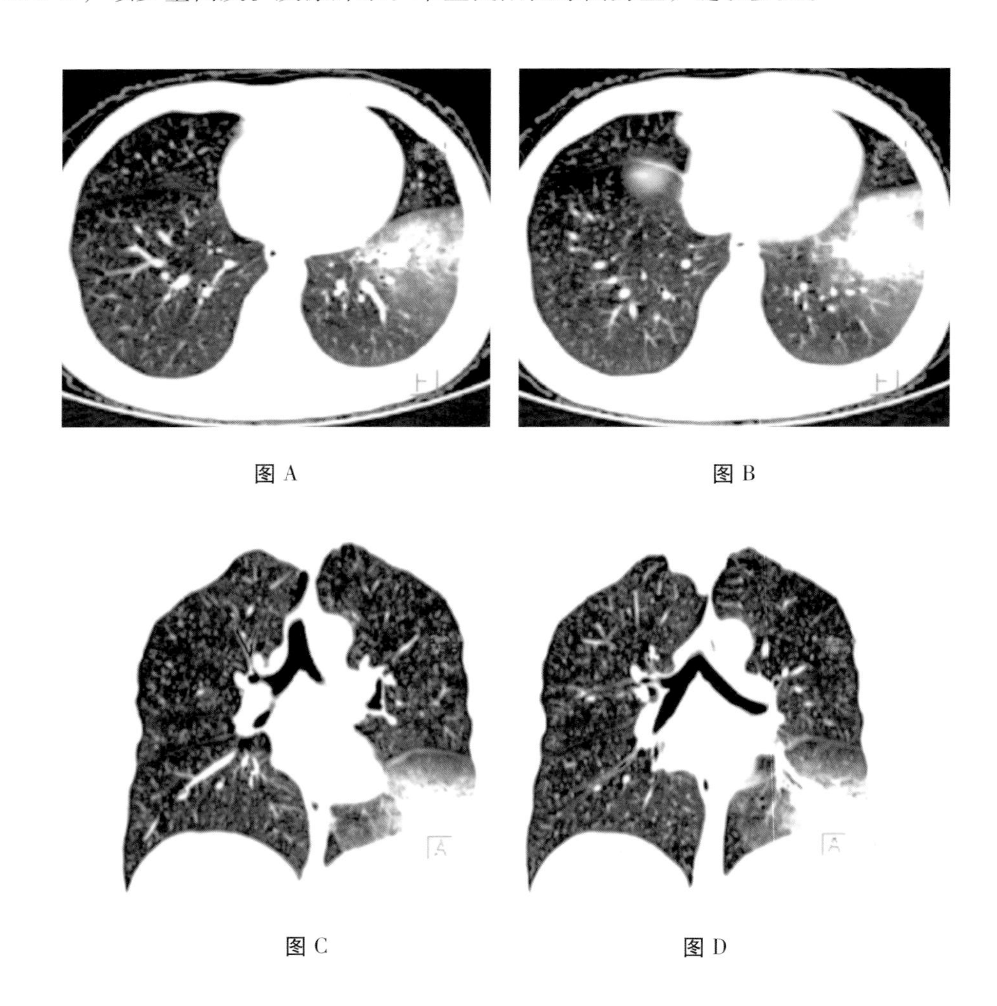

图A　　图B

图C　　图D

胸部CT显示左肺下叶大片状实变影，边界模糊，周围见磨玻璃影，内见空气支气管征，未跨越叶间裂。

病例2：患者男，32岁，淋雨受凉后发热，有发烧、畏寒、胸部疼痛，咳嗽或深呼吸时加剧。白细胞计数 $11\times10^{9}/L$；痰涂片示：革兰氏阳性球菌为主，链状多见。

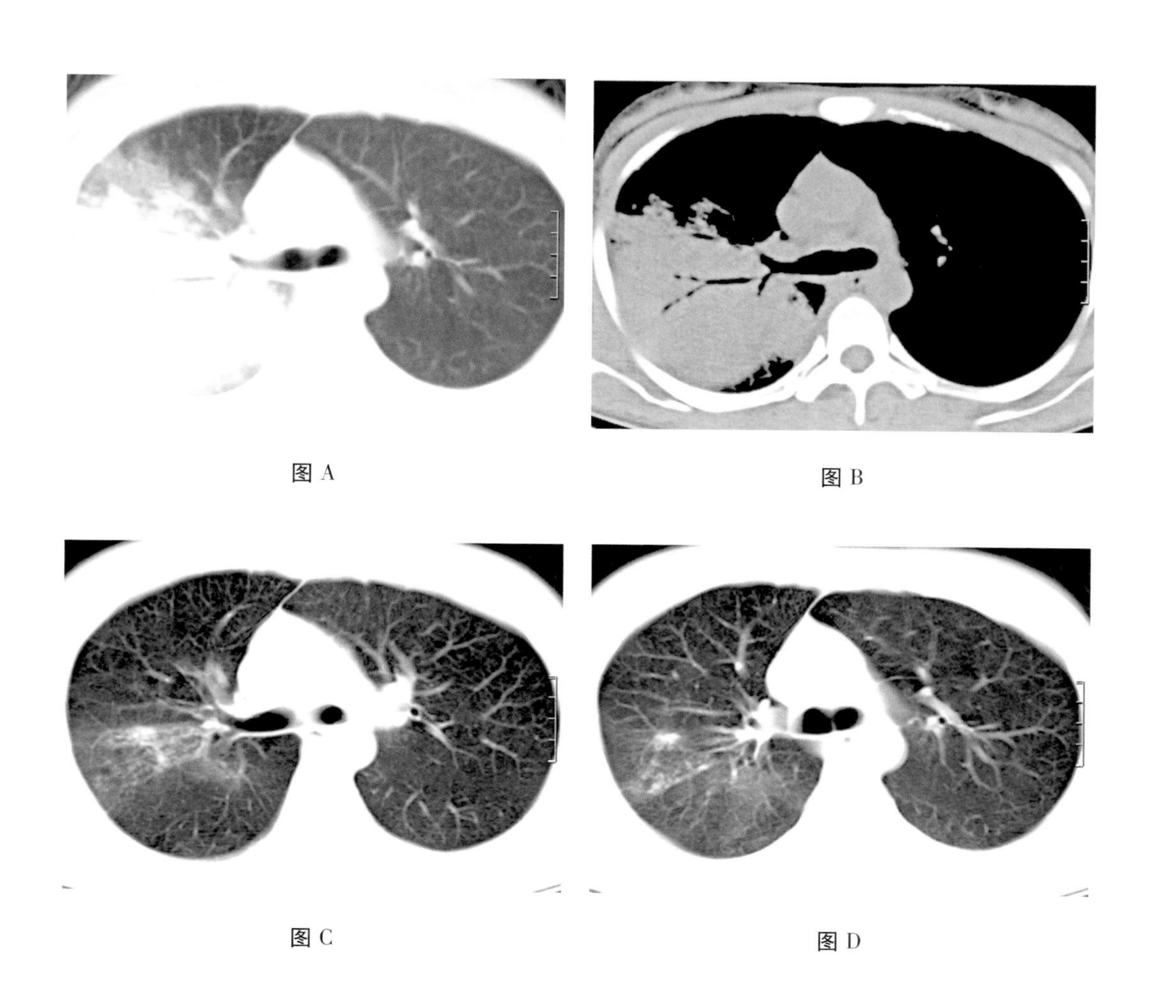

图 A　　图 B

图 C　　图 D

图 A—B：胸部 CT 显示右肺大片状实变影，边界模糊，内见空气支气管征，密度欠均匀。图 C—D：抗菌治疗后病变大部分吸收、好转。

【与新冠肺炎鉴别】 肺炎链球菌肺炎呈叶段分布，实变为主，实变周围可见磨玻璃影，磨玻璃影边界模糊，但可受限于叶间裂，可见空气支气管征，肺容积无明显变化。

2. 金黄色葡萄球菌肺炎。

金黄色葡萄球菌为兼性厌氧球菌或者革兰氏阳性需氧菌，不产芽孢，没有动力，最适合在 37℃的环境中生长，最适合生长的 pH 值为 7.4，耐高盐，在盐浓度接近 10% 的环境中依旧能够生长。金黄色葡萄球菌会寄生于人或者动物的皮肤、肠胃、咽喉、鼻腔、化脓性病灶中，污水、空气中也存在，是一种常见的食源性致病微生物，其本身不会对人体造成伤害，但其在繁衍过程中产生的肠毒素会对人类健康产生威胁，也会引起食物中毒。目前已经发现 20 多种由金黄色葡萄球菌产生的肠毒素，最常见的是 A 型肠毒素和 B 型肠毒素。

【病例展示】

病例 1：患者女，21 岁，发热 5 天。有先天性心脏病史。血常规：白细胞计数 $8.7\times10^{9}/L$，中性粒细胞百分比 90%，淋巴细胞百分比 6.6%。血培养出金黄色葡萄球菌。

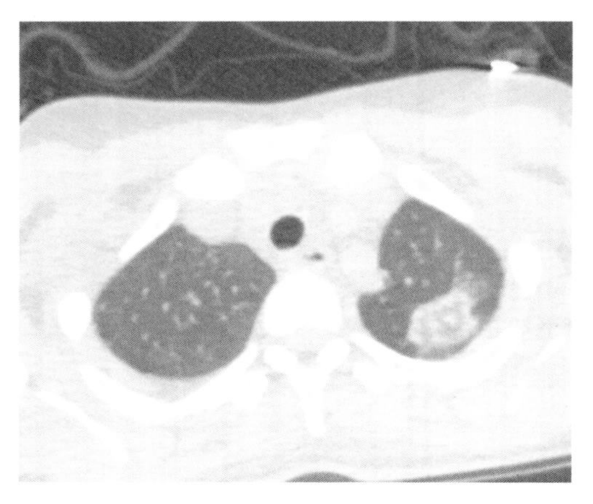

图 A

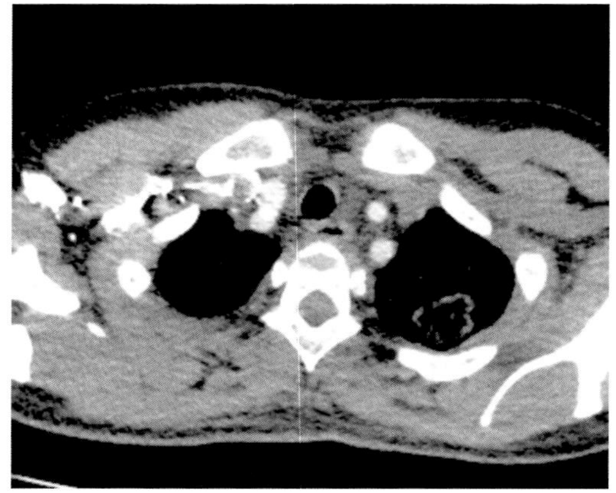

图 B

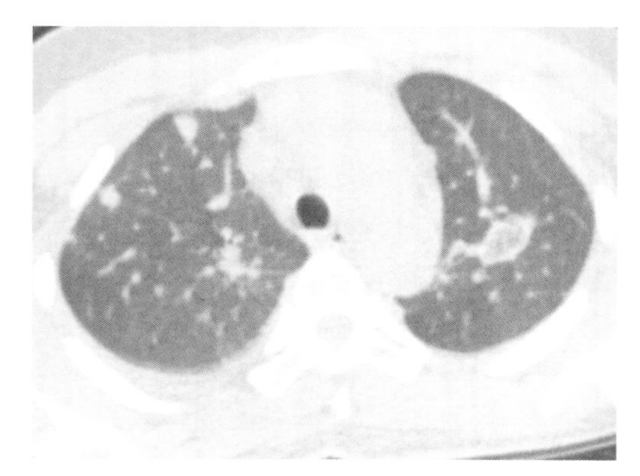

图 C

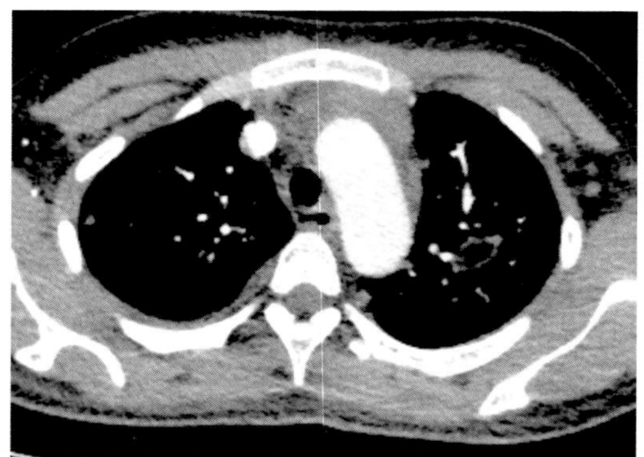

图 D

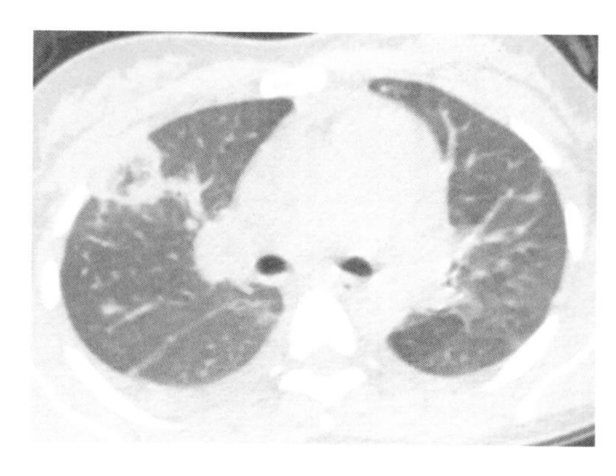

图 E

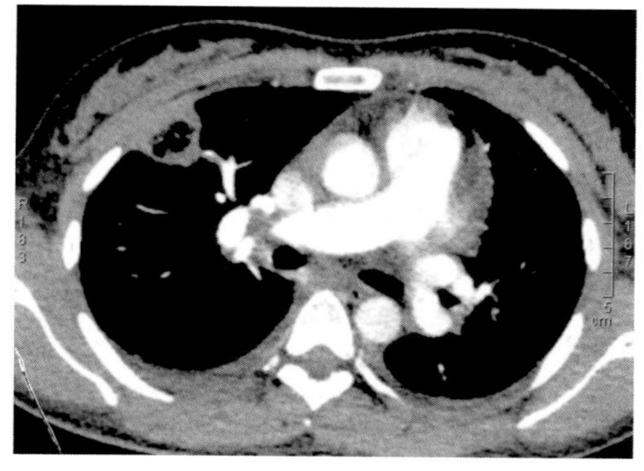

图 F

胸部 CT 显示双肺见多发结节影、斑片影，密度不均匀，左肺上叶病变内见反晕征，右肺上叶病变内见空洞征，增强扫描右肺上叶动脉内见充盈缺损。

病例 2：患者女，28 岁，发热 5 天。血常规：白细胞计数 $8.7\times10^{9}/L$，中性粒细胞百分比 90%，淋巴细胞百分比 6.6%。血培养出金黄色葡萄球菌。

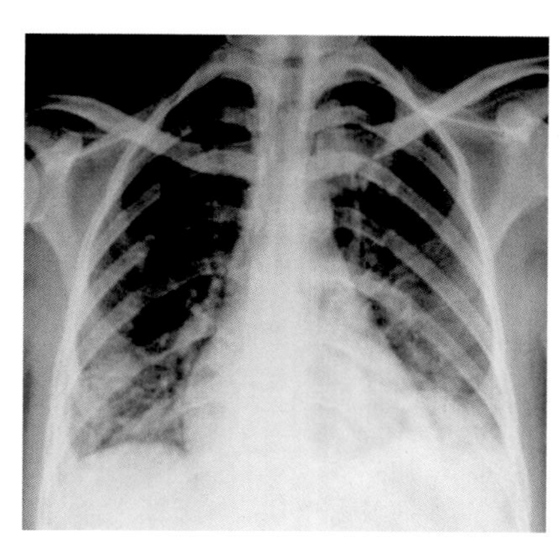

图 A

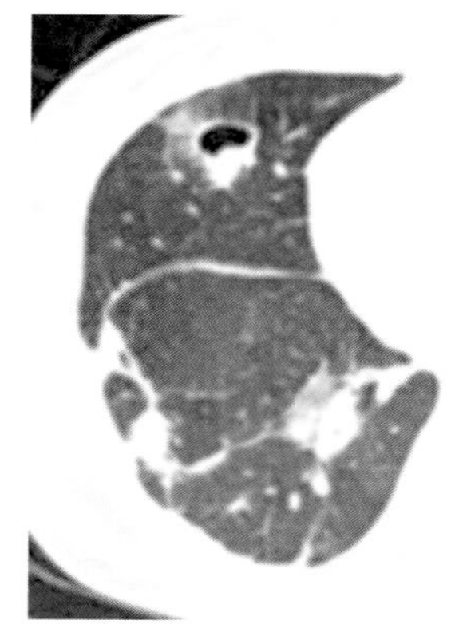

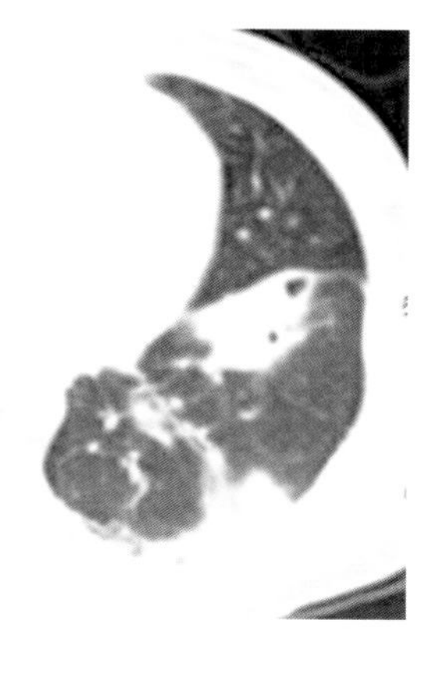

图 B

双肺见多发斑片影、结节影，边界模糊，呈实性密度，右肺中叶见空洞征，左侧胸腔见积液，胸膜及叶间裂增厚。

【与新冠肺炎鉴别】 金黄色葡萄球菌感染容易引起脓毒性肺栓塞，肺内多发斑片影，斑片影随机分布，胸膜下居多，实变内常见坏死灶，血型播散的肺部感染可有快速出现的气囊，空气支气管征少见，空洞征常见，常有胸腔积液。

（四）细菌性肺炎与病毒性肺炎的鉴别

	大叶性肺炎	小叶性肺炎	病毒性肺炎
发病年龄	年长儿童、青壮年	婴幼儿、儿童、老年人、免疫力低下人群	婴幼儿、免疫功能缺陷患者和老年人
临床特点	寒战、高热、呼吸道症状、铁锈色痰、肺部湿啰音	寒战、高热、呼吸困难、脓性泡沫痰、肺部湿啰音	冬春季多见，头痛、鼻塞、发热、呼吸困难、喘憋
实验室检查	白细胞、中性粒细胞计数明显增高，可明确致病细菌	白细胞计数增高，可明确致病细菌	肺泡细胞胞质和巨噬细胞胞质内具特征性病毒包涵体，白细胞计数通常不高，相关核酸等检测阳性
影像学表现	按叶段分布的肺实变，空气支气管征，抗感染后数周内病灶吸收消散	双肺中下野内中带散在片絮状、斑点状模糊阴影，1～2 周病灶吸收消散	双侧广泛分布结节状磨玻璃影、细网格征

（五）小结

细菌性肺炎影像学表现具有一定共性，但仅凭影像学表现难以对感染病原做出诊断。在结合临床表现和血常规检查结果的基础上，依据影像学表现特点，可大致鉴别细菌性肺炎和病毒性肺炎，并对某些细菌性肺炎做出进一步推断。

【病例来源】江西省南昌市中国人民解放军联勤保障部队第 908 医院张捷提供

（廖梅香　尹发友　潘军平）

七、 肺泡蛋白沉积症

（一）概述

肺泡蛋白沉积症（pulmonary alveolar proteinosis，PAP）是一种以肺泡内大量沉

积磷脂蛋白样物质为特点的肺部弥漫性病变。大量的磷脂和蛋白质的颗粒状物质在肺泡内充填，蔓延至小叶间隔旁，在小叶间隔旁堆积，形成假性小叶间隔增厚，其实病变并不在间质内。全肺灌洗可呈现大量如牛奶般白色液体，佐证沉积物位于肺泡内。PAP 发病机制尚不明确，但目前普遍认为与肺泡 2 型上皮细胞的表面活性物质分泌过多和转化异常有关，或巨噬细胞对其吞噬清除减少有关。感染、肺泡巨噬细胞功能缺陷、吸入后的异常损伤及粒细胞—巨噬细胞集落刺激因子（GM - CSF），也与该病有关。PAP 包括先天性、继发性及特发性三种类型。先天性是指常染色体隐性遗传，由编码表面活性物质蛋白的缺乏或 GM - CSF 受体链基因突变所致。继发性包括恶性肿瘤（尤其是血液系统恶性肿瘤），免疫功能严重低下的疾病如艾滋病、胸腺发育不全、器官移植等；感染因素如结核/非结核分枝杆菌、奴卡菌等；以及吸入性疾病。特发性 PAP 又称为“获得性”或“成人型”PAP，约占全部病例的 90%，病人血液和组织（包括肺泡）中的抗 GM - CSF 抗体水平较高。

（二）肺泡蛋白沉积症的影像学表现

受小叶间隔阻挡，同时因这些物质黏度较大，堆在小叶间隔旁，故表现为边界清楚、呈地图样分布的磨玻璃影。PAP 的小叶内间质增厚是非常自然的，没有收缩、塌陷和扭曲，不像有纤维化所致的小叶间隔增厚。基于 PAP 的病理生理表现，影像学特点包括：

1. 分布。

（1）地图样分布，即多发小片磨玻璃影独立而弥漫分布。

（2）双肺中央分布呈蝶翼状，类似肺水肿。

2. 典型征象。

碎石路征：指弥漫大片分布的阴影中，主要为小叶间隔、小叶内间质、肺泡壁增厚所致。

（三）病例展示

患者男，38 岁，反复咳嗽、咳痰伴胸闷气短 1 年，加重 1 周入院。双肺弥漫性磨玻璃影，典型碎石路征及小叶闲置征。

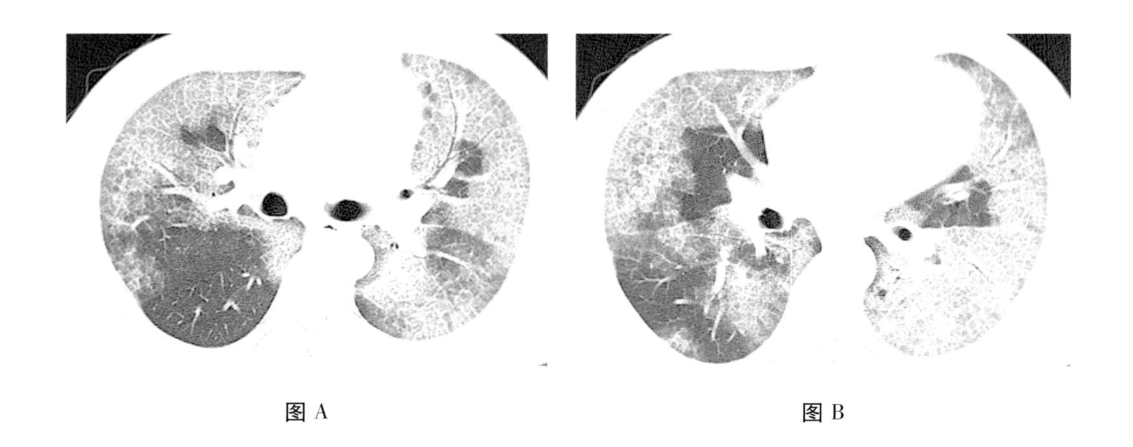

图 A　　　　图 B

（四）小结

PAP 病史长，症状轻而影像重，一般无发热等上呼吸道感染症状，临床即可鉴别。影像学表现为 PAP 分布弥漫，并非胸膜下为主，且密度均匀，小叶间隔增厚，与新冠肺炎小叶内间质增厚有所不同，故结合临床症状、流行病学史不难鉴别。

（吴　婧　赵永兵　潘军平）

八、 肺孢子菌肺炎

（一）概述

肺孢子菌属于真菌，同时具有原虫的一些特点，感染人的为耶氏孢子菌，其引起的肺炎称肺孢子菌肺炎（pneumocystis carinii pneumonia，PCP），通常见于艾滋病患者以及非艾滋病免疫抑制宿主，后者包括长期使用糖皮质激素、免疫抑制剂、化疗药物等人群。临床表现为缓慢进展的呼吸困难，早期可无发热，病程数十天后多伴有发热，非艾滋病患者病情进展较艾滋病患者迅速。

（二）肺孢子菌肺炎的影像学表现

（1）分布：大多数病例主要呈中心分布，少数病例呈弥漫分布，极少数病例呈胸膜下分布，大部分病例无重力分布。

（2）密度：患者肺泡内渗物为泡沫状物质，液体成分较少，故多表现为片絮状的干性渗出，病变可与正常肺组织交错分布，早期为磨玻璃密度影，随病情进展，渗出物逐渐增多，密度逐渐增高可呈实变影。

（3）伴随征象：少数患者中后期伴有囊状改变，与细支气管部分堵塞后的活瓣作用有关，治疗后可吸收，少数可伴有小结节，与肉芽肿形成有关，多无胸腔积液及淋巴结肿大。

（4）动态变化：大部分病例早期表现为片絮状渗出，部分病例超早期可呈弥漫粟粒结节样改变。随着病程延长，逐渐有间质增厚的表现，如细网格征、条索影，进一步发展可出现导致肺结构改变的纤维化，如牵拉性支气管扩张、肺结构扭曲变形。经治疗，间质增厚可完全吸收，早期的纤维化可吸收，中晚期纤维化多遗留不可逆改变。

（三）病例展示

病例 1：患者男，48 岁。咳嗽、发热、气急 1 月。入院后查艾滋病病毒抗体阳性。

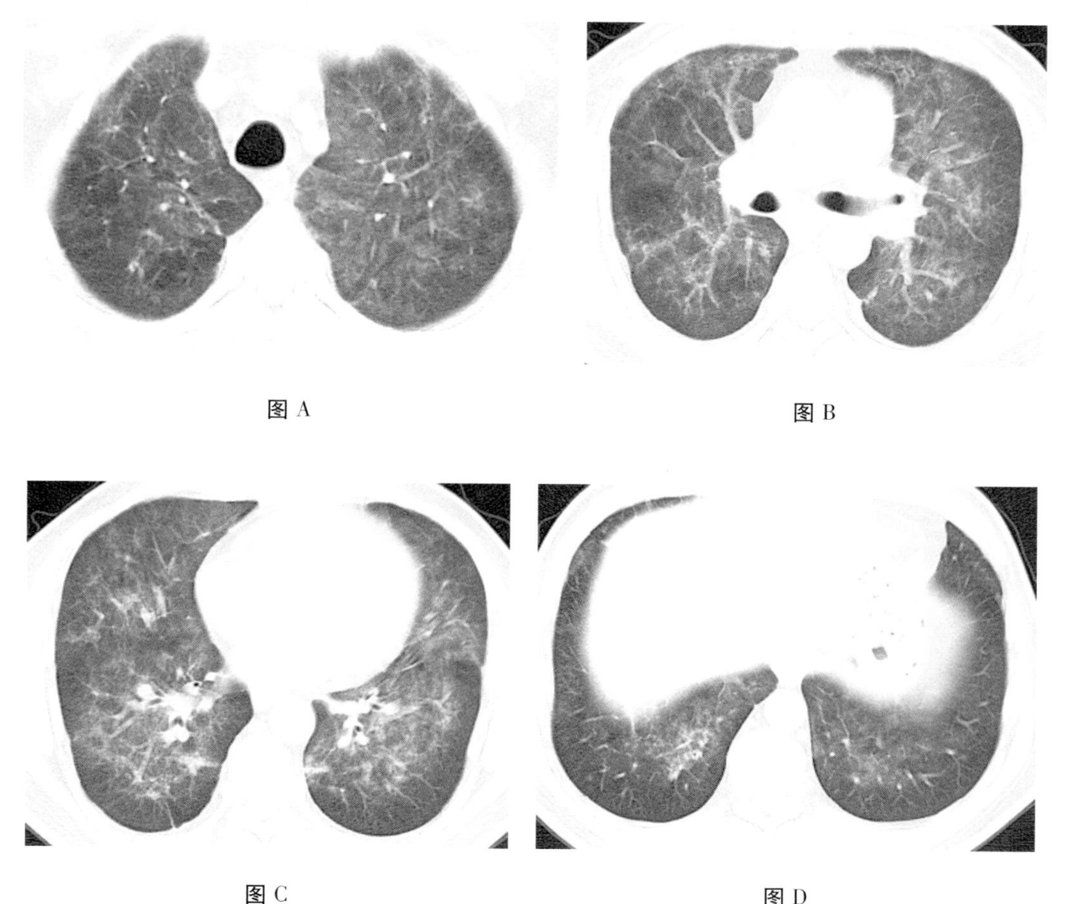

图 A　图 B

图 C　图 D

CT示双肺中心分布为主的磨玻璃影，胸膜下病变较轻微，双肺病灶较对称，无明显重力作用，可见少许间质增生形成的线状影，无胸腔积液。

【与新冠肺炎鉴别】 该患者有艾滋病病毒感染病史，影像学表现为双肺弥漫分布磨玻璃影，病灶主要累及内中带，胸膜下病变轻微，病变边界不清，影像学表现不符合典型的病毒性肺炎特征，结合病史，首先考虑PCP的机会感染。

病例2：患者男，31岁。艾滋病病毒抗体阳性1年，发热伴胸闷2周。T淋巴细胞亚群（CD4）百分比1.5%（23cells/μL）。乳酸脱氢酶计数346U/L。

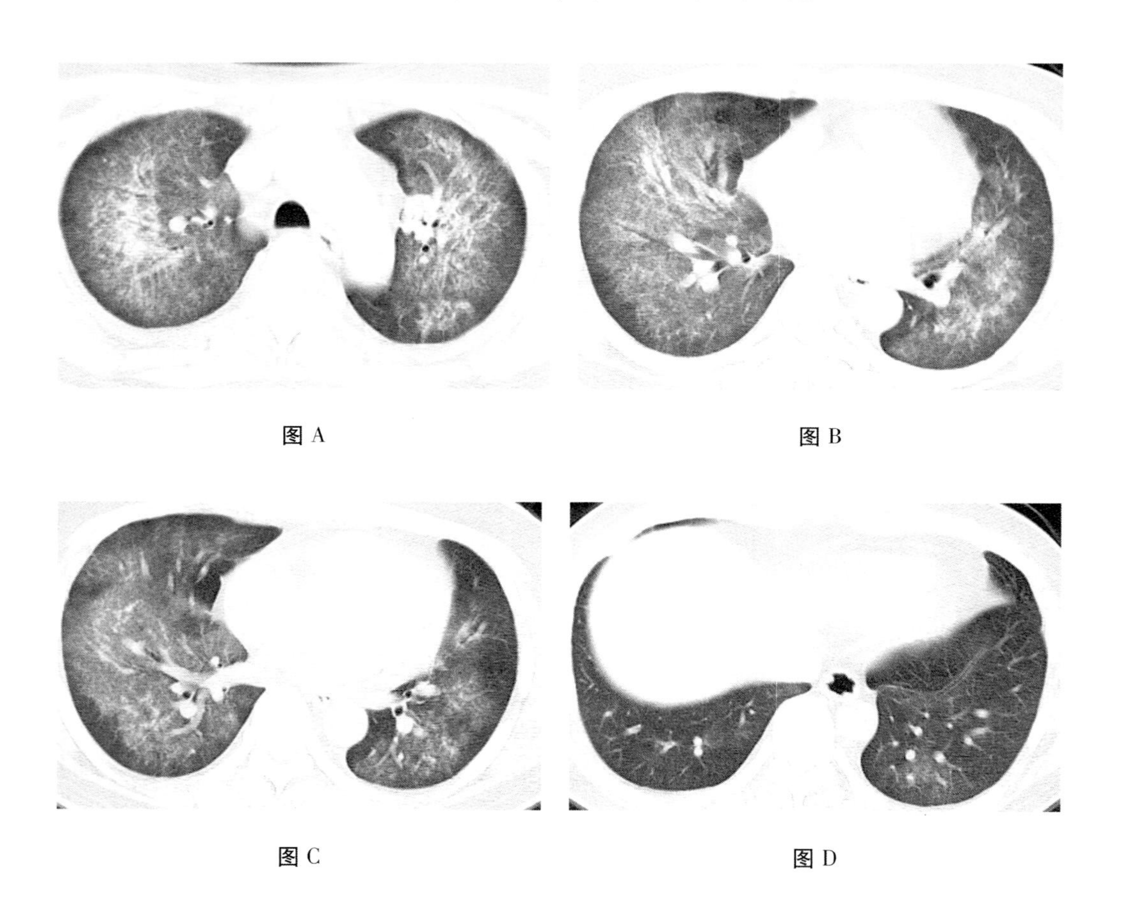

图A　图B

图C　图D

CT示双肺中心分布的磨玻璃影，上肺可见少许实变影，胸膜下及肺底病变相对较轻，无明显间质增厚及纤维化改变，无气囊影，无胸腔积液。

【与新冠肺炎鉴别】 新冠肺炎影像学表现为病变以胸膜下分布的磨玻璃影为主，

重型时可累及内中带，但是累及内中带时，胸膜下病变仍然存在。该患者肺部病变以中心分布为主，胸膜下相对较轻，且有艾滋病病毒感染病史，故首先考虑 PCP 的机会感染。

（四）小结

PCP 通常见于艾滋病患者和非艾滋病免疫抑制者。前者经艾滋病病毒抗体检测可快速识别，后者亦可通过询问有无使用糖皮质激素、免疫抑制剂等病史甄别。通常免疫力正常人群仅存在肺内肺孢子菌定植，几乎无发生 PCP 可能。辅助检查上，LHD、G 试验有助于鉴别。影像学表现多见中心分布为主的干性渗出，多双肺各肺叶均受累，病变斑驳分布与正常肺组织交杂，少数患者出现囊性病变时更有助于识别，该病影像学表现特点较明显，结合临床表现、血常规检查和流行病学史不难与新冠肺炎鉴别。

（丁　啸　尹发友　潘军平）

九、 显微镜下多血管炎

（一）概述

显微镜下多血管炎（microscopic polyangiitis，MPA）是一种系统性、坏死性血管炎，属自身免疫性疾病；主要累及肾脏、皮肤和肺等脏器的小血管，包括小动脉、微动脉、毛细血管和微小静脉；与肉芽肿性多血管炎和嗜酸细胞性肉芽肿性多血管炎同属于抗中性粒细胞胞浆抗体（ANCA）相关性小血管炎。MPA 肺部受累主要是引起肺毛细血管炎，可继发弥漫性肺泡出血。MPA 肺部 CT 表现多种多样，与疾病发展时期有关，与很多肺部感染和非感染性病变有相似之处，临床工作中因容易混淆而误诊。

（二）MPA 的临床特点及影像学表现

（1）MPA 肺部临床表现主要是咯血，其他还有胸闷、呼吸困难、咳嗽、发热等，其他系统异常包括蛋白尿、血尿、肾功能不全以及消化道症状和皮肤损害等。

（2）急性期 CT 表现：磨玻璃影和实变影，可散在斑片状分布，也可呈中央型大片状、两侧对称分布类似蝶翼状，与肺血管关系密切，病变区小血管可增粗；结节影周围可见晕征，部分可见点晕征表现。

（3）慢性期 CT 表现：小叶间隔增厚和小叶内间质增厚而出现的网格状改变，可出现胸膜下线、支气管血管束增粗、界面征、蜂窝征、牵拉支气管扩张、磨玻璃影及条索影等。

（4）部分病例可见胸腔积液和/或纵隔淋巴结肿大。

（三）病例展示

患者女，48 岁，咳嗽咳痰 2 月余，咳嗽呈阵发性，非刺激性，咳少许白色黏液痰，无痰中带血和咯血；血常规：白细胞计数 $11.5\times10^9/L$，中性粒细胞百分比 76.8%；肿瘤标志物：CYFRA21－1：3.81ng/ml，NSE 20.43ng/ml，CEA 5.6ng/ml，G 试验：150pg/ml；尿常规：白细胞 25cells/μL、尿蛋白 ＋－、潜血 2＋；肝肾功能和自身免疫全套均正常。ANCA 检测：MPO－ANCA 阳性；左肺肿物穿刺病理：肺慢性炎症急性发作伴多发小脓肿形成，局灶查见类上皮细胞团，个别肌性血管管壁查见慢性炎细胞及类上皮细胞浸润，未见恶性肿瘤细胞；特殊染色结果：PAS，PAS－D 染色：未找到真菌；抗酸染色：未找到抗酸杆菌。最终诊断 MPA。

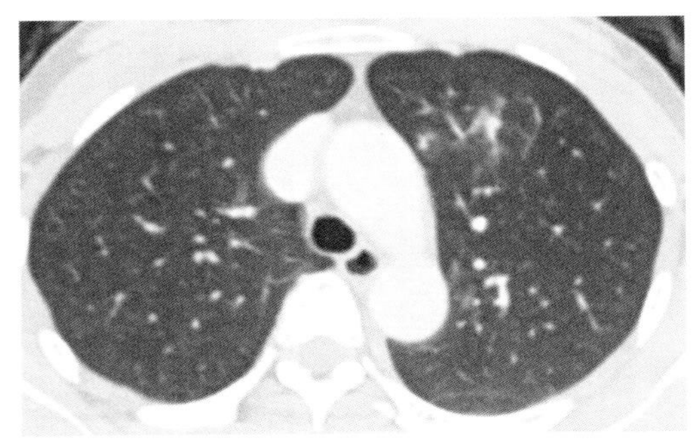

图 A

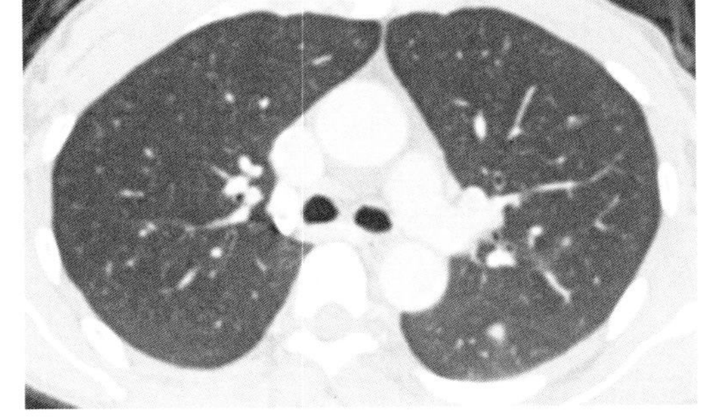

图 B

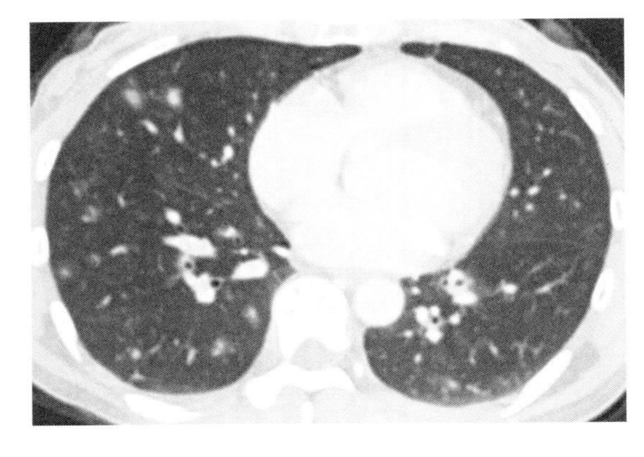

图 C

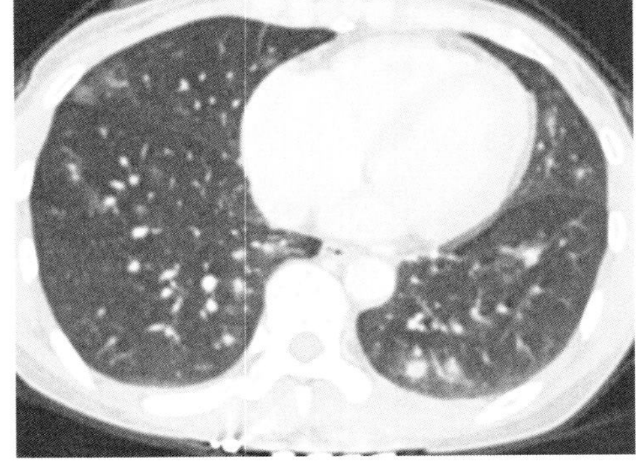

图 D

胸部CT显示双肺沿支气管血管束分布多发结节和磨玻璃影，部分呈点晕征表现，双肺部分小血管增粗。

【与新冠肺炎鉴别】 患者无流行病学史，临床病史长，多系统受累，肺部咯血常见。影像学表现为双肺沿支气管血管束分布磨玻璃影和结节，并可见点晕征，非胸膜下和小叶核心区域分布。

（四）小结

MPA老年人发病为主，病史较长，肺部以咯血为主要表现，同时伴肾脏、皮肤等多系统损害。影像学表现早期为支气管血管束分布特征的磨玻璃影、实变影和结节，晚期为间质性肺病表现。无论流行病学史、临床表现、血常规检查还是CT表现，与新冠肺炎表现均有明显差异。

【病例来源】 广西壮族自治区柳州市工人医院唐贞明提供

（强　军　廖梅香　潘军平）

十、 肺水肿

（一）概述

肺水肿是多种诱因及多种病理生理机制参与的、导致过多体液积聚于肺组织内的病理状态。常见的病理基础包括肺静脉回流受阻或液体量增加所致的毛细血管内压力增高，炎性反应等所致的肺毛细血管通透性增加，毛细血管与肺间质、肺泡之间压力差增加，血浆胶体渗透压降低，肺淋巴回流障碍等。临床病史是诊断不同原因肺水肿的重要依据。

（二）肺水肿的影像学表现

（1）小叶间隔增厚：此征象产生的原因为与肺水清除引流相关的肺静脉、淋巴管均走行于小叶间隔内；肺水肿的小叶间隔增厚特点大多为对称、均匀、光滑。

（2）中轴间质增厚：中轴间质内的淋巴管是清除的肺水回流的重要渠道，表现为支气管血管束弥漫、均匀增粗，截面表现为袖套征，纵向表现为双轨征。

（3）磨玻璃影及实变影：肺水增多渗入肺泡表现为磨玻璃影或实变影，可以双侧或单侧，无节段性分布优势，可有重力分布趋势；肺水肿不同阶段在肺野内分布也有不同，典型的是以肺野内中带为主的蝶翼状分布，可能与胸膜下肺水清除速度较快有关；肺水可以出现转移。如果及时纠正临床病因，病变吸收较快，可以在数小时内明显好转。

（4）肺血再分布：常见于心源性肺水肿，上肺血管影较下肺血管影增粗。

（5）胸腔积液：多为双侧，如为单侧，则右侧常见。

（6）心影增大：尤其是在左心功能不全的患者中更为常见。

（三）病例展示

病例1：患者男，18岁。受凉后发热、恶心、呕吐3天，喘憋1天。无特殊接触病史。接诊查心率120次/分，血压74/56mmHg，经皮氧饱和度84%，心电图提示二度房室传导阻滞。血常规检查：C－反应蛋白90.27mg/L，白细胞计数18.39×10^9/L。

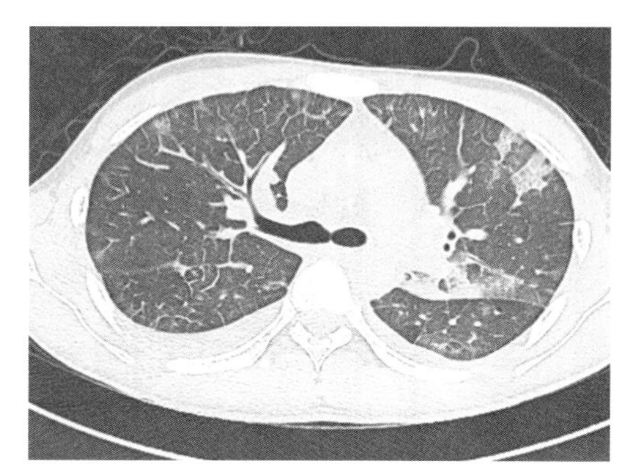

图A

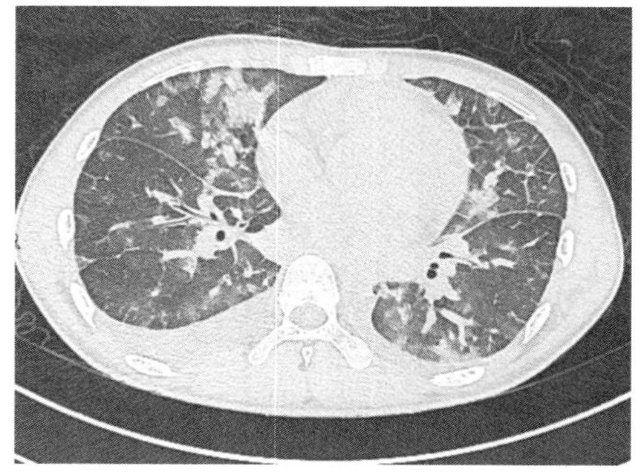

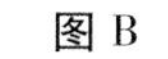

图B

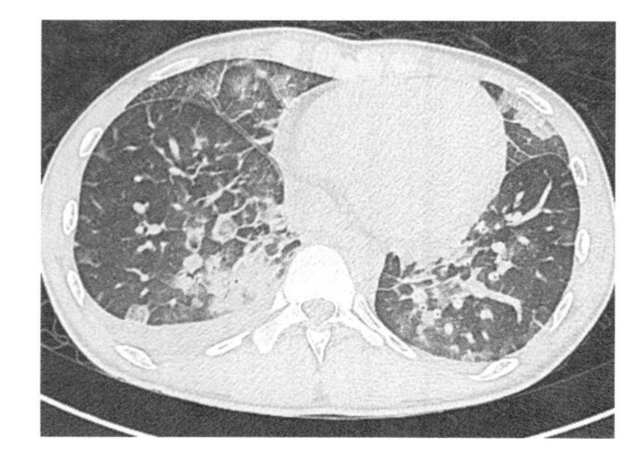

图C

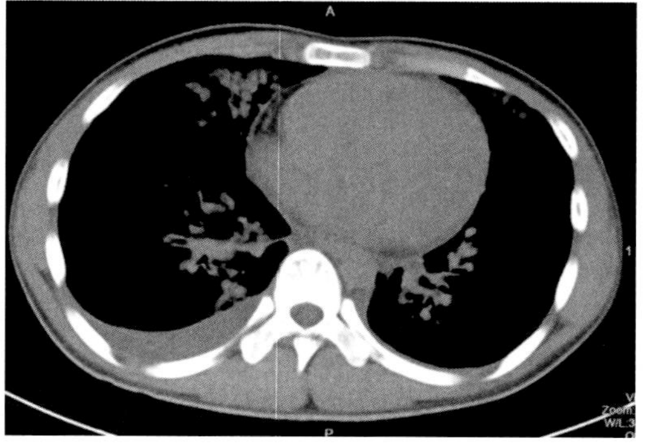

图D

图 A—C：双肺胸膜下见片状磨玻璃影及实变影，部分病变以次级肺小叶为单位，内有细网格征，左上肺斜裂下病变有重力依赖趋势，部分病变边界清楚，部分模糊；小叶间隔弥漫性增厚较光滑，中轴间质增厚。图 B：支气管见双轨征。图 C：见袖套征。图 D：纵隔窗显示左心室增大，双侧胸腔积液，右侧为著。

【鉴别诊断分析】

本例年轻患者急性起病，发热伴以腹部症状首发，快速出现喘憋，患者血氧饱和度低，心率快，从临床症状上与新冠肺炎难以鉴别。影像学表现出多发病变，外周分布为主，与支气管分布无关，非节段性分布，并可见细网格征、磨玻璃影、实变影，非大叶性分布，亦非小叶性分布（支气管分布），与病毒性肺炎有交叉征象。本例影像上有以下特点：①小叶间隔弥漫性增厚，磨玻璃影及实变影均有出现；②中轴间质弥漫性均匀增厚，见双轨征及袖套征；③左心增大；④双侧胸腔积液。病史除了低氧血症之外出现血压减低，病毒性肺炎发病初期较为少见，发展为休克时肺内病变范围往往比较大；血常规检查除了白细胞计数、C－反应蛋白升高外，心肌酶均有升高，NT－proBNP 明显升高，心电图见房室传导阻滞等均提示心肌受损。结合临床症状、化验检查，符合心源性肺水肿表现。患者就诊后超声心电图提示左心增大，左室壁运动减弱，二尖瓣轻度返流，左心功能减低；症状很快加重，低氧、休克，急诊体外膜肺氧合（ECMO）支持。临床诊断：病毒性心肌炎。

【补充系列随访胸片】

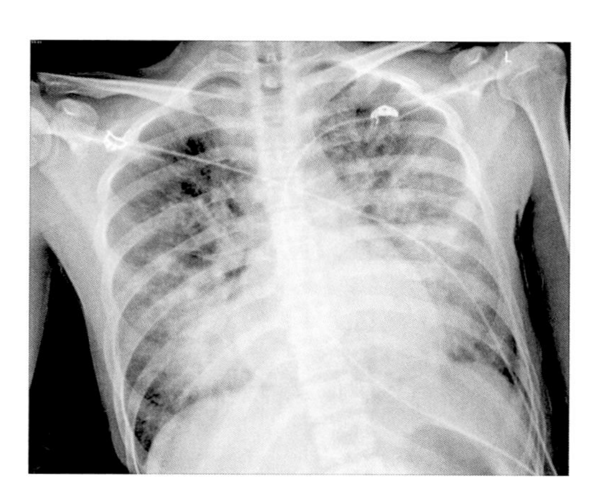

图 E

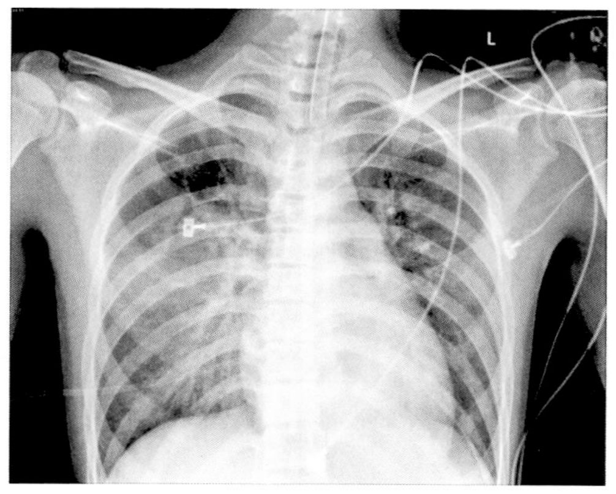

图 F

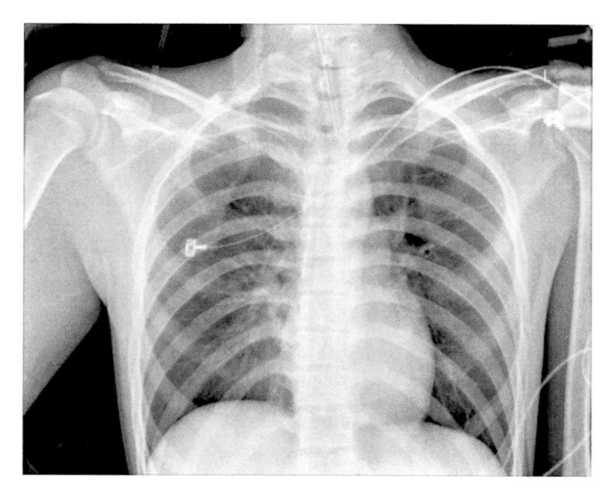

图 G

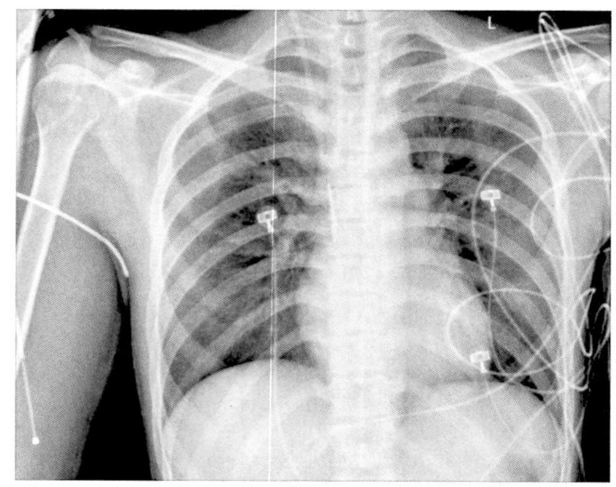

图 H

图 E：入院后（CT 后 2 小时）胸片双肺见以肺门为中心的蝶翼状大片高密度影，边界模糊，双肺胸膜下见与胸膜垂直的 Kerley B 线，心影饱满。与 2 小时前 CT 所见肺内渗出明显增加。图 F：入院后第二天胸片见左侧肺内阴影消失，右侧肺内阴影较前变淡，Kerley B 线浅淡。图 G：入院第五天胸片示双肺无明显异常密度影，心影较前变小。图 H：入院第九天后拔管撤 ECMO，心肺无明显异常。

病例 2：患者男，65 岁，2 年前冠心病行冠状动脉支架植入术，胸闷、气短，活动后加重 1 周，无发热，无新冠肺炎流行病史。

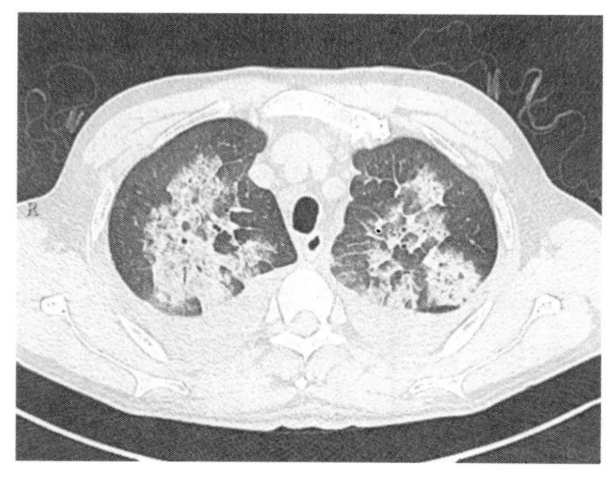

图 A

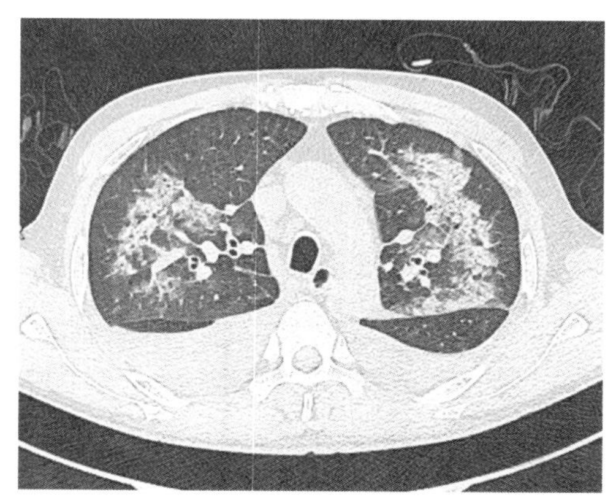

图 B

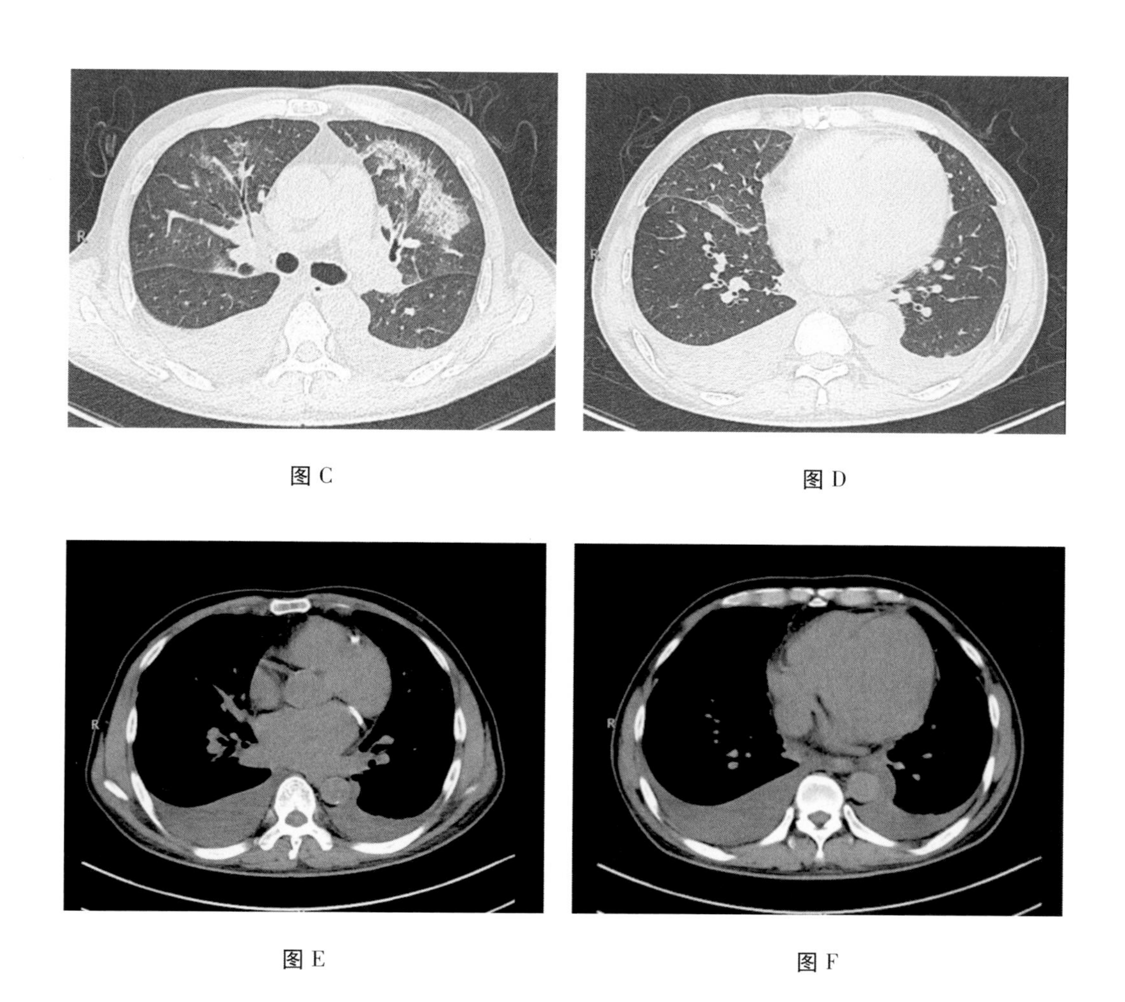

图 C

图 D

图 E

图 F

图 A—C：双上肺内中带对称性分布磨玻璃影及实变影，边界不规则，小叶间隔明显增厚，支气管壁均匀增厚见袖套征。图 D：双下肺透亮度良好，下肺血管影较上肺血管影略细。图 E—F：纵隔窗显示双侧胸腔积液，左心房及左心室增大，前降支及回旋支内见高密度支架影，图 F 显示左心室明显增大，间隔壁及心肌内见弧形低密度影。

【鉴别诊断分析】

本例患者有明确的冠心病病史，临床症状典型；肺内磨玻璃及实变表现与部分新冠肺炎类似，但是有明显的小叶间隔增厚及中轴间质增厚表现，肺血倒置、心影增大及心肌陈旧梗死（心肌内弧形低密度影）、双侧胸腔积液均为心源性肺水肿的常见征象。

【补充系列随访胸片】

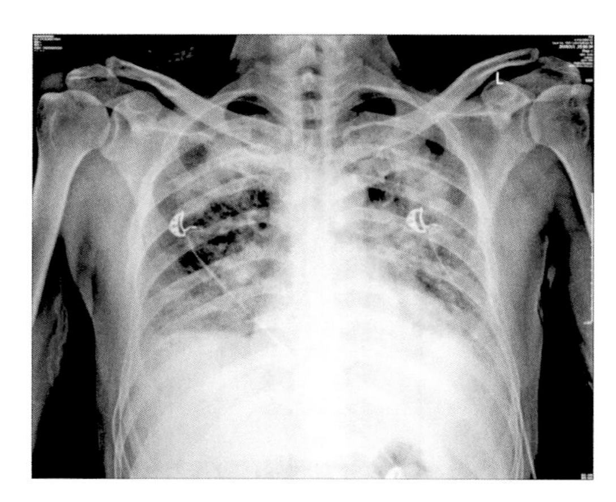

图 G

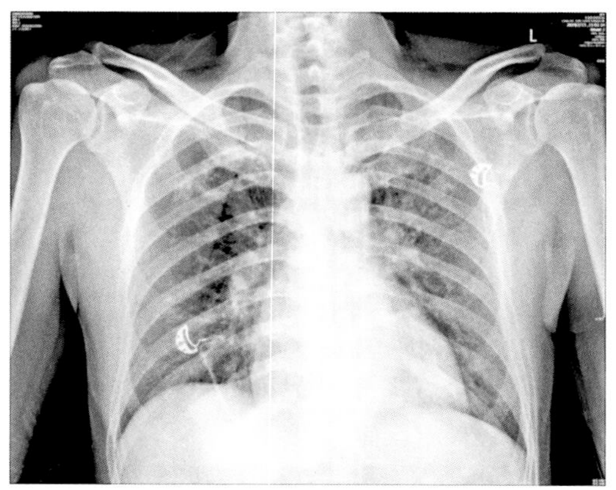

图 H

图 G：CT 后一天拍摄，双上肺内中带片状高密度影，心影大，左侧膈面模糊，膈角消失；图 H：两天后双肺内阴影消失，双侧膈面、膈角清晰，心影较前缩小。

（四）小结

肺水肿的影像学表现与新冠肺炎有部分交叉，而且在新冠肺炎的进展中部分有心脏基础疾病的患者可以在肺炎基础上合并肺水肿，要注意征象的鉴别。肺水肿的临床病史非常重要，影像诊断必须结合病史及其他化验检查，如心肌酶、B 型脑钠肽（BNP）以及超声心电图等。

（吴　婧　成官迅　李　宇）

参考文献

［1］中华人民共和国国家卫生健康委员会．新型冠状病毒感染的肺炎诊疗方案（试行第五版）［EB/OL］．［2020－02－05］．http：//www. nhc. gov. cn/xcs/zhengcwj/202002/3b09b894ac9b4204a79db5b 8912d4440. shtml.

［2］郭佑民，陈欣，牛刚．新型冠状病毒肺炎影像学诊断［M］．西安：西安交通大学出版社，2020.

［3］2019冠状病毒病（COVID－19）临床防治神经科专家共识编写组．2019冠状病毒病（COVID－19）临床防治神经科专家共识［J］．中华神经科杂志，2020（53）.

［4］里进，叶光明，陈良君，等．新型冠状病毒（2019－nCoV）核酸检测假阴性结果原因分析及对策［J］．中华检验医学杂志，2020（43）.

［5］李泉，刘钉宾，乔正荣，等．SARS－CoV－2 IgM/IgG抗体检测在新型冠状病毒肺炎诊断中的价值［J/OL］．国际检验医学杂志．［2020－03－07］．http：//kns. cnki. net/kcms/detail/50. 1176. R. 20200304. 1041. 006. html.

［6］徐万洲，李娟，何晓云，等．血清2019新型冠状病毒IgM和IgG抗体联合检测在新型冠状病毒感染中的诊断价值［J/OL］．中华检验医学杂志．［2020－02－27］．http：//rs. yiigle. com/yufabiao/1182736. htm.

［7］靳英辉，蔡林，程真顺，等．新型冠状病毒（2019－nCoV）感染的肺炎诊疗快速建议指南（标准版）［J/OL］．解放军医学杂志．［2020－03－07］．http：//kns. cnki. net/kcms/detail/11. 1056. r. 20200201. 1338. 003. html.

［8］华中科技大学同济医学院附属同济医院救治医疗专家组．新型冠状病毒感染的肺炎诊疗快速指南（第三版）［J/OL］．医药导报．［2020－03－07］．http：//kns. cnki. net/kcms/detail/42. 1293. r. 20200130. 1803. 002. html.

［9］王成彬．核酸检测用于确诊新型冠状病毒肺炎阳性率低的原因分析［J/OL］．中华医学会．DOI：10. 3760/cma. j. cn112137－20200213－00280.

［10］中华人民共和国国家卫生健康委员会．新型冠状病毒感染的肺炎诊疗方案

(试行第七版)(国卫办医函〔2020〕184号)[EB/OL]. [2020-03-04]. http://www.nhc.gov.cn/yzygj/s7652m/202003/a31191442e29474b98bfed5579d5af95.shtml.

[11] 陶悦，傅启华，莫茜. 病原宏基因组测序在新型冠状病毒检测中的应用与挑战[J/OL]. 中华检验医学杂志. [2020-02-16]. http://rs.yiigle.com/yufabiao/1181377.htm. DOI: 10.3760/cma.j.issn.1009-9158.2020.0008.

[12] 中华人民共和国国家卫生健康委员会. 医疗机构内新型冠状病毒感染预防与控制技术指南(第一版)(国卫办医函〔2020〕65号). [EB/OL]. [2020-01-22]. http://www.nhc.gov.cn/yzygj/s7659/202001/b91fdab7c304431eb082d67847d27e14.shtml.

[13] 中华医学会放射学分会. 新型冠状病毒感染的肺炎的放射学诊断：中华医学会放射学分会专家推荐意见(第一版)[J/OL]. 中华放射学杂志，2020(54). DOI: 10.3760/cma.j.issn.1005-1201.2020.0001.

[14] 吴婧，冯采莲，冼新源，等. 新型冠状病毒肺炎130例CT分布特点及征象研究[J/OL]. 中华结核和呼吸杂志，2020，43(2020-03-03). http://rs.yiigle.com/yufabiao/1183339.htm.

[15] 陈淮，邹玉坚，蓝博文，等. 重型和危重型新型冠状病毒肺炎患者床边胸部X线平片表现及其在随访中的作用[J/OL]. 中华放射学杂志，2020，54(2020-03-12). http://rs.yiigle.com/yufabiao/1184724.htm.

[16] 何慕芝，蔡闯，王继业，等. 反晕征的病因谱及临床意义研究进展[J]. 国际呼吸杂志，2018，38(19).

[17] 于晶，王亮，伍建林，等. 周围型肺癌伴薄壁空腔的CT表现与征象分析[J]. 中华放射学杂志，2015，49(2).

[18] 邓灵波，周雯，曾巧玲，等. 疑似及确诊COVID-19感染肺炎的临床及胸部CT影像分析[J]. 医学信息，2020，33(4).

[19] 谢婷婷，王俊卿，王哲，等. 新型冠状病毒(2019-nCoV)肺炎的临床及CT诊断[J]. 中国CT和MRI杂志，2020，18(3).

[20] WHO. Novel coronavirus China [EB/OL]. [2020-01-12]. http://www.who.int/csr/don/12-january-2020-novel-coronavirus-china/en/.

[21] WHO. Clinical management of severe acute respiratory infection when novel coronavirus (nCoV) infection is suspected [EB/OL]. [2020-01-11]. https://www.who.int/internal-publications-detail/clinicalmanagement-of-severe-acute-

respiratory – infection – when – novelcoronavirus – (ncov) – infection – is – suspected.

[22] LI Q, GUAN X, WU P, et al. Early transmission dynamics in Wuhan, China, of novel coronavirus – infected pneumonia [J]. New England journal of medicine, 2020 (29).

[23] HUANG C, WANG Y, LI X, et al. Clinical features of patients infected with 2019 novel coronavirus in Wuhan, China [J]. Lancet, 2020 (24).

[24] SU S, WONG G, SHI W, et al. Epidemiology, genetic recombination, and pathogenesis of coronaviruses [J]. Trends in microbiology, 2016, 24 (6).

[25] CHAN J F, YUAN S, KOK K H, et al. A familial cluster of pneumonia associated with the 2019 novel coronavirus indicating person-to-person transmission: a study of a family cluster [J/OL]. Lancet, 2020, 395 (10223). DOI: 10.1016/S0140 – 6736 (20) 30154 – 9.

[26] CHUNG M, BERNHEIM A, MEI X, et al. CT imaging features of 2019 novel coronavirus (2019 – nCoV) [J/OL]. Radiology, 2020. DOI: 10.1148/radiol.2020200230.

[27] KOO H J, LIM S, CHOE J, et al. Radiographic and CT features of viral pneumonia [J]. Radiographics, 2018, 38 (3).

[28] PAUL N S, ROBERTS H, BUTANY J, et al. Radiologic pattern of disease in patients with severe acute respiratory syndrome: the Toronto experience [J]. Radiographics, 2004, 24 (2).

[29] HEITZMAN E R, MARKARIAN B, BERGER I, et al. The secondary pulmonary lobule: a practical concept for interpretation of chest radiographs. II. Application of the anatomic concept to an understanding of roentgen pattern in disease states [J]. Radiology, 1969, 93 (3).

[30] XU X, YU C, ZHANG L, et al. Imaging features of 2019 novel coronavirus pneumonia [J]. European journal of nuclear medicine and molecular imaging, 2020, 47 (5).

[31] XU X, YU C, QU J, et al. Imaging and clinical features of patients with 2019 novel coronavirus SARS – CoV – 2 [J/OL]. European journal of nuclear medicine and molecular imaging, [2020 – 02 – 28]. DOI: 10.1007/s00259 – 020 – 04735 – 9.

[32] AUSTIN J H, GARG K, ABERLE D, et al. Radiologic implications of the

2011 classification of adenocarcinoma of the lung [J]. Radiology, 2013, 266 (1).

[33] LONG T H, BIN H Y, LIAO M Z, et al. CT diagnosis of primary mucinous adenocarcinoma of lung [J]. Chinese journal of medical imaging technology, 2010, 18 (2).

[34] PRASAD P, MAXWELL S, KRISTOPHER C, et al. The many faces of pulmonary aspergillosis: imaging findings with pathologic correlation [J]. Radiology of infectious diseases, 2016, 3 (4).

[35] CHOTIRMALL S H, MARTIN-GOMEZ M T. Aspergillus species in bronchiectasis: challenges in the cystic fibrosis and non-cystic fibrosis airways [J]. Mycopathologia, 2018, 183 (1).

[36] DAVDA S, KOWA X Y, AZIZ Z, et al. The development of pulmonary aspergillosis and its histologic, clinical, and radiologic manifestations [J]. Clinical radiology, 2018, 73 (11).

[37] VANDERBEKE L, SPRIET I, BREYNAERT C, et al. Invasive pulmonary aspergillosis complicating severe influenza: epidemiology, diagnosis and treatment [J]. Current opinion in infectious diseases, 2018, 31 (6).

[38] COHEN J. Chinese researchers reveal draft genome of virus implicated in Wuhan pneumonia outbreak. Washington D. C.: American Association for the Advancement of Science [J/OL]. [2020 - 01 - 11]. https://www.sciencemag.org/news/2020/01/chinese - researchersreveal - draft - genome - virus - implicated - wuhan - pneumonia - outbreak.

[39] LEI J, LI J, LI X, et al. CT imaging of the 2019 novel coronavirus (2019 - nCoV) pneumonia [J/OL]. Radiology, 2020. DOI: 10.1148/radial.2020200236.

新冠肺炎影像诊断快速记忆歌诀

向子云

新冠病毒肺感染，影像诊断有特点：
早期多发斑片状，病灶偏下且靠边。

磨玻璃影早期现，病变常连粗血管，
间质增厚网格状，胸腔积液不多见。

或可发展成实变，双肺多发现大片，
变化较快含气少，可见透亮支气管。

重症患者速进展，大片实变双肺现，
有时表现似白肺，此期病程很凶险！

轻型也可无肺炎，病史症状示风险，
CT 复查不可少，确诊还得靠核酸。

流行病史涉新冠，发热乏力干咳现，
血象偏低淋巴少，综合分析少误判！